HANNA BERVOETS

WIR KÜMMERN UNS UM SIE

Roman

Aus dem Niederländischen
von Lisa Mensing

Hanser Berlin

Die niederländische Originalausgabe erschien 2023 unter dem Titel
Leer me alles wat je weet bei Uitgeverij Pluim, Amsterdam/Antwerpen.

Der Verlag dankt der Niederländischen Stiftung für Literatur für
die großzügige Förderung der Übersetzung.

Nederlands letterenfonds
dutch foundation for literature

1. Auflage 2025

ISBN 978-3-446-28200-1

Vilshofener Straße 10 | 81679 München | info@hanser.de

Umschlaggestaltung: Anzinger und Rasp, München
Motiv: © Rocio Montoya
Satz: Sandra Hacke, Dachau
Druck und Bindung: CPI books GmbH, Leck
Printed in Germany

FSC www.fsc.org
MIX
Papier | Fördert gute Waldnutzung
FSC® C083411

WIR
KÜMMERN
UNS
UM SIE

SO SAH DER UNTERLEIB meiner Mutter von innen aus, als ich die Liebe meines Lebens kennenlernte: Die Gebärmutter war geschwollen und mit der Blase verklebt. Der linke Eierstock war mit dem Eileiter verwachsen, im rechten Eierstock befand sich eine Zyste mit zähem, rotem Inhalt. Ein rosaroter Gewebestrang, der aus der Rückseite der Vagina ragte, klemmte den Mastdarm ab, und auf dem Bauchfell befanden sich stellenweise schleimige, dunkle Blasen, kleine Knollen, die aussahen, als könnten sie jederzeit platzen – meine Mutter wusste von alledem nichts. Sie wusste nur, dass sie ständig Schmerzen hatte, jeden Tag spürte sie starke Stiche, die in ihre Leistengegend ausstrahlten. Manchmal wirkte es fast so, als wären die Oberschenkel die Quelle allen Übels, als kämen die Stiche von dort, aber meine Mutter wusste, dass das nicht stimmen konnte, denn als sie in meinem Alter gewesen war, hatte sie die Schmerzen bereits gehabt, wenn auch nur einmal pro Monat zur Menstruation.

Das gehöre dazu, hatten die anderen Frauen immer behauptet. Doch nachdem mein Bruder zur Welt gekommen war, wurden die Unterleibsschmerzen sogar stärker. Manchmal hielten sie tagelang an, auch wenn meine Mutter längst nicht mehr blutete. Im Laufe der Jahre wurden aus den anfänglichen drei Tagen vier Tage, sieben Tage, zwei Wochen, bis es keinen einzigen Tag im Monat mehr gab, an dem sie schmerzfrei war, an dem es sich nicht so anfühlte, als hätte jemand zwei große Angelhaken von innen in ihre Bauchdecke geschlagen, an deren Nylondrähten, die aus ihrer Vulva ragten, er nun mit sadistischem Vergnügen zog. So beschrieb meine Mutter das, nachdem sie auf Tante Ines' Hochzeit ein paar Piña coladas getrunken hatte.

Daniel gegenüber erwähnte meine Mutter die Angelhaken nicht.

Ich hatte morgens Apfelkuchen bei einem Bäcker gekauft, zu dem wir nur gingen, wenn es etwas zu feiern gab, war jedoch die Einzige, die sich ein Stück davon nahm. Daniel saß in unserem Sessel, leicht vorgebeugt, die Unterarme auf die Knie gestützt, wie eine Fußballerin auf der Ersatzbank, die kurz vor Spielende immer noch nicht eingewechselt worden war.

Ich konnte meinen Blick nicht von diesen Armen lösen.

Unser Sessel war für Daniel zu klein, zu niedrig; sie saß ziemlich sicher unbequem, doch beschwerte sich nicht, stattdessen bedankte sie sich ausgiebig für den Kaffee, den ich extra für sie gekocht hatte (meine Mutter und ich tranken keinen Kaffee), sie habe hoffentlich keine Umstände gemacht?

Ihre Telefonnummer hatte ich aus einem Forum. *Übrigens*, schrieb die Person, die mir den Tipp gegeben hatte, in einer Privatnachricht: *Sie ist ein bisschen speziell, aber das musst du einfach ignorieren.* Daniel hatte nach vier, fünf Fragen, die sie meiner Mutter gestellt hatte, genug Informationen. »Ich gebe Ihnen den Namen einer Gynäkologin«, sagte sie bestimmt. »Sie sollten einen Termin bei ihr vereinbaren.«

»Wir waren schon bei einem Gynäkologen«, schaltete ich mich vorsichtig ein.

»Sogar bei zweien!«, sagte meine Mutter, und Daniel nickte. »Das hier ist eine andere Gynäkologin«, erklärte sie. »Die weiß mehr, macht andere Untersuchungen. Haben Sie vielleicht einen Stift? Dann schreibe ich auf, wo Sie sich melden müssen.«

Einen Stift, dachte ich. Natürlich, warum hatte ich daran nicht vorher gedacht? Ich stand schnell auf, um einen aus dem Fernsehschrank zu holen, den wir gerade erst abbezahlt hatten, ein imposantes weißes Ding, das im Showroom etwas kleiner gewirkt hatte und nach der Lieferung unsere ganze Wand in Beschlag nahm; der Flachbildfernseher stand verloren obendrauf, unsere Porzellankätzchen wurden von der Leere verschluckt: »Schicker Schrank«, sagte Daniel nichtsdestotrotz, und inzwischen glaube ich, dass sie das sogar ernst meinte.

»Da hast du es«, sagte meine Mutter triumphierend und lächelte Daniel zu, die gerade mehr oder weniger zufällig ihr Vertrauen gewonnen hatte.

Ich selbst traute mich kaum, Daniel anzusehen, als ich ihr den Kugelschreiber reichte. Nicht nur weil sie Daniel de Koster war, eine

Frau, über die ich schon so viel Positives gelesen hatte. Sondern auch wegen ihrer Art zu sitzen und ihrer Kleidung. Sie trug eine unauffällige Jeans – eine weite, obwohl eng aktuell in Mode war – und ein weißes T-Shirt mit hochgekrempelten Ärmeln. Schon beim Öffnen der Haustür hatte mich das gleiche süße Unbehagen übermannt, das ich damals bei meiner Sportlehrerin verspürt hatte. Auch Frau Janssen schaute ich damals nie in die Augen, weil ich vermutete, dass sie etwas bemerken könnte: Würde ich sie zu direkt ansehen, würde sie mich ertappen, auch wenn ich damals noch nicht genau wusste, bei was.

»Sorgst du dafür, dass ihr Hausarzt sie überweist?«, fragte Daniel, als ich wieder neben meiner Mutter auf dem Sofa saß. Sie blickte mich an, ich spürte, wie ich rot wurde, aber starrte unentwegt weiter auf ihre Oberarme, die auf eine fast lässige Art muskulös waren. Jedes Mal wenn Daniel sich anders hinsetzte und ihre Ellbogen erneut auf den Knien platzierte, rieb der hochgekrempelte Stoff des T-Shirts leicht über ihren Bizeps. Ich stellte mir vor, wie ich mit meinem Handrücken über die blassen, hochstehenden Härchen strich. »Das ist wichtig«, sagte Daniel, sie klang auf einmal streng. »Deine Mutter muss wirklich genau zu dieser Spezialistin, okay, Jodie?«

»Wird erledigt!«, antwortete ich, aber ich sagte es etwas zu zackig (*wird erledigt, Sergeant!*). Ich frage mich immer noch, ob Daniel mir an jenem Nachmittag glaubte. Glaubte sie wirklich, dass wir es ohne sie schaffen würden? Und wenn meine Mutter nichts gesagt hätte, wäre sie dann einfach aufgestanden? Nochmals vielen Dank für den Kaffee, sagt mir Bescheid, wie es gelaufen ist.

Manchmal denke ich, dass es genau so gekommen wäre. Ja, manchmal denke ich, dass Daniel sich wirklich verabschiedet hätte, gerade weil sie gern geblieben wäre.

Aber meine Mutter sagte: »Ich habe gehört, dass Sie die Leute manchmal auch zum Hausarzt begleiten.« Ich nickte, denn das wusste sie von mir. »Stimmt das?«

In meiner Erinnerung passierte in diesem Moment etwas in Daniels Gesicht. Ich schließe nicht aus, dass spätere Erlebnisse das Bild verzerrt haben – es ist gute zwanzig Jahre her, dass Daniel zum ersten Mal bei uns zu Hause war –, doch wenn ich daran zurückdenke, wie sie da in unserem besten Sessel saß, dann meine ich zu erkennen, wie ihre Professionalität ganz kurz weicht, als meine Mutter sie darum bittet, auch sie zu begleiten, und wie sie ein kleines, stolzes Lächeln zu unterdrücken versucht, dabei aber grandios scheitert.

Als Daniel starb, hatte meine Mutter schon seit Jahren keine Gebärmutter mehr. Auch keine Eierstöcke. Und sie musste ein Stück ihres Darms entfernen lassen und hatte Gicht bekommen. Dafür tat ihr der Unterleib nicht mehr weh. Wenn ich hörte, wie sie über steife Finger klagte, darüber, dass sie die Seiten des Stadtanzeigers kaum noch umblättern konnte – das Blatt war seit der Neuausrichtung sowieso vollkommen nutzlos –, dann fragte ich mich, ob sie noch wusste, wie viel größer ihr Leid einmal gewesen war und dass sie damals Sachen gesagt hatte wie: »Wenn ich mich nächstes Jahr an meinem Geburtstag nicht besser fühle, dann marschiere ich einfach ins Meer.«

In gewisser Weise hatte Daniel diese Leiden gelindert. Aber als ich meine Mutter anrief, um ihr zu erzählen, dass Daniel nicht mehr lebte, reagierte sie anfangs recht gefasst. »Sie war ein sehr besonderer Mensch«, war alles, was sie sagte. Ich dachte, dabei würde sie es belassen, bei dieser Lakonie, die sie mit zweiundsechzig immer noch an den Tag legte – vor allem, wenn es um Daniel ging. Ich hatte es schon lange aufgegeben, ihr ausführlich von unserem gemeinsamen Leben zu erzählen, ich hob mir meine Energie lieber auf, um einigermaßen geduldig auf ihre Geschichten über den schlecht erzogenen Zwergspitz ihres Nachbarn reagieren zu können. Doch kurz bevor ich auflegte, an jenem Morgen nach Daniels Tod, hörte ich, wie meine Mutter noch ein Geräusch machte. Etwas zwischen einem tiefen Seufzen und einem Klagelaut, das vermutlich nicht für mich bestimmt gewesen war. Dennoch blieb das traurige Ächzen für den Rest des Tages hier im Haus hängen, bekam Beifall vom brummenden Kühlschrank, von den rauschenden Wasserleitungen und dem heulenden Durchlauferhitzer.

Ich konnte es mir nicht erlauben mitzuweinen, dachte ich an diesem Tag, der jede Vorstellungskraft überstieg. Ich musste Dinge erledigen, Sachen regeln, denn, ja, meine Partnerin war gestorben. In einem anderen, traditionelleren Leben wäre ich jetzt Witwe gewesen, ich hingegen wusste nicht, ob Daniel ein Testament hatte, geschweige denn, wo es liegen könnte, wie sie begraben werden wollte und wen ich alles einladen sollte: Damals verstand ich noch nicht mal, wie es überhaupt passiert war.

»Ich weiß es nicht genau«, hatte ich morgens der Nachbarin gestanden.

Genau das hatte ich auch meiner Mutter gesagt, kurz bevor ihr dieser Laut entfloh.

Das alles ist jetzt zwei Jahre her. Das heißt, gestern vor genau zwei Jahren haben wir Abschied von meiner großen Liebe genommen, in einem Saal voller Freunde und Fremder. Es gibt immer noch einiges, was ich nicht verstehe, aber ich weiß inzwischen mehr als damals, und heute Morgen dachte ich zum ersten Mal: Vielleicht weiß ich jetzt genug.

MOLENSTRAAT (I)

1

Als Daniel noch lebte, gingen wir nur selten in das kleine Zimmer unten im Erdgeschoss, das wir das »Archivkabuff« getauft hatten. Es war staubig und stickig, und das einzige Fenster konnte man nicht mehr erreichen, dafür war der Raum zu voll. An die rechte Wand hatten wir ein Regal gestellt, ein billiges Teil, das ihr in der heruntergekommenen Wohnung, in der Daniel bis zu unserem Umzug gewohnt hatte, gleichzeitig als Bücherregal und als Wäscheständer gedient hatte. Schon bald wurde es von uns mit »Archivmaterial« befüllt – mit Daniels, mit unserem gemeinsamen und mit dem unseres einzigen Kindes: Stiftung Lucille. Danach wurde neuer Krempel zuerst sorgfältig vor dem Regal gestapelt, als wären es Opfergaben für ein bunt bestücktes Totem, doch im Laufe der Jahre wurden wir immer nachlässiger und stapelten Kisten aufs Geratewohl aufeinander; leere Kisten, volle Kisten, Sachen, die wir behalten wollten und Sachen, die wir einfach nicht wegwerfen konnten (zwei völlig unterschiedliche Kategorien). Deshalb konnte man eigentlich keinen Fuß mehr ins Archiv setzen.

Als ich letztes Jahr den Entschluss fasste, ein paar Kisten zu öffnen, hätte ich also am besten erst mal gründlich aufräumen und putzen sollen, damit ich nicht bei jeder Bewegung eine Staubwolke einatmete, aber das tat ich nicht. Zu faul vielleicht. Und ich wusste zu dem Zeitpunkt auch noch nicht, wie oft ich unser Archivkabuff in den folgenden Monaten betreten würde. Um mich nicht zu lange dort aufhalten zu müssen, nahm ich immer nur einen Umzugskarton mit, eine Obstkiste, zwei oder auch mal drei Fotoalben, um sie in Ruhe am Küchentisch anzuschauen. Mittlerweile habe ich die meisten Kisten, Kartons und Ordner sogar zweimal durchstöbert.

Beim ersten Mal bin ich nicht besonders systematisch vorgegangen. Ich räume auf, redete ich mir selbst ein. Aber die Wahrheit war:

Schon allein Daniels Hefte, diese klecksige Handschrift, die sie oft selbst nicht entziffern konnte (»Hey Jodie, was meinst du, was steht hier auf dem Einkaufszettel?«), erzeugte ein Gefühl der Nähe, das mir ihre Kleidung, ihre Zeitschriften und Kurzhanteln nach einem Jahr nicht mehr verschaffen konnten. Von Staub bedeckte Gegenstände verraten, dass sie ihren Besitzer verloren haben. Daniels alte Aufzeichnungen hingegen, ihre Notizen über Informationssuchende, haben jahrzehntelang kein Sonnenlicht gesehen und machen trotzdem den Anschein, als wären sie erst gestern geschrieben worden. Dadurch bekommen sie etwas Reizvolles, Vogelfüße im Schnee, die zum Spurensuchen ermutigen, aber angekommen am Waldrand, bricht die Spur plötzlich ab, scheint der Vogel über den Abhang geflogen zu sein.

Als ich unser Archiv das zweite Mal durchforstete – ein paar Monate nach dem Öffnen des ersten Schuhkartons –, ging ich systematischer vor. Ich suchte nach bestimmten Fotos, Abschriften, Notizen; Beweisstücke für meine Vermutungen, Hinweise zur Bestätigung der Geschichten, die andere mir inzwischen erzählt hatten, und diesmal war ich neugierig, ja sogar gierig gespannt, bis ich letzte Woche dann doch beschlossen habe, unser Archivkabuff aufzuräumen und zu putzen.

Ich habe gesaugt, mit Mundschutz das Regal gewischt, leere Kisten entsorgt. Ich habe Ordner aufgereiht, Obstkisten aufeinandergestapelt und ihren Inhalt noch mal entstaubt; danach habe ich das Zimmer abgeschlossen und nur ein paar Fotos vor dem Winterschlaf gerettet, zu dem die Gegenstände in der Dunkelheit wieder verurteilt wurden.

Die Fotos, die jetzt vor mir liegen. Abgesehen von ein paar Polaroids stammen sie alle aus der Ära vor dem Smartphone. Daniel als Studentin, zwischen zwei geschmückten Bäumen im Park (ist es nicht ein Wunder der Natur, dass das Lächeln einer Person auch nach Jahrzehnten gleich bleibt? Ich möchte meinen Kopf an ihren Hals schmiegen, damit sie ihre Arme um mich legen kann – oder nein, die breit lächelnde Daniel im Park ist erst Anfang zwanzig, würde sie jetzt vor mir stehen, dann würde wahrscheinlich ich sie festhalten und nicht sie mich). Ich, in der baufälligen Wohnung, als ich noch lange Haare hatte (oh, wie ich damals herumlief).

Barbara und Nettie an einem Silvesterabend (nein, das hebe ich mir für später auf). Daniel am Herd, Daniel auf dem Sofa, eine Nahaufnahme von Daniel, Daniel, die einen Fuß auf einem kleinen Generator platziert hat, triumphierend lächelnd, als posierte sie mit einem erlegten Wildschwein, auch dieses schräge Foto weiß ich zu schätzen, aber das hier, das ist mein unangefochtener Favorit: ein Gruppenfoto, von Daniel, Sjoerd, meinem Bruder und mir, aufgenommen am Tag unseres Umzugs.

Wie wär es, wenn ich damit anfange?

Ja, wie wär es, wenn ich einfach in der Mitte anfange, mit einer Zeit, die in meiner Erinnerung absolut sorglos war: unsere ersten drei Jahre hier, in der Molenstraat 15.

Achtzehn Jahre zuvor, August 2006, vielleicht der wärmste Tag des Jahres. Auf unserem Umzugsfoto trage ich Bermudashorts, die ich schon lange nicht mehr besitze. Daniel hat eine Jeans an, deren Beine sie selbst abgeschnitten hat, weiße Fransen kitzeln ihre kräftigen Knie. Das verleiht ihr etwas Jugendliches, sie sieht ungefähr fünf Jahre jünger aus, als sie in Wirklichkeit war. Ich selbst habe die Augen zugekniffen, weil wir direkt in die Sonne schauen, hinter mir steht mein jüngerer Bruder Rohan, seine Hände liegen auf meinen Schultern; eine väterliche Geste, die mich mittlerweile rührt, und neben meinem Bruder steht Sjoerd, einer von Daniels wenigen Freunden, der uns regelmäßig zu Hause besucht hat. Wir posieren im Garten vor den Glasschiebetüren zum Wohnzimmer und heben strahlend unsere Plastikbecher. Wenn man genau hinsieht, kann man erkennen, dass Daniels Becher schon fast leer ist. Wir wollten nicht, dass sie mithalf, und sie wollte auch nicht mithelfen, glaube ich, aber andere mussten es für sie aussprechen: Daniel, du hebst nichts, okay, du kümmerst dich um die Getränke. Ihre Cocktails schmeckten wirklich scheußlich. Das Gebräu sollte einen »Tequila Sunrise« darstellen, aber wir hatten keinen Orangensaft und keine Grenadine, und die Zitrone hatte Daniel der Einfachheit halber durch einen Schuss Apfelsaft ersetzt – und so standen wir um fünfzehn Uhr da und stießen quasi mit Tequila pur an.

Barbara hat das Foto gemacht. Sie kam mittags irgendwann angeradelt, daran erinnere ich mich noch, und dann veränderte sich etwas, wie es öfter geschah, wenn Barbara auftauchte. Daniel verhielt sich anders. Als würde sich die Person, die sie bei Barbara war oder mal gewesen war, von der Person unterscheiden, die sie bei mir war, weshalb sie jetzt versuchen musste, einen Kompromiss für ihr Handeln und ihre Intonation zu finden. Es lief immer darauf hinaus, dass sie sich zu sehr ins Zeug legte. Und es ist nicht ausgeschlossen, dass es an jenem Tag auch an den besonders starken Cocktails lag, aber Daniel fing plötzlich an, Barbara dabei zu helfen, die Kisten, die noch draußen standen, ins Haus zu tragen. Barbara ließ das unkommentiert. Ich fand das merkwürdig, sie kannte Daniel von uns allen am längsten und war zudem Ärztin, gerade sie musste wissen, dass das nicht gut war, dass die starken, braungebrannten Oberarme, die Daniel mit täglichem Krafttraining stählte, nichts über den Zustand ihres untersten Rückenwirbels und das verwachsene Steißbein aussagten, die eine Folge ihres Jahre zurückliegenden Unfalls waren. Aber die beiden zogen es bestens gelaunt durch: Abwechselnd hoben Daniel und Barbara Kisten in der Einfahrt hoch und schwatzten dabei wie Bäuerinnen auf dem Weg zum Markt.

»Bisschen übermutig, oder?«, sagte Sjoerd, als er bemerkte, dass ich die beiden besorgt beobachtete.

»Schon irgendwie«, sagte ich. »Warum sagt Barbara denn nichts dazu?«

Sjoerd zuckte mit den Schultern. »Würde Daniel denn auf sie hören?«

Abends bestellten wir thailändisches Essen, damals war das noch etwas Besonderes, aber wir hatten ja auch was zu feiern. Rohan hatte die Tischbeine an die Platte geschraubt, alle Stühle standen an ihrem Platz, Sjoerd hatte Pappteller mitgebracht, ein Partyset mit silbernen Punkten (er tat geheimnisvoll, aber es war offensichtlich, dass er die Teller extra für diesen Anlass gekauft hatte). Unsere Gesellschaft überlegte, wie man unser neues Haus am besten einrichten könne. Es war groß, wenn auch etwas kleiner als die heruntergekommene Wohnung, aus der wir kamen, dafür hatten wir eine Zentralheizung, einen Garten und sogar einen Wintergarten – ich konnte es kaum fassen, wie luxuriös wir in den nächsten Jahren leben würden. Unten sollte natürlich das Wohnzimmer eingerichtet werden, der Esstisch müsste noch etwas verschoben werden: »Vielleicht in die Ecke in der Küche«, sagte ich, aber Barbara schüttelte den Kopf.

»Zu eng«, sagte sie energisch. »Wäre schade um den Raum.«

Abgesehen vom Wohnzimmer hatten wir noch vier weitere Zimmer. Oben und unten jeweils ein Büro, wurde am Tisch vorgeschlagen: Oder wollten wir etwa auch beim Arbeiten nebeneinandersitzen?

Daniel und ich lachten schelmisch. Unter dem Tisch griff ich nach ihrer Hand.

Das Schlafzimmer nach hinten raus, meinten Sjoerd und mein Bruder, die morgens in der Berichterstattung über die Tour de France ein gemeinsames Thema gefunden hatten (ganz schön nachgelassen, seitdem der und der nicht mehr dabei ist) und seitdem rührend einträchtig auftraten.

»Aber nach hinten raus kann es schon ziemlich laut sein«, sagte Barbara. »Die Leute grillen, schmeißen Partys.«

»Ich hoffe doch, dass wir dann selbst auf diesen Partys sind«, sagte Daniel, bevor sie einen Schluck Bier trank.

Das war ziemlicher Quatsch. Cooles Getue oder Übermut, alle am Tisch, abgesehen von meinem Bruder vielleicht, wussten, dass Daniel nicht zu Nachbarschaftsfesten gehen würde.

»Das ist die richtige Einstellung«, sagte Sjoerd trotzdem, und als Rohan danach zum x-ten Mal von Holzfensterbänken anfing, die die »abscheulichen« Kunststoffdinger unter unseren Fenstern ersetzen sollten, hoben wir schnell unsere Gläser, um ihm das Wort abzuschneiden: »Ja-haaa!«

In der Zwischenzeit hielt Daniel sich an der Tischkante fest, um nach hinten kippeln zu können. So saß sie damals gerne; irgendwie muss das eine bequeme Position für sie gewesen sein. Ich wusste, dass sie das nur machte, wenn sie entspannt war, und sie war bestimmt schon müde, aber ich konnte sehen, dass ihr das Gespräch, an dem sie selbst kaum noch teilnahm, gefiel. Kurz sah sie mich an. Und sie lächelte verschwörerisch, denn wir hatten natürlich längst entschieden, wie wir dieses Haus einrichten würden. Das Schlafzimmer zur Straße raus, wir würden ein neues Bett kaufen, ein Boxspringbett, die teuerste gemeinsame Anschaffung bisher, dann hätte jeder eine eigene Matratze, sie eine weiche, ich eine extraharte – so würde sie sich nachts, ohne sich schlecht zu fühlen, herumwälzen können. Die beiden anderen Räume oben sollten zusammen unser Büro werden und das übrige Zimmer im Erdgeschoss als Lagerraum für Daniels Kisten aus dem begehbaren Schrank in der alten Wohnung dienen – und für das noch junge Archiv der Stiftung Lucille. Wir nahmen an, dass das Archiv in den kommenden Jahren schnell wachsen würde (kein Wunschdenken, damals lief es einfach gut), und den Schuppen konnten wir dafür nicht verwenden, denn wir hatten uns vorgenommen, dort zwei Kanus unterzubringen. Zwei Kanus, vielleicht noch ein Schlauchboot und eventuell einen Generator, denn Daniel hatte große Pläne für unseren Garten: Sie wollte eine kleine Felsformation anlegen lassen, mit exotischen Moosen und einem Springbrunnen. »Ich wollte immer schon einen Springbrunnen haben«, hatte sie nach unserer ersten Besichtigung gesagt, und ich hatte sie ausgelacht: »Was, so ein hässliches Teil?«

Unsere Runde reagierte genauso, als sie von der Idee hörte. Ich hatte gewusst, dass das Thema zur guten Stimmung beitragen würde; Daniel, die schon immer von einem Springbrunnen im Garten geträumt hatte, das passte nicht zu dem Bild, das sie von ihr hatten. »Erzähl mal von deinen Gartenplänen«, sagte ich deshalb, während ich uns zum letzten Mal nachschenkte. Und Daniel biss an. Sie wusste, was sie zu tun hatte, mit fein dosiertem Selbstspott erzählte sie, wie sie sich den Springbrunnen vorstellte – »Geplätscher beruhigt mich« –, und trug noch etwas dicker auf: »Ich denke über bunte Lämpchen im Wasser nach, grün, orange, blau.« Ich lachte, die anderen lachten, und Daniel lachte am lautesten, denn sie schaute sich um und sah, dass sie geliebt wurde.

»Bist du glücklich?«, fragte sie an jenem Abend, als wir zusammen auf unserer alten Matratze im Wohnzimmer lagen. Wir betrachteten unsere neue Zimmerdecke, mein Kopf lag auf Daniels Oberarm, es war immer noch extrem warm, deshalb schliefen wir nur unter einem Laken.

»Ja«, sagte ich etwas albern. »Endlich eine Zentralheizung.«

»Aber ansonsten?«, fragte sie, und sie klang heiser, was häufiger passierte, wenn sie getrunken hatte.

»Was meinst du?«

»Mit mir, mit deinem Leben, bist du glücklich mit allem, so wie es ist?«

Sie stellte mir eine große Frage, und ich verstand sie nicht. Das soll heißen, dass mich das Timing irritierte. Wir hatten uns nach einem schönen Abend gerade fröhlich von unseren Freunden verabschiedet, und wir hatten einen erfolgreichen, aber auch absolut anstrengenden Tag hinter uns, und ich dachte, dass sie, genau wie ich, schon fast eingeschlafen war. Eine große Frage verdient eine große Antwort. Aber dafür hatte ich keine Energie mehr, ich war schlaftrunken oder auch einfach nur betrunken, vielleicht sogar etwas verärgert, weil Daniel, die sonst nie scharf auf solche Konversationen war, etwas an mir zu hinterfragen schien, auch wenn ich nicht genau wusste, was.

»Ja«, sagte ich leise. »Ich bin superglücklich, echt« – und das war auf keinen Fall gelogen. Aber ich fragte nicht zurück, und bevor ich wirklich einschlief, spürte ich den Hauch eines Schuldgefühls, es war das gleiche Schuldgefühl, das mich in jener Zeit hin und wieder überfiel, wenn Daniel mir einen Orgasmus beschert hatte, ich jedoch nach allzu langem Fingern die Lust verlor, auch sie zum Höhepunkt zu bringen, und meinen Arm zurückzog, um ihn subtil, aber liebevoll um sie zu legen.

Mittlerweile tut mir meine Antwort leid. Nicht weil ich Daniel danach nie wieder gesagt hätte, wie glücklich ich mit ihr war – *ich liebe dich!*, manchmal mit großer Geste, genauso oft zwischen Tür und Angel, von einer plötzlichen Rührung erfasst; ihr Arm um meine Schultern, ihr bedauernder Blick, wenn ihr das Croissant mit der mit Butter bestrichenen Seite auf den Boden gefallen war –, aber in dem Moment, dort auf der Matratze, war ich zu faul, zu kurz angebunden gewesen. Und das, obwohl ich damals ziemlich glücklich war: mit Daniel, mit unserem Leben; damit, wie alles war – vielleicht war ich sogar glücklicher gewesen als je zuvor. Wenn ich jetzt an diese Nacht zurückdenke, stelle ich mir vor, wie Daniel wach liegt, nachdem ich eingeschlafen bin, die Lüsterklemmen anstarrt, die aus unserer neuen Decke hängen, obwohl sie eigentlich von Kanus und Springbrunnen träumen sollte. Dieser Gedanke trifft mich, weckt die naive Neigung in mir (»so bin ich überhaupt nicht!«), mich ans Übernatürliche zu wenden: Darf ich sie vielleicht noch einmal ganz kurz sehen? Nur für eine Stunde, bitte, für ein paar Minuten, ich muss ihr nämlich noch etwas sagen, danach gebe ich sie dir zurück!

Und ich fühle mich wie ein Kind, das nicht ins Bett will, sich ständig eine neue Ausrede ausdenkt, um das Zähneputzen hiauszuzögern und dadurch das Aufleuchten des Nachtlichts.

2

Schon ein paar Tage nach unserem Umzug – unsere Backutensilien und Fotoalben würden noch Monate ihr Dasein in Kisten fristen – nahmen wir die Routine wieder auf, die wir uns in der alten Wohnung angewöhnt hatten. Ich weiß es noch ganz genau: Montags arbeiteten wir beide von zu Hause aus für die Stiftung. Ich saß im »kleinen Büro«, Daniel in dem etwas größeren, angrenzenden Zimmer. Dort stand ein Computer, dessen Monitor auf einem aus Obstkisten gebauten Podest thronte, damit Daniel den Kopf nicht neigen musste, wenn sie am PC arbeitete. Sie saß in einem großen, ergonomisch eingestellten Bürostuhl, den niemand anfassen durfte – eigentlich war es ihr schon ein Graus, wenn jemand ihr Zimmer betrat, weil sie Angst hatte, der Stuhl könnte verschoben werden oder jemand könnte sich setzen und an einem der vielen Hebel herumspielen, wodurch sie dann nicht mehr bequem sitzen würde: Lucille O'Connor höchstpersönlich hatte den Stuhl irgendwann einmal an ihren komplizierten Körper angepasst. Sie hatten vor Jahren einen ganzen Nachmittag damit zugebracht, und jetzt, wo Lucille nicht mehr da war, würde Daniel sie nie wieder fragen können, welche magischen Einstellungen sie damals vorgenommen hatte.

Mir selbst tat die Struktur gut, aber Daniel war kein Fan unserer Büro-Montage. Das hatte vermutlich mit ihren körperlichen Problemen zu tun: Alle fünfundvierzig Minuten stand sie auf, um kurz in den Garten zu gehen oder Kaffee zu kochen, dann hörte ich sie unten herumtigern, bis der Wasserkocher sich ausklickte. Und auch die Arbeit selbst fiel ihr manchmal schwer. Regelmäßig hörte ich sie hinter ihrem Bildschirm stöhnen, Flüche murmeln. Wegen der E-Mails, die an die Stiftung gingen. Wegen des Leids, das ihr daraus entgegenschlug, der Geschichten, die teilweise erschütternd waren, nicht zuletzt weil wir sie schon so oft gehört hatten. Jahrein, jahraus las

Daniel ähnliche Berichte, Schilderungen, die sich immerzu wiederholten, alte Mythen, in neue Körper gekerbt, nein, in all den Jahren, in denen sie dieser Arbeit nachging, hatte sich rein gar nichts verändert, und das ließ sie laut seufzen, grummeln und hin und wieder »Verdammte Scheiße« zischen. Jedenfalls vermutete ich das damals. Und auch wenn ich jetzt Sachen über meine Partnerin weiß, die ich seinerzeit nicht wusste, glaube ich nach wie vor, dass Daniels Abneigung gegenüber Montagen zum Großteil daher rührte, dass sie das Unrecht aus den E-Mails aufwühlte. Ich erkenne das an den Nachrichten, die sie zurückschrieb, die entschlossen und leidenschaftlich und vor allem empathisch waren; die Autorin dieser E-Mails, das war die Daniel, in die ich mich verliebt hatte. Eine Daniel, die etwas weniger komplex war als die Frau, die ich danach kennenlernte, und dadurch vielleicht auch etwas uninteressanter. Doch wenn ich an diese Frau zurückdenke, dann spüre ich immer noch eine Anziehung, die stark genug ist, um eine körperliche Reaktion hervorzurufen, für ein warmes Glühen zwischen meinen Beinen zu sorgen.

Jennifer, du hast Rechte. Nicht nur als Patientin, sondern auch als Bürgerin. Deine Rechte wurden verletzt, dagegen werden wir jetzt etwas unternehmen.

Lisa, wie schrecklich, dass du so lange warten musstest. Aber das Warten hat jetzt ein Ende, denn wir werden dir helfen.

Hayat, ich denke, du hast recht und es stimmt tatsächlich nicht, was sie dir erzählt haben. Es tut mir leid, dass unser erster Versuch nicht erfolgreich war, aber wir werden es einfach noch mal probieren. Was hältst du davon?

Während Daniel diese Mails schrieb, kümmerte ich mich im kleineren Büro um die Finanzen. Ich stellte Förderanträge, machte die Steuererklärung und pflegte unsere Website, was ganz schön viel Arbeit war, wenn man zu zweit eine Stiftung betreibt. Transparenz und Verantwortung, das waren die Zauberwörter; für unsere Förderer, aber auch für das Finanzamt. Also erstellte ich jeden Januar einen Jahresbericht, den ich pflichtbewusst auf unserer Website veröffentlichte. Außerdem dachten wir regelmäßig zusammen über unsere Ziele nach, unsere Aufgaben und unsere langfristige Vision. Wozu gab es die Stiftung Lucille? Das war eine wichtige Frage, darüber waren Daniel und ich uns einig. Doch in den ersten Jahren konnten wir stundenlang über die richtigen Formulierungen unserer Kernaufgaben diskutieren, denn sie sollten einerseits zeigen, was wir machten, und andererseits eine breitere Auslegung zulassen, wenn ein Fall genau das erforderte.

Mir fällt der Abend in der alten Wohnung ein, an dem wir den Text für unsere erste Website schrieben. Wir arbeiteten erst seit ein paar Monaten zusammen (kannten uns auch noch nicht viel länger) und saßen nebeneinander am Tisch. Beide starrten wir auf den Bildschirm von Daniels Computer, den sie gebraucht gekauft hatte. *Stiftung Lucille ist eine nicht gewinnorientierte Stiftung,* tippte ich. *Wir sind für Frauen da, denen –*

»Nicht nur Frauen, oder?«, sagte Daniel. »Ich würde *Menschen* sagen.«

»Aber du hilfst doch vor allem Frauen?«, fragte ich.

»Ich helfe auch Männern, wenn die sich bei mir melden.«

»Mit *Menschen* kommen wir vielleicht für bestimmte Fördermittel nicht infrage.«

»Dann ist das eben so. Meine Stiftung soll für alle da sein, finde ich.«

Ich fing wieder an zu tippen: *Wir sind für Menschen da, denen das Gesundheitssystem nicht weiterhilft.*

»Hmm«, schaltete Daniel sich wieder ein. »Wirken wir dann nicht wie ein paar Quacksalber? Als ob wir Alternativmedizin anbieten oder so? Das geht nicht.«

»Stimmt«, sagte ich, »das geht nicht«, und ich formulierte den Satz um: *Wir sind für Menschen da, die ihren Platz im Gesundheitssystem nicht finden können.*

»Ich weiß nicht«, sagte Daniel. »Jetzt wirkt es so, als würde es an den Menschen liegen und nicht am System – streich doch einfach das mit dem System, oder?«

Wir sind für Menschen da, die noch nicht die Behandlung bekommen, die sie benötigen –

»Die Behandlung, die ihnen zusteht!«

Wir sind für Menschen da, die noch nicht die Behandlung bekommen, die ihnen zusteht. Gemeinsam gehen wir ihre Optionen und ihre medizinischen und juristischen Möglichkeiten bei ihrer Suche nach einer passenden Behandlung und der richtigen Diagnose durch.

Diesmal schüttelte ich den Kopf. »Ich weiß nicht«, sagte ich. »Das ist so ein Bandwurmsatz, das funktioniert sprachlich irgendwie nicht.«

»Nein?«, fragte Daniel, und sie stand auf, die Augen immer noch auf den Bildschirm gerichtet – als wäre der Text ein modernistisches Gemälde, das sie kurz mit etwas Abstand betrachten müsste, um beurteilen zu können, was es darstellen sollte. Obwohl sie in ihrem früheren Leben als Pressesprecherin gearbeitet hatte, war Daniel etwas weniger wortgewandt als ich. In Momenten wie diesem war das hilfreich, denn ihr Urteil war ein guter Gradmesser für den durchschnittlichen Leser: Wenn Daniel nicht über einen Satz stolperte, würden unsere Förderer das vermutlich auch nicht tun.

»Da steht auf jeden Fall das Wichtigste, oder?«, murmelte Daniel schließlich, und ich nickte und widmete mich noch mal dem Text, während Daniel eine Flasche Rotwein und zwei Kaffeebecher holte. *Wir kümmern uns um Sie*, fügte ich noch schnell hinzu. *Ohne Ausnahme!*

In jener Nacht konnte ich nicht schlafen. Ich wohnte damals noch zu Hause, der Computer, den ich mir mit meiner Mutter teilte, stand im Flur, und ich weiß noch, dass ich aufstand, um mir noch mal unsere Website anzusehen. Hinter dem kleinen Schreibtisch neben der Garderobe verwandelte sich die Aufregung, die ich tagsüber gespürt hatte, in eine andere Art der Anspannung. Das fröhliche Brausen unter meinem Zwerchfell veränderte sich fast unmerklich und unangekündigt: *Transparenz und Verantwortung*, dachte ich, und eine schwere

Welle schlug mir gegen den Brustkorb. Ab jetzt trug ich Verantwortung. Für den Erfolg der Stiftung, für die Menschen, die sich bei uns meldeten, und – vielleicht flößte mir das am meisten Angst ein – für Daniel. Denn das ganze Unterfangen war meine Idee gewesen. Ich hatte sie dazu überredet, und sie hatte sich von mir überzeugen lassen, einem Mädchen, das sie gerade erst kennengelernt hatte. Täuschte ich sie nicht, indem ich ihr etwas versprach, von dem ich überhaupt nicht wusste, ob wir es umsetzen konnten? Panisch versuchte ich, durch die Nase ein- und durch den Mund auszuatmen: Ich hatte mich Daniel aufgedrängt, mich ihr mehr oder weniger zu Füßen geworfen, sie beschworen, mich einzustellen. Aber das hier war Daniel de Koster, und auch wenn ich deutlich spürte, dass sie mich mochte (ich wagte es nicht, die hoffnungsvolle Vermutung zuzulassen, sie könnte darüber hinaus noch etwas anderes für mich empfinden – am Ende wäre ich enttäuscht, schämte ich mich nur noch mehr), befürchtete ich, unsere Zusammenarbeit könnte bald enden. Ich hatte ein paar wunderbare Monate hinter Daniel auf dem Pferd gesessen, zusammen hatten wir unerforschtes Terrain beritten, manchmal hatte ich sogar selbst die Zügel in die Hand nehmen dürfen. Aber was, wenn das Ganze nicht so lief, wie wir es uns erhofften? Wer garantierte mir, dass Daniel mich nicht doch am nächsten Wasserloch zurücklassen würde?

Meine Zweifel sollten sich in den darauffolgenden Jahren als unbegründet erweisen. In Bezug auf Daniels Loyalität, aber auch in Bezug auf die Lebensfähigkeit unseres Projekts. Stiftung Lucille funktionierte, sie lief sogar wie am Schnürchen, schon von Anfang an erreichten uns die Anfragen in der alten Wohnung in anhaltend hohem Tempo, und das blieb auch in den ersten Jahren in der Molenstraat so – rückblickend war das unser goldenes Zeitalter. Denn außerhalb der Büro-Montage blühte Daniel auf. Sie hat in der ganzen Periode bestimmt zweihundert Interventionen durchgeführt, wir machten ungefähr dreimal so viele Hausbesuche, und auch wenn ich die Gesichter von den meisten Informationssuchenden vergessen habe, erinnere ich mich bis heute an fast jede Geschichte.

3

Jennifer war seit ihrem achtzehnten Lebensjahr regelmäßig schwindelig. Der Schwindel kam plötzlich und wurde manchmal – doch nicht immer – von Beklommenheit begleitet. Sie wurde zittrig, und ein paar Mal verlor sie sogar das Bewusstsein. Mehrmals suchte Jennifer ihren Hausarzt auf, und auch wenn sie wegen anderer Beschwerden dort war, sagte sie: Der Schwindel, der bereitet mir nach wie vor Probleme. Ihr Blut wurde untersucht, die Werte waren gut, Entschuldigung, sagte der Hausarzt, da kann ich nichts machen – aber als Jennifer eines Tages auf dem Platz vor dem Kindergarten, zu dem sie gerade ihren Sohn gebracht hatte, ohnmächtig wurde, brachte eine besorgte Mutter sie ins Krankenhaus. Dort stellte man fest, dass ihr Puls viel zu hoch war. »Sie haben eine Panikattacke«, sagte der zuständige Arzt. »Sie müssen es langsamer angehen lassen, Sie sagen, Sie arbeiteten Vollzeit und hätten Kleinkinder, dann sollten Sie vielleicht mal Urlaub machen« – ob eine halbe Stelle denn keine Option sei?

War das Panik?, fragte Jennifer sich, als sie auf die Tram wartete. Na klar, die Schwindelanfälle waren stressig, aber sie traten nur selten in beängstigenden Situationen auf – so viele beängstigende Situationen gab es in ihrem Leben gar nicht. Ihr war bei einem Umtrunk zur Feier ihrer Promotion schwindelig geworden. Fast wäre sie auf dem Junggesellinnenabschied ihrer besten Freundin in Ohnmacht gefallen. Einmal in der Schlange vor der Supermarktkasse, einmal im Stau nach Hause – es passierte immer öfter, und beim letzten Mal war es sehr warm gewesen, doch erst als der Schwindel einsetzte, war sie ein kleines bisschen panisch geworden: Reflexartig hatte sie ihren Arm aus dem Fenster gehalten und dem Autofahrer hinter sich ein Handzeichen gegeben. Der hatte abgebremst, damit sie langsam auf den Standstreifen rollen konnte, wo sie gewartet hatte, bis der Schwindel wieder abnahm. Minuten zuvor hatte sie noch den Radiosong »Drops of Jupiter« mitgesungen – Jennifer war voll und ganz in den *na na, na na, na nas* nach dem dritten Refrain aufgegangen.

»Hier steht, dass Sie eine weitere Panikattacke hatten«, sagte der Hausarzt, als sie wieder vor ihm saß.

Jennifer schüttelte den Kopf. »Ich bin mir da nicht so sicher«, antwortete sie. »Ich hatte keine Angst, ich habe einfach nur meinen Sohn zur Kita gebracht, ich glaube, das hat eher was mit dem Herzen zu tun.«

»Genau so erleben Menschen Panikattacken«, sagte ihr Arzt jetzt. »Aber ich glaube, Sie haben eine ganze Menge um die Ohren, das ist bestimmt nach einem stressigen Tag passiert, oder?«

Vielleicht wäre ein Atemtechnikkurs ja etwas für sie: Der Hausarzt schrieb ihr eine Internetadresse auf, aber Jennifer sah sich die Seite nicht an, denn das hier hatte nichts mit ihrer Atmung zu tun. Es lag an etwas anderem, irgendwas stimmte nicht, davon war Jennifer felsenfest überzeugt. Und wer überzeugt davon war, dass etwas nicht stimmte, kam zu Daniel.

Allerdings wusste Daniel diesmal nicht sofort, in welche Richtung es gehen könnte, also machte sie einen Termin bei Barbara, die Jennifer, ohne besonders lange darüber nachdenken zu müssen, an eine Spezialistin für Herz- und Gefäßerkrankungen überwies, eine frühere Kommilitonin. Die Ärztin stellte eine Herzrhythmusstörung fest; keine angenehme Erkrankung, aber mit den richtigen Medikamenten konnte man damit gut leben.

Jennifer war erleichtert, auch wenn sie schockiert war, als sie hörte, dass daran jährlich Menschen starben. »Drops of Jupiter« hätte mich fast ins Grab gebracht, scherzte sie seitdem, wenn sie jemandem von dem »Zirkus« mit ihrem Herzen erzählte. Darüber musste die andere Person immer lachen, froh darüber, dass die Kranke noch Humor hatte – und dann grinste Jennifer ebenfalls, damit ihr Gesprächspartner sehen konnte, dass es für sie keinen Grund zur Panik gab.

Hayat war ständig müde, aber vor einem Jahr war das noch nicht so gewesen. Es fing nach der Geburt ihres zweiten Kindes an: Hormone, sagte der Hausarzt. So eine Geburt war keine Kleinigkeit, sie würde bestimmt häufiger kein Auge zubekommen, oder? Aber nach der Geburt ihres ersten Kindes hatte sie sich nicht so gefühlt. Ihre Nächte waren jetzt nicht kürzer als damals, und sie war auch nicht viel älter, zwei Jahre und drei Monate, um genau zu sein, hatte sie dadurch etwa so viel Energie eingebüßt?

Ihre Blutwerte waren ihrem Hausarzt zufolge nicht auffällig. »Zeig mal«, sagte Daniel, und sie betrachtete die Zahlen, Pfeile und Abkürzungen. »Vitamin D dürfte ruhig etwas höher sein«, sagte Daniel. »Leidest du auch unter Muskelkrämpfen oder Zahnfleischbluten?«

»Nein«, sagte Hayat. »Das nicht.« Es fühle sich eher so an, als würde ihr Körper immer langsamer, sagte sie. Alles war so viel mühsamer: das Bewegen, das Sehen, das Hören; sogar ihr Puls war schwächer. Daniel nickte: »Das hier sind nicht die Werte, die wir uns anschauen müssen.«

Hayat ging wieder zu ihrem Hausarzt. Sie dachte: Den Rest bekomme ich schon allein hin. Aber auch nach dem zweiten Bluttest behauptete der Mann, ihr fehle nichts, und er schlug vor, sie solle Milch abpumpen, damit ihr Mann dem Baby nachts die Flasche geben könnte – dann könne sie endlich mal durchschlafen.

»Aber ich gebe meiner Tochter gerne die Brust«, sagte Hayat. »Das ist gut für die Bindung.«

»Das können Sie ja auch gerne machen«, entgegnete der Hausarzt. »Aber dann müssen Sie akzeptieren, dass Sie am nächsten Tag etwas müder sind.«

Wenige Tage später schüttelte Daniel Hayats Hausarzt die Hand. »Ich bin Daniel«, sagte sie. »Ich unterstütze Hayat und weiß einiges über Schilddrüsenprobleme.«

T4 und TSH messen und dann nicht nur die Antikörper von TPO anfragen, sondern auch die von TG. Und tatsächlich, die Werte wichen stark ab. Hayat hatte Hashimoto, eine Schilddrüsenerkrankung, deren Symptome nach einer Schwangerschaft in manchen Fällen schlimmer wurden. Letzteres wusste Daniel noch nicht, aber sie hätte es wissen können; die Geburt eines Kindes machte alles schlimmer – so lautete die Faustregel, und sie machte sich in einem ihrer Hefte eine Notiz, damit sie es nicht wieder vergaß.

Lisa hatte mit einer Vielfalt an Beschwerden zu kämpfen. Sie hatte in fast allen Gelenken Schmerzen, vor allem im Becken. Sie war oft müde, es war eine Müdigkeit, die sich wie eine Decke über sie legte, die dafür sorgte, dass sie sich hinlegen wollte, oft mitten am Tag, oder kurz nach dem Aufstehen. Wenn ihre Freundinnen sich erkundigten, ob sie in die Stadt mitkommen wolle, sagte sie immer öfter ab, sie log, dass sie Fieber oder Magen-Darm habe, denn Müdigkeit war kein guter Grund, dachte Lisa. Ihre Augen waren oft trocken.

Sie war auf Allergien getestet worden, aber das Ergebnis war negativ, und seitdem sagte die Ärztin, sie müsse abnehmen, weil sie gute zehn Kilo zu schwer sei. Wenn sie abnehme, würde sie weniger Schmerzen haben, nicht so müde sein – doch sie hatte schon mal elf Kilo weniger gewogen, erzählte sie uns, als wir sie trafen. Im letzten Sommer hätte sie stark abgenommen, als sie kein Brot mehr gegessen hätte, auch keine Cracker oder Toast, nicht mal eine Salzstange auf einer Party – es hätte kaum geholfen. Die Schmerzen wären vielleicht etwas besser geworden, aber das könnte auch an den höheren Temperaturen im August liegen. Und ihre Müdigkeit sei genauso schlimm gewesen. Lisas Hausärztin meinte, sie hätte es länger durchziehen müssen: »Du hast die Zügel selbst in der Hand«, sagte sie. »Das ist harte Arbeit, und ich kann sie dir nicht abnehmen.«

Aber Lisa hätte es durchgezogen, erzählte sie uns. Sie äße so gesund wie noch nie, leide aber wie gehabt unter trockenen Augen, Schmerzen im Becken, und jetzt war auch noch ein sehr trockener Mund hinzugekommen.

»Hi, ich bin Daniel«, sagte Daniel, als sie das Sprechzimmer von Lisas Hausärztin betrat. »Ich kenne Lisa sehr gut und ich weiß einiges über Autoimmunerkrankungen.«

Sie hatte eine Art Visitenkarte mitgebracht, die sie selbst gedruckt hatte, eine komische Karte, zu groß für eine typische Visitenkarte und zu klein für eine Postkarte: Das sorgte immer wieder für Verwirrung. Daniel überreichte der Frau die Karte, auf der der Name und die Telefonnummer eines Rheumatologen im Osten des Landes standen.

»Würden Sie meine Freundin bitte überweisen?«, fragte Daniel.

Der Rheumatologe im Osten stellte bei Lisa das Sjögren-Syndrom fest. Eine schlimme Erkrankung, aber Lisa bekam Medikamente und ein Fläschchen mit künstlicher Tränenflüssigkeit, und jetzt konnte sie ihren Freundinnen wenigstens erklären, warum sie nicht oft mitkommen konnte, ohne dass sie dachten, sie wäre faul oder hätte keine Lust auf sie.

Und dann war da noch Ronny, ach Ronny – eine Ausnahme, in gewisser Weise, trotzdem werde ich ihn nicht so schnell vergessen. Ronny hatte immer Probleme mit seinen Beinen. Schmerzen unter den Füßen, Missempfindungen in den Waden. »Manchmal fühlt es sich an, als würden sie mit Messern bearbeitet, dann wieder, als würde eine Ameisenarmee mit Nadeln zustechen.«

Haben Sie immer noch Schulden, fragte sein Hausarzt, und die gleiche Frage stellte ihm der Sozialarbeiter, zu dem ihn sein Hausarzt geschickt hatte. Ob Ronny ein soziales Netz habe, wie oft er seine Familie sehe, ob er manchmal einsam sei, wie viele Biere er pro Tag trinke?

»Vier kleine Bier«, sagte Ronny. Und ja, manchmal sei er einsam, aber dazu trügen die Schmerzen in den Beinen ja auch bei, vielleicht könne sich das mal jemand ansehen, jemand, der sich damit auskenne? »Ich kann deswegen nämlich nicht schlafen.«

Oh, sagte der Sozialarbeiter, daher könne es natürlich auch kommen: Schlafmangel verursache die komischsten und verrücktesten Beschwerden, vielleicht könne Ronny seinen Hausarzt demnächst um Lorazepam bitten.

»Aber ich liege vor Schmerzen wach«, sagte Ronny. »Ich habe die Schmerzen nicht, weil ich wach liege.«

»In einem solchen Fall«, sagte der Sozialarbeiter damals, »spricht man von einem Teufelskreis.«

Ronny hatte keinen festen Hausarzt, er ging in eine Praxis, wo immer ein anderer Arzt vor ihm saß – Daniel machte sofort einen Termin bei Barbara, Ronny wohnte sogar in der Nähe ihrer Praxis. Als Barbara ihn zum Neurologen überwies, war die Sache schnell geklärt: Ronny litt unter Small-Fiber-Neuropathie, stellte Doktor van Dam fest. Eine chronische Erkrankung, die Schmerzen würden vielleicht nie ganz verschwinden. Aber Ronny hatte Anspruch auf eine Invalidenrente, und innerhalb von einem Jahr und zwei Monaten hatte er seine überschaubaren Schulden abbezahlt.

4

Daniel hat Ronnys Postkarte in eine Obstkiste gepackt (oder habe ich das selbst irgendwann gemacht?). *Vielen Dank, meine Liebe,* stand darauf. Im gleichen Stapel fand ich letztes Jahr die Karten von Jennifer, Hayat und Lisa und einen langen Brief von Daya, die keinen Bandscheibenvorfall, sondern Krebs hatte, und einen von Selma, die neun Monate lang mit einem gebrochenen Mittelfußknochen herumgelaufen war, und Postkarten von Sonja, Marieke, Martine und Anuradha, alle Endometriose – immer wieder Endometriose –, und einen großen Stoß kleiner gelochter Karten, die mit einer Geschenkschleife an Sträußen gehangen hatten: Danke, Daniel, Dankeschön, es geht mir schon etwas besser, ein Smiley, ein Kuss, eine gezeichnete Blume; die merkwürdig geformten Blütenblätter rühren mich, drücken Dankbarkeit aus und verraten zugleich eine zittrige Hand – auf den Karten aus den späteren Jahren wird auch mir immer öfter gedankt.

In unserem dritten Sommer in der Molenstraat (wir wussten nicht, dass sich bald alles ändern würde) begleitete ich Daniel zum ersten Mal zu einem Hausarztbesuch. Ich spielte mit dem Gedanken, eines Tages vielleicht ein paar von Daniels Aufgaben übernehmen zu können. Wenn ich selbstständig Interventionen durchführen würde, könnten wir mehr Menschen helfen. Außerdem sehnte ich mich nach etwas Neuem. Langeweile trifft es nicht wirklich, aber der Gedanke, dass alles so bleiben würde, wie es war – Daniel ging raus, und ich blieb zu Hause, fuhr höchstens Hilfesuchende mal zu Barbara –, ging mir langsam etwas gegen den Strich.

»Lass mich doch wenigstens einmal mitkommen«, sagte ich deshalb eines Nachmittags. Es war Wochenende, vielleicht ein Sonntag. Wir hatten einen Spaziergang oder eine Radtour gemacht und ruhten uns zusammen auf dem teuren Boxspringbett aus, Daniel auf dem Rücken, ich auf der Seite, zu ihr hingedreht, ein Bein über ihren leicht verschwitzten Körper gelegt.

»Du bist schon mal dabei gewesen«, murmelte Daniel.

»Stimmt nicht.«

»Stimmt wohl.«

Ich dachte nach.

»Meinst du etwa damals bei meiner Mutter?«

»Ja klar!«

»Das zählt doch nicht! Damals war ich mit ihr beschäftigt. Und jetzt will ich sehen, was du machst.«

»Ich erzähle dir doch immer, was ich mache.«

»Das ist nicht das Gleiche wie dabei sein.«

Daniel antwortete nicht sofort. Ich wusste, dass sie es schwierig fand, mir Dinge abzuschlagen, und ich spürte, wie sich die Muskeln ihres Körpers leicht anspannten.

»Es funktioniert nicht so gut, wenn zu viele Menschen dabei sind«, sagte sie dann, und ich wusste, dass sie recht hatte. Zwei Fremde im Sprechzimmer konnten einschüchternd wirken – auf den Spezialisten oder den Hausarzt, die oft nichts Böses im Sinn hatten, aber auch auf unsere Informationssuchenden. Doch so schnell würde ich mich nicht abwimmeln lassen – wie sollte ich sonst von ihr lernen? – und ich beschloss, meinen Wunsch anders zu verpacken.

»Eigentlich müsste unser Vorstand auch mal mit«, sagte ich. »Sie sind dazu da, uns zu kontrollieren, also sollte Sjoerd mal mit, und Barbara auch.«

»Auf keinen Fall«, sagte Daniel sofort. »Die kommen nicht mit.«

»Dann lass wenigstens mich mitgehen. Es ist doch merkwürdig, dass wir schon seit fünf Jahren zusammenarbeiten und ich keine Ahnung habe, was du überhaupt machst?«

»Wieso keine Ahnung?«

»Ich will es sehen«, sagte ich und streichelte ihr mit einer Hand über den Oberschenkel. »Ich will dabei sein«, flüsterte ich und fuhr mit der Hand über die Innenseite ihres Schenkels.

Wir mussten beide lachen, das war ein komisches Manöver. Und Daniel murmelte noch so was wie »benimm dich«, aber anscheinend war es doch die richtige Strategie: Bald darauf besuchten wir zusammen den Hausarzt von Caro. Sie war dreiundzwanzig Jahre alt und hatte seit zwei Jahren Magenschmerzen. Beim Hausbesuch, Daniels erstem Kennenlernen mit Caro, war ich nicht dabei gewesen. »Wenn du überall danebensitzt, ich meine: wenn wir jetzt alles zusammen machen, dann wird das echt zu viel«, hatte Daniel vorher gesagt, und ich verstand, was sie meinte, Caro sollte sich nicht bevormundet fühlen. Als wir jetzt zu dritt im Wartezimmer von Caros Hausarzt saßen, fühlte ich mich schließlich doch fehl am Platz. Aber was, wenn Daniel irgendwann einmal ausfallen sollte, versuchte ich mir Mut zu machen, während ich die Kinderecke anstarrte: eine Spirale mit Holzperlen, ein Tisch voller stumpfer Buntstifte.

Caro hatte gerade ihr Studium an der Kunstakademie abgeschlossen, wusste ich von Daniel. Bald würde sie aus dem Studierendenwohnheim ausziehen müssen, also musste sie dringend Geld verdienen, doch ihr schlechter Gesundheitszustand ließ das nicht zu, es waren merkwürdige Magenkrämpfe, die den Studienabschluss fast gefährdet hätten. Wochenlang hatte sie im Bett gelegen, auf der Seite, nur so war der Schmerz noch erträglich; sie konnte ihre Abschlussarbeiten erst lange nach der Frist abgeben und hatte es einem verständnisvollen Dozenten zu verdanken, dass sie ihr Diplom überhaupt bekommen hatte: »Und dann auch noch eine 1,3!«, hatte Daniel voller Bewunderung gesagt.

»Wann hat es angefangen?«, hatte ich gefragt.

»Vor drei Jahren, unabhängig von ihrem Zyklus.«

»Also keine Endometriose?«

Daniel hatte den Kopf geschüttelt: »Ich glaube nicht, auch wegen der Art der Schmerzen.«

Eines Nachts hatte Caro plötzlich starke Stiche rechts unter ihrem Bauchnabel verspürt. Sie hatte versucht, weiterzuschlafen, aber ihre Mitbewohnerin wurde von ihrem Stöhnen wach. Caro war in der Notaufnahme gelandet, dort dachten sie, es handle sich um eine Blinddarmentzündung: Sie hatten einen Ultraschall gemacht, Blut abgenommen und um eine Urinprobe gebeten. Sie konnten nichts finden, und um fünf Uhr morgens stand Caro wieder auf dem Krankenhausparkplatz, wo sie wie benommen dabei zusah, wie Rettungswagen ankamen und abfuhren. Die Schmerzen hielten an, tage-, wochen-, monatelang. Manchmal nahmen sie etwas ab, aber die Stiche – mal dumpfe Schläge, dann wieder ein scharfes Reißen – kamen immer zurück. Vor allem bei körperlicher Anstrengung loderten die Schmerzen auf; wenn sie Bauchmuskelübungen machte, sich nach einer Nudelpackung auf dem obersten Küchenregalbrett streckte oder Salsa tanzte. Einmal berührte ihre Mitbewohnerin sie aus Versehen mit dem Ellbogen in der Magengegend: Caro schrie laut auf, sackte zusammen – Spasmen des Darms, sagte ein Gastroenterologe in dem Krankenhaus, in dem sie schon mal gewesen war. Der Arzt reichte Caro eine Mappe mit Diätvorschriften, woraufhin sie wochenlang auf Alkohol, Weizen und Milchprodukte verzichtete und täglich drei Kiwis aß. Es half nicht, die Stiche blieben, und als Caro eines Abends eine Serie über das alte Rom schaute, brach sie in Tränen aus, als der Held einen Speer in seinen Magen bekam. Sie wusste, wie Spurius sich fühlen musste, die verrostete Spitze bohrte sich durch die Haut, direkt in die Bauchmuskeln, sie schrie laut auf, als die Waffe von einem Kameraden aus dem feuchten, plumpen Fleisch gezogen wurde.

»Haben sie eine Darmspiegelung gemacht?«, fragte ich.

»Ja, sie haben nichts gefunden.«

»Und ein CT?«

»Nur vom Darm. Aber Caro glaubt, dass die Schmerzen woandersher kommen.«

»Sie hat eine Darmdiagnose.«

»Aber die Schmerzen sind sehr lokal, sie konnte die Stelle genau bestimmen.«

»Irgendwas mit den Nerven?«

Daniel nickte. »Ich bin mir fast sicher, sie muss auf jeden Fall zu van Dam. Und wenn er nichts findet, weiß er bestimmt, wohin sie danach muss.«

»Läuft es diesmal nicht über Barbara?«

Daniel schüttelte den Kopf. »Ich glaube, das wird auch über ihren Hausarzt möglich sein, Caro ist repräsentativ.«

Damit meinte sie: Caro ist hübsch, klug und wurde hier geboren.

Den Namen von Caros Hausarzt habe ich vergessen, aber es hätte sehr gut Bert sein können.

»Ich bin Daniel, ich kenne Caro schon lange«, sagte Daniel, als wir ins Sprechzimmer kamen. Bert war ein großer Mann mit freundlichen Augen und einem festen Händedruck; ich wusste, dass Daniel bei groben Händedrückern gerne zurückdrückte, und sah, dass sie das auch jetzt tat.

»Ich bin Jodie, eine Bekannte« – mein eigener Händedruck war eher versöhnlich als aggressiv: Ach, wieg meine Hand ruhig kurz in deiner, dachte ich, als Bert meinen kleinen Finger und den Ringfinger zusammenquetschte, man sollte einen Hund auch erst an seinen Fingern schnuppern lassen, bevor man ihn streichelt.

Im Halbkreis standen wir um Bert herum. »So, Caro«, sagte er. »Da hast du ja eine richtige Delegation mitgebracht.« Er sagte es lächelnd, aber wirkte überrumpelt, Caro hatte uns nicht angekündigt.

»Soll ich noch einen Stuhl holen?«, Bert nickte in meine Richtung. Überrumpelt oder nicht, er spürte ganz genau, wer hier die blinde Passagierin war. »Nein, nein«, sagte ich. »Ich kann gerne stehen«, und ich machte einen Schritt zurück, lehnte mich mit dem Hintern gegen Berts Liege und dachte daran, dass er das Stück Papier, das dort zu Hygienezwecken lag, später austauschen müsste.

»In Ordnung«, sagte er und setzte sich an seinen Schreibtisch. »Herzlich willkommen, die Damen.« Bert lehnte sich zurück und verschränkte die Arme. »Was verschafft mir die Ehre?«

»Ich möchte, dass mein Bauch weiter untersucht wird«, sagte Caro. »Die Diät hilft nicht, ich bin mir sicher, dass es etwas anderes ist.«

»Das glaube ich auch«, schaltete sich Daniel ein. »Es sind lokale Schmerzen, das sollte sich mal ein Neurologe ansehen.«

»Ich kann Sie nicht einfach überweisen«, protestierte Bert. Es hörte sich so an, als würde er das öfter sagen. »Dafür muss es erst konkrete Symptome –«

»Es gibt da einen Arzt«, unterbrach Daniel ihn und holte eine ihrer Karten heraus. »Doktor van Dam, ein Neurologe im Zuiderkrankenhaus. Die Warteliste ist nicht besonders lang, Caro könnte innerhalb von vier Wochen einen Termin bekommen.«

Bert nahm die Karte entgegen und betrachtete sie mit hochgezogenen Augenbrauen, als handle es sich um ein Herbstblatt, das in seinem Garten gelandet war und bei dem er sich fragte, von welchem Baum es stammte. Er legte die Karte vor sich auf den Tisch, sah uns an. Kurz glaubte ich, die Sache sei schon erledigt. Ich dachte, er würde jetzt zustimmen – na gut, dann stelle ich die Überweisung aus –, so lief es oft in den Geschichten, die Daniel erzählte, wenn sie nach einer Intervention nach Hause kam. Aber heute lief es nicht so.

»Wer sind Sie überhaupt?«, fragte der Hausarzt und verschränkte wieder seine Arme. »Woher haben Sie Ihre Expertise, wenn ich fragen darf?«

Ich konnte Daniels Gesicht nicht sehen, von meiner Position aus blickte ich auf ihren Hinterkopf. Ihre langen Haare, damals noch nicht von Grau durchzogen, fielen gerade so über die Rückenlehne des limettengrünen Schalenstuhls (die Farbe war damals in Sprechzimmern, Krankenhausfluren und Mensen weit verbreitet, die Stühle müssen neu gewesen sein und übertrafen Bert in Sachen Modernität). Auch Caro sah Daniel jetzt an. Wir schauten alle zu ihr und warteten; Bert mit einem kaum merklichen Lächeln, das etwas spöttisch wirkte, aber genauso gut von Nervosität hätte zeugen können.

Kurz fragte ich mich, ob das überhaupt möglich war: zu sehen, wie Daniel vorging. Schließlich war ich Zeugin einer Aufführung vor Publikum. Und dann sagte Daniel etwas, das ich nicht erwartet hatte.

»Ich bin Daniel de Koster von der Stiftung Lucille«, sagte sie bestimmt. Sie sprach etwas langsamer als zuvor, die Stimme tiefer: »Wir sind für Menschen da, die noch nicht die Behandlung bekommen, die ihnen zusteht. Gemeinsam gehen wir ihre Optionen und ihre medizinischen und juristischen Möglichkeiten bei ihrer Suche nach einer passenden Behandlung und der richtigen Diagnose durch. Wir kümmern uns um Sie, ohne Ausnahme.«

Ich kniff in den Rand des Behandlungstischs. Daniel trug meinen Text vor, unseren Text, den Text unserer Website. Ich hatte noch nie gehört, wie sie das tat, und nach all den Jahren machte das etwas mit mir, ja, es rührte mich dermaßen unverhofft, dass ich mich wirklich bemühen musste, nicht wie ein Honigkuchenpferd zu strahlen.

»Caro hat das Recht auf eine zweite Meinung«, sprach Daniel weiter, und ich erkannte etwas an ihrer Intonation. »Das wissen Sie genauso gut wie ich« – ja, ich hatte richtig gehört: Daniel klang triumphierend. Und das auf eine neckische Art und Weise, wie auf gemeinsamen Wanderungen, wenn ich fest davon überzeugt war, dass wir einen Wegweiser verpasst hatten, aber sie sich sicher war, dass das Schild noch käme: Siehst du!, sagte sie, wenn es an der nächsten Kreuzung auftauchte – ein amüsiertes Grinsen, das ein gutmütiges Überlegenheitsgefühl verriet. War es das, was Bert jetzt sah?

»Und was genau wollen Sie jetzt von mir?«, fragte der Hausarzt. Er hatte die Arme immer noch fest verschränkt, und wenn er nicht hinter seinem Schreibtisch gesessen hätte, dann hätte er wahrscheinlich breitbeinig dagestanden: An ihm kam niemand vorbei.

»Ich möchte, dass Sie Caro überweisen«, sagte Daniel ruhig. »Denn wenn Sie das nicht machen, und man stellt in drei Jahren eine ernsthafte Krankheit bei ihr fest, dann kann ich bezeugen, dass Sie weitere Untersuchungen aktiv behindert haben.«

»Von Ihnen lasse ich mich nicht einschüchtern«, sagte Bert jetzt, und das I von Ihnen zog er in die Länge, als erteilte er Daniel eine Sprachlektion.

»Dafür bin ich auch nicht zu Ihnen gekommen«, sagte Daniel und imitierte seine Intonation.

Kurz herrschte eisiges Schweigen. Caro blickte auf, ihren Hausarzt an. Aber der blickte über sie hinweg zu mir. Vielleicht wollte er herausfinden, was ich von der ganzen Sache hielt, oder er hatte vergessen, dass ich auch noch da war, und fühlte sich plötzlich ertappt – ich weiß es nicht, aber bevor sich unsere Blicke treffen konnten, wandte ich mein Gesicht dem Fenster zu.

Berts Überweisung an Doktor van Dam war sehr knapp gehalten. Caro glaubte, etwas stimme nicht, das könne man zwischen den Zeilen lesen, er selbst glaubte das aber nicht. Eine dumme Formulierung, vielleicht die Folge von Daniels rücksichtslosem Auftreten während der Intervention, auch wenn die Überweisung erst dadurch ermöglicht worden war.

Caros Suche endete jedoch nicht mit dem Besuch bei van Dam. Der Neurologe konnte nichts finden und überwies sie an die Abteilung für Magenchirurgie, wo Caro endlich Glück hatte. Sie landete bei einem Arzt, der gerade eine Fortbildung gemacht hatte und nach ein paar recht simplen Fragen die Diagnose ACNES stellen konnte: Anterior Cutaneous Nerve Entrapment Syndrome, ein eingeklemmter Nerv sei schuld an den unerträglichen Schmerzen in ihrer Bauchwand gewesen, eine OP und die Sache sei erledigt gewesen, teilte sie uns ein halbes Jahr später auf der Karte mit, die an den Feldblumen hing. Sie hatte uns einen schicken Strauß geschickt. So einen, der nur aus langstieligen Blumen bestand und in dem jede Sorte nur einmal vertreten war, und ich weiß noch, dass ich ihn auf unsere Kommode im Schlafzimmer gestellt hatte, wo er ein paar Tage lang das Erste war, was wir sahen, wenn wir zusammen wach wurden.

5

Dezember 2009 also, jetzt bin ich doch dort gelandet. Lichterketten im Fenster, an einem roten Band baumelnde Karten in der Küche, und meine Geliebte am Herd, trägt sie etwa eine Schürze?

Wir wohnen schon gute drei Jahre in der Molenstraat, es ist Heiligabend und wir kochen zusammen. Ich bereite den Rollbraten zu, den wir als Kinder an Weihnachten oft gegessen haben, wenn meine Mutter mal wieder dachte, sie müsse ihre körperlichen Beschwerden überwinden und für uns kochen. Daniel kümmert sich um die weniger aufwendigen Beilagen, Salat mit einer ordentlichen Portion Fertigdressing und Kartoffelschnitze, die, obwohl der Ofen Daniel zufolge genau richtig eingestellt war, trocken und angebrannt auf unsere Teller purzeln. Wir lachen darüber, schaben die schwarzen Krusten mit Schälmessern ab, und nach dem Essen ziehe ich Daniel aus ihrem Stuhl, dirigiere sie nicht ohne Hintergedanken zum Sofa, doch der Rollbraten liegt uns zu schwer im Magen, weshalb wir stattdessen einfach nur reden: Ich lege meinen Kopf auf ihren Schoß, sie streichelt meine Wange, und wir malen uns unsere gemeinsame Zukunft aus, wie wir das schon so oft gemacht haben; ich bin gerade erst sechsundzwanzig geworden, Daniel ist vierzig, und wir glauben, alle Zeit der Welt zu haben. »Warte!«, rufe ich plötzlich, stehe auf und mache schnell ein Foto von Daniels Gesicht, denn über ihr Kinn zieht sich die Rußspur einer Kartoffelkruste.

Am ersten Weihnachtstag besuchten wir meine Mutter, Daniels Familie besuchten wir nie. Ihr Vater lebte nicht mehr und ihre Mutter Maureen war vor Jahren zurück in die Heimat gezogen, nach Norwich. Wenn wir sie einladen würden, käme sie nicht, behauptete Daniel jedes Jahr felsenfest. »Ich suche mir meine Familie lieber selbst aus«, sagte sie dann oft. Letzteres war damals ein beliebter Gedanke unter unseresgleichen, aber manchmal hatte ich das Gefühl, Daniel beschreibe eher einen Wunsch statt eine gelebte Praxis. Ihre Freunde sahen wir schließlich auch nicht besonders häufig, nur Sjoerd kam hin und wieder zum Essen vorbei. Eigentlich konnte nur Barbara als Familie bezeichnet werden, was daran lag, dass die beiden sich schon aus der Zeit vor Daniels Unfall kannten. Es wirkte so, als wären sie durch etwas Unausweichliches miteinander verbunden, etwas, das zwingender als Freundschaft war, als hätten sie nicht die Möglichkeit gehabt, sich wirklich füreinander zu entscheiden. Aber Barbara war Familie – selbst gewählt oder nicht – und somit ein Teil unseres Lebens, unserer Feste und Rituale. Und wie jedes Jahr feierten wir Silvester auch diesmal mit Barbara und ihrer Freundin Nettie.

Daniel hatte sich für den letzten Abend des Jahres ein Kleid angezogen. Ich hatte sie bisher nur zu einem einzigen Anlass in einem Kleid gesehen: als wir meine Mutter zum ersten Mal zu uns in die alte Wohnung zum Essen eingeladen hatten. Jetzt drehte sie sich in demselben Kleid wie damals vor dem Spiegel, es war das einzige, das sie besaß, ein schwarzes Samtkleid, das gerade so über ihre Knie reichte.

»Hübsch, Daan«, sagte ich und konnte meine Überraschung vermutlich nicht ganz überspielen.

»Mir war auf einmal danach«, sagte sie, und es klang etwas fragend.

»Ja, richtig schön«, sagte ich so gelassen wie möglich. Sie sah großartig aus, aber ich wusste, dass sie glaubte, Kleider stünden ihr nicht. Wenn ich jetzt etwas fragen oder ihre Entscheidung nur ein kleines bisschen zu übertrieben loben würde, würde sie das Ding sofort wieder ausziehen. Das wollte ich nicht. Dafür fand ich das nackte Schlüsselbein viel zu attraktiv.

Barbara und Nettie kamen an diesem Abend zu uns. Die letzten beiden Jahre hatten sie zu sich eingeladen, aber diesmal waren wir mal wieder an der Reihe, für sie zu kochen. Daniel war schon den ganzen Tag lang nervös. Ich hatte die meiste Arbeit in der Küche übernommen, Gambas mariniert, eine Gemüsequiche gebacken, sie hatte aufgeräumt und eine Torte von der Konditorei geholt – zu Hause war sie sich nicht mehr sicher, die richtige Wahl getroffen zu haben.

»Mokka, ist das nicht ein bisschen primitiv?«

»Wie meinst du das?«

»Irgendwie ordinär, so wie Sahnetorte?«

Hier ging es um Nettie, dachte ich. Ein Großteil von Daniels Essgewohnheiten (nicht zuletzt die »Salate« auf Mayonnaisebasis, nach denen sie verrückt war) könnte als ordinär durchgehen, aber das hatte sie nie interessiert. Doch Nettie war anders als wir, in gewisser Weise sogar anders als Barbara: aufgewachsen in einer kleinen, wohlhabenden Gemeinde im Landesinneren, der Vater Arzt, die Mutter aus einer Brauerei-Dynastie – wenn wir bei Nettie und Barbara aßen, dann steckten die Servietten in gravierten Ringen. Für mich offenbarte der Wert, den Nettie der Etikette beimaß, vor allem einen Hang zur Frivolität, so spendabel, wie sie Pralinen zum Kaffee verteilte und sich aufmerksam nach Sachen erkundigte, von denen wir ihr tatsächlich bei einem vorherigen Treffen erzählt hatten. Trotzdem brauchte Daniel auch an diesem Silvester zwei Gläser Wein, bis sie sich entspannen konnte, was heißen soll: bis sie wieder etwas zu laut redete und raumgreifend gestikulierte, wie so oft, wenn Barbara bei uns am Tisch saß.

Aber an jenem Abend irritierte mich etwas anderes. Der Silvesterabend verlief größtenteils genau so wie die letzten Jahre, doch irgendwas war mit Daniel, die zu fortgeschrittener Stunde immer öfter versuchte, sich ihr elegantes, lediglich leicht abgetragenes Kleid über die Knie zu ziehen.

Nach der Mokkatorte – die von unserem Besuch begeistert kommentiert wurde, beim ersten Bissen wurde sogar geseufzt – wurde es Zeit für unsere Tradition. Nettie ergriff die Initiative. »Eine Runde Höhepunkte?«, fragte sie.

Ich nickte gedankenlos, war in das Etikett des Dessertweins vertieft, den Nettie und Barbara mitgebracht hatten.

»Jodie«, sagte Nettie, »dann leg mal los!«

Ich stellte die klebrige Flasche ab und dachte nach. »In Ordnung«, sagte ich. »Mein Höhepunkt ist, dass wir in diesem Jahr so vielen Menschen mit Lucille geholfen haben.«

Nettie schüttelte den Kopf. »Nur eine Sache!«, sagte sie gespielt streng. »Nur eine Sache kann dein Höhepunkt sein.«

Ich sah Daniel an, die damit beschäftigt war, eine Apfeltasche auseinanderzuzupfen.

»Okay«, setzte ich noch mal an. »Eine Sache. Mein Höhepunkt ist, dass wir in diesem Jahr die Förderung von Colifonds bekommen haben. Der Fonds fördert ausschließlich Stiftungen, die es schon etwas länger gibt, also ist es auch eine Art Auszeichnung, sozusagen ein Preis.«

Nettie tippte die Fingerspitzen aneinander, es wirkte fast so, als würde sie einem Flohzirkus applaudieren, aber es hatte auch etwas Ermutigendes: »Klasse!«, sagte sie. »*Good for you!*«

Ich schaute wieder zu Daniel, die jetzt kleine Teigstücke von ihrer Apfeltasche riss und sie sich in den Mund steckte. Es sah ziemlich unappetitlich aus.

»Jetzt du«, sagte Nettie und nickte Barbara zu. Würden wir im Uhrzeigersinn vorgehen, wäre jetzt eigentlich Daniel an der Reihe gewesen, aber ich verstand schon, warum Nettie sie übersprang.

»Uff, schwierig«, sagte Barbara, die trotzdem eine Antwort parat hatte. »Mein Höhepunkt des Jahres war das zehnjährige Praxis-Jubiläum. Und dass ihr alle dabei wart.«

Beim letzten Satz schaute sie auf ihren Teller. Nettie gab ihr ein Küsschen auf die Wange, und Barbara lächelte matt, aber aufrichtig. Wenn ich an den Umtrunk im Foyer des Gebäudes dachte, das Barbara sich mit drei Physiotherapeuten teilte, dann sah ich vor allem wieder vor mir, wie sie mit einer Person vom Catering diskutierte, die behauptete, Kuchengabeln seien nicht im Paketpreis inbegriffen. Wir hatten die Reden verpasst, und erst jetzt begriff ich, wie viel die Feier Barbara bedeutet hatte. Und angeheitert vom Dessertwein, gleichzeitig sentimental wegen des nahenden Jahreswechsels, der Wende, dem Ende neuer Dinge und, ach, der ungeheuren Unbegreiflichkeit von Zeit an sich, hatte ich plötzlich einen Kloß im Hals.

»Das war wirklich ein fantastischer Nachmittag«, sagte ich und hob dabei mein Glas, und ich meinte, was ich sagte, es kam von ganzem Herzen.

»Die Übernahme von B-Quest«, sagte Nettie. »Das war mein Höhepunkt«, und auch wenn ich keine Ahnung hatte, was B-Quest für eine Firma war und wie Netties Firma davon profitierte, hob ich wieder mein Glas: »Ja, Net«, sagte ich. »Auf B-Quest!«

»Auf B-Quest!«, sagte Barbara, und wir stießen an und nippten an der süßen, orangefarbenen Flüssigkeit in unseren Gläsern, während wir uns zufrieden zunickten.

Nur Daniel machte nicht mit. Sie hatte die Apfeltasche aufgegessen, wir schauten sie an.

»Warum sprecht ihr alle nur über die Arbeit?«, sagte Daniel, bevor wir ihr eine Frage stellen konnten. »Geht es denn nur darum? Um Erfolg, um Geld?«

»Niemand hat hier über Materielles gesprochen«, flüsterte ich, aber ich glaube, wir fühlten uns alle ertappt, und die Stimmung hätte ganz einfach kippen können, wenn Nettie, galant, wie sie war, nicht erneut ihr Glas erhoben hätte. »Vollkommen richtig!«, sagte sie. »Du hast vollkommen recht, Daan. Wovon reden wir hier überhaupt, schaut uns nur mal an, als hätten wir kein Leben. Mein Höhepunkt«, fing sie wieder an, »abgesehen von B-Quest also, ist unsere Reise nach Norwegen, oder, Bar? Und dann vor allem unsere Woche in Laukviv, in dem zweiten Häuschen, nachts die quakenden Frösche und morgens der Duft von Tau und nassem Holz, das waren wirklich wunderschöne Tage.«

»Da kann ich mich nur anschließen«, sagte Barbara, die jetzt ebenfalls wieder ihr Glas hob, wenn auch etwas mechanisch, als sei sie nicht ganz zufrieden mit der Wendung, die das Gespräch genommen hatte.

»Mein Höhepunkt ist, so wie immer, Jodie«, sagte Daniel jetzt. Sie klang betrunkener als gedacht. »Unser Jubiläum«, ergänzte sie: »vier Jahre zusammen.«

O Gott, unser Jubiläum. Wir hatten es an einem Sommertag mit einem Essen im griechischen Restaurant gefeiert, aber ansonsten nichts Besonderes gemacht – wenn ich mich recht erinnerte, waren wir unmittelbar danach schlafen gegangen. Ich nahm Daniel kein bisschen ab, dass das ihr Höhepunkt war, und sah Nettie an. »Werd konkreter!«, würde sie jetzt bestimmt sagen. Aber nein, sie und Barbara nickten einfach brav. Weil Daniels Höhepunkt die beiden nicht wirklich interessierte oder weil sie zu dieser späten Stunde nichts anderes mehr von ihr erwarteten – beide Vermutungen lösten Unbehagen in mir aus.

»Mein Höhepunkt ist ein buchstäblicher Höhepunkt«, sagte ich also. »Der Berg, den wir Ostern in den Ardennen erklommen haben, und dass wir dann auf der Bank saßen, ganz oben, auf der einen Seite mit Blick auf den Wald und auf der anderen Seite die Sicht auf das Dorf, und dass genau dann die Sonne durchbrach, obwohl es den ganzen Vormittag über genieselt hatte. Und wir haben kalte Pfannkuchen gegessen, die wir am Abend vorher in unserem Ferienhäuschen gemacht hatten.«

Während des Feuerwerks wechselten Daniel und ich nicht viele Worte. Wir standen vor unserem Haus auf der Straße, Nettie und Barbara unterhielten sich mit den Nachbarn, die eine Frau zu Besuch hatten, mit der Netties Schwester irgendwann mal befreundet gewesen war; es wurden Fotos von Enkelkindern und Hundewelpen auf Smartphones ausgetauscht. Daniel und ich standen im Böllerrauch nebeneinander, sie hatte ihren Arm um meine Taille gelegt, und gemeinsam betrachteten wir den merkwürdig erhellten Himmel, die grellen Löcher, die die Raketen in das Himmelszelt zu reißen schienen. Es war frisch, Daniel fror bestimmt in ihrem Kleid, aber zog nicht mehr ständig den Stoff herunter.

»Schau mal!«, sagte sie plötzlich. »Eine blaue Rakete! Die findest du doch immer so schön, oder?«

»Ja«, sagte ich und lächelte, weil sie sich das gemerkt hatte. Ich drückte sie noch etwas fester an mich. »Die finde ich immer so schön.«

Ich hätte es ansprechen können, als wir nachts in der Küche standen, um in der Mikrowelle die letzten Krapfen aufzuwärmen. Hey Daan, was war da los bei den Höhepunkten, warum hast du dich so komisch benommen?

Wäre alles anders gekommen, wenn Daniel mir erzählt hätte, was sie bedrückte? Wenn ich gewusst hätte, dass etwas passiert war, das sie vor mir verheimlichte? Vielleicht. Vielleicht aber auch nicht, und in jener Nacht in der Küche hatte ich schon längst nicht mehr das Bedürfnis, Daniels Verhalten zu thematisieren. »Hattest du einen schönen Abend?«, fragte ich stattdessen.

»Ja«, sagte Daniel, während sie ihren Krapfen mit Puderzucker bestäubte. »Glaubst du, Nettie und Barbara hat es auch gefallen?«

»Auf jeden Fall«, sagte ich und strich etwas Puderzucker von ihrer Wange, bevor ich sie küsste.

6

Ich muss an einen Montagmorgen vor zwei Sommern denken: Daniel an unserem Küchentisch. Ich stand in der Türöffnung, sie konnte mich nicht sehen. Und obwohl sie mit dem Rücken zu mir saß, wusste ich, dass sie lächelte. Ihre Haltung verriet sie – der Kopf ein bisschen schief, die Füße locker übereinandergeschlagen und nicht, wie es ergonomisch gesehen vernünftiger gewesen wäre, flach und symmetrisch auf dem Boden. Entspannt schaute sie auf ihr Handy und gab einen leisen Freudenschrei von sich.

Ich ging zu ihr und legte meine Hand auf ihren Oberarm. Daniel erschrak nicht, drehte sich nicht um. Sie legte ihre Finger über meine, als wäre meine Hand etwas, das auf einem Tablett serviert worden wäre, etwas, das sie bestellt hatte, eine Tasse Tee, auf die sie schon eine Weile wartete und die sie jetzt gedankenversunken entgegennahm (ich vermisse diese beiläufigen Berührungen, die völlig natürlichen Liebesbekundungen). »Schau mal«, sagte sie und hielt ihr Handy hoch. Ein Video: Ein mittelgroßer Sittich mit einer drolligen roten Tolle stand auf einem Klavier und hopste zwischen einer Glasvase und einem Bilderrahmen hin und her. Ein Junge, vermutlich der Besitzer, spielte ein Lied, so eine Melodie, die jeder kennt, auch wenn man gar nicht oder nur ein bisschen Klavier spielen kann. Man setze jemanden vor einen Flügel und in neun von zehn Fällen fängt die Person mit genau dieser Tonfolge an: ping, ping, ping, von Opa gelernt, als der noch eine Drehorgel hatte – ich kannte den Namen des Liedes nicht, aber habe ihn später rausgesucht. Der Junge im Video, das Daniel mir ein paar Wochen vor ihrem Tod zeigte, spielte »Heart and Soul«. Der Sittich bewegte seinen Kopf passend zur Musik.

»Niedlich«, sagte ich, aber Daniel schüttelte heftig den Kopf. »Nein, nein!«, sagte sie. »Warte, gleich kommt's.«

Ich beugte mich noch weiter über ihr Handy, der Sittich wackelte weiter mit seinem Kopf, wie diese Figuren auf dem Armaturenbrett: Worauf muss ich achten, wollte ich schon fragen, aber da fing der Vogel an zu singen. Ein paar Takte pfiff er die Klaviertöne mit, und das außergewöhnlich sauber. Dann fing der kleine Sittich an, von der eigentlichen Melodie abzuweichen, als wollte er eine zweite Stimme einführen, nicht nur einen simplen Trick zeigen, sondern wirklich mit dem Klavierspieler mitdenken, zusammenarbeiten. Es war unglaublich rührend, und Daniel beobachtete mich. Nur wenn man sie gut kannte, konnte einem der feine Gesichtsausdruck auffallen. Ein abwartender und dadurch fast kindlicher Blick, sie lächelte, ja, aber sie hielt sich auch zurück, denn was hielt ich davon?

»Ohhh«, sagte ich und schlug eine Hand vor den Mund, um meine Begeisterung auszudrücken, die Geste war weder gespielt noch übertrieben, denn ich war wirklich angetan, von dem Vogel, aber noch viel mehr von Daniel: »Wooow, wie gewitzt, oder?!«

»Ja, ne?«, sagte Daniel und lächelte zufrieden, während ich ihren Schopf küsste. Vor ein paar Wochen habe ich nach dem Video gesucht. Ich war davon ausgegangen, dass es mich aufwühlen würde, und das tat es auch. Auf eine gewisse Art beruhigte es mich, als meine Augen sich mit Tränen füllten. Siehst du, dachte ich und starrte dabei auf mein Handy. Ich kann es noch. Ich fühle, also bin ich, und seitdem spiele ich das Video immer wieder ab: Das Vögelchen singt beim Zähneputzen, es lenkt mich beim Packen meiner Aktentasche ab, aber ich stelle es nicht aus, sondern stecke mein Handy in die Tasche meines Blazers, sodass die Nachbarn Klaviergeklimper hören, während ich über den Bürgersteig zum Auto gehe. Erst wenn ich einparken muss, pausiere ich das Video, denn das erfordert ein Maß an Konzentration, das ich bei meiner Schwärmerei für diesen Sittich nicht aufbringen könnte.

Gehört das auch zum »Prozess«, von dem sie immer alle reden? Das, wovor mich mein Bruder, Jacky und sogar meine Mutter direkt nach Daniels Beerdigung gewarnt haben? Pass auf, okay, du musst dir Zeit nehmen. Ich dachte: Das haben sie irgendwo gehört, meine Mutter hat das in irgendeiner Zeitschrift gelesen, in einem Interview in der Lokalzeitung: Das Verarbeiten kostet Zeit, sagt der Sozialarbeiter eines überalternden Viertels. So ist das wohl, denkt sich meine Mutter, das werde ich Jodie sagen – aber wofür sollte ich mir eigentlich Zeit nehmen? Worauf wartete ich, was war das Ziel, das Ziel dieses Ritts? Etwa der Tag, an dem ich keine Trauer mehr spüre, der Tag, an dem die Trauer nicht mehr wehtut? Und wenn ich darauf warten muss, wie komme ich dann durch die Stunden, die Wochen, die Monate (oder, Gott behüte, die Jahre) davor?

Kisten öffnen, auspacken, wieder einräumen. Schwelgen, suchen, und dann doch noch mal Olivia rauslassen – wenn ich das in den letzten Monaten zu lange am Stück machte, war es, als würde ich laut meinen eigenen Namen wiederholen. Irgendwann wirkte alles fremd – die Handlungen, aber auch ihre Bedeutung, und manchmal beobachtete ich mich plötzlich aus der Ferne bei meiner Arbeit, um danach zu begreifen, dass ich das tat, was unzählige andere schon vor mir gemacht hatten. Ich verstand mich selbst als Individuum, aber war im Grunde nichts anderes als eine trauernde Frau, von der es unzählige gibt – und machen sie nicht alle das Gleiche? Die Oma ist gestorben, und man schaut bei der Tante vorbei: Also, wie war sie so? Wie sah sie aus, als sie so alt war wie ich, was hat sie getragen, was gegessen? War sie eine mutige Frau, vielleicht eigensinnig? Wie erging es ihr im Krieg, hat sie damals vielen Menschen geholfen?

Verlust reißt Löcher, sagt man, aber ich glaube, das ist nicht das Einzige. Verlust öffnet einem die Augen für die Löcher, die es bereits gab; erst wenn man jemanden verloren hat, will man ihn plötzlich voll und ganz haben: Erzähl mir mehr, Tante, über Omas Zeit bei der Telefonzentrale, ihre Abenteuer in Genf oder wie sie immer allen ihre Hilfe anbot!

Barbara, wie war sie in den ersten Jahren mit dir, früher, vor dem Unfall? Sjoerd, wie habt ihr euch eigentlich kennengelernt? Maureen Finley, *can I ask you some questions?*

Kisten öffnen, auspacken, wieder einräumen. Schwelgen, suchen und dann doch noch mal Olivia rauslassen – ist das noch gesund, habe ich mich an schlechteren Tagen gefragt. Kann ich meine Wochenenden nicht einfach im Garten verbringen, oder in einem der Cafés auf dem frisch renovierten Platz hinter unserer Wohnung, um dort zwischen eingebildeten Mittdreißigern mit ihren Wochenendbeilagen meine Samstagszeitung aufzuschlagen? Oder sollte ich nicht öfter was Nettes mit Jacky unternehmen, die sich schon beschwert hat, dass sie mich zu selten sieht, sie möchte so gerne nach Marseille. Ich lasse ein schönes Foto von Daniel in A3-Größe drucken und frage einen teuren Rahmer, von welchem Holz sich ihre Haare am besten absetzen. Ich hänge sie im Treppenhaus auf und mache weiter mit meinem Leben, ich bin erst vierzig, jünger, als ich manchmal denke.

Ja, das ist alles möglich, habe ich mir in solchen Momenten oft gesagt. Das ist es wohl, was man Loslassen nennt.

Aber im Nachhinein frage ich mich: Wie soll ich »loslassen«, wenn ich nicht weiß, was passiert war, warum Daniel jetzt wirklich fort war, unabhängig von Statistiken und Werten und Pech?

Und wie soll ich loslassen, wenn ich mir selbst noch nicht die ganze Geschichte erzählt habe?

BARBARA

1

Ein Dorf im Osten des Landes. Einzelkind, Vater mit fünf Jahren durch Herzversagen verloren. Maureen Finley hat mir nie zurückgeschrieben, viel mehr weiß ich über Daniels Kindheit also nicht. Sjoerd hat mir erzählt, dass ihre Mutter oft Zimtschnecken gebacken hat und dass Daniel deren Geruch nicht ertragen konnte. Er wusste das, weil sie ihn, als sie noch zusammengewohnt haben, darum gebeten hatte, beim Porridgekochen am Morgen keinen Zimt zu verwenden.

Daniel als Teenagerin: keine besonders guten Noten, viel geschwänzt, statt zur Schule ging sie lieber im Weideland wandern oder auf dem See hinter dem Deich rudern. Ein paar Wochen einen Freund, Schmerzen beim Sex – sie glaubte, sie würde ihn deshalb weniger gerne treffen als er sie, und vielleicht war das auch so, in gewisser Weise jedenfalls; die Schmerzen hatte sie jedenfalls nicht, als Christie vom Supermarkt mit einem Finger in sie eindrang (darf ich das sexy finden? Die minderjährige Version einer Person, die es nicht mehr gibt, im Bett mit einer Kollegin von der Kasse; es ist keine unangenehme Vorstellung, und beim Trauern ist alles erlaubt, oder?).

Daniel als Studentin, Partys in besetzten Häusern, Hörsäle, in denen die Sitzreihen noch aus Holz sind. Mit einem Bierglas vor einer Kneipe, dicht gedrängt unter einem Vordach, der Gehweg schmal, die Menschen finden es nicht schlimm, dass ihre Rücken vom Regen nass werden. Daniel auf dem Fahrrad, auf dem Weg zu einem Konzert, zu Freunden oder zu einer Geliebten: Pfeifend rattert sie in kurzer Hose durch die engen Gassen, manchmal nimmt sie den Fernbus. Oder den Zug ins Landesinnere, um dort allein zu wandern, oder sogar bis nach Deutschland, in den Schwarzwald, denn da gibt es Berge und abgefahrene Schokobrötchen mit Nougat und Pistazie.

Daniel mit Freunden im Park, zweiundzwanzig Jahre alt. Ein paar Handtücher auf der Wiese, jemand hat Geburtstag, denn zwischen zwei Bäumen hängt eine Girlande. Daniel sitzt auf dem größten Handtuch und hält eine Flasche Rotwein hoch – sie lacht, sie hat getrunken, aber vor allem fällt ihre Sitzposition ins Auge. Schneidersitz – ohne Schmerzen zu haben. Denn ihr Steißbein ist noch unversehrt, ihr Rücken hat noch keinen Knacks, allein das macht die Frau auf dem blauen Badetuch zu einer mir fremden Daniel, einer Daniel, die ich nie gekannt habe. Da sitzt sie, die fremde Daniel, fröhliche Daniel, Mädchen, junge Frau, der das alles erst noch zustoßen wird. Links von ihr das Geburtstagskind, ein Junge, wahrscheinlich ihr Mitbewohner Bob, er hat eine Papierkrone auf dem Kopf: Hoch soll er leben! Rechts von ihr, ebenfalls lachend, eine Flasche Mineralwasser in der einen Hand, den anderen Arm um Daniel gelegt, sitzt Barbara.

Ich glaube, hier beginnt es.

2

Nach Daniels Beerdigung dauerte es sieben Monate, bis ich Barbara wiedersah. Irgendwie merkwürdig, wir hatten die Trauerfeier zusammen organisiert, Barbara und Nettie hatten sogar ihr Haus für ein anschließendes Beisammensein zur Verfügung gestellt. Daniel ist das Einzige, was uns verbunden hat, musste ich mir danach der Einfachheit halber weisgemacht haben. Seit sie nicht mehr da ist, bedeuten wir einander nichts mehr.

Doch das stimmte nicht. Auch jetzt, nach Daniels Tod, waren Barbara und ich unweigerlich aneinandergebunden. Vielleicht muss ich sogar sagen: gerade jetzt, nach Daniels Tod, denn wir brauchten etwas voneinander, auch wenn wir anfangs noch nicht genau wussten, was das war.

»Entschuldige die Unordnung«, sagte Barbara, als sie mich an jenem Mittag hereinließ. Nettie war am Knie operiert worden, kein großer Eingriff, aber sie durfte nicht so oft die Treppe hoch. »Unser Wohnzimmer ist jetzt ihre Privatklinik.« Ich schaute mich im Haus um, vielleicht war ich unbewusst auf der Suche nach Unordnung. Das große Wohnzimmer wurde durch eine Kücheninsel von der offenen Küche getrennt. Als ich das letzte Mal hier gewesen war, hatten dort lauter Schalen und Flaschen gestanden, es gab Kuchen vom Bäcker (also doch), Oliven vom Partyservice, teure Wurst und verschiedene Suppen und Salate mit Hülsenfrüchten und Körnern. Gäste lehnten an der Marmor-Anrichte: Obwohl diese Zusammenkunft für den engsten Kreis gedacht gewesen war – der »offizielle« Leichenschmaus hatte schon in der Trauerhalle stattgefunden –, waren viel mehr Menschen gekommen als erwartet. Ich saß auf einem Hocker. Ich hatte keine Energie mehr, noch länger zu stehen, versuchte mich auf dieser unbequemen Sitzgelegenheit allen Gesprächen zu entziehen, all dem Gerede um mich herum (hatten wir gerade wirklich meine Lebensgefährtin beerdigt?). Manche Gäste kannte ich von früher. Leute, denen wir irgendwann einmal mit unserer Stiftung geholfen hatten, standen jetzt mit einem Glas Rotwein in der Hand zusammen und redeten: Woher kanntest du Daniel? Das störte mich aus Gründen, die als kindisch gelten könnten. Wie fröhlich sie da auf einmal stehen, aber wo waren sie, als Daniel sie gebraucht hatte – als ich sie gebraucht hatte? Aber nein, so funktioniert das nicht. Wir haben alle das Recht, Abschied zu nehmen, auch von jemandem, der nur kurz Teil unseres Lebens war, es geht darum, was die Person für einen bedeutet hat, das ist mir schon klar – trotzdem waren mir diejenigen sympathischer, die Klienten von Daniels Coachingpraxis gewesen waren. Sie sahen etwas bedrückter aus, traurig über den Verlust einer Person, die ihnen relativ wichtig gewesen war, und außerdem vermutlich bestürzt darüber, dass ihre Behandlung, die ihnen Entwicklung und Akzeptanz bringen sollte, zu solch einem abrupten Ende gekommen war.

Das Haus von Nettie und Barbara kam mir jetzt im leeren Zustand wieder etwas größer vor. Es dauerte einen Moment, bis ich die Unordnung entdeckte, die Barbara gemeint hatte: Zwischen der Sitzecke und dem Esstisch stand eine elegante Chaiselongue mit Cordbezug, daneben ein Hocker, auf dem eine aufgeschlagene Zeitschrift, ein Bücherstapel und ein halb leerer Blister lagen. Nettie sei unterwegs, erzählte Barbara, während sie eine Keksdose und eine Zuckerdose aus Porzellan auf den Couchtisch stellte, und ich merkte, dass ich enttäuscht war. Ja, ich war für Barbara gekommen. Ich hatte mir eingeredet, sie nur um ein paar Dinge bitten zu wollen. (Daniel war weg und ich holte sie jetzt hier ab, zumindest die Fotos, Papiere und Erinnerungsstücke, die meine Sammlung hoffentlich vervollständigen würden.) Trotzdem hatte ich insgeheim gehofft, dass Nettie auch da sein würde. Damit sie unser Gespräch wiederbeleben konnte, falls es zum Erliegen käme, vielleicht sogar, um das Gespräch überhaupt erst zu eröffnen, wie sie es meistens tat: Waren Barbara und ich überhaupt schon mal zu zweit in einem Raum gewesen? Aber Nettie – Stimmungskanone, Blitzableiterin – erfreute sich gerade an ihrer ersten Fahrradtour seit der Operation.

Barbara deutete auf das Sofa: »Wirklich schön, dass du vorbeigekommen bist.« Sie war sehr bemüht darum, so fröhlich wie möglich zu klingen.

»Ja«, sagte ich, »ich dachte, wir haben uns schon so lange nicht mehr gesehen.«

Ich nahm eine hauchdünne Waffel aus der Keksdose, die sich fast unmittelbar auflöste, als ich sie in meinen Kaffee tunkte.

»Wie geht es dir?«, fragte Barbara.

»Ich weiß es nicht«, gestand ich zu meiner Überraschung. »Ich weiß nicht so richtig, wie es mir geht oder wie es mir gehen sollte.«

Barbara nickte mitfühlend, es wirkte nicht gespielt. »Trauer ist für jeden anders.«

Ich tunkte eine zweite Waffel in meinen Kaffee und schämte mich, als auch diese direkt unterging. Und während ich beobachtete, wie die vollgesogenen Stückchen wieder aufstiegen und auseinandertrieben, dachte ich an die Dutzenden, Hunderten Patientinnen und Patienten, die in den letzten Jahrzehnten vor Barbara gesessen hatten: gebrochen, verlassen, ganz verwirrt vor Trauer und Schlafmangel. Trauer ist für jeden anders, sagte Barbara zu allen von ihnen. Ich stellte mir vor, wie sie die Worte immer wieder aussprach, als wären sie ihr gerade erst eingefallen, und fühlte mich für einen kurzen Moment getröstet und lächerlich zugleich.

»Nehmen sie auf der Arbeit ein bisschen Rücksicht?«, fragte Barbara weiter.

»Vielleicht sogar ein bisschen zu viel«, antwortete ich. »Sie fragen ständig, ob alles okay sei. Dadurch bekomme ich das Gefühl, dass ich nicht richtig funktioniere, obwohl ich mir extraviel Mühe gebe, um ihnen zu zeigen, dass ich sehr gut funktioniere, verstehst du?«

Schon wieder erschrak ich über meine eigene Offenheit. Ich war doch nicht hierhergekommen, um über mich selbst zu reden? Aber da Barbara danach fragte und mir so ermutigend zunickte, fühlte ich mich wie der Dackel von dem Nachbarn an der Straßenecke: ein leicht verwahrlostes Tier, das sich schon auf seinen Rücken warf, wenn ein Fremder auch nur die Absicht zeigte, es zu streicheln.

»Menschen fragen eben gerne, ob alles okay ist«, sagte Barbara. »Aber wenn du denkst, dass du gute Arbeit leistest, dann leistest du bestimmt großartige Arbeit.«

Sie suchte Blickkontakt, sah mich mit einer Ruhe an, die ansteckend war. Diesen Blick kannte ich, ich hatte ihn gesehen, wenn eine verzweifelte Informationssuchende neben mir saß, die nicht mehr glaubte, dass alles gut würde, dass sie jemals wieder normal funktionieren, jemals wieder die eigenen Einkäufe tragen könnte. »Es geht ganz sicher wieder bergauf«, hatte Barbara jedes Mal gesagt, und dann hatte sie ihre neue Patientin genau so angeschaut. Mütterlich will ich den Blick nicht nennen, eher selbstbewusst. Hier sprach jemand mit großem fachlichen Verständnis, und ich hatte mehrmals gesehen, dass Personen unter diesem Blick zusammenbrachen, dass ihnen vor Erleichterung die Tränen kamen, die Lippen vor Ungläubigkeit zu zittern anfingen, aber: Noch nie zuvor hatte Barbara mich so angesehen. Und jetzt musste ich mich wirklich anstrengen, nicht loszuheulen, nur weil Barbara gesagt hatte, ich leiste bestimmt großartige Arbeit: *großartige*!

»Warum bist du hier?«, fragte Barbara.

»Bist du hier?«, murmelte ich abgelenkt. »Bin ich hier?«

»Warum bist du zu mir gekommen?«, präzisierte Barbara. Auch diese plötzliche Direktheit kannte ich von ihr. Berufskrankheit, nahm ich erneut an, wir hatten zehn Minuten für diese Konsultation, und die nächste Person saß bereits ungeduldig im Wartezimmer.

»Also, ich habe mich gefragt, ob du vielleicht noch Sachen von Daniel hast.«

»Was für Sachen?«

»Ich weiß es nicht, Sachen von früher, als sie noch nicht mit mir zusammen war. Vielleicht Briefe?«

»Briefe hat sie nie geschrieben.«

»Okay«, sagte ich, insgeheim erleichtert, dass Daniel sich auch für Barbara nie die Mühe gemacht hatte.

»Ich werde mal nachschauen«, sagte Barbara nach kurzem Schweigen. »Ein paar Fotos habe ich natürlich schon.«

Sie erhob sich, und kurz dachte ich, dass sie aufstand, um nach oben zu gehen und alle möglichen Schranktüren und Schubladen zu öffnen.

»Das muss nicht jetzt sofort sein«, sagte ich schnell.

»Nein«, sagte Barbara bestimmt. »Was glaubst du denn, das mache ich ganz sicher nicht sofort. Dafür brauche ich Zeit.« Als sie zum Kaffeeholen in die Küche ging, schämte ich mich plötzlich.

Warum hatte ich Barbara um Gottes willen denn noch nicht gefragt, wie es ihr ging? Ich bekam die Chance dazu nicht mehr. Sobald sie zurück aus der Küche war, fragte Barbara nach den Renovierungsarbeiten bei unseren Nachbarn, und danach tauschten wir noch ein paar weitere oberflächliche Informationen über unsere Leben aus.

Barbara erzählte von ihrem frühzeitigen Ruhestand. Zwei Jahre noch, dann sei es das gewesen.

»Freust du dich darauf?«, fragte ich.

»Ja, schon.«

Ich erzählte von meiner Arbeit für Uvema, über meine Aufgaben im Gemeinderat und dass ich mir eine kurze Auszeit genommen hatte.

»Hattest du einen schönen Urlaub?«

»Auf jeden Fall.«

Es war wie verhext, jetzt, da wir die künstliche Rollenverteilung Ärztin versus Patientin hinter uns gelassen hatten, war die Intimität definitiv aus unserem Gespräch gewichen. Plötzlich benahmen wir uns wie Bekannte, die sich zufällig auf dem Fahrrad an der Ampel getroffen hatten, in die gleiche Richtung mussten und eigentlich nur darauf warteten, dass eine der beiden den Arm zum Abbiegen ausstreckte und das gezwungene Gespräch damit beenden würde: Sind die Kollegen nett?

Wir hielten es noch eine halbe Stunde durch, dann erschien es mir nicht mehr unhöflich, zu gehen. Doch gerade als ich auf meine Aktentasche zeigen wollte (»habe noch eine Menge zu tun«), bot Barbara mir eine dritte Tasse Kaffee an.

»Oh«, sagte ich. »Ich weiß nicht so recht.«

»Besser nicht, oder?«, sagte Barbara und schaute in ihre leere Tasse. »Sollen wir vielleicht kurz in den Garten gehen?«

Barbara und Nettie besitzen hinter ihrem Haus einen großen Garten, der von Bäumen umsäumt ist und von dem man direkt in den Wald gelangt. Links befindet sich eine Wiese, auf der Löwenzahn wächst.

Sie hätte als schlecht gepflegt durchgehen können, aber vielleicht, dachte ich, empfanden Barbara und Nettie das Rasenstück in diesem unordentlichen Zustand gerade als besonders authentisch. Neben der Wiese befand sich eine Fläche, die irgendwann einmal als Kräutergarten fungiert haben musste, inzwischen aber ziemlich zugewuchert war. Dahinter ein hoher Rhododendron, der einem Beet früh blühender Tulpen das Licht nahm.

»Der Garten ist Netties Sache«, sagte Barbara. »Aber mit ihrem Knie kommt sie gerade nicht dazu.«

Sie bückte sich und zog gedankenverloren etwas Unkraut zwischen ein paar grünen Büscheln heraus; Dill, erkannte ich.

»Hier ist auch ganz viel«, sagte ich und ging neben den Tulpen in die Hocke, nahm eine komische kleine Pflanze in die Hand und löste damit einen Mechanismus aus, der das Unkraut einen Haufen winziger Samen abfeuern ließ.

»Pass bloß auf«, sagte Barbara. »Die ist giftig.« Wieder bückte sie sich, diesmal, um eine etwas größere Pflanze komplett mit Wurzel herauszuziehen.

Sie will überhaupt nicht, dass ich gehe. Die Einsicht kam ziemlich plötzlich, und einen Moment lang wusste ich nicht, was ich sagen sollte, weshalb ich ein paar Sekunden lang unbeholfen den Wurzelballen in Barbaras Faust anstarrte.

»Hast du vielleicht Lust, eine Runde Unkraut zu jäten?«, fragte sie schließlich. Sie deutete auf eine Kiste, die vor dem Haus stand. »Da findest du Handschuhe. Und ich glaube, auch eine Schürze oder so was.«

Ahnte Barbara, was danach passieren würde? Hatte sie damit gerechnet, dass ich öfter vorbeikommen würde, sogar regelmäßig? Denn wir pflanzten Tomaten und Erdbeeren ein, die sie auf dem Markt gekauft hatte, und man wurde süchtig danach, dabei zuzusehen, wie sich die grünen Früchte in etwas Essbares verwandelten.

Vermutlich nicht. Aber ich vermute, dass sie spürte, dass ich genau so etwas brauchte, dass sie genau so etwas brauchte, und so kam ich jede Woche vorbei, meistens mittwochnachmittags. Beim Schneiden des Rhododendrons und dem Jäten von Brennnesseln sprachen wir über uns selbst, aber vor allem über Daniel. Wir redeten, ohne uns anzusehen, was unseren Gesprächen die Vertraulichkeit von zwei Kindern gab, die beieinander übernachteten und im Dunkeln miteinander quasselten. Barbara klemmte einen Ast in ihre Heckenschere, während sie von ihrem ersten Jahr mit Daniel erzählte. Ich rupfte ein paar Löwenzahnpflanzen heraus und gab zu, wie unsicher ich in den ersten Monaten unserer Beziehung gewesen war. Barbara versuchte, den Rasenmäher zu starten, als sie ausführlich von den vielen Besuchen bei Daniel im Krankenhaus berichtete (über die Zeit redete sie auffällig viel, auch wenn sie schon mehr als dreißig Jahre zurücklag), und ich traute mich, Barbara immer mehr zu fragen, mehr, als ich Daniel jemals gefragt hatte.

Mehr, aber noch nicht alles. Nicht, wie ihre Beziehung eigentlich zu Ende gegangen war. Oder wie Daniel überhaupt im Krankenhaus gelandet war.

Das Ritual, das sich an diesen Nachmittagen fast wie von selbst eingestellt hatte, schrieb vor, dass wir uns nach der Arbeit in die Gartenstühle fallen ließen, wo Nettie – die zwar schnell wieder fit war, aber ihre Hoheit über den Garten wohlweislich nicht zurückforderte – uns Camparis und Toasts mit Blauschimmelkäse servierte. Müde von der körperlichen Arbeit und manchmal auch leicht angetrunken, ließen Barbara und ich dann das letzte bisschen Zurückhaltung fallen und sannen unseren schönsten Tagen mit Daniel nach. Wir erzählten vorsichtig, selektiv, wollten die andere nicht mit besonderen Momenten und Urlauben übertrumpfen, da das den Erinnerungen den Glanz nehmen würde, und ich glaube, dass Barbara, genau wie ich, die kostbarsten Momente sowieso für sich behielt.

Eines Nachmittags, es muss irgendwann im Juni gewesen sein, denn ich erinnere mich daran, dass sogar Barbara eine kurze Hose trug, kamen wir auf Daniels Macken zu sprechen. Wir hingen in den Gartenstühlen, und ich weiß nicht mehr, wie es anfing, aber es wurde fast zu einem Spiel; abwechselnd nannten wir eine schlechte Eigenschaft, die wir dann übertrieben darstellten, woraufhin die andere wild losnickte – ja, zwischen Barbara und mir klickte es langsam wirklich.

»Nie wieder Karten spielen mit dieser Frau.«

»Dermaßen kompetitiv!«

»Sie wollte sogar gegen Kinder gewinnen, gegen meinen Neffen!«

»Hat sie dir gegenüber jemals einen Fehler zugegeben?«

»Nein, niemals. Sie hat mal eine Stunde lang behauptet, dass Süßstoff nicht schädlich sei, und sogar als ich ihr Studien gezeigt habe, die das Gegenteil bewiesen …«

»O ja, das glaube ich dir sofort!«

»Okay, Mädels«, sagte Nettie und füllte das Schälchen mit Oliven auf. »Das reicht dann auch, oder?« Sie klang nicht wirklich böse, aber konnte es, vermute ich, einfach nicht lassen, sich für eine Freundin starkzumachen, die sich nicht mehr wehren konnte.

»Anderthalb Stunden«, flüsterte Barbara, als Nettie wieder Richtung Küche verschwunden war. »Anderthalb Stunden haben Daan und ich darüber diskutiert, ob wir schon an einem bestimmten Gebirgssee vorbeigekommen waren oder nicht.«

»Zwei Stunden«, flüsterte ich zurück. »Zwei Stunden Streit über die Genauigkeit von Wetterwebsites« – woraufhin Barbara so laut lachen musste, dass Nettie uns kopfschüttelnd unsere Gläser reichte.

»Unausstehlich!«, sagte Barbara und nahm einen Schluck ihres dritten Camparis. »Un-aus-steh-lich.« Als Nettie ihr daraufhin einen Kuss auf die Schläfe gab, wurde mir klar: Barbara vermisst Daan genauso sehr wie ich.

3

Sie lernten sich in der Orientierungswoche der Universität kennen, an der Barbara studierte. Es war im Sommer 1987, und Barbara hatte sich von ihrer damaligen Freundin dazu überreden lassen, sich dem Organisationsteam der »O-Woche« anzuschließen: »Nach den Semesterferien werden wir uns kaum noch sehen«, sagte Welmoed, und das kam Barbara wie eine realistische Einschätzung vor. Ihre Famulatur würde bald wieder losgehen, und Welmoed hatte ihre Vereine und Kommissionen, die Stammtische und die ehrenamtliche Arbeit für den feministischen Filmklub: »In der O-Woche machen wir wenigstens was zusammen« – diesem Argument konnte Barbara nichts entgegensetzen. Sie kam sich deshalb auch etwas veräppelt vor, als sie am Anfang der Woche erfuhr, dass sie und Welmoed die Woche getrennt voneinander verbringen würden, weil jedes Teammitglied einer eigenen Ersti-Gruppe zugeordnet wurde. »Aber wir sehen uns doch abends bei den Partys«, sagte Welmoed, die anscheinend schon gewusst hatte, dass sie sich tagsüber nicht sehen würden. »Darum geht es doch in der O-Woche, um das Feiern, nicht um die Bibliotheksführung.«

»Partys?«, hatte Barbara gebrummt. »Meine Famulatur fängt bald an!« Aber sie spürte, dass sie sich dieses eine Mal anpassen musste, sich eine Woche lang oder wenigstens für ein paar Tage wie eine normale Studentin benehmen sollte. Dabei hatte sie eigentlich vorgehabt, die ganze Woche über früh ins Bett zu gehen. Sie wollte abends schon mal etwas vorarbeiten, damit sie zu Beginn des Praktikums bestens vorbereitet war und es mal wieder lauter Einsen regnete – vielleicht, dachte sie, könnte sie die Abschlussparty auslassen, wenn sie sich unter der Woche wenigstens einmal auf so einem dämlichen Fest sehen ließe. Am Ende war es gar nicht Welmoed, sondern Barbaras Ersti-Gruppe, die sie dazu überredete, sich schon nach dem ersten Tag mit einem Bier vor der Kneipe Zweissen auf den großen Platz zu stellen. Diese Kids blickten zu ihr auf, hatte sie gemerkt, Ida und Marijke hatten sogar gesagt, dass sie sie in ihrer Jeansjacke »cool« fanden. Und da sie insgeheim stolz war auf dieses neue Image (sie war sich bewusst, dass es ihr genauso wenig zustand wie die Jeansjacke, die sie sich, ohne zu fragen, von Welmoed geliehen hatte), wollte sie nicht hinter den Erwartungen zurückbleiben. Also stand Barbara in der letzten Woche der Semesterferien fast jeden Nachmittag auf dem großen Platz, wo sie jedes Glas Bier mit zwei Gläsern Wasser kompensierte und hoffte, auf diese Weise den Schaden begrenzen zu können – vielleicht würde sie so nächste Woche im Krankenhaus nicht völlig versagen.

Daniel wohnte zu dem Zeitpunkt auf den Tag genau seit vier Wochen in der Stadt. Gerade achtzehn und voller Erwartungen, war sie für alles offen, was der neue Wohnort zu bieten hatte – allerdings gefiel ihr das Angebot bisher nicht besonders gut. Sie mietete ein WG-Zimmer in einem Wohnblock, der zehn Gehminuten von der Endhaltestelle der längsten Buslinie entfernt lag – mittlerweile wimmelt es dort nur so von Studierenden, aber damals gab es noch keinen Supermarkt im Viertel, und zum nächsten Bäcker musste man fünfzehn Minuten mit dem Fahrrad fahren. Dort grüßte Daniel den Jungen hinter der Theke immer freundlich, sie kannte sogar seinen Namen – Hallo Joris! –, aber auch nach einem Monat schien er sie nicht zu erkennen, und das, obwohl er ihr wichtigster Kontakt war, in ihrem Viertel, in ihrer neuen Stadt.

Ihrem Vermieter war Daniel nur einmal begegnet. Ein kleiner, dürrer Mann mit einer Bauchtasche. Vorsichtig hatte sie ihn gefragt, ob sie noch einen Mitbewohner bekäme (jemanden, der auch ihren Namen kennen würde), aber das konnte er ihr noch nicht sagen, das zweite Zimmer in der Wohnung sei etwas renovierungsbedürftig, sagte er und stopfte dabei die Kaution in seine Tasche. Als Daniel aus Neugier einen Blick in das leere Zimmer warf – unter der Türklinke stand eine Holzlatte, die man einfach zur Seite schieben konnte –, entdeckte sie eine enorme Wandbemalung: eine schwarze Kugel, aus der etliche Linien wucherten, ein Oktopus mit rund dreizehn Tentakeln. Um das Kunstwerk besser bestaunen zu können, trat Daniel noch etwas näher heran und stellte fest, dass es aus lauter kleinen Punkten bestand. Es war großartig, fand sie, eine Arbeit von beeindruckender Schönheit. Bis sie begriff, dass sie vor einem Schimmelfleck mit einem Durchmesser von mindestens anderthalb Metern stand und es ihr anschließend dämmerte, dass die Kaffeeflecken an ihrer eigenen Schlafzimmerwand wahrscheinlich auch keine Kaffeeflecken waren.

In jenen Tagen ging sie auch zum Einführungstag ihrer Fachhochschule. Das Programm bestand aus einem Rundgang durch das Gebäude, das sich knapp außerhalb des Stadtzentrums befand (die Wände im Treppenhaus waren mit grobkörniger Strukturfarbe gestrichen, die einem die Ellbogen aufscheuerte), und einem Umtrunk in dem Anbau mit den hellblauen Fensterrahmen. Aus der Angewandten Psychologie, ihrem Studiengang, waren nur wenige Studierende gekommen, lediglich ein paar Mädchen mit Haartollen und hohen Pferdeschwänzen, die in einem geschlossenen Kreis standen. Ihr fehlte die Energie oder, besser gesagt, der Mut, ihnen auf die Schulter zu tippen, weil sie befürchtete, dass diese sowieso schon nervös hopsenden Pferdeschwänze (sie wirkten wie eigenständige Wesen) sich dann erschrecken und wie kleine Fische davonstieben würden.

Nicht ohne eine gehörige Portion Neid sollte Daniel herausfinden, dass die Erstis der Universität während ihrer Einführungszeit sogar das Gebäude verließen oder, besser gesagt: die ganze Stadt einnahmen. Dass sie ihnen begegnete, war einerseits Zufall, andererseits auch nicht. Sie wollte sich in der Stadt ein Ringbuch und einen günstigen Rucksack kaufen, und die Studierenden waren wirklich überall. Sie marschierten ausgelassen durch die Einkaufsstraße, standen vor dem Museum in der Schlange, befühlten Mangos auf dem Markt, und am Ende dieses Sonntags versammelten sie sich alle auf dem großen Platz vor dem Rathaus.

Diese Gleichaltrigen faszinierten Daniel. Sie waren anders als die Mädchen aus ihrem Studiengang, jedenfalls redete sie sich das ein.

Die Studierenden waren lauter, selbstbewusster (dass Erstis permanent laut rumschreien mussten – ob aus Unbehagen oder aus Euphorie darüber, wenigstens zeitweise Anschluss gefunden zu haben –, wusste Daniel damals noch nicht), und sie trugen andere Kleidung – die Mädchen jedenfalls, die Jungs hatten die gleichen langweiligen Hemden an, die sie auch an der Fachhochschule gesehen hatte, aber die Mädels trugen weite T-Shirts und Herrenhemden mit hochgekrempelten Ärmeln (so was musste sie sich auch kaufen, beschloss sie). Diese Stadt gehört uns, sagte ihre ganze Haltung, und mit dem Fahrrad an der Hand und einem großen orangefarbenen Ringbuch im neuen Rucksack blieb Daniel stehen und schaute dabei zu, wie die Jungen und Mädchen von der Universität auf den Platz strömten, um sich zu einer der Kneipen zu begeben: Ratten, die nicht das Schiff verließen, sondern gut gelaunt mitfahren wollten. Was, wenn sie sich ihnen einfach anschließen würde, fragte sie sich. Würden sie sie als blinde Passagierin erkennen? Eigentlich wäre es egal, sie müsste diese Leute nach diesem Abend ja nie wiedersehen, also schloss sie ihr Fahrrad ab und stopfte ihre eher weniger coole Windjacke unter die Bänder des Gepäckträgers – hoffentlich würde sie niemand klauen.

Am Dienstagabend zog Daniel Barbaras Aufmerksamkeit auf sich. Sie fragte sich, in welcher Gruppe das Mädchen mit dem weißen Männerhemd eigentlich war, sie hatte sie morgens nicht beim Hüpfballwettrennen gesehen. Dabei war sie eine echte Erscheinung, groß gewachsen, breite Schultern und hohe Wangenknochen. Sie war eine Schönheit, ja wirklich, die Jungs gaben ihr die ganze Zeit Bier aus, dabei vermutete sie, dass dieses Mädchen eher wie sie und Welmoed war. Aber das Mädchen war noch jung, und damals war es nicht selbstverständlich, dass die Leute wussten, wo ihre Vorlieben lagen. »Meiner Meinung nach ist sie keine Ersti«, sagte Welmoed, als sie ihrer Freundin ein Bier und ein Wasser reichte. »Ich habe herumgefragt, niemand weiß, wer sie ist.«

»Herumgefragt?«, fragte Barbara. »Warum das denn?«

In der Zwischenzeit war Daniel aufgefallen, dass zwei Frauen aus dem Organisationsteam, erkennbar an ihren blauen Shirts, manchmal sehr eng nebeneinanderstanden. Sie wollte nicht hinsehen, als die Blonde die Brünette am Hals küsste, aber sie machte es doch und schämte sich – jedoch nicht wegen ihres Voyeurismus, nein, viel eher verspürte sie eine Art Fremdscham, weil alle die beiden Frauen beim Herummachen beobachten konnten. So läuft das also in dieser Stadt, dachte sie. So was war hier also möglich, und jedes Mal, wenn sie sich durch die Masse der trinkenden Studierenden einen Weg zur Bar oder zur Toilette bahnte, wählte sie eine Route, die sie an einer der beiden Frauen vorbeiführte. Je mehr Bier sie intus hatte, desto mutiger wurde sie, und am nächsten Abend streifte sie mit ihrem Rücken die Schulter der Blonden. »Oh, Entschuldigung!«, rief sie. Aber sie hatte es absichtlich gemacht, vorsätzlich, auch wenn sie nicht wirklich wusste, was sie damit bezwecken wollte.

Es sei Welmoed gewesen, die Daniel am Freitag zuerst angesprochen habe, behauptet Barbara bis heute. Das Ende der O-Woche zeichnete sich ab, alle waren müde und tranken deshalb noch mehr als an den anderen Tagen, Konterbier zur Vertreibung des Katers, Cola, um wach zu bleiben. Unverfroren, wie sie war, bot Welmoed Daniel ein Bier an und fragte sie, was sie studiere – und dann hatte Barbara sich dazugesellt.

Nein, hatte Daniel immer entgegnet. Es sei Barbara gewesen, die sie angesprochen hätte. Sie habe vor den Toiletten gestanden und da habe Barbara sie gefragt, ob sie auch zur Abschlussfeier komme, was Daniel verunsicherte, weil sie dachte, die Frage sei eine Falle. Nur diejenigen, die offiziell für die O-Woche angemeldet waren, durften zu der Feier gehen, und auch wenn sie den meisten Studierenden, die sie in den letzten Tagen kennengelernt hatte, schon erzählt hatte, dass sie woanders studierte (niemand hatte ein Problem damit, allerdings war ihr aufgefallen, dass vor allem Gesprächspartnerinnen nicht unbedingt geneigt waren, das Gespräch danach weiterzuführen – vermutlich galt die Unterhaltung nicht länger als interessante soziale Investition, da sie wussten, dass sie ihr nicht in den Hörsälen begegnen würden), hatte sie Angst, dass Barbara, jemand vom Orgateam, sie aus der Kneipe schmeißen würde.

»Bin mir noch nicht sicher«, stammelte Daniel. Und dann gesellte sich Welmoed dazu, jedenfalls Daniels Überlieferung zufolge, und fragte, ob sie etwas trinken wolle und was sie studiere. »Nicht hier, ich studiere nicht hier«, sagte Daniel sofort – und die wirre Mischung aus Angst und Lässigkeit, mit der Daniel behauptete, sie möge diese Kneipe einfach, nahm sowohl Barbara als auch Welmoed für sich ein, auch wenn am Ende nur Welmoed die Zeit fand, Daniel mit in die drei Frauenkneipen zu nehmen, die es damals in der Stadt gab, und ihren Fund erfreut ihren Filmklubfreundinnen vorstellte.

Barbara sah Daniel erst neun Monate nach dieser ersten Begegnung an einem Freitagabend im Zweissen wieder. Welmoed feierte ihren Geburtstag in der Frauenkneipe an der Gracht, Daniel lehnte an der Wand und redete mit einem Mädchen, aber hob sofort die Hand, als sie Barbara sah: »Hey, Bar!«

Barbara winkte zurück, überrascht, wie jovial sich dieses Mädel plötzlich gab. Sie konnte nicht wissen, wie stolz Daniel war, dass sie hier Leute kannte, in dieser Kneipe, in dieser Stadt, und wie sehr sie das Mädchen, das sie gerade aufreißen wollte, damit zu beeindrucken glaubte.

Bald darauf trennten Barbara und Welmoed sich.

»Wir hatten zu wenig Zeit füreinander«, sagte Welmoed, wenn ihre Freundinnen danach fragten.

»Wir wollten nicht das Gleiche«, begründete Barbara es vor ihren.

Danach stürzte Barbara sich voll und ganz in ihre Famulatur und in ihre Abschlussarbeit über das Behandlungsprotokoll bei einer bestimmten Brustkrebsart, froh darüber, nicht mehr zu Kneipenabenden und Partys zu müssen. Ihr reichten ihre Mitbewohner Bob und Karin, mit denen sie ab und zu ein Glas Rotwein auf der durchgesessenen Ledercouch in ihrer WG-Küche trank.

Mittlerweile entfloh Daniel immer öfter der Stadt. Ja, die Frauenkneipen waren großartig, die besuchte sie immer noch regelmäßig, aber die Hörsäle rochen nach frisch gestrichenen Kellerverschlägen – muffig und gleichzeitig streng –, und immer öfter roch sie diesen Geruch auch zu Hause, als brächte sie ihn in ihrer Nase von der Hochschule mit. Vielleicht war es aber auch andersherum: Vielleicht stammte der Geruch aus ihrer Wohnung, aus dem abgeschlossenen Zimmer, vielleicht sogar aus ihrem eigenen. Sie hätte nie gedacht, dass es jemals so weit kommen würde, doch manchmal vermisste sie ihr Dorf. Natürlich nicht die Menschen, aber auf jeden Fall die Gerüche: Kuhfladen, feuchtes Gras, vermodernde Baumrinde. Sie vermisste auch die Weite, die Felder und den Wald, in dem man eine ganze Stunde lang spazieren konnte, ohne jemandem zu begegnen. Ihr Körper musste sich bewegen, merkte sie immer wieder, er war nicht dafür gemacht, lange drinnen zu sitzen, nicht gemacht für grobkörnige Wände, gestrichene Kellerverschläge oder Schimmel, und genau wie früher fing sie an zu schwänzen, ließ Seminare sausen, um zu den Wiesen hinter der Autobahn zu radeln, immer öfter mietete sie ein Kanu, mit dem sie den ganzen Nachmittag lang durch die kleinen Kanäle trieb; nach einem halben Jahr waren ihre Oberarme doppelt so dick. Das erstaunte sie. Aber es gefiel ihr.

Eigentlich, stellten Barbara und Daniel später immer wieder seufzend fest, grenzte es an ein Wunder, dass sie sich kennengelernt hatten. Eigentlich, fügten sie dann kichernd hinzu, hatten sie ihre Beziehung Welmoed zu verdanken, denn Welmoed rief Barbara im Frühling 1989 an, um ihr zum Geburtstag zu gratulieren. Erst kurz davor hatten sie sich nach Monaten wiedergesehen und festgestellt, dass sie sich vermisst hatten. Die Witze, die Insider, die Art und Weise, wie Barbara Welmoed über den Nacken strich, als sie aufstand, um kurz zur Toilette zu gehen – das alles fühlte sich so vertraut an, und sie vereinbarten, sich wieder öfter zu sehen und Freundinnen zu werden, diesmal wirklich. Also rief Welmoed Barbara an, um ihr zu gratulieren, denn genau das machen Freundinnen, auch wenn es möglich war, dass sie sich vor allem fragte, ob Barbara nicht vielleicht eine Party schmiss und warum sie, als Freundin, nicht eingeladen war. Selbstverständlich hatte Welmoed inzwischen selbst Pläne geschmiedet, sie war nicht der Typ, der auf eine Einladung wartete: »Nein, sorry«, sagte sie, als Barbara sie schließlich fragte, ob sie vorbeikommen wolle, um mit Bob und Karin Oliven zu essen: »Ich gehe mit Malu ins Saffier, komm doch auch vorbei« – und das tat Barbara. Barbara, ihre Mitbewohnerin Karin im Schlepptau, hatte getrunken, denn sie hatte den Theorieteil ihrer Abschlussarbeit fertig, wurde nur einmal fünfundzwanzig und, auch wenn sie das Daniel nie erzählt hatte: Sie hatte Lust auf Sex. Lust auf einen Körper, den sie nicht der Arbeit wegen untersuchen musste, mit Brüsten, denen nichts fehlte, einen jungen Körper, den sie schon kannte, damit sie ihn nicht erst erforschen müsste – das fand sie immer so anstrengend: dass jeder Körper anders funktionierte. Kurz gesagt: Sie hatte Lust auf Welmoeds Körper, und das war schon in Ordnung, flüsterte ihr der Wein ein, denn sie hatte Geburtstag und noch ein Geschenk gut, ein Geschenk von einer guten Freundin.

Als Barbara in die Kneipe kam, knutschte Welmoed gerade mit Malu.

»Oje«, sagte Karin, aber Barbara ließ sich nicht so schnell aus der Fassung bringen, sie schaute sich um, und dort, an der Bar, stand eine Frau ganz allein herum. Sie trug eine zerschlissene Jeans und ein Herrenhemd, und als sie Barbara sah, hob sie euphorisch die Hand, genau, wie sie es schon vor einem Jahr getan hatte.

Barbara hatte auch nicht erwartet, dass sie schon so bald zusammenziehen würden. Aber Karin ging für ein Jahr nach Israel, und Daniel wollte unbedingt raus aus ihrer Wohnung.

»Wir gehen das ganz entspannt an«, versicherten Barbara und Daniel einander. »Dass wir uns eine Küche teilen, heißt nicht, dass wir auch zusammenwohnen.« In der Praxis schliefen sie jedoch fast jede Nacht im selben Bett, in Barbaras, denn die hatte das größere Zimmer, wo sie auch meistens frühstückten, um Bob nicht zu wecken.

Der Sex war herrlich. Daniel massierte Barbara ausgiebig, was sie rührte, denn auch wenn sie ihr Gesicht dabei nicht sah, war durch jede Berührung spürbar, wie verrückt Daniel nach ihr war. Wie zärtlich sie ihr mit dem Handrücken über die Schulterblätter strich, die Zeit, die sie sich nahm, die Küsse auf jeden einzelnen Wirbel zu verteilen – ihre Wirbel!, vielleicht die am wenigsten erotischen Körperstellen, abgesehen von den Kniekehlen, aber auch ihre Kniekehlen küsste Daniel in der halben Stunde, in der sie Barbaras Muskeln warm knetete –, bis ihr Körper – steif und empfindlich vom Tippen ihrer Abschlussarbeit, dem Anschlagen der hohen Schreibmaschinentasten – vor entspannter Erregung glühte. Natürlich war Barbara auch in Daniel verliebt. Aber es war eine ruhige Form der Verliebtheit. Nicht diese Verliebtheit, bei der man mit dem Nachtisch anfängt, mit dem Zuckerkick, der Süße, die nur selten nachhaltig ist. Wenn die erst mal abgeklungen ist, bleibt einem nur noch die Tomatensuppe, die als Vorspeise gedacht war – natürlich ist das dann langweilig. Nein, stattdessen spürte Barbara eine tiefe Zuneigung, die ihr etwas zuverlässiger erschien, denn diese Zuneigung steigerte sich stetig. Jede gemeinsame Stunde nährte ihre Wertschätzung für Daniel, und die Wertschätzung ähnelte einem Verlangen, aber eben ohne das Schmachten, das sie sonst so abhängig von den Bewegungen der Angebeteten werden ließ. Denn Barbara hasste es, nicht ihr eigenes Ding machen zu können. Diese ruhige, weniger hysterische Art des Liebens war einfach perfekt, sagte Barbara sich. Und Daniel machte es ihr leicht, sie auf diese Weise zu lieben, darin unterschied sie sich von Welmoed. Ja, auch Daniel konnte grundlos unruhig sein – aber wer war in dem Alter denn nicht unruhig? Das Schöne bei Daniel war, dass sich ihre Unruhe nicht in einem Drang nach Gesellschaft äußerte, nach Gruppen und Cliquen, deren Dynamik ihr Geltungsbedürfnis befeuerte. Es würde ihr auch nicht im Traum einfallen, Barbara vorzuwerfen, zu viel zu arbeiten oder zu oft über das Krankenhaus, ihre Dozenten oder die Risikofaktoren für Brustkrebs zu sprechen, ganz im Gegenteil, Daniel schien sich aufrichtig dafür zu interessieren.

So, wie eine verliebte Person eben alles, was das Objekt der Begierde erzählt, interessant findet, dachte Barbara manchmal, und dann überkam sie ein starkes Verantwortungsgefühl. Sie war Daniels erste echte Freundin, ihre erste echte Liebe, und dann war sie auch noch sechs Jahre älter. Ob sie Daniel entjungfert hatte, traute sie sich nicht zu fragen, aber sie wusste, dass Daniel ihr etwas geschenkt hatte, was sie nur einmal im Leben geben konnte, und manchmal machte ihr dieser Gedanke Angst. Aber, sagte sie sich in solchen Momenten, wozu der Stress? Daniel wollte das hier, sie sorgten füreinander, und so vergingen wie von selbst zwei Jahre.

Barbara fand einen Ausbildungsplatz in einer Hausarztpraxis am Stadtrand. Daniel sammelte nur die Hälfte der Punkte, die nötig gewesen wären, um die Zwischenprüfung zu bestehen, aber als sie im darauffolgenden Jahr doch noch bestand, kaufte Barbara ihr einen nahezu monströsen Sonnenblumenstrauß.

Als Karin aus Israel zurückgekommen war und ihr altes Zimmer zurückhaben wollte, beschlossen Daniel und Barbara, trotzdem weiter zusammenzuwohnen. Manchmal war es zu zweit auf zwölf Quadratmetern sehr behelfsmäßig, aber Daniel baute eine praktische Konstruktion auf die Fensterbank, ein breites Brett, das als kleines Sofa und als Tisch fungieren konnte. Wenn Barbara abends nach Hause kam, hatte Daniel schon für sie gekocht. Die Gerichte waren nicht besonders abwechslungsreich, meistens aßen sie Spaghetti mit Suppenklößchen, die sie dann gemeinsam auf oder an ihrem Brett aßen – und das war vollkommen in Ordnung, jedenfalls für Barbara, der die Vorhersehbarkeit ihres gemeinsamen Lebens guttat. Solange zu Hause wenig passierte, konnte sie sich voll und ganz auf ihre neue Arbeit konzentrieren, und obwohl ihr Chef, ein Hausarzt kurz vor seiner Pension, manchmal etwas konservative Ansichten in Bezug auf die Arzt-Patienten-Hierarchie vertrat, lernte sie unglaublich viel von ihm. Denn immer wenn Doktor Boomstra jemandem ein Medikament verschrieb, ohne der Person die Wirkweise zu erklären, nahm sie sich vor, das später anders zu machen. Sie würde sich neben die Patienten setzen, sagte sie abends zu Daniel, »und nicht vor sie«, und dann nickte Daniel zustimmend.

Es dauerte eine Weile, bis sie bemerkte, dass Daniel immer weniger von ihrem Tag erzählte.

Im Herbst 1991 wurde Barbara dann wirklich argwöhnisch. Bob, der genau wie Daniel an der Fachhochschule studierte, bat sie, seine Pflanzen in der Woche, die er in Berlin war, zu gießen. »Berlin?«, fragte Barbara. »Musst du nicht zur Uni?« Bob verstand nicht, was sie daran so irritierte.

»Hast du eigentlich auch frei?«, fragte Barbara Daniel abends bei ihrer üblichen Spaghettimahlzeit.

»Kann schon sein«, sagte Daniel, die sich nie besonders viel Mühe gab, zu verheimlichen, was sie gerade beschäftigte (oder besser gesagt: was sie gerade nicht beschäftigte).

»Stehen denn nicht bald deine Klausuren an? Ich meine, musst du nicht lernen?«

»Nein«, sagte Daniel kurz angebunden.

Barbara wusste, dass ihre Freundin nicht gerne über Klausuren redete. Daniel reagierte auf Fragen nach Noten immer abweisend, was Barbara auf Versagensängste zurückführte. Sie glaubte, dass Daniel, intelligent, wie sie war, vor allem sich selbst im Weg stand und deshalb keine perfekten Ergebnisse erzielte, manchmal dachte sie sogar, Daniel versuche es überhaupt nicht, und dann schaffte sie trotzdem eine Drei minus – was ja nur zeigte, wie viel Potenzial in ihr steckte und dass sie durch diese lasche Einstellung ihr Talent verschwendete. Barbara hatte nie verstanden, warum Daniel sich nicht etwas mehr Mühe gab, aber sie hatte zumindest damit aufgehört, sie voller Elan zu ermutigen – das hatte der Stimmung nie besonders gutgetan. Doch an jenem Herbstabend bei der x-ten Spaghettiportion antwortete Daniel dermaßen desinteressiert und mit so einer großen und offenen Verachtung für – na ja – gute Leistungen, dass es sie mehr ärgerte als sonst.

»Was meinst du mit ›Nein‹?«, fragte sie. »Hast du keine Prüfungen oder musst du nicht lernen?«

»Ich wusste, dass dir das nicht gefallen würde.«

»Wie kann mir etwas nicht gefallen, wenn ich nicht weiß, worum es geht?«, brach es aus Barbara heraus.

Sie verstand sehr wohl, was Daniel meinte, und sie hatte damit sogar recht: Es hätte ihr nicht gefallen, wenn Daniel mit dem Gedanken spielte, das Studium abzubrechen, denn daran konnte einem absolut nichts gefallen!

»Ich finde das dermaßen unvernünftig.«

»Das weiß ich.«

»Du kannst das doch.«

»Aber ich will es nicht.«

»Was willst du denn dann?«

Sie hatte eine Stellenanzeige für Tellerwäscher in einem Eissalon gesehen. Daniel wollte »einfach kurz überhaupt nicht mehr« lernen müssen, erklärte sie immer wieder. Barbara nickte jedes Mal, aber insgeheim befürchtete sie, dass ihre Freundin nie wieder studieren würde.

»Was wäre daran denn so schlimm?«, fragte Karin sie eines Abends. »Im Moment gibt es massig Jobs. Es ist nicht mehr so wie vor fünf Jahren, man hat auch ohne Ausbildung eine Chance.«

Ja, fragte Barbara sich nachts, was war daran eigentlich so schlimm? Es gab keine einzige Antwort auf diese Frage, für die sie sich nicht schämte. Es passte ihr nicht, darauf lief es eigentlich hinaus. Sie fand es problematisch oder, na ja, schade, dass sie bald vielleicht eine Partnerin hätte, die ihr Studium abgebrochen hatte. Ein unschöner Charakterzug, das war ihr schon klar, sie wusste nicht, wo sie das herhatte (ihre Eltern waren nicht besonders streng, ihr Bruder hatte gerade stolz die Berufsschule abgeschlossen), und sie musste ihre Enttäuschung auf jeden Fall vor Daniel verbergen, auch wenn sie befürchtete, dass das schwierig werden könnte.

Es dauerte eine Weile, bis Barbara sich traute, Daniel den Plan zu präsentieren. Sie trug ihn schon eine Zeit lang mit sich herum, aber hatte Angst vor Daniels Reaktion – was, wenn sie wieder übellaunig reagieren würde? Sie wollte Daniel auch nicht unter Druck setzen. Aber irgendwas musste passieren, und so wagte sie es in einer Dezembernacht schließlich doch. Sie waren gerade von der Geburtstagsfeier ihrer Cousine nach Hause gekommen, hatten beide Wein getrunken, Barbara ein Glas, Daniel drei oder vier. »Ich habe mir etwas überlegt«, sagte sie, während sie sich auszogen. »Wie wäre es, wenn du dir ein Jahr freinimmst, ein Jahr Zeit nimmst, um darüber nachzudenken, was du machen willst, was dein Ziel ist?«

»Was mein Ziel ist?«, Daniel hatte sich gerade aus ihrer Jeans geschält und ließ sich auf die Matratze fallen, nur noch in T-Shirt und Socken. Sie seufzte, eher, weil sie müde war, und nicht aus Verärgerung, und Barbara sprach weiter: »Ich meine: ob du wieder studieren möchtest oder doch nach einem Job suchst«, sagte sie. »Denk ein Jahr lang darüber nach. Und dann entscheidest du dich am 1. Januar 1993.«

»Am 1. Januar 1993 habe ich einen Kater«, murmelte Daniel, aber zu Barbaras Erleichterung grinste sie.

Ein Jahr ist lang, muss Daniel wohl gedacht haben. In der nächsten Zeit müsste sie nichts machen, um Barbara zufriedenzustellen.

Ein Jahr ist lang, dachte Barbara währenddessen. Ein ganzes Jahr lang würde ihre Partnerin sie nicht enttäuschen können, und jetzt, da Daniel ihrem Plan zugestimmt hatte, war es, als hätte ihr kleines Zimmer ein zusätzliches Fenster bekommen: Da war eine Perspektive, ein Pfad in Sicht, es kam wieder mehr Sauerstoff herein. Barbara robbte auf die Matratze. Sie versuchte, Daniel das T-Shirt auszuziehen, aber die zog es immer wieder über ihre Brüste, ein Spiel, das sie öfter spielten. Doch am Ende gab Daniel immer nach und ließ sich vollständig ausziehen.

4

Ich würde Daniels ersten Geburtstag nach ihrem Tod bei Barbara verbringen. Wir hatten uns verabredet, ohne einen Blick in den Kalender zu werfen: Bis nächste Woche, sagten wir beim Verabschieden im Garten. Erst als ich das Datum zu Hause notierte, merkte ich, dass nächsten Mittwoch der 24. Mai war. Ich dachte, es wäre eine schöne Idee, den Tag bei Barbara und Nettie zu verbringen – so müsste ich nicht mehr darüber nachdenken. Aber am Wochenende sagte Barbara für Mittwoch ab.

»Ich habe gesehen, dass wir uns an Daniels Geburtstag verabredet haben«, sagte sie. »Sollen wir das vielleicht verschieben?«

»Ist nicht nötig«, antwortete ich, aber Barbara bestand darauf. »Du willst den Tag bestimmt mit engen Freunden verbringen.«

Ich verstand es nicht. Ja, ich wollte den Tag mit »engen Freunden« verbringen. Mit engen Freunden von Daniel wohlgemerkt, und plötzlich machte ich mir Sorgen. Ich hatte mich an den Gedanken geklammert, den 24. Mai mit Barbara und Nettie zu verbringen, und jetzt kam mir kein anderer Plan in den Sinn. Panik trifft es nicht ganz, aber ich war plötzlich unglaublich verunsichert: »Ich finde es vollkommen in Ordnung, den Tag mit euch zu verbringen«, versuchte ich es ein letztes Mal. Aber das war anscheinend nicht die richtige Strategie.

»Ich fühle mich damit nicht wohl«, sagte Barbara entschieden. »Das ist doch irgendwie eher deine Sache.«

Kurz schwiegen wir beide – vielleicht hatte Barbara ihre Antwort selbst erschreckt. *Eher meine Sache?* In den letzten Wochen hatten wir unglaublich viel über Daniel gesprochen. Immer (na gut: fast immer) sprach Barbara mit großer Zuneigung über ihre alte Freundin, es war vielleicht sogar die längste Freundschaft, die sie geführt hatte: Sie konnte unmöglich behaupten, dass der Verlust von Daniel »eher meine Sache« war. Nein, es war auch ihre Sache, und am Mittwoch, den 24. Mai, würden wir das teilen wie eine große Sahnetorte, die man nicht allein schafft. Wir würden mit geräuchertem Aal auf Toast im Garten sitzen, den hatte Daniel geliebt. Wir würden einander ansehen und verstehen, ich würde sie sehen, und sie würde mich sehen – Letzteres war mir am wichtigsten, glaube ich. Dass mich an dem Tag jemand sehen, meine Trauer bezeugen und ihr Bedeutung beimessen würde (*sie liebte sie von uns allen am allermeisten.* Darf ich das denken?). Wie bei einem gemeinsam durchgeführten Ritual in ausgewähltem Kreis, bei dem alle Anwesenden der Gefallenen gedenken. Dabei war es ziemlich wichtig, dass die Anwesenden die Tote gekannt hatten. Wenn ich Daniels Geburtstag mit Jacky oder einer Freundin verbringen würde, wüssten sie nicht, worum genau ich trauerte, und das würde einen Abstand erzeugen, mich in ihren Augen zu einer Fremden machen. Ich wollte mich an Daniels Geburtstag nicht wie eine Fremde fühlen. Ich wollte mich mit Nettie und Barbara betrinken, noch mehr Erinnerungen aufleben lassen und vielleicht ein bisschen weinen, zusammen.

»Was machst du denn dann an dem Tag?«, fragte ich.

»Puh, mal schauen« – Barbara sagte das in einem Tonfall, als hätte ich sie nach ihren Plänen für Ostern gefragt. »Vielleicht lese ich ein bisschen. Und die Espressomaschine muss gereinigt werden.«

Letztendlich verbrachte ich Daniels Geburtstag allein, und eigentlich war es gar nicht so schlimm. Morgens war ich im Büro bei Uvema, mein Bruder rief an und hinterließ mir auf der Mailbox eine liebe Nachricht. Mittags beschloss ich, mal wieder richtig für mich selbst zu kochen, ich ging sogar zum ersten Mal seit Wochen zum Markt. Kurz überlegte ich, Sjoerd einzuladen. Aber ich hatte ihn schon länger nicht mehr gesprochen und befürchtete, dass eine spontane Einladung einen dermaßen labilen Eindruck machen würde, dass er sich dazu verpflichtet fühlen könnte, zu mir zu kommen, obwohl das – redete ich mir selbst ein – gar nicht nötig war. Es war, als wehrte sich mein ganzes Wesen gegen die emotional aufgeladene Bedeutung, die dieses Datum bekommen hatte, und ich gestattete mir, mich vollkommen in der Zubereitung einer Pastete zu verlieren, deren Rezept komplizierter war als gedacht. Während ich darüber grübelte, ob das teure Fleisch vom Biometzger noch zarter oder gerade zäher würde, wenn ich die Pfanne etwas länger auf dem Herd stehen ließe, vergaß ich, welcher Tag überhaupt war.

Erst als ich das Gericht auf den Tisch stellte, dachte ich wieder an Daniel. Ich stellte mir vor, wie sie ihr Messer in den Pastetenrand stechen würde, um die Auflaufform voller Neugier und Appetit zu sich zu ziehen – der Gedanke an dieses für sie typische Manöver, genauso effizient wie rüde, brachte mich kurz zum Lächeln.

»Herzlichen Glückwunsch, Daan«, sagte ich leise.

Barbara sollte ich danach eine ganze Weile nicht sehen. Sie und Nettie hatten in Frankreich ein Ferienhäuschen, und nach einem Kurzurlaub musste Barbara noch alles Mögliche nacharbeiten und erledigen (behauptete sie), außerdem wurde meine wöchentliche Gemeinderatssitzung auf Druck der pensionierten Mitglieder von Montagabend auf Mittwochnachmittag verlegt, und so kam unsere wöchentliche Routine zu einem Ende. Ich vermutete, dass Nettie die Brennnesseln jetzt wieder selbst jätete. Aber als ich eines Abends meine Zähne vorm Fernseher putzte, zu müde, um die dämliche Talkshow abzuschalten, vibrierte mein Telefon. Ein Foto von einem Kürbis. »Das musst du dir ansehen«, schrieb Barbara, »unsere Pflanzen gedeihen prächtig!«

Sobald sie mir ein Stück von Netties Kürbiskuchen serviert hatte, kam sie zur Sache.

»Das mit Daniels Geburtstag tut mir leid«, sagte Barbara und setzte sich zu mir an den massiven Upcycling-Küchentisch. »Wir hätten ihn zusammen feiern sollen.«

»Ach, schon okay, ich verstehe das«, log ich. »Am Ende hatte ich einen schönen Tag.«

Barbara nickte etwas abwesend und stach mit der Gabel in den Kuchen. Sie fing am Rand an und nicht vorne an der Spitze, da, wo der

Teig leicht angebrannt und hart war: Sie musste Kraft aufwenden, um ein Stück abzutrennen. »Meine Güte«, brummte sie.

»Ich glaube, wir vermissen sie beide«, hörte ich mich selbst sagen. Ich wusste nicht genau, was ich damit ausdrücken wollte, aber es klang gut, versöhnlich.

»Aber genau das ist das Problem«, sagte Barbara und legte ihre Gabel ab. »Ich war mir nicht sicher, ob ich sie wirklich vermisse. In meiner Vorstellung fühlte es sich auf jeden Fall falsch an, an ihrem Geburtstag hier mit dir zu sitzen; mit dir und deiner Trauer, während ich mir noch nicht so sicher war, wie meine eigene Trauer eigentlich aussieht.«

»Oh«, sagte ich leicht verwirrt und schämte mich etwas für die Plattitüde, die ich davor bemüht hatte. »Das wusste ich nicht.«

»Dabei vermisse ich sie sehr!«, sagte Barbara schnell. »Ich habe in Savignac lange mit Nettie darüber gesprochen, natürlich vermisse ich Daniel, manchmal sogar ganz schrecklich. Ich hätte ihr noch so viel sagen wollen und so viel fragen …« – Barbaras Worte klangen immer mehr nach einem Plädoyer, als müsste ich von irgendwas überzeugt werden. Und auch wenn ich nicht genau wusste, worum es hier eigentlich ging, nickte ich mehr oder weniger zustimmend, aber auch zur Ermutigung; ich wollte, dass Barbara mehr erzählte, weitersprach, denn sie wollte sich anscheinend etwas von der Seele reden. Etwas, wonach ich mich nie zu fragen getraut hätte.

»Aber was ich nicht vermisse«, sprach Barbara weiter, »ist das Gefühl, das ich in den letzten dreißig Jahren oft hatte, wenn ich an Daniel gedacht habe. Und jetzt, wo Daniel nicht mehr da ist, ist das Gefühl manchmal immer noch da, vor allem, wenn ich dich sehe.«

»Was für ein Gefühl?«, fragte ich vorsichtig.

Barbara seufzte. »Das Gefühl, dass alles anders hätte laufen können. Dass, wenn ich … na ja, nicht nur ich, oder? Dass, wenn auch sie –«

»Wenn ihr was?«, frage ich und erschrak vor meiner eigenen Stimme, die plötzlich zitterte, und ich hoffte, dass Barbara das nicht bemerkt hatte oder denken würde, ich hätte einen Krümel im Hals.

5

Im Sommer 1992 machten Daniel und Barbara eine Hüttenwanderung in Österreich: Barbaras freie Tage fielen mit den deutschen Schulferien zusammen, und Daniel war es viel zu voll auf den Wanderwegen. Barbara war es auch zu voll, aber ihr kamen die Routen, die sie wählten, sowieso schon nicht ganz ungefährlich vor. Immer wieder stiegen sie einen steilen Pass hinab, auf dem nur ein Stahlkabel Halt gab, das mit rostigen Schrauben am Felsen befestigt war. »Komm schon«, sagte Daniel dann grinsend. »Kinder schaffen das auch!« – aber genau das war eine der Sachen, die Barbara beunruhigten. Immer wenn eine Familie vor ihnen einem schmalen Pfad trotzte, sah sie vor sich, wie das jüngste Kind ausrutschte und seinen Vater mit sich Richtung Tal riss. Büsche würden den Sturz vielleicht bremsen, aber trotzdem würden die Opfer metertief hinabstürzen, und dann wäre es an ihr – der einzigen medizinisch geschulten Person der Zuschauergruppe –, Erste Hilfe zu leisten. Der Gedanke machte sie nervös, auch wenn er sie gleichzeitig von Heldentaten träumen ließ. Sie hatte allerdings keine Lust, selbst in die Schlucht zu fallen. Also schüttelte Barbara energisch den Kopf, wenn Daniel vorschlug, »anders da hoch« zu gehen oder »schnell das Gedränge zu umgehen«.

»Du weißt nicht mal, ob es da einen Weg gibt.«

»Aber wir sehen doch, dass man da gehen kann!«

Barbara fühlte sich in den Momenten wie eine Nörglerin und hatte das Gefühl, Daniel auszubremsen. Aus diesem Grund widersprach sie anfangs nie, wenn Daniel morgens wieder mal eine der längsten, anspruchsvollsten Routen auswählte. Zu ihrer Schande musste sie sich eingestehen, dass sie nicht ganz so fit war wie ihre Freundin, schon nach dem ersten Tag hatte sie überall Muskelkater.

»Sollen wir heute vielleicht eine kürzere Route wählen?«, fragte

Barbara nach drei, vier Wanderungen beim Frühstück. Sie knabberten beide an einem Kaiserbrötchen herum, dessen Zähheit verriet, dass es am vorherigen Tag vermutlich auch schon Teil des Frühstücksbuffets gewesen war. Daniel verzog gequält ihr Gesicht – ob wegen der Frage oder des Brötchens, wusste Barbara nicht. »Hast du die Tafel hinter der Rezeption nicht gesehen?«, fragte sie. »Morgen soll es regnen, es wäre superschade, den Tag heute nicht richtig zu nutzen.« Barbara, empfänglich für Argumente in Bezug auf Nutzen oder Effizienz, stimmte der sechsstündigen Wanderung durch ein Bergtal zu, für die sie letzten Endes siebeneinhalb Stunden brauchten, weil sie so viele Pausen benötigte. Daniel zeigte sich glücklicherweise geduldig, trug Barbaras Feldflasche und ihren Proviant. Unterwegs sprachen sie manchmal eine ganze Weile nicht, aber es war ein sicheres Schweigen, Stille, um Energie zu sparen; zwei Menschen, die einander die Ruhe und den Raum gaben, ihre Atmung zu kontrollieren, auch wenn Daniels strammer Schritt, der teils an einen Marsch erinnerte, manchmal auch einen befremdlichen Effekt auf Barbara hatte. Was machten sie da eigentlich, fragte sie sich dann. Was taten sie da, wenn sie über unbefestigte Wege durch eine nur wenig abwechslungsreiche Landschaft marschierten, ohne wirklich irgendwo anzukommen? Um nicht darüber nachdenken zu müssen, ließ sie ihre Gedanken schweifen. Sie dachte daran, dass sie bald wieder zu Hause sein würden, an das Ende ihrer Ausbildungszeit bei Boomstra, an ihren Studienabschluss – was würde Daniel nächstes Jahr machen, würde sie ihr Studium jemals wiederaufnehmen?

Zurück im Hostel, war Barbara erschöpft, aber zufrieden. »Gut, dass du mich doch überredet hast!«

Da hatte sie noch nicht gewusst, dass ihre Partnerin am nächsten Tag wieder loswollte. Es regnete, genau, wie die Tafel hinter der Rezeption vorhergesagt hatte. Im Speisesaal saßen Pärchen und Familien und spielten Dame und Kniffel.

»Sollen wir heute weiter nach Gosau?«, fragte Daniel. »Wenn es nach mir geht, haben wir hier alles gesehen.«

Barbara war sich nicht sicher, ob sie das richtig gehört hatte.

»Du willst heute wandern? Mit Gepäck?«

»Das ist nicht ganz so weit wie die Strecke von gestern.«

»Aber es regnet Bindfäden!«

Daniel zuckte mit den Schultern. »Du bist doch diejenige, die immer irgendwohin will, oder nicht?«

Barbara würde noch oft über diese Bemerkung nachdenken. Aber als sie später am Tag mit dem Rucksack über einen matschigen Pfad ging, fragte Barbara sich vor allem, ob Daniel sie für etwas bestrafen wollte. War sie zu gebieterisch, hatte sie im Urlaub zu viel gemeckert? Nein, das glaubte sie nicht. Eigentlich war sie sehr kulant gewesen, es war nicht ungewöhnlich, auf den ausgewiesenen Wanderwegen bleiben zu wollen, es war nicht unvernünftig, es etwas ruhiger angehen zu wollen, wenn der Körper erschöpft war – und ganz bestimmt nicht, wenn es so stark regnete. Je länger sie darüber nachdachte, schwitzend in ihrer Regenjacke, die Haare im Nacken ein nasser Lappen, der sie bei jedem Schritt stärker an die in Kleister getunkten Zeitungsstreifen erinnerte, die sie als Kind für Pappmaché benutzt hatte, desto wütender wurde sie.

»Können wir uns kurz unterstellen?«, rief sie Daniel zu, die mittlerweile ein ganzes Stück vorausging.

»Hier gibt es nichts zum Unterstellen«, rief die zurück, und es stimmte.

»Können wir dann wenigstens kurz sitzen?«

»Wenn wir eine Bank sehen.«

Barbara konnte nicht mehr. Sie mussten mindestens noch vier Stunden bis zum nächsten Hostel wandern, aber sie war schon jetzt vollkommen durchnässt, ahnte bereits, dass das wasserabweisende Spray, mit dem sie ihren Rucksack zu Hause eingesprüht hatte, gegen diesen Wolkenbruch chancenlos war, und gruselte sich bereits davor, ihre nassen Unterhosen später zum Trocknen auf die staubige Heizung in einem Schlafsaal legen zu müssen. Sie hatte außerdem Hunger und Schmerzen zwischen den Schulterblättern, sie wollte Daniel antippen, um ihre Aufmerksamkeit zu bekommen – und da lag Barbara plötzlich am Boden. Ein falscher Schritt, ein Loch im

Weg, wahrscheinlich von einem Kaninchen oder einem wühlenden Hund.

»Verdammt noch mal, Daan!«, rief Barbara, und Daniel drehte sich erschrocken um.

»Ich gehe zurück«, sagte Barbara. »Ich setze mich jetzt hin, und wenn es etwas trockener ist, gehe ich zurück zum Hostel.«

»Aber wir sind doch schon auf dem Weg«, protestierte Daniel. Barbaras Entschluss schien sie wirklich zu überraschen.

»Wir sind nirgendwo«, sagte Barbara und versuchte, ihre Karte aus der Plastikhülle zu ziehen, aber das war mit den nassen Fingern nicht so einfach und das Papier wurde schlaff, löste sich auf, sobald es dem Regen ausgesetzt war.

Als Barbara abends allein auf ihrem Hostelbett saß und darüber nachdachte, was passiert war, war sie sich immer noch nicht sicher, was das alles zu bedeuten hatte.

»Gib mir deinen Rucksack«, hatte Daniel gesagt, als sie im Regen standen. Danach hatte sie sich umgedreht und war allein weitergegangen.

Das war keine Provokation gewesen, überlegte Barbara jetzt. So stritt sich Daniel nicht, eigentlich waren sie sowieso nicht gut darin, sich zu streiten. Wenn sie sich nicht einig waren, dann lenkte normalerweise eine von ihnen ein (meistens Daniel), aber diesmal nicht. Diesmal war Daniel weitermarschiert, Barbaras Rucksack auf dem Rücken, den eigenen Rucksack vor dem Bauch, über einen Weg, der so matschig war, dass ihre Wanderschuhe darin versanken; ihre Hosenbeine waren voller Matsch und aus der Ferne sah es aus, als trüge sie kniehohe schlammbraune Gummistiefel.

Am nächsten Tag fuhr Barbara mit zwei Bussen und einem Taxi zum neuen Hostel. Als sie ankam, hatte Daniel schon wieder eine Tagestour hinter sich, sie habe den Weg am Fluss entlang erkundet, erzählte sie.

»War es schön?«, fragte Barbara. Daniel nickte, aber sie wirkte erschöpft. Und als Barbara abends ihre Wanderschuhe an die Tür stellte (so froh darüber, dass sie ein Zimmer für sich hatten, dass sie schon fast vergessen hatte, wie sauer sie gewesen war), entdeckte sie rote Flecken an den Stellen, an denen Daniels Zehen in den letzten Tagen gegen die Vorderkappen gestoßen waren.

6

»Habt ihr hin und wieder einen Strap-on benutzt?«, fragte Barbara mich mitten in der Geschichte. Sie kratzte den letzten Rest Kuchenfüllung vom Teller und sah mich an.

Kurz wusste ich nicht, was sie meinte. Als hinge ein Strap-on an einem Fahrradlenker, und ich sollte erraten, was das war: Ich erkannte das Ding außerhalb seiner natürlichen Umgebung nicht, das Wort Strap-on klang aus Barbaras Mund unwirklich.

»Was?«, fragte ich ziemlich dümmlich.

»Strap-ons, sind die altmodisch? Früher haben wir die Umschnalldildo genannt, aber so heißen die, soweit ich weiß, auch nicht mehr.«

»Wir hatten einen, ja«, ich fasste mich wieder. »Ich bin davon kein besonders großer Fan, deshalb haben wir ihn nicht so oft benutzt.«

»Wir auch nicht«, sagte Barbara. »Genau deshalb muss ich immer wieder daran denken. In der Nacht bevor Daniel nach Ermelo abgehauen ist, wollte sie sich das Ding plötzlich, nach einer gefühlten Ewigkeit, wieder umschnallen.«

»In der Nacht vor ihrem Unfall, meinst du?« – ich versuchte, es so locker wie möglich klingen zu lassen.

»Ja genau, die Nacht meine ich«, sagte Barbara ruhig. »Sie kam mit dem Strap-on an, aber ich war nicht in der Stimmung dafür, und sie eigentlich auch nicht, glaube ich.« Sie blickte vor sich ins Leere, umschloss mit ihren Händen die Teetasse, als wollte sie sie vor etwas beschützen: »Weißt du, dieses letzte Mal, das war echt ziemlich mäßiger Sex.«

7

»Ich dachte«, sagte Barbara in einem Lokal an der Gracht, »dass wir vielleicht über nächstes Jahr reden können.« Es war die erste Oktoberwoche, der Abend vor Daniels Unfall. Ein ungewöhnlich langer Spätsommer war von Dunkelheit und Regen verdrängt worden, und der Januar 1993, das Fähnchen, mit dem sie letztes Jahr ihre Zukunft abgesteckt hatten, war auf einmal gar nicht mehr so weit weg. Egal, wofür Daniel sich entscheiden würde – weiterstudieren oder doch nach einem Job suchen –, Barbara musste, nein, würde sich damit zufriedengeben, das hatte sie sich vorgenommen. Sie wollte einfach nur wissen, welche Option es werden würde, einfach, um planen zu können, zum Beispiel so was Existenzielles wie ihre Wohnsituation. Eine von ihnen musste als Studentin eingeschrieben bleiben, damit sie weiter in ihrem Zimmer wohnen könnten.

»Ich habe mich gefragt«, sprach Barbara vorsichtig weiter, »was du vorhast.«

Daniel hatte sofort zu stöhnen angefangen, als sie die Frage gestellt hatte, und Barbara dachte: O Mann.

Sie hatte sich ja wohl das ganze letzte Jahr zurückgehalten. Sie hatte Daniel nie nach ihren Plänen gefragt, und jetzt, wo sie sich einmal vorsichtig und freundlich danach erkundigte, zog sie sofort ein Gesicht, als hätte sie ihr gerade aufgetragen, sich den Salzstreuer, der vor ihnen auf dem Tisch stand, in die Nase zu stecken.

»Jetzt schau nicht so.«

Barbara sagte das etwas zu laut. Daniel schielte demonstrativ zum Nachbartisch, als hätte sie nicht selbst gesehen, dass da Leute saßen, was ihre Verärgerung nur noch verstärkte. Doch Barbara riss sich zusammen. Eine musste sich hier ja erwachsen verhalten.

»Soweit ich weiß, hast du dich nicht für ein anderes Studium eingeschrieben, oder?«

Daniel schüttelte den Kopf.

»Heißt das, dass du arbeiten gehen wirst? Denn dann können wir wahrscheinlich nicht in der WG wohnen bleiben, was nicht schlimm ist, aber Karins Schwester –«

»Ja, wahrscheinlich werde ich arbeiten gehen«, sagte Daniel leise.

Das hatte Barbara erwartet. Trotzdem fühlte es sich so an, als hätte Daniel ihr einen nassen Lappen ins Gesicht geworfen, ja, sie war enttäuschter, als sie es sich gewünscht hatte.

»Gut«, sagte Barbara so heiter wie möglich. »Super, dass du dich entschieden hast.«

Daniel zuckte mit den Schultern und rieb sich mit einem Finger über ihre Augenbraue: eine Geste, die Barbara mittlerweile als nervösen Tic erkannte, und einen kurzen Moment wusste sie nicht, was sie sagen sollte. Sie hatte wirklich nicht die Absicht, ihre Geliebte, ihr Mädchen, so in die Enge zu treiben, aber sie wollte Daniels Unsicherheit oder Versagensangst, oder was auch immer es war, nicht fördern – darüber hatte sie inzwischen etwas in ihrer Ausbildung gelernt. Manchmal erhält die Umgebung die Drogen- oder Alkoholabhängigkeit eines Patienten aufrecht. Daniel nahm natürlich keine Drogen, aber Barbara musste trotzdem daran denken: Die Angehörigen sollten das Verhalten der Patienten, das sie nicht weiterbringt, auf keinen Fall fördern oder ermöglichen, und was, wenn sie das mit dem Ultimatum schon längst getan hatte?

Sie trank einen großen Schluck Cola.

»Du musst dir bald mal überlegen, was du für einen Job machen willst«, sagte sie dann. »Ich kann dir gerne dabei helfen, aber ich würde nicht zu lange damit warten.« Weil Daniel nichts erwiderte, fügte sie hinzu: »Ich denke, es ist gut, langsam aktiv zu werden.«

Zu Hause zog Daniel ihre Turnschuhe immer unter der selbst gebauten Fensterbank aus, damit sie später nicht darüber stolpern würden. Aber diesmal pfefferte sie sie regelrecht dorthin: eine Fußballerin, die nach einem Gegentor den Ball ins eigene Tor ballert.

»Sorry«, sagte Barbara. »Sorry, dass ich damit angefangen habe, ich wollte nur –«

»Nein«, sagte Daniel. »Du hast recht, ich muss mich entscheiden.« Sie ließ sich aufs Bett fallen und starrte zur Tür, zu dem sepiafarbenen Poster von einer Pariser Brücke. »Aber mir macht nichts Spaß«, sagte sie. »Und ich bin in nichts gut, das weißt du doch?«

Keine halbe Stunde später schnallte sich Daniel den schwarzen Gummipenis um. Als sie sah, wie sich Barbaras Gesicht verzog, als sie in sie eindrang, schüttelte sie den Kopf. »Sorry«, hatte Barbara noch geflüstert, aber Daniel hatte sich schon von ihr weggedreht. Als Barbara wach wurde, weil sie zur Toilette musste, sah sie im Licht der Straßenlaterne, dass Daniel den Strap-on immer noch trug. Das Band hatte sich etwas hochgeschoben, das Gummiglied ragte direkt aus ihrem Unterleib. Es sah merkwürdig aus, als hätte jemand ein Messer mit einem grotesken Griff in ihren Bauch gerammt.

Morgens war Daniel nicht da. Barbara hatte keinen Wecker gehört, sie hatte nur ein leichtes Gepolter vernommen und gedacht, Daniel sei zum Klo gegangen. *Ich bin wandern. Zum Abendessen zurück*, stand auf einem Post-it. Barbara löste das Ding vom Fenster.

Sechs Uhr, spätestens sieben, das war ihre übliche Essenszeit, samstags manchmal etwas später. Aber um sieben Uhr war Daniel immer noch nicht zurück. Barbara hatte beim Fischhändler kleine Seezungen gekauft, eine Art Friedensangebot, aber sie wollte erst mit dem Kochen anfangen, wenn Daniel zu Hause war – der Fisch würde sonst nur trocken und zäh.

Halb acht, mit Barbaras Hunger wuchs auch ihr Ärger: Erst nach zwei Butterbroten mit Sandwich Spread hatte sie genügend Energie, um sich Sorgen zu machen.

Um Viertel nach acht klopfte sie an Karins Zimmertür. Die hatte tatsächlich gehört, wie Daniel das Haus verlassen hatte, früh, sehr früh, meinte sie, aber nein, sie wisse nicht, wohin sie gegangen sein könnte. Zum Wandern war es mittlerweile zu dunkel, wurde Barbara klar. Daniel konnte auf keinen Fall immer noch im Wald oder auf dem Land sein. Das einzige Telefon hing in der Gemeinschaftsküche. Dort stellte Barbara das Glas Sandwich Spread schnell in den

Kühlschrank, weil ihr von dem Geruch und dem Anblick auf einmal schlecht wurde.

Sie rief bei der Bahn an, und zur Sicherheit auch am Hauptbahnhof, aber dort lagen keine Informationen über Fahrtabbrüche oder Verspätungen vor. Wo konnte Daniel nach ihrer Wanderung bloß hingegangen sein? Manchmal verabredete sie sich mit den Freundinnen von Welmoed, die sie damals so herzlich unter ihre Fittiche genommen hatten, aber soweit Barbara wusste, hatte Daniel sie schon länger nicht mehr gesehen.

»Ob Daniel hier ist?«, klang es überrascht aus dem Wohnzimmer, wo sie und Welmoed irgendwann mal auf dem Sofa getanzt hatten. Barbara wollte die Leitung nicht zu lange belegen, vielleicht würde Daniel anrufen (wie wütend sie wäre, falls sie gerade einfach in einer Kneipe sitzen sollte), und bat Annemieke vor dem Auflegen darum, auch Cindy anzurufen.

»Hey«, sagte Annemieke noch, »mach dir keine Sorgen. Sie wird schon wieder auftauchen.«

»Ja«, sagte Barbara leise.

Doch niemand wusste, wo Daniel war, niemand hatte etwas von ihr gehört, und dort, in der Küche vor dem Telefon, fragte Barbara sich plötzlich, warum Daniel nur so wenige Freunde hatte und warum sie noch nie darüber nachgedacht hatte.

Es war Karin, die sie um elf Uhr abends dazu bewegte, Welmoed ein zweites Mal anzurufen. Barbara saß immer noch auf dem kleinen Sofa neben dem Telefon, vor ihr auf dem Tisch lag ein Buch für die Uni, das sie den ganzen Abend lang kaum in die Hand genommen hatte.

»Du solltest heute Nacht nicht allein sein«, hatte Karin gesagt.

»Aber du bist doch auch da?«, sagte Barbara.

»Ja«, sagte Karin. »Aber ich will gleich ins Bett.«

Am nächsten Morgen weckte Welmoed Barbara. Als sie abends gesehen hatte, wie es um Barbara bestellt war, hatte sie sie ins Bett gebracht. Welmoed war auf der Couch in der Küche eingeschlafen, das Klingeln des Telefons hatte sie hochschrecken lassen.

»Man hat sie gefunden«, sagte Welmoed, und sie zuckte zusammen bei den Lauten, die Barbara ausstieß – wer hätte gedacht, dass jemand, der gerade erst wach geworden war, so inbrünstig wimmern konnte?

»Nein, nein«, sagte Welmoed schnell. »Sie ist nicht tot oder so was. Aber ich glaube, es ist ernst.«

Ein Schädelbasisbruch. Ein zertrümmerter Wirbel und ein Steißbein, das nicht mehr an seinem Platz war. Ein Riss in der Leiste, aber der wurde erst später bemerkt. An den Sturz selbst erinnerte sich Daniel nicht mehr, sie war am Fuße eines Hügels auf einem Stück Moos, unweit eines blutigen Findlings, wach geworden. Wegen des Findlings dachte die Polizei zuerst an ein Verbrechen, aber Daniel hatte all ihre Besitztümer noch: ihre Armbanduhr, ihren Rucksack, das Portemonnaie, ein abgelaufenes Jahresticket für die öffentlichen Verkehrsmittel. Im Krankenhaus schlugen die Polizisten eine gynäkologische Untersuchung vor, aber Daniel weigerte sich, und letzten Endes kamen sie auch in ihrem Bericht zu dem Schluss, dass sie einfach gestürzt war. »Einfach gestürzt«, so formulierte es die Polizistin jedenfalls gegenüber Barbara, und zwar in einem Tonfall, als hätten Barbara und Daniel sie höchstpersönlich angerufen und ihr eine frei erfundene Vergewaltigungsgeschichte aufgetischt – dabei war das Gegenteil der Fall. Daniel hatte die ganze Ermittlung von Anfang an für überflüssig befunden. Obwohl sie die Details ihrer Rutschpartie nicht kannte, zweifelte sie keine Sekunde daran: »Ich bin gewandert und plötzlich lag ich da«, würde sie stoisch wiederholen. »Mehr weiß ich auch nicht.«

Eine Woche später entschied Barbara, Daniels Route nachzuwandern. Daniel lag zu dem Zeitpunkt noch im Krankenhaus und wurde zum zweiten Mal operiert; sie würde erst abends wieder wirklich ansprechbar sein. Barbara hatte keine Lust, die Zeit im Wartezimmer zu verbringen; bei der ersten Operation, bei der versucht worden war, das Steißbein wieder in die richtige Position zu bringen, hatten Ärzte und Krankenpfleger sie immer wieder gefragt, ob sie und Daniel Schwestern seien. Als sie erklärte, in welcher Beziehung sie zueinander standen, fragten sie, wo denn dann Daniels Familie sei.

Morgens um halb acht stieg Barbara in den Zug zu dem Ort, wo die schicksalhafte Wanderung von Daniel angefangen hatte. Es war kalt, aber ungewöhnlich hell für diese Jahreszeit. Die Sonne stand noch tief, der Wald wirkte vollkommen verlassen, und das schwache Morgenlicht schien durch die kahler werdenden Äste, erzeugte beeindruckende Lichtstreifen, die die herumfliegenden Waldpartikel, einen Nebel aus Staub, Sand und Dämpfen, einfingen – es war ein nahezu atemberaubendes Schauspiel. An einer größeren Moosfläche hockte sie sich hin und befühlte sie. Auf einem solchen Gewächs hatte Daniel gelegen, als man sie gefunden hatte. Sie musste ihren Körper auf dieses weiche grüne Kissen gerollt haben – wobei, so weich war es gar nicht, das Moos war feucht und fühlte sich, obwohl es so flauschig aussah, ziemlich spröde an, aber eigentlich war alles ganz wunderbar. Als Barbara bemerkte, dass ihre Hose in einer Pfütze hing, wurde der Zauber gebrochen. Plötzlich sah sie vor sich, wie sie entzückt Moos streichelte, während ihre Freundin kilometerweit entfernt mit einem aufgeschnittenen Rücken auf dem Operationstisch lag.

Barbara rappelte sich auf und ging den Wanderweg weiter.

Es war ein großer Wald, und die Route, die Daniel gewählt hatte, war natürlich die längste, die lila Pfähle, die den Weg markierten, standen weit auseinander. Barbara hatte zwei Karten bei sich. Eine Wanderkarte und eine, die die Polizei gezeichnet hatte. Sie hatte schon gesehen, dass sich die Stelle, wo Daniel gefunden worden war, nicht auf dem Wanderweg befand. Auf der Hälfte der Strecke musste sie direkt in den Wald abgebogen sein, statt nach links zu gehen, zurück zum Startpunkt. Zu Hause hatte Barbara nicht herausfinden können, wie sich der jeweilige Maßstab der beiden Karten zueinander verhielt, erst als sie selbst den Weg ablief, wurde ihr klar, dass Daniel vielleicht sogar einen Kilometer weit in den Wald gelaufen war: immer geradeaus, zielstrebig in eine Richtung.

Vielleicht mit einer bestimmten Intention.

Zuerst versuchte Barbara, den gleichen Weg einzuschlagen, aber das gelang ihr nur mit viel Mühe: Sie musste die Äste der Brombeersträucher zur Seite drücken, über umgefallene Baumstämme klettern, rutschte mehrmals fast auf altem Laub aus, und als sie schließlich darauf achtete, sah sie überall breite Baumstümpfe, Findlinge und überwucherte Wurzeln, auf denen ein Schädel ganz leicht entzweibrechen konnte, wenn die Schwerkraft die Oberhand gewann.

Verdammt, dachte Barbara. Verdammt noch mal, Daan.

8

»Hast du ihr gesagt, dass du wütend auf sie warst?«, fragte ich Barbara.

»Na ja, nicht im Krankenhaus.«

»Aber danach?«

Ich sah, dass sie nachdachte. Draußen war es mittlerweile dunkel geworden, die Kuchenteller und Teetassen standen in der Spülmaschine, aber wir saßen uns immer noch am Tisch gegenüber, jetzt mit Weingläsern vor uns; Barbara hielt ihr Glas am Fuß und drehte es gedankenverloren zwischen den Fingern.

»Ich glaube, das musste ich gar nicht«, sagte Barbara. Und sofort danach: »Du weißt wahrscheinlich, dass ich sie gepflegt habe, oder?«

»Ja, das weiß ich.«

»Was hat sie dir darüber erzählt?«

Ich versuchte, mich an die paar Sachen zu erinnern, die Daniel irgendwann einmal über ihren Genesungsprozess gesagt hatte, doch da war es meistens um Lucille O'Connor gegangen und kaum um Barbara.

»Ich weiß, dass sie sehr lange ans Bett gefesselt war«, sagte ich, und Barbara nickte. »An unser Bett«, sagte sie. »In dem kleinen WG-Zimmer. Sie hätte eigentlich zur Reha gemusst, Muskeln aufbauen, wieder laufen lernen mit dem Stift im Steißbein. Aber sie hatte auch mit dem Schädelbasisbruch zu kämpfen, einer sehr schweren Gehirnerschütterung und allem, was dazugehört. Sie war extrem empfindlich – hat sie dir davon erzählt?«

Diese Frage stellte sie jetzt genau genommen zum zweiten Mal, und ich fragte mich, was Barbara glaubte, dass Daniel mir erzählt haben könnte, was sie hoffte oder wovor sie sich fürchtete. »Wir haben jeden Tag Übungen gemacht«, redete Barbara weiter, als ich nicht sofort antwortete. »Aber sie hat keine Fortschritte erzielt. Schon nach den Dehnübungen war sie völlig fertig. Sie hatte permanent Kopfschmerzen, sah schwarze Flecken und redete von Lichtblitzen, und dann fingen draußen auch noch Straßenarbeiten an; da mussten Rohre in der Kanalisation ausgetauscht werden oder so was, der Lärm war ohrenbetäubend. Das ging jeden Morgen um sieben Uhr los. Daniel konnte das kaum ertragen. Sie brauchte viel Schlaf, sollte Reize vermeiden. Die Gardinen blieben immer geschlossen, und ich suchte in der Stadt nach Oropax, ich kaufte welche von verschiedenen Marken und aus unterschiedlichem Material, aber schon allein der Druck dieser Dinger in der Ohrmuschel verstärkte ihre Kopfschmerzen. ›Es fühlt sich so an, als würden meine Augen durch mein geschwollenes Gehirn von innen aus den Augenhöhlen gedrückt‹, so beschrieb sie es manchmal.« Barbara trank hastig einen Schluck, als befürchtete sie, meine Aufmerksamkeit (oder Sympathie) zu verlieren, wenn sie ihren Bericht auch nur kurz unterbrach: »Ihre Übungen machten wir schließlich im Bett, sie lag im Stützkorsett auf ihrem Rücken und ich hob ihre Beine abwechselnd an. Wenn überhaupt, bewirkte es das Gegenteil, irgendwann konnte sie fast nichts mehr allein: nicht aufrecht essen, nicht zur Toilette, jeden Morgen wusch ich sie mit dem Waschlappen unter den Achseln und zwischen den Beinen« – Barbara stürzte den letzten Rest Wein herunter, als wollte sie damit eine Tablette wegspülen.

»Hast du keine Hilfe vom Krankenhaus bekommen?«, fragte ich.

Barbara schnaubte. »Pah! Eine Physiotherapeutin kam zu uns, ein Mädchen in unserem Alter. Nach zehn Behandlungen war ihre Aufgabe erledigt: Sie verstehe nicht, warum Daniel keine Fortschritte mache, sagte sie. Danach mussten wir uns jeden Monat bei einer Rehabilitationsärztin melden. Ich habe Daniel dann einen Pulli übers Nachthemd gezogen und sie in ein Taxi gesetzt. Tja, hat die Frau eines Tages gesagt, vielleicht hat sie einen Hirnschaden, das wird sich mit der Zeit zeigen.«

Bei dem letzten Satz imitierte sie die Ärztin. Sie schlug einen nörgeligen Tonfall an, bei dem ihre Stimme in die Höhe schoss, merkte aber, dass mich das erschreckte.

»Ich musste dabei zusehen, wie es Daan immer schlechter ging«, erzählte sie jetzt wieder in ihrer gewohnten Tonlage. »Ihre Muskeln haben immer weiter abgebaut, und diese Presslufthämmer draußen – wahrscheinlich lag es daran, denke ich im Nachhinein. Wenn sie einfach ihre Ruhe gehabt hätte, wie normale Leute …«

Barbara stand auf, um das Licht über dem Küchentisch anzuknipsen, und setzte sich dann wieder hin. Erst jetzt sah ich, dass sie rote Flecken am Hals hatte, als hätte sie sich gekratzt.

»Es war einfach schrecklich. Für Daan, meine ich. Aber auch für mich, verstehst du das?«

»Du warst für sie da«, sagte ich, aber Barbara schüttelte den Kopf.

»Ich weiß nicht, ob ich für sie da war, und genau das ist das Problem.« Barbara schaute zur Seite. Schweigend starrte sie das Sofa an, als würden sich die richtigen Wörter unter einem der Zierkissen verstecken.

»Ich habe sie nicht mehr geküsst«, sagte sie dann leise.

»Aber das ist doch nicht verwunderlich, oder?«

Wieder schüttelte Barbara den Kopf. »Eines Abends kam ich nach Hause, und ihre Decke lag auf dem Boden«, sagte sie, ohne mich anzusehen. »Daniel hatte es geschafft, sich die Unterhose auszuziehen, sie war bis auf ihr Rückenkorsett nackt, die Kunststoffränder von dem Ding schnitten ihr in den nackten Unterleib, darunter spross ihr Schamhaar hervor: So war sie eingeschlafen. Als ich sie weckte, wirkte sie wie so oft benommen – ihre Augen waren damals immer kurz davor, einfach zuzufallen. Ich wollte die Decke wieder über sie legen, aber sie wollte das nicht. Nein, hat sie gesagt. Ich habe auf dich gewartet. Und dann hat sie meine Hand genommen und sie sich auf den Unterleib gelegt, auf die Bänder ihres Korsetts. Sie hat mich angesehen, versucht, zu lächeln. Ich habe dich vermisst, hat sie gesagt.«

»Und dann?«

»Dann habe ich meine Hand weggezogen und trotzdem die Decke über sie gelegt.«

»Warum?«

Barbara seufzte, starrte immer noch die Zierkissen an. »Weil ich dachte: Ärzte haben nichts mit ihren Patienten.«

9

»Frohes neues Jahr«, sagte Barbara leise zu Daniel. Das hatte sie früher am Morgen, als sie von Cindys Party nach Hause gekommen war, auch schon gesagt, aber da schien Daniel zu schlafen – zum Glück, hatte sie gedacht, während sie sich neben sie ins Bett gelegt hatte. Sie hatte sich die ganze Nacht gesorgt, wie Daniel auf das Feuerwerk reagieren würde.

»Frohes neues Jahr«, sagte Daniel mit einem schwachen Lächeln und drehte sich mit viel Mühe zu ihr.

Letztes Jahr haben wir Krapfen zum Frühstück gegessen, dachte Barbara. Bob, dem der Wodka noch durch die Adern strömte, hatte sie vorbeigebracht: Klopf, klopf, guten Morgen – Daniel hatte lachend mit einem Kissen nach ihm geworfen, denn sie hatten gerade Sex gehabt.

»Wie bist du mit dem Feuerwerk zurechtgekommen?«, fragte sie jetzt.

»Ganz okay.«

Barbara wusste, dass das »gar nicht gut« bedeutete.

»Heute ist der 1. Januar«, sagte Daniel dann. »Der 1. Januar 1993.«

Barbara nickte. Sie hatte es nicht vergessen. Sie hätte sich selbst nur nicht getraut, es anzusprechen: Was hast du vor? – Das Fähnchen. Morgen vielleicht, aber heute nicht.

»Ich werde nicht studieren«, sagte Daniel entschieden. »Und ich werde auch nicht arbeiten, denke ich. Wir müssen das Zimmer kündigen.« – Den letzten Satz hatte sie als Frage formuliert, sie verstand anscheinend nicht, warum Barbara das Thema in den letzten Wochen nicht angeschnitten hatte.

Barbara sah ihre Freundin an. Daniels Bettseite war etwas unordentlicher als ihre, ihr Kissenbezug war lange nicht gewechselt worden. Auf Daniels Nachtschränkchen stand eine Ansammlung von

Gläsern und Tassen, aus denen Strohhalme ragten, als hätte hier ein Kindergeburtstag stattgefunden, der in größter Eile von den kleinen Gästen verlassen worden war. Daniels Gesicht war blass, aber immer noch wunderschön, und mit ihren hellblauen Augen sah sie Barbara an.

Als die nichts erwiderte, redete Daniel weiter.

»Der Vertrag geht nur noch bis Februar, März, oder? Ich dachte, wir könnten vielleicht etwas am Stadtrand suchen, da ist es günstiger, und wenn wir im Osten bleiben, ist es immer noch nah genug an deiner Arbeit, wir können so oder so eine Annonce aufgeben, und heute Nachmittag besorgen wir uns den Stadtanzeiger, und wenn du Welmoed fragen könntest, ob sie sich ein bisschen umhören kann, sie kennt doch so viele Leute –«

»Das habe ich schon gemacht«, unterbrach Barbara sie. »Ich habe Welmoed schon gefragt. Und sie hatte über ein paar Ecken von einem Zimmer an der Brugstraat gehört.«

Barbara setzte sich im Bett auf. Daniel konnte das nicht, das würde zu viel Druck auf ihr Steißbein erzeugen, also blickte sie hoch, wartete auf das, was ihre Freundin sagen würde.

»Ich bekomme meinen Schlüssel nächsten Monat«, sagte Barbara, ohne sie anzusehen, und Daniel nickte. Sie hatte verstanden. Vielleicht hatte sie es sogar schon geahnt.

»Möchtest du etwas trinken?«, fragte Barbara und stand schnell auf, um in der Küche ein Glas Wasser für sie zu holen.

AUF
DER WIESE
HINTER
DEM DORF

1

Daniel und Lucille stehen mit einem Abstand von ein oder zwei Metern voreinander auf der Weide. Über ihnen blauer Himmel, hinter ihnen vielleicht ein Kirchturm, der knapp über dem Horizont herausragt. Sie schweigen. Lucille lächelt, Daniel sieht misstrauisch aus, aber wartet ab, und dann steigen sie langsam auf. Die beiden Körper bewegen sich vertikal in die Höhe, Marionetten an unsichtbaren Fäden, Daniel sieht sich überrascht um, bemerkt, wie der Rucksack im Gras immer kleiner wird, Lucilles Augen sind geschlossen: Sie muss sich konzentrieren, um das hier hinzubekommen. Erst als sie ungefähr drei Meter über dem Boden schweben, öffnet Lucille ihre Augen wieder. Noch immer befinden sich die beiden Frauen voreinander, und Daniels Gesichtsausdruck ist fragend, aber freudig, sie wirken schwerelos, sie zieht ihre Knie an und macht einen Rückwärtssalto, unglaublich, dass das einfach so geht. Lucille lacht und öffnet einladend ihre Arme. Sie muss nichts sagen, Daniel schwebt von selbst in ihre Richtung, ein Nagel, der über einen Tisch auf einen Magneten zugleitet. Sobald Lucille ihre Arme um sie legt, dort, über den komisch geformten Schatten, die sie auf das Gras werfen, wirken die beiden Körper wie ein großer Gegenstand. Und nicht nur das, der Daniel-Lucille-Gegenstand fängt an zu glühen: Schaut nur, sagen die Bauern, die Kirchgänger, die sich kilometerweit entfernt auf dem Kirchplatz versammelt haben, am Himmel steht ein Feuerball, und sie zeigen dorthin, was kann das nur sein? Die Sonne steht woanders, ein Komet ist ausgeschlossen, dafür sinkt das Ungetüm jetzt viel zu langsam, wie eine Wespe, die unschlüssig flügelschlagend über einem Butterbrot hängt, um sich schließlich doch vorsichtig, aber entschlossen auf die Marmelade sinken zu lassen.

Als sich Daniel und Lucille wieder auf dem Boden gegenüberstehen, betastet Daniel ihren unteren Rücken. Da fehlt etwas, aber im positiven Sinne: Zum ersten Mal in fast zwei Jahren ist ihr Kopf wieder klar. Sie springt, sie landet. Sie springt noch mal, diesmal höher, und als sie wieder steht, rudert sie mit ihren Armen durch die Luft wie eine Sprinterin, die ihre Muskeln aufwärmt: Nur zu, sagt Lucille, versuch es mal. Und das macht Daniel. Sie rennt auf die Weide, zieht ihre Knie hoch, als sie durch das ungemähte Gras prescht, und Lucille schaut ihr hinterher, zufrieden, als würde sie zum ersten Mal ihren neuen Welpen von der Leine lassen. Vertrauen, darum geht es hier. Sie muss ihrer jugendlichen Gefährtin vertrauen, und sie ihr, und da ist Daniel auch schon wieder, außer Atem, im verschwitzten Nacken klebt eine Haarsträhne, aber sie sieht keine schwarzen Flecken, die in den letzten Monaten schon bei der geringsten Anstrengung im Gesichtsfeld auftauchten, und ihr ist auch nicht besonders schwindelig. Schnaufend sieht sie Lucille an. Und Lucille lacht schon wieder, diesmal etwas neckisch. Siehst du, sagen ihre Augen. Siehst du, meine Liebe, und Daniel muss sich bemühen, nicht einfach ins Gras zu fallen, sich nicht hinzuknien, vor Erschöpfung, oder vor Ehrfurcht vor Lucille, Lucille, die Heilerin, Lucille, die Retterin – das ist jedenfalls das Bild, das Daniel von ihr zeichnete, als wir zusammen waren.

In der alten Wohnung hing ein Foto von Lucille O'Connor. Das Bild war an einer komischen Stelle aufgehängt worden, im Treppenflur zum oberen Stockwerk; es war zudem ein komisches Foto, ein Porträt, das in einem Fotoladen gemacht worden war, eine lachende Frau vor einer blauen Wand, auf die mit Schwämmen weiße Wölkchen gedruckt worden waren. Als ich das Foto zum ersten Mal sah, dachte ich, es handle sich um Daniels Mutter. Die Frau auf dem Foto hatte etwas rundere Wangen, aber das gleiche dunkle Haar wie Daniel. Ist das deine Mutter, ist das Maureen? – Ich habe das damals nie gefragt, denn wenn wir an dem Foto vorbeigingen, waren wir normalerweise unterwegs ins Schlafzimmer, und das war meiner Meinung nach nicht gerade der beste Moment, um über Mütter zu sprechen.

Nachdem mir Daniel von Lucille erzählt hatte, nahm ich das Foto anders wahr. Wenn wir jetzt daran vorbeigingen, musste ich den

Impuls unterdrücken, dem Bild freundlich zuzunicken, als würde Lucilles Antlitz uns daran erinnern, dass sie das alles hier überhaupt erst ermöglicht hatte. Ohne sie keine Daniel, jedenfalls stellte Daniel es selbst so dar: »Ohne Lucille würde ich hier nicht sitzen«, sagte sie mehr als einmal mit einer Feierlichkeit, die völlig untypisch dafür war, wie sie sonst von ihrer Vergangenheit sprach.

Als ich vorschlug, die Stiftung nach ihr zu benennen, sah mich Daniel mit einem Ausdruck an, der sowohl Argwohn als auch Verärgerung ausdrückte.

»Wieso?«, fragte sie.

Ich war mittags auf dem Markt gewesen und stellte eine Einkaufstasche auf die abblätternde Multiplex-Arbeitsfläche der Küche. Daniel schaute von einem Hocker aus zu, der für sie zwar bequem, aber eigentlich für eine Bar gedacht war. Wenn sie auf diesem Hocker saß, ragte sie noch höher über mich hinaus als sonst – es hatte etwas Mächtiges und Verletzliches zugleich: Sie konnte alles sehen, aber nirgendwohin.

»Es fühlt sich richtig an«, sagte ich und packte die Einkäufe aus. »So, wie du von ihr redest. Damit könnte man ihr eine Ehre erweisen oder so was.«

»Eine Ehre erweisen oder so was?«, wiederholte Daniel und blickte auf die Avocado in meiner Hand, als handle es sich um eine Granate.

»War ja nur eine Idee«, sagte ich. »Bist du jetzt sauer, oder was?«

»Nein«, sagte Daniel und schlug ein Bein über das andere.

»Du siehst aber sauer aus.«

»Sie bedeutet mir viel.«

»Das weiß ich doch! Gerade deshalb dachte ich, dass es ein passender Name für die Stiftung wäre.«

Daniel schüttelte den Kopf. »Lucille war wichtig!«

»Das ist die Stiftung doch auch!«, sagte ich völlig perplex.

Die Stiftung, jaja, passt schon. Ich lasse das Mädel ihr Ding machen, dann liegt sie mir damit wenigstens nicht mehr in den Ohren, ist ja auch ganz praktisch, wenn dabei auch noch ein bisschen was herausspringt – manchmal kam es mir fast so vor, als würde Daniel das Ganze so sehen. Aber als ich die Äpfel in die Rührschüssel legte, die uns damals als Obstkorb diente, bemerkte ich eine Veränderung. In Daniels Haltung, in ihrem Gesicht. Sie sah mich an, als hätte ich ihr gerade die Lösung für ein Problem aufgezeigt, das sie schon sehr lange mit sich herumtrug – und vielleicht war das auch so, denke ich im Nachhinein.

»Wenn wir die Stiftung Lucille nennen«, sagte sie, »dann müssen wir wirklich, wirklich alles geben.«

2

Eines Morgens, der Unfall lag ein Jahr zurück, beschloss Daniel, dass der Boden dreckig war. Nicht unbedingt die Holzdielen an sich, die wurden hin und wieder gefegt, wenn auch nicht besonders oft. Seit Barbara ausgezogen war – sie im WG-Zimmer zurückgelassen hatte –, war das wahrscheinlich vier- oder fünfmal passiert, aber wer dachte an die Fugen? An die Zwischenräume in den Dielen? Da kam der Besen nicht hin. Ganz im Gegenteil: Der Dreck war beim letzten Fegen mit Sicherheit nur noch tiefer in die Rillen gedrückt worden, und Daniel dachte an den Staub, die Partikel, die langsam aus der Zimmerdecke hinabrieselten, ein geräuschloser Prozess, der immerzu stattfand. Würde sie sich nicht regelmäßig drehen, würde sie nach und nach von einer schädlichen Puderschicht bedeckt werden, die ihrer Lungen- und Augenfunktion ganz bestimmt nicht zuträglich wäre. Aber das war verglichen mit dem Dreck, der sich zwischen den Ritzen angesammelt haben musste, noch gar nichts. Da lagen bestimmt Nägel, vielleicht sogar Zehennägel von Barbara. Und Hautzellen, ihre eigenen und die von allen, die hier gefegt hatten, und dann die Staubmilben, die von dem Zeug zwischen den Ritzen angezogen wurden! Auf einmal sah sie es vor sich, das Ungeziefer in den Ritzen. Sie sah, wie sie alles anknabberten und übereinanderkrochen, kleine, rücksichtslose Tierchen, die sich an menschlichem Gewebe gütlich taten, das durch die Dielen zu Streifen gepresst worden war, eine stinkende Ablagerung wie Bauchnabelfusseln oder Zehenkäse. Daniel betrachtete sich nicht als eine Person, die mysophobisch war, und gerade deshalb wusste sie, dass es ernst war, dass sie etwas unternehmen musste, aber zuerst, zuerst musste sie sich die Nägel schneiden, denn wenn Tierchen zwischen den Dielen lebten, dann wohnten sie auch in den Furchen und Ritzen ihres eigenen Körpers.

Einen nach dem anderen fischte sie ihre Nägel aus dem Waschbecken im Badezimmer. Mit Daumen und Zeigefinger legte sie die Ränder in ihre Handfläche, über die sie schließlich ihre andere Hand legte, als wollte sie gleich ein paar Würfel schütteln. Behutsam lief sie damit zurück zum Mülleimer in ihrem Zimmer; Barbara müsste mal sehen, wie gut sie hier alles unter Kontrolle hatte. In letzter Zeit dachte sie öfter an Barbara, wenn sie fand, dass sie etwas geleistet hatte. Wenn sie der Versicherung hinterhertelefoniert oder weniger Tabletten geschluckt hatte als tags zuvor: Barbara müsste mal mitbekommen, Barbara müsste sie jetzt sehen – bedauerlich, äußerst bedauerlich, dass sie nicht etwas öfter vorbeischaute.

»Daan?«

Daniel blickte auf. Sie kniete auf dem Boden ihres Zimmers, in der Türöffnung stand ihre Mitbewohnerin Karin.

»Was machst du da?«, fragte Karin.

»Es ist dreckig«, antwortete Daniel.

Karin nickte, aber ging nicht weg.

»Ich hatte dir aber erzählt, dass wir dein Zimmer in unseren Putzplan aufgenommen haben, oder?«

Karin sprach langsam und artikuliert, ein Ton, den sie mittlerweile immer gegenüber Daniel anschlug. Vorsichtig, aber deutlich, ohne ihr zu viele Vorhaltungen zu machen – darin war sie besser als Bob, fand Karin zumindest. Bob war Daniel gegenüber ungeduldiger, nicht zuletzt, weil er mit ihrem Zimmer liebäugelte, jetzt, wo er seine Freundin geschwängert hatte. »Daniel wohnt da eigentlich illegal«, wurde er nicht müde zu betonen. Zwei Frauen waren anscheinend doch besser darin, auf zwölf Quadratmetern den Frieden zu wahren, dachte Karin und ärgerte sich, wenn sie mitbekam, wie Bob seine Freundin anschrie. Hätte er sie nicht so aufgeregt, hätte sie vielleicht auch etwas weniger Verständnis für Daniel gehabt, aber in der aktuellen Situation kam es ihr so vor, als würde sie Bob einen Strich durch die Rechnung machen, indem sie sich um Barbaras Ex kümmerte, auch wenn sie glaubte, dass Daniel gar nicht wahrnahm, was sie alles für sie tat. Und Bob benahm sich dadurch auch nicht unbedingt höflicher, nein, im Grunde spielte sie ein Match gegen jemanden, der den Schläger nicht mal in die Hand genommen hatte. Aber mal abgesehen davon: Sie konnte Daniel wohl kaum ihrem Schicksal überlassen, oder?

»Ich habe dein Zimmer letzten Monat sauber gemacht«, sagte sie ruhig. »Diese Woche wäre Bob dran gewesen, aber er hat es wahrscheinlich noch nicht geschafft. Ich werde das ansprechen, wenn das nicht hilft, fege ich diese Woche noch mal durch.«

Daniel schüttelte den Kopf. »Fegen reicht nicht, der Dreck sitzt in den Ritzen.«

Erst jetzt bemerkte Karin, dass Daniel eine Stricknadel in der Hand hielt.

»Wir können uns das morgen zusammen ansehen«, sagte sie, aber Daniel schüttelte wieder den Kopf und setzte sich auf ihren Hintern, die Beine vor sich ausgestreckt, die einzige Position, in der Plastikpuppen nicht umfallen – Karin dachte an Daniels Steißbein und schauderte.

»Ich will das jetzt machen«, sagte Daniel.

»Aber es ist schon spät«, sagte Karin. »Oder besser gesagt: Es ist noch früh, es ist halb vier nachts, wusstest du das?«

Daniel sah sie ungläubig an.

»Das habe ich mir schon gedacht«, sagte Karin, zweifellos sehr zufrieden damit, wie erwachsen sie mit dieser Situation umging. »Gerade machst du uns alle wach. Denk doch mal an Saskia, die braucht ihren Schlaf erst recht, wo doch bald das Kind kommt. Und wenn ich das richtig sehe, sitzt du nicht gerade bequem, oder?«

Am nächsten Morgen wurde Daniel mit einem Brennen im unteren Rücken wach.

Auf ihrem Nachttisch lag zwischen den Medikamenten eine Stricknadel, und für eine Sekunde dachte Daniel, dass die Stricknadel in ihr Gesäß stach, aber nein: Die lag ja auf ihrem Nachttisch. Als ihr wieder einfiel, was sie nachts getrieben hatte, verfluchte sie sich selbst. Das hatte mit der Dunkelheit zu tun, mit den Medikamenten, die sie manchmal zum Narren hielten, die sie sich teilweise total munter fühlen ließen, obwohl sie eigentlich schläfrig war, was unweigerlich zur

Folge hatte, dass man Fehler machte. Doch da die Schmerzen jetzt wie ein peitschender Wind durch ihren unteren Rücken jagten, sah sie sich dazu genötigt, eine angemessene Medikamentendosis zu nehmen, leerer Magen hin oder her.

»Wie geht es ihr heute?«, sagte jemand über ihrem Bett.

Es war etwas später als eben, aber wie viel später? Ein paar Stunden, ein paar Tage oder Wochen? »Funktioniert das mit dem Reduzieren einigermaßen?« – War die Frage an sie gerichtet?

In ihrem Zimmer befanden sich drei Menschen, erkannte Daniel. Karin stand in der Tür, ein stilles Dienstmädchen, das auf das Zeichen ihrer Chefin hin diskret verschwinden würde – aber war sie das? Oder war das Barbara, die am Fußende des Bettes stand und mit den Händen das Metallgestell umklammerte, als stünde sie an der Reling eines Schiffes. Wie erwachsen sie in dem Trenchcoat aussah. Und attraktiv.

Neben Barbara stand noch eine Frau. Dunkle Haare, helle Augen, locker einen Kopf kleiner als Barbara. »Wie hoch ist deine Dosis zurzeit?«, fragte sie, und diesmal gab es keinen Zweifel. Diese Frau hatte nicht mit Karin oder Barbara gesprochen, nein, diese Frau sprach direkt mit ihr.

Barbara hatte Lucille über eine Patientin in der Praxis gefunden, in der sie vor Kurzem angefangen hatte. Die junge Frau hatte einen Unfall gehabt, bei dem sie vierzig Meter von einem Lastwagen mitgeschleift worden war: sieben Monate Rehabilitation und anderthalb Jahre Krankengeld wegen anhaltender Schmerzen und Müdigkeit. »Aber jetzt gehe ich zu so einer Frau …« – Die Patientin hatte abwesend gelächelt, als sie das sagte, als würde sie an einen besonders trägen Sommerurlaub zurückdenken, ganz ohne Sorgen und Verpflichtungen.

»Ihre gute Freundin muss die Schmerzmittel absetzen«, hatte Lucille gesagt, als Barbara zum ersten Mal vor ihr saß. »Die verschriebenen Schmerzmittel jedenfalls, nicht zu glauben, dass sie dafür immer noch Rezepte ausstellen.«

»Ja, oder?«, hatte Barbara geantwortet. »Das macht ihre Rehabilitationsärztin, ich habe ihr schon gesagt, dass sie die Dosis besser verringern sollte.« – Sie konnte Lucille bei diesem ersten Treffen in ihrem Behandlungszimmer nicht richtig einschätzen. Die Frau war bestimmt nicht älter als fünfundfünfzig, vielleicht waren ihre Haare gefärbt. Lucille trug eine Tunika über einer weiten Hose in einem gebrochenen Weißton, eine Art Judoanzug, aber dann aus einem leichten Stoff, der Barbara etwas zu dünn für diesen regnerischen Tag vorkam. Doch im Behandlungsraum war es erstaunlich warm, sie wurde davon ganz schläfrig und musste sich zusammenreißen, nicht zu gähnen – in ihrem eigenen Behandlungszimmer war es nie wärmer als neunzehn Grad. Hinter Lucille hing ein riesiges Foto von einem Reisfeld bei Sonnenuntergang. Und als sie sich zu einer Schublade runterbeugte, um einen Notizblock herauszuholen, blitzte eine feine Kette unter ihrer Tunika hervor; Barbara glaubte, einen Anhänger in der Form des Yin-Yang-Symbols zu erkennen, und plötzlich dachte sie an ihre Kommilitonin Marije, die kurz vor ihrem Abschluss nach Indien gereist war, um mit einem Punkt auf der Stirn und einer Menge Geschichten zurückzukommen, die davon handelten, was wir hier im Westen alles falsch machten mit unserem Hang zum Verschreiben von Medikamenten und unserem Diagnostikeifer. »In Indien arbeiten gerade einige der besten Onkologen der Welt«, hatte Barbara zu einer Freundin von Marije gesagt – den Mumm, ihr direkt zu widersprechen, hatte sie nicht –, und kurz befürchtete sie, dass es ein Fehler gewesen war, sich an Lucille O'Connor zu wenden. Die Möglichkeit, einen Termin ohne Daniel vereinbaren zu können, war ziemlich ungewöhnlich, auch wenn sie das ihrem neu erworbenen Status als praktizierende Hausärztin zuschrieb. Aber in welchen Bereichen würde diese Frau ansonsten von den üblichen Pfaden abweichen? Und hatte sie nicht auch selbst Daniels physische Integrität verletzt, indem sie ohne sie über ihren Körper redete und dabei auf weite Reisfelder blickte?

Als Barbara mit Lucille in Daniels Zimmer stand, bot das kühle Metall des Bettgestells einen willkommenen Halt. Ihre Zweifel waren noch nicht ganz verschwunden. Aber Lucille hatte eine praktische

Tablettenbox mitgebracht, die Daniel Schritt für Schritt dabei helfen sollte, ihre Medikamente abzusetzen. »Könntest du ihr Blut auf Blutarmut und Vitamin-D-Mangel testen lassen?«, fragte Lucille sie, und das war der Moment, in dem Barbara sich vorsichtig traute, das Bett loszulassen.

Bei ihrem zweiten Besuch fragte Lucille Daniel, was sie gerne erreichen würde.

»Wie soll ich darauf eine Antwort geben?«, antwortete Daniel ziemlich gereizt. »Ich weiß nicht, wie es mir gehen wird. Ich kann natürlich sagen, dass ich Kartoffelzüchterin oder Börsenmaklerin werden will, aber wer sagt denn, dass ich dazu in der Lage sein werde?«

Lucille schüttelte den Kopf. »Meine Liebe, ich will nicht wissen, was du später werden willst.«

Es hatten schon eine Menge Leute aus dem Gesundheitswesen an ihrem Bett gestanden, aber noch nie hatte sie jemand meine Liebe genannt – Lucille hatte Daniels volle Aufmerksamkeit.

»Ich meinte das ausschließlich physisch«, sagte Lucille. »Was kannst du momentan nicht, was du bald wieder können möchtest? Ich sehe doch, dass dir da was durch den Kopf schwirrt, na los, raus damit.«

Laufen, nein: rennen. Schmerzfrei sitzen. Lesen. Einen Film bis zum Ende schauen, konzentriert nachdenken, ohne sich zu fragen, worüber man gerade nachgedacht hatte – es waren bescheidene Wünsche, die Lucille in ihr Notizbuch schrieb.

Lucille kam noch ein paar Mal bei Daniel vorbei. Sie sah sich das schwimmreifenförmige Steißbeinkissen an, das Daniel von ihrer früheren Therapeutin bekommen hatte, und stellte fest, dass es nicht die richtige Größe hatte: »Dein Gesäß ist dafür viel zu schmal.«

Sie ließ Daniel mit geschlossenen Augen auf einem Bein stehen, während sie mit dem Zeigefinger in ihr Schlüsselbein piekte: »Wenn du denkst, dass du umkippst, kippst du auch um!«

Zum ersten Mal seit Wochen ging Daniel die Treppe hoch und runter. Lucille stand unten und zählte die Stufen, nach fünf oder sechs

Sitzungen ging Daniel an Lucilles Arm bis zum Ende der Straße; Nachbarn, die aus dem Fenster schauten, werden gedacht haben, dass es Lucille war, die gestützt werden musste, die Frau, die so viel älter war als die andere neben ihr, aber es war Daniel, die am Zebrastreifen den Kopf schüttelte, voller Angst, schon beim Anblick der vorbeirasenden Autos umzukippen, deren Motorengeheul so laut und lebendig war, dass sie befürchtete, davon mitgerissen zu werden.

Nach ungefähr drei Monaten traute sich Daniel endlich, den Bus zu Lucilles Praxis zu nehmen. Beim ersten Mal saß Karin neben ihr, aber unterwegs sprachen sie nur wenig miteinander: Dass Karin dabei war, war überflüssig. Daniel hätte das auch allein hinbekommen, aber bis vor Kurzem hatte sie ohne Karin gar nichts gekonnt – beide Feststellungen waren unangenehm, weil sie nie Freundinnen gewesen waren.

Seit Daniel keine starken Schmerzmittel mehr nahm, schlief sie schlechter. Manchmal fühlte es sich an, als würden nachts ein paar Pfähle in ihren Rücken gerammt, es war ein dumpfer, pochender Schmerz, der sie wach hielt. »Ich bin so erschöpft«, sagte sie zu Lucille.

»Das ist gut«, antwortete diese. »Das bedeutet, dass du etwas spürst, die Bedürfnisse deines Körpers wahrnimmst.« – Und auch wenn Daniel diese Antwort zu Beginn nicht besonders hilfreich fand, wiederholte sie die weisen Worte von Lucille in Gedanken, als sie das nächste Mal wach lag: Es war in Ordnung, es war nicht schlimm, sie nahm nur die Bedürfnisse ihres Körpers wahr. Was dieses Bedürfnis genau war, wusste sie nicht, aber auch dafür hatte sie nun Lucille, die einen Plan entworfen hatte, der in der obersten Schublade ihres Nachttisches lag, ein DIN-A4-Papier, das ihr genau vorschrieb, was sie an einem Tag tun, wie viele Tabletten sie schlucken, wie viele Schritte, wie viele Atemzüge bei einer Kniebeuge sie machen sollte. Sie folgte dem Programm mit einer Disziplin, die für sie damals noch ganz untypisch war – *wenn Barbara mich jetzt nur sehen könnte*, dachte sie in den ersten Trainingswochen, aber der Gedanke sollte bald einem neuen Streben weichen. Sie würde jeden Tag so viele Aufgaben wie möglich abhaken, damit sie Lucille am Ende der Woche zeigen konnte, was sie geleistet hatte.

3

Neun Monate Rehabilitation unter Begleitung von L. R. O'Connor, so steht es in Daniels Patientenakte. Gerade diese sachlich anmutende Mitteilung, eine ziemlich vereinfachte Darstellung der Umstände, würde später die Basis für die Geschichte formen, die Daniel über ihre Zeit bei Lucille erzählte.

»Bevor ich Lucille kennengelernt habe, konnte ich nichts«, habe ich sie mal zu einem Journalisten sagen hören. Der Typ war extra zur Molenstraat gekommen, um sie zu interviewen, ich servierte dem Star und ihrem Gast Tee und Spekulatius. »Alle hatten mich abgeschrieben, Ärzte haben behauptet, ich hätte einen Hirnschaden. Aber wissen Sie was? Keine anderthalb Jahre später stand ich auf einer Wiese, erinnerte mich an alles, was Lucille mir beigebracht hatte, und rannte einfach los, ganz spontan.«

Daniel erzählte das nicht zum ersten Mal, auch nicht zum letzten. Und der Journalist notierte ihre Worte kommentarlos, fragte nur, wie sie sich danach gefühlt hatte (»großartig!«) – ich ließ sie machen und nahm mir auch ein Plätzchen. Denn ich verstand, was Daniel da tat.

Rehabilitation als abgesteckte Strecke, die nur in eine Richtung führt: von links nach rechts oder von unten nach oben, wenn man die Entwicklung als Treppe oder Pyramide betrachtet. »Heilen« als Bergsteigen: Du wirst Hindernissen begegnen, aber du wirst sie überwinden, denn der einzige Weg führt nach oben, zur Spitze, zu einem Ort, von dem man vorher wusste, dass man irgendwann dort ankommen würde; man hört eine Menge heroischer Geschichten darüber, nicht aufgeben zu dürfen, vom Durchhaltevermögen. Wer einem die Geschichten erzählt hat, weiß man nicht mehr, sie sind einfach da, jeder kennt sie, mehr Zeitgeist als Mythos wahrscheinlich, aber immer noch Märchen, die niemand als Märchen erkennt – nach meinen Jahren bei der Stiftung Lucille, ergänzt durch die nötige Lebenserfahrung, weiß ich inzwischen: Der Weg zur Besserung ist meistens steiniger, als die Angabe »Rehabilitation« in den Akten vermuten lässt, und nur sehr selten platzieren Patienten ihre Flagge auch wirklich auf der Bergspitze. Vollständige Genesung, die nachhaltige Eliminierung von Symptomen, das war der Topf mit Gold, auf den nur wenige unserer Hilfesuchenden gestoßen sind.

Trotzdem glaube ich nicht, dass Daniel bestimmte Details aus ihrer eigenen Rehabilitationsgeschichte absichtlich unter den Tisch fallen ließ. Ich glaube, dass sie wirklich an ihre Erzählung glaubte, dass sie, immer wenn sie an dem gerahmten Foto vorbeiging, an die Wiese hinter dem Dorf dachte und an nichts anderes.

Aber Lucilles Notizen aus jener Zeit erzählen eine etwas andere Geschichte.

»Und wie geht es dir diese Woche?«

»Ganz gut. Ich habe alle Übungen gemacht, aber hatte danach Schmerzen.«

»Und die Müdigkeit?«

»Müde.«

»Dein Kopf?«

»Ganz ordentlich, ich habe gestern einen ganzen Film geschafft.«

»Und wie geht es dir diese Woche?«

»Geht so. Ich habe meine Übungen gemacht, aber natürlich mit Schmerzen.«

»Und wie ist es um die Müdigkeit bestellt?«

»Na ja.«

»Und deine Konzentration?«

»Lief diese Woche nicht so gut. Ich konnte mir ein paar Sachen wieder nicht merken, bin nicht auf den Namen meiner alten Nachbarin gekommen, dabei haben wir fünfzehn Jahre nebeneinander gewohnt!«

»Und wie geht es dir diese Woche?«

»Immer noch ganz gut. Ich habe meine Übungen gemacht.«

»Mit Schmerzen im Anschluss?«

»Ja, mit Schmerzen.«

»Immer noch müde?«

»Ja.«

»Und deine Konzentration?«

»Ganz ehrlich: Ich weiß es nicht.«

Es war an der Zeit, beschloss Lucille im Sommer 1994. Sie steckten fest, die Gespräche kannten keine Wendungen mehr, sie wusste auch nicht mehr, welche Übungen sie Daniel noch aufgeben konnte. Daniel musste das auch bemerkt haben. »Wird es irgendwann besser?«, fragte sie bei einer Sitzung und meinte damit die Beschwerden, die sie immer noch hatte, wenn sie sich anstrengte.

»Das ist schon möglich«, sagte Lucille. »Vor allem, was das Laufen angeht, kannst du noch einiges erreichen, denke ich, das ist vor allem eine Frage der Muskelkraft, aber –«

»Dann sollten wir dafür einen neuen Plan machen«, sagte Daniel, bevor Lucille ihren Satz beenden konnte. Und Lucille nickte, aber in der darauffolgenden Woche sagte sie trotzdem, was sie hatte sagen wollen: »Ich glaube, dass du ab jetzt auch ohne mich zurechtkommst.«

Daniel saß vor ihr im Behandlungszimmer und blickte auf den Boden. Auf die leichten Streifen, die Sneaker hinterlassen hatten, die schwachen Zehenabdrücke von Leuten, die ihre Schuhe lieber auszogen. Lucille sah, dass ihre Ohren rot wurden.

Es war ja auch eine unangenehme Nachricht. Eine Behandlung endete leider selten mit der Genesung, sondern meistens, wenn die Verbesserung stagnierte; und für Daniel war vermutlich noch einiges drin, aber wie viel, das musste die Zeit zeigen – für ihre Praxis gab es außerdem eine lange Warteliste. Das bedeutete nicht, dass ihr diese junge Frau nicht ans Herz gewachsen war. Es fiel ihr nicht schwer, sich das einzugestehen (dass man Gefühle und Professionalität trennen sollte, betrachtete sie als eine der fatalsten Mythen ihres Fachs), schon beim ersten Mal, als sie Daniel aus dem Bett geholfen hatte, war sie von diesem Körper beeindruckt gewesen. Ja, diese junge Frau hatte definitiv zu lange gelegen, ihre Haut war fahl, und der kleine Bauch, der sich über ihre Unterhose wölbte, war etwas zu schlaff für eine Fünfundzwanzigjährige, aber ihre breiten Oberarme verrieten eine Veranlagung zu gutem Muskelaufbau, und die Übungen, die sie Daniel auftrug, führten erstaunlich schnell zu ersten Erfolgen: Bereits nach ein paar Wochen zeichnete sich zwischen ihrer Schulter und dem Bizeps eine kleine Kuhle ab, und ihre Unterhose saß etwas enger, weil ihre Gesäßmuskulatur stärker wurde – nur selten konnte man den Heilungsprozess so unmittelbar von einem Körper ablesen. Und ihre Patientin sah nicht nur immer besser aus, sie roch auch immer anziehender, merkte Lucille. Anders als während des Trainings im WG-Zimmer trug Daniel in der Praxis immer schneeweiße, nach Waschmittel duftende Herrenemden. Daniel selbst, die oft einen unglücklichen Eindruck machte, war sich ihrer jugendlichen Reinheit, die sie nach all den gemeinsamen Monaten ausstrahlte, nicht bewusst – es war Reinheit im buchstäblichsten Sinne des Wortes, Reinheit: Schweiß, der nicht länger nach Krankheit roch. Und auch wenn Lucille wusste, dass Daniel das alles für sich selbst tat, schmeichelten ihr ihre Bemühungen, denn die waren alles andere als selbstverständlich. Es gab genügend Patienten, die ihre Ziele nach ein oder zwei Sitzungen vergessen zu haben schienen und ihr ungeniert mitteilten, dass sie »nicht dazu gekommen waren«, ihre Übungen zu machen. Daniel hingegen war ehrgeizig. Sie war offen für ihre Tipps, neue Übungen und Infoblätter über Ess- und Schlafgewohnheiten – es war nicht nur beachtlich, sondern auch gut für Lucilles Ego, wie ernst sie sie nahm, wie genau sie ihre Anweisungen befolgte, es war fast ansteckend. Als Daniel eines Tages erzählte, wie viel besser sie sich durch die neuen Sport- und Diätregeln fühlte, fragte Lucille sich, ob sie nicht auch mal versuchen sollte, von ihren Joints loszukommen. Emotional involviert zu sein, war eine Sache, sie durfte jedoch nicht anfangen, aus Sentimentalität zu handeln. Daniel musste ihre

Übungen auch selbstständig durchführen können. Und wenn sie sie jetzt nicht gehen ließ, wie sollte sie dann jemals wieder sich selbst vertrauen?

»Du kannst immer ein Nachgespräch vereinbaren«, sagte sie. Doch da sah Daniel sie mit diesen für sie typischen wässrigen Augen an.

»Nein«, sagte ihre Patientin leise. »Noch einen Monat.«

In der darauffolgenden Woche war Daniel in schlechter Verfassung.

»Ich muss aus meiner Wohnung raus«, sagte sie, noch bevor Lucille fragen konnte, wie ihre Woche gewesen war. »Mein Mitbewohner hat unserem Vermieter gesagt, dass ich nicht mehr studiere. Aus Versehen, behauptet er, ist ihm am Telefon rausgerutscht, aber wieso haben die beiden überhaupt telefoniert?«

»Wie ärgerlich«, sagte Lucille. »Das nimmt einen natürlich ganz schön mit.«

»Ich kann seit zwei Nächten nicht mehr schlafen«, erzählte Daniel weiter. »Ich weiß nicht, wo ich hinsoll. Ich habe auch plötzlich wieder viel stärkere Gesäßschmerzen, das hat bestimmt damit zu tun.«

Lucille nickte: »Die Herausforderung besteht jetzt darin, dir darüber nicht zu viele Gedanken zu machen.«

»Aber das mache ich!«, sagte Daniel und legte ihr orthopädisches Sitzkissen auf den freien Stuhl, eine Handlung, die sie mittlerweile genauso selbstverständlich ausführte, wie ihre Jacke an die Garderobe in der Ecke des Zimmers zu hängen. »Da unten sitzt alles fest, und das wird doch nur noch schlimmer, wenn ich bald keine Wohnung mehr habe, ohne meine Kissen irgendwo auf dem Sofa schlafen muss« – bei dem Wort »Kissen« rieb sich Daniel stöhnend über den Rücken. Das machte sie sonst nie in einer Sitzung. Sie war ausgesprochen gut darin, Schmerzen zu verbergen, jedenfalls war das Lucilles Eindruck. Heute, bemerkte sie, wollte Daniel ihr etwas mitteilen.

»Ich halte es kaum aus, auf diesem Stuhl zu sitzen«, sagte sie, die Hand immer noch auf dem Rücken. »Kannst du dir das nicht mal ansehen?«

Lucille war keine manuelle Therapeutin. Sie hatte die nötigen Massagetechniken während ihrer Ausbildung zwar gelernt, aber sie waren kein Bestandteil ihres Therapieansatzes; das Programm, das sie mehr oder weniger selbst entwickelt hatte, drehte sich um die Fähigkeit, sich selbst zu helfen, um strukturelle Lösungen, nicht um die kurzfristige Milderung von Symptomen – sie war stolz darauf, dass sie sich darin von ihren Kollegen unterschied, und mit der Zeit hatte sie sogar eine gewisse Geringschätzung für deren Arbeitsweise entwickelt. Wenn ein Patient mit Massagen anfing, musste sie sich zusammenreißen, nicht das Gesicht voller Hohn zu verziehen.

Aber Daniel wirkte völlig verzweifelt. Sie schien ihren Stolz mit dieser Rückenreiberei beiseitegeschoben zu haben, denn es hatte etwas Mitleiderregendes an sich, aber auch – und Lucille war sich nicht sicher, ob sie das richtig interpretierte – etwas Anklagendes.

Lucille schaute zum Behandlungstisch in der Ecke des Zimmers. Daniel folgte ihrem Blick, und damit war die Sache beschlossen.

»Um dein Steißbein herum fühlt sich tatsächlich alles etwas verspannt an«, sagte Lucille, als Daniel lag. »Vor allem rechts, stimmt das?«

Daniel nickte, ihr Gesicht war in dem Loch, das dafür gedacht war, verschwunden. Ihr Rücken war immer noch blass und mit Muttermalen übersät, von denen einige fast schwarz waren – nächstes Mal würde sie Daniel empfehlen, die mal von dieser Barbara überprüfen zu lassen; nächstes Mal, nicht heute. Denn auch wenn sie nichts von Massagen hielt, hoffte sie, Daniel etwas Entspannung verschaffen zu können. Vor allem da der Tag des Abschieds immer näher rückte, wollte sie, dass Daniel mit einem guten Gefühl auf die Therapie zurückblicken würde – solch eine positive Erinnerung, redete Lucille sich ein, würde auch in Zukunft die Genesung fördern.

»Vor allem rechts, ja«, sagte Daniel, und Lucille zog ihre weiße Unterhose etwas weiter runter. »Ist das in Ordnung, dass ich das mache?«

»Ja klar, ja.«

Mit den Knöcheln ihres Zeige- und Mittelfingers strich Lucille über Daniels Gesäßmuskulatur, die schmal, aber fest war, jedoch kaum nachgab; als würde sich ein Stück getrockneter Ton unter ihrer Haut befinden.

Daniel stöhnte wieder.

Lucille zog die Unterhose jetzt auch etwas zur Seite, bis der Stoff zwischen den Pobacken hängen blieb. Mit dem Daumen glitt sie über die Gesäßmuskulatur und arbeitete sich bis zum unteren Rücken empor. Daniel stöhnte nicht mehr, Lucille spürte, wie die Muskeln unter ihren Händen geschmeidiger wurden, kurz schien die Verspannung gänzlich aus dem Steißbein gewichen zu sein. Aber dann hielt Daniel plötzlich den Atem an – ein Zeichen, das Lucille fälschlicherweise als Unbehagen interpretierte: »Geht es?«, fragte sie. »Soll ich weitermachen?«

Sie hatte es noch nicht ganz ausgesprochen, da spürte sie schon, wie sich Daniels Muskeln wieder verspannten.

4

Daniels letzte Sitzung, die in jenem Jahr noch von der Versicherung übernommen werden würde, fand am 21. August 1994 statt. Es war warm in der Praxis, aber nicht viel wärmer als im Winter; vielleicht verstärkte die konstante Temperatur in Lucilles Behandlungsraum das Gefühl, das beide Frauen mittlerweile haben mussten: in einer Sackgasse zu stecken. Daniel machte an jenem Mittag einen etwas niedergeschlagenen Eindruck, notierte Lucille.

»Ich bin gestern mit dem Zug gefahren«, sagte Daniel.

»Mit dem Zug?«, fragte Lucille aufrichtig erfreut. »War das das erste Mal nach –?«

Daniel nickte. Sie hatte wandern wollen, sagte sie. Deshalb sei sie in den Wald hinter ihrem Heimatdorf gefahren. Viel Zeit habe sie dort aber nicht verbracht, von den Schatten, die die flatternden Blätter auf den Weg warfen, wurde ihr schwindelig, sie hatte Angst, über einen der Phantomäste zu stolpern – immer wenn sie runterschaute, wurden ihre Beine zu Pudding. Sie hatte den Wald an einem Ausgang verlassen, den sie sonst nie nahm, und landete auf einer Wiese. Und dort, sagte Daniel, sei etwas Wundervolles mit ihr geschehen.

»Nach dem Wald wirkte auf einmal alles so übersichtlich«, erzählte sie Lucille. »Es war so hell, und die Wiese war so rechteckig, wenn du verstehst, was ich meine. Ich konnte sehen, wo sie anfing und wo sie aufhörte, einfach: vier gerade Linien und sonst nichts.«

»Und dann?«

»Dann habe ich beschlossen, sie zu überqueren. Diagonal, von einer Ecke zur anderen. Zuerst bin ich noch vorsichtig gegangen, dann immer schneller, denn ich war mir auf einmal sicher, dass ich hier nicht stürzen würde. Und bevor ich wusste, wie mir geschah, rannte ich, flog ich durch das Gras. Ich glaube, ich bin sogar über einen Kuhfladen gesprungen.«

Lucille sah Daniel abwartend an. Denn obwohl das, was sie ihr da erzählte, nach einem persönlichen Triumph klang, wirkte ihr Gesichtsausdruck, als hätte sie großes Unrecht erfahren.

»War das denn nicht schön?«, fragte sie.

»O Mann, es war großartig. Ich hatte keine Schmerzen, ich dachte: Das ist es, ich kann wieder alles!«

Daniel setzte sich anders hin, verschob den Schwimmreifen unter ihrem Hintern.

»Aber heute Morgen waren die Schmerzen doppelt so schlimm wie in den letzten Wochen. Ich habe wieder diese Glut gespürt, dieses Brennen, es hat bis in die Rückseite meiner Oberschenkel ausgestrahlt, wie am Anfang, als hätte ich überhaupt nicht trainiert, als hätte ich gar nichts erreicht. Als wäre alles umsonst gewesen.«

»Und was hast du dann gefühlt?«

»Na was wohl? Ich dachte: Wenn ich nicht mal ein paar Meter rennen kann, dann hat das alles keinen Sinn mehr.«

Mach das nicht, dachte Lucille. Das hier sollte wirklich ihre letzte Sitzung werden. Daniel klammerte sich wie ein Kind, das nicht im Kindergarten zurückgelassen werden will, an ihre Beine – und sie konnte das verstehen, ihr selbst fiel es auch nicht leicht, Daniel in die Welt zu entlassen. Aber jetzt nachzugeben, würde niemandem helfen.

»Ich verstehe, dass du enttäuscht bist«, sagte sie. »Aber denk mal daran, was wir in den letzten Monaten alles erreicht haben. Wir haben hart gearbeitet, du hast einen Großteil deiner Ziele erreicht, und dass du dich nach einem Sprint über unebenen Boden erst mal wieder erholen musst, ist eigentlich nur logisch. Versuch, an gestern zu denken, an das, was du gefühlt hast, als du über die Wiese gerannt bist – was heute ist, ändert daran nichts, vor einem halben Jahr hättest du dort nicht mal stehen können, daran musst du denken.«

Lucille versuchte, Daniels Reaktion einzuschätzen, aber Daniel mied ihren Blick.

»Was ist das eigentlich für eine Kette?«, fragte Daniel plötzlich.

»Oh«, machte Lucille. »Na ja, hier«, und sie hielt den Anhänger, als würde sie eine antike Münze präsentieren. Daniel beugte sich über ihren Schreibtisch. Um die Kette aus der Nähe betrachten zu können, legte sie ihre Unterarme auf den Tisch, wie eine Meerjungfrau, die versuchte, ins Trockene zu robben. »Yin und Yang?«, fragte sie.

Lucille nickte und ließ zu, dass Daniel sich den Anhänger in die Handfläche legte. Daniels Gesicht war jetzt ganz dicht vor ihrem; wenn sie sich etwas vorbeugen würde, würden ihre Lippen Daniels Stirn berühren.

»Das steht für Balance, oder?«

»Das glauben viele Leute, ja. Aber mich spricht eher der Gedanke an, dass das Helle nicht ohne das Dunkle existieren kann. Das ist tröstlich.«

»Wieso?«

Daniel hing immer noch mit der Kette in der Hand über dem Schreibtisch. Lucille sah die Härchen auf ihrer Oberlippe, roch ein Shampoo, ein teures, sie erkannte den Geruch, weil sie es sich nach einem überzeugenden Werbespot über Hopfenextrakt selbst gekauft hatte – das Zeug hatte allerdings nur wenig bewirkt, und sie hatte sich dafür geschämt, dass sie auf die Werbung reingefallen war. Doch der Gedanke, dass sie nicht die Einzige war, erzeugte eine alberne Stimmung in ihr, aber vielleicht lag es nicht nur daran, und sie lehnte sich schnell etwas zurück, sodass der Anhänger Daniels Fingern entglitt.

»Ich habe ein Zimmer für dich«, hörte sie sich selbst sagen.

»Wie meinst du das?«

»Mein Sohn wohnt in einer Wohnung, die mir gehört. Sein Mitbewohner ist vor Kurzem ausgezogen, was mich angeht, kannst du nächsten Monat einziehen.«

Daniel schlug ihre Faust in die Handfläche. »Meinst du das ernst?«

Lucille nickte. Vor heute Nachmittag war sie sich nicht sicher gewesen, ob es klug war, Daniel das vorzuschlagen. Aber Daniel war bald nicht mehr ihre Patientin, nach dem heutigen Tag würden sie Bekannte sein, und Bekannten durfte man helfen. Als sie sah, wie begeistert Daniel reagierte, spürte sie, wie ihr Hals glühte, genau an der Stelle, wo der Anhänger auf der Haut lag.

Daniel und Lucille machten an diesem Nachmittag noch ein paar letzte Gleichgewichtsübungen. Daniel stand auf einer Scheibe, in deren Mitte ein Ball steckte, ging leicht in die Knie und schloss ihre Augen, während Lucille von sechzig auf null runterzählte. Um ihr Gleichgewicht zu halten, breitete Daniel bei dreißig die Arme aus, wobei die Scheibe etwas kippte, wie die Ringe von Saturn, aber sie blieb stehen. Nach dieser allerletzten Übung ging sie zur Garderobe. Es dauerte einen Moment, bis Lucille begriff, was Daniel vorhatte; die Kuchenschachtel hatte gerade so in ihren Rucksack gepasst, und Daniel musste sie Stück für Stück befreien, um sie unbeschadet herauszubekommen. Als Lucille sah, dass die Verpackung von einem teuren Konditor stammte, spürte sie, wie etwas in ihrer Brust in kleine Scherben zersprang, sie wusste, dass Daniel nicht viel Geld hatte.

»Kanos«, sagte Daniel. »Die liebe ich, du auch?«

Sie standen sich jetzt gegenüber, Daniel kerzengerade, in der ergonomisch korrekten Haltung, die sie ihr beigebracht hatte: Brust hoch, als würde ein Seil daran ziehen, die Füße nicht zu weit auseinander, das Gebäck vor sich; eine Pfadfinderin mit ihrer Keksdose.

»Danke schön«, sagte Lucille und nahm die Marzipanküchlein entgegen. »Ich finde Kanos auch lecker.«

Sie schwiegen kurz. Daniel fixierte die verschlossene Schachtel, Lucille betrachtete Daniel, die von den Übungen noch verschwitzt war. Daniels sonst so glattes Haar wird etwas zerzaust gewesen sein und vielleicht verspürte Lucille den Drang, eine verirrte Strähne hinter Daniels Ohr zu streichen. Stattdessen öffnete sie die Schachtel, die sie von ihrer Patientin bekommen hatte.

»Das sind aber viele«, sagte sie.

»Ich wusste nicht, wie viele ihr zu Hause seid«, antwortete Daniel, und sie drehte sich um, zog ihre Schuhe unter der Garderobe hervor und trug sie zum Stuhl mit dem Sitzkissen, um sie sich dort anzuziehen.

»Möchtest du vielleicht auch eins?«, hörte Lucille sich sagen. »Ich habe oben Teller.«

5

Sjoerd O'Connor hatte einen stressigen Tag.

Joukes Vater sollte morgens das Zimmer seines Sohnes leer räumen und ab elf Uhr hatte Sjoerd für den Fall, dass Joukes Vater noch ein bisschen reden wollen würde, mit einer Kanne Kaffee und einer Packung frischen Stroopwafels in der Küche gewartet; er hatte den Mann in Joukes letzten Monaten hier nur selten gesehen. Sjoerd hatte das Zimmer gesaugt, die Fenster geputzt und die WG-Küche gewienert, denn Joukes Vater sollte nicht denken, dass sie hier im Chaos gehaust hatten. Aber Sjoerd war müde, am Abend zuvor hatte er auch noch ein paar von Joukes Sachen abgestaubt, sein Bettgestell, den Schreibtisch voller Bücher, in denen Post-its klebten, und seinen Rod-Stewart-Kram.

»Welcher Schwule hört denn bitte Rod Stewart?«, hatte Sjoerd seinen Mitbewohner neckend gefragt, als der mal wieder eine neue Platte nach Hause gebracht hatte. Jouke hatte das Spiel brav mitgespielt und erwidert: »Finger weg, Junge, Rod gehört mir, okay?!« – Klick, ein Foto von seiner Kassettensammlung, Sjoerd hoffte, dass der Blitz diesmal funktioniert hatte, er besaß nicht besonders viele Fotos von Jouke, später müssten diese Bilder seines leeren Zimmers ausreichen, um ihn zum Leben zu erwecken.

Joukes Anwesenheit war in den letzten drei Jahren immer so selbstverständlich gewesen. Und was selbstverständlich ist, vergisst man festzuhalten, vielleicht sogar zu schätzen. Hätte er nicht öfter an Joukes Zimmertür klopfen müssen? Sjoerd schob den letzten Gedanken fort und rückte die beiden Schreibtischstühle im Zimmer ordentlich an den Tisch.

Joukes Vater war zu spät. Erst gegen zwei Uhr klingelte er und hatte seinen Bruder, Joukes Onkel, dabei – die beiden wollten keinen Kaffee und brauchten auch keine Hilfe beim Tragen. Trotzdem hatte Sjoerd das Gefühl, bleiben zu müssen. Er war nun mal der Hauptmieter und somit die zuständige Autorität in dieser eisigen Gesellschaft. Joukes Vater und der Onkel brauchten schon allein für das Auseinanderschrauben des Schreibtischs eine halbe Stunde, und die Verspätung brachte Sjoerds Pläne für den Rest des Tages völlig durcheinander: Er hatte Raffa und Sanne versprochen, nachmittags im Dunker vorbeizuschauen, um gemeinsam die letzten offenen Punkte für die Sommerbenefizveranstaltung durchzugehen, er musste zum Schlosser, um Haustürschlüssel nachmachen zu lassen (Jouke muss irgendwann mal fünf gehabt haben, aber er hatte nur einen in seinem Zimmer wiedergefunden), und er musste bei seiner Mutter vorbei, um Laken abzuholen, die bei der Veranstaltung als Transparent verwendet werden könnten.

Als Sjoerd in die Straße bog, in der er aufgewachsen war, überkam ihn nicht das Gefühl, das ihn meistens überkam, wenn er zu Hause vorbeischaute. Es war eine Empfindung, die sich in zwei Schritten vollzog, wie beim Essen eines würzigen Käses mit einem etwas ekligen Nachgeschmack: zuerst die Wehmut um das, was nicht mehr ist, und direkt im Anschluss, zweifellos wachgeküsst von der Erinnerung an sein jüngeres Ich, ein Echo der Angst und Unruhe, die er als Kind empfunden hatte – heute war er dafür einfach zu müde. Und ihm war zu warm, und sein Magen knurrte: Er hatte Joukes Vater verabschiedet, noch mal in dem jetzt leeren Zimmer gesaugt, vier neue Schlüssel anfertigen lassen, und er war beim Dunker vorbeigeradelt, aber Raffa und Sanne waren schon weg.

Dass an das Regenrohr des Hauses ein fremdes Fahrrad angeschlossen war, sah Sjoerd erst, als er sein eigenes Fahrrad dort abstellen wollte. Das bedeutete, dass noch ein Patient bei seiner Mutter war. Merkwürdig, es war schon nach sechs. Aber wenn seine Mutter noch in der Praxis war, hatte es keinen Zweck, zu klingeln, und Sjoerd hoffte inständig, dass sie die Laken zu Hause für ihn rausgelegt hatte, damit er nicht warten müsste, bis sie fertig war.

Er versuchte, auf der Treppe so wenig Lärm wie möglich zu machen. Die Praxis befand sich im ersten Stock, er wollte seine Mutter und den Patienten nicht stören, was auch immer sie da machten. Über der Praxis wohnte Herr Schellekes, der früher mehr als einmal bei seiner Mutter geklingelt hatte, wenn Sjoerd und seine Freunde nach oben gepoltert waren (als sie aus Versehen einmal sein Rennrad umgestoßen hatten, hatte er seine Mutter sogar minutenlang angeschrien, und es war vor allem ihr Gestotter, das einen bleibenden Eindruck hinterlassen hatte, so unterwürfig hatte er sie noch nie gesehen), und er traute sich bis heute kaum, auch nur laut zu atmen, wenn er Schellekes' Wohnungstür passierte.

Sjoerds Mutter wohnte im obersten Stockwerk des schlecht gepflegten Grachtenhauses. Zu seiner Überraschung schallte Musik aus ihrer Wohnung.

»Mama?«

Es fühlte sich nicht logisch an, jetzt noch zu klingeln. Wenn seine Mutter wirklich zu Hause war, würde sie bestimmt denken, dass es der Nachbar wäre, und erst gar nicht aufmachen. Sjoerd steckte seinen Schlüssel ins Schloss und drückte vorsichtig die Tür auf.

Er traf seine Mutter mitten im Wohnzimmer an – in ihren Armen ein Mädchen.

Der Geruch eines Joints schlug ihm entgegen, reflexartig wedelte er die imaginäre Rauchwolke weg, die Musik, die er gehört hatte, war alter Country, wahrscheinlich eine Platte von Papa, James Taylor oder so was, er wusste nicht, dass seine Mutter die aufbewahrt hatte.

Das Mädchen ließ seine Mutter los, als sie ihn sah, und schaute ihn etwas perplex an. Sie trug eine kurze Hose und ein Hemd, von dem er glaubte, so eins auch zu besitzen.

»Hi«, sagte Sjoerd. »Ich wollte die Laken abholen« – und das Standbild wurde zum Leben erweckt, das Mädchen nickte, steckte die Hände in die Hosentaschen und blickte über ihn hinweg, anscheinend in den leeren Flur hinter ihm, seine Mutter kam zu ihm und drückte ihm einen Kuss auf die Wange.

»Das ist Daniel«, sagte sie und zeigte auf das Mädchen, das immer noch schweigend mitten im Zimmer stand. »Ich habe ihr den Two-Step beigebracht, gut für das Gleichgewicht – Daniel …«, seine Mutter deutete mit dem Kopf in seine Richtung, »das ist mein Sohn, dein neuer Mitbewohner.«

»Ähm?«, sagte Sjoerd, aber seine Mutter drehte sich schon zum Küchentisch.

»Möchtest du auch ein Kano?«, fragte sie und beugte sich über die halb leere Gebäckschachtel.

DER
DUNKER

1

Vor ungefähr dreizehn Jahren, als das ein oder andere zwischen Daniel und mir und zwischen Daniel und der Welt vorgefallen war (eine Phase, die ich danach als »unser Katastrophenjahr« bezeichnete), kam Sjoerd in der Molenstraat vorbei. Ich wusste zu dem Zeitpunkt schon seit achtundvierzig Stunden nicht, wo Daniel sich herumtrieb, sie hatte aufgebracht das Haus verlassen und seitdem nichts mehr von sich hören lassen. Ich hatte die ganze Zeit über kaum ein Auge zugetan (vor Sorge, vor Wut – auch aus Schuldgefühl, vielleicht), meine Erinnerungen an jene Zeit sind deshalb etwas verschwommen, und ob ich Sjoerd angerufen oder ob er von sich aus angeboten hatte, vorbeizukommen, weiß ich nicht mehr. Aber ich erinnere mich noch sehr gut, dass wir nicht wussten, wie wir uns verhalten sollten, als wir im Wohnzimmer saßen. Denn Sjoerd war nicht für ein gemütliches Beisammensein mit Stroopwafels gekommen. Er war für mich da, glaube ich, zur Beruhigung oder zum Trost, und trotzdem hatte sein Besuch etwas Formelles, es herrschte eine unangenehme Atmosphäre, die sich in unserer Körperhaltung widerspiegelte. Er hatte sich in den Sessel gesetzt, die Beine gespreizt, ein Ermittler, der den Stand der Dinge erörtern wollte. Ich hatte meine Hände auf die Knie gelegt und murmelte etwas von Tee oder Kaffee. Denn obwohl wir uns mittlerweile ziemlich gut kannten, waren wir noch nie zu zweit in diesem Haus gewesen. Und das Außergewöhnliche an dieser Situation sorgte dafür, dass wir keine Sekunde vergaßen, was uns an diesem Morgen im Jahr 2011 zusammengeführt hatte: dass Daniel einfach abgehauen war.

»Ich bin so wütend auf sie« – so was muss ich gesagt haben.

»Sie ist auch ziemlich wütend auf dich«, sagte Sjoerd, und die Strenge in seiner Stimme erschreckte mich. Anscheinend hatte Daniel ihm erzählt, was zwischen uns vorgefallen war. Und natürlich las er auch Zeitung. Es war logisch, dass er sich jetzt auf ihre Seite schlug: Sjoerd war ihr Freund, nicht meiner, aber die Frage, was genau sie ihm erzählt hatte, an jenem Morgen, an dem sie ihn, aber nicht mich angerufen hatte, sollte mich noch sehr lange beschäftigen.

»Nicht besonders viel«, sagte Sjoerd, als ich ihn im vergangenen Herbst doch noch danach fragte. »Und soweit ich weiß, nichts, was ich dir nicht auch schon damals erzählt hätte.«

Ich kam von einer Fortbildung für Uvema zurück, zwei Tage und eine Nacht in einer umgebauten Melkhalle, die mich an den renovierten Bauernhof von Sjoerd und seinem Mann Raoul erinnerte. *Ich bin in der Gegend,* hatte ich Sjoerd morgens geschrieben, womit ich vor allem ausdrücken wollte, dass ich auf dem Land war, und verschwieg, dass es von der Melkhalle noch hundertvierzig Kilometer Fahrtweg bis zu ihm waren. Aber wir hatten uns schon seit ein paar Monaten nicht mehr gesprochen, und ich wusste nicht, wessen Schuld das eigentlich war. Meine, weil ich Sjoerd nicht mit meiner Trauer belasten wollte (er war nicht für mein Wohlbefinden verantwortlich), oder seine, weil er mich seit den ersten Wochen nach der Beerdigung, in denen wir uns regelmäßig gesehen hatten, immer seltener zurückrief.

»Warum willst du plötzlich etwas über diese Zeit wissen?«, fragte er, als wir auf seinem riesigen Ledersofa saßen. »Der ganze Zirkus ist doch schon so lange her.«

»Ich weiß es nicht«, antwortete ich. »Ich will irgendwie einfach alles wissen. Und darüber – über *diese Zeit* – haben Daniel und ich eigentlich nie wirklich gesprochen, also dachte ich –«

»Das ist ja merkwürdig«, unterbrach mich Sjoerd ziemlich schroff, und ich musste mich zusammenreißen, um nicht zu gereizt zu erwidern: »Du weißt doch, wie sie war?!«

»Entschuldige«, sagte Sjoerd. »So habe ich das nicht gemeint.«

Was hältst du davon, wenn ich kurz vorbeischauen würde? – so hatte ich meine Nachricht an diesem Morgen formuliert. Und ich hatte fast unmittelbar eine Antwort bekommen: einen breit lächelnden Smiley – doch jetzt schwiegen wir uns an.

Sjoerd rettete den Nachmittag, indem er zur riesigen Bahnhofsuhr schaute, die unter dem spitzen Fachwerkdach hing. »Zwanzig nach vier«, sagte er und sah mich verschwörerisch an. »Dann ist es ja wohl völlig in Ordnung, sich was zu genehmigen, oder?«

»Ja-haaaa«, sagte ich erleichtert und hatte dabei seine leicht melodiöse Intonation übernommen.

Raoul besuchte seine Mutter und blieb dort über Nacht.

Frau Tripolini war vor Kurzem die Treppe hinabgestürzt und benötigte rund um die Uhr Unterstützung, aber die Pflegekraft schaute erst am Montag wieder bei ihr vorbei. Als unsere Flasche Beaujolais leer war, fragte Sjoerd, ob ich übernachten wolle, schließlich hätten sie ein Gästezimmer, und ich sollte vermutlich besser nicht mehr fahren, oder?

»Bist du dir sicher?«, fragte ich. »Ich will dir keine Umstände machen?«

»Ach Quatsch, nein«, sagte Sjoerd. »Ich finde das super.«

Ich nickte, denn er schien es wirklich so zu meinen.

Das Gästezimmer befand sich im zweiten Stock, eigentlich war es eher eine Art eingezogener Dachboden, der durch eine offene Metalltreppe mit dem Erdgeschoss verbunden war, die an die Doppelhelix eines DNA-Strangs erinnerte. Ich wunderte mich darüber, wie geschmackvoll sogar das Gäste-WC eingerichtet war. Ein rechteckiges Granitwaschbecken, graublaue Fliesen, die antik aussahen, aber trotzdem brandneu wirkten, ein paar dezente Holzleisten mit Trockenblumen, die unter anderen Umständen vielleicht konservativ gewirkt hätten, aber über dem rechteckigen Waschbecken ein origineller Hingucker waren; das Fehlen eines Spiegels war mit Sicherheit eine bewusste Entscheidung, das Produkt einer Ideologie: Granit ist schick, Eitelkeit nicht. Das war bestimmt Raouls Handschrift. Raoul war Stadtplaner und hatte in den letzten Jahren nahezu seine ganze Freizeit in den Umbau des Bauernhofs gesteckt, was er mit dem Argument rechtfertigte, dass sich die Stunden und die Unsummen, die er in ihr Zuhause steckte, irgendwann auszahlen würden. »Aber ich glaube nicht, dass wir hier so bald wieder wegziehen«, hatte Sjoerd mir irgendwann anvertraut, und plötzlich wurde mir klar, dass es vielleicht noch einen Grund dafür gab, dass er so erfreut gewesen war, als ich sein Angebot, hier zu übernachten, angenommen hatte. Das Gästezimmer wird heute Nacht genutzt, würde Sjoerd Raoul erzählen können. Es ist nicht umsonst gewesen! Der leere Kleiderschrank und der Staub auf der Fensterbank verrieten, dass das Zimmer schon länger keine Gäste beherbergt hatte.

Aber Sjoerd freut sich auch so, versicherte ich mir. Ja, er fand es wirklich schön, dass ich da war, auch wenn wir vor allem über Daniel gesprochen hatten und mir jetzt einfiel, dass ich vergessen hatte zu fragen, wie die Bewerbung bei der Firma knapp hinter der Grenze gelaufen war – ich nahm mir vor, das morgen früh nachzuholen, aber jetzt musste ich dringend schlafen. Allerdings konnte ich nirgendwo ein Kissen finden, auf dem großen Doppelbett lagen keine, also ging ich die Wendeltreppe wieder runter.

Unten war es still. Kurz dachte ich, Sjoerd sei schon ins Bett gegangen, doch ich fand ihn genau da, wo ich ihn zurückgelassen hatte; auf einem Küchenstuhl am Ende des Esstischs. Sein Handy lag vor ihm auf dem Tisch, seine Arme hingen an seinem Körper herab, der Kopf neigte sich etwas zur Seite. Sjoerd war eingeschlafen. Und es fühlte sich nicht richtig an, ihn heimlich zu beobachten, aber ich konnte nicht anders (warum sehen schlafende Menschen nur so verletzlich aus, obwohl sie eigentlich damit beschäftigt sind, ihre Energie wieder aufzuladen?). Er ist ganz schön alt geworden, dachte ich. Runzlige Haut am Hals, Pigmentflecken, die mir vorher noch nicht aufgefallen waren, die Haare über eine kahle Stelle am Hinterkopf gekämmt. Sjoerd und Daniel trennten nicht viele Jahre. Würde Daniel noch leben, wäre sie bald genauso alt wie er gewesen; alt genug, anscheinend, um einfach am Tisch einschlafen zu können, und während ich mit drei Zierkissen vom Sofa ungelenk die Treppe hochstapfte, überfielen mich düstere Gedanken, von denen ich schon eine ganze Weile verschont geblieben war. Vielleicht hatte ich das meinen Gesprächen mit Barbara zu verdanken. Indem ich mit ihr über Daniel sprach, hatte ich meinem Körper weismachen können, dass meine Geliebte überhaupt nicht weg war, jedenfalls nicht ganz, und indem ich an sie dachte, daran, wie sie war, bevor sie mich kannte, aber auch, als wir zusammen waren, konnte ich eine gewisse Sehnsucht lindern. Einerseits das Bedürfnis, mich mit ihr zu beschäftigen, ohne dass meine Gedanken in Richtung Verzweiflung, Wut oder der üblichen Gewissensbisse abbogen, und andererseits ein körperlicheres Verlangen – wie diese Puppen aus Draht und Wolle, die ein Rhesusäffchen glauben lassen, ihre Mama im Arm zu halten. Daniel war noch da, ich sah, wie sie durch die Stadt radelte. Ich sah, wie sie durch die Wälder wanderte. Und jetzt, nachdem ich Sjoerd beobachtet hatte, begriff ich, dass meine Motive für diesen Besuch ambivalent gewesen waren oder jedenfalls weniger eindeutig, als ich es mir eingeredet hatte. Ja, ich wollte wissen, was vor dreizehn Jahren passiert war, wie er *diese Zeit*, unser Katastrophenjahr, erlebt hatte. Das war nachmittags meine konkrete Frage gewesen, aber die genauso konkrete Antwort hatte mich nur geringfügig befriedigt, und als ich im Bett lag, spürte ich, dass ich in den nächsten Monaten noch häufiger hier übernachten würde. Hier, in diesem Zimmer, in dem von draußen die Geräusche eines ehemaligen Bauernhofs zu hören waren: das Rauschen der Eichen, das Drehen der Windmühlen, die Straße, die unweit hinter der Buchsbaumhecke lag, und die Wärmepumpe, die immer wieder ansprang und ein tiefes Brummen von sich gab. Ich komme bald wieder, beschloss ich. Ob Sjoerd mich von sich aus einladen würde oder nicht, ich würde mich nicht länger aus Sorge um seine Bedürfnisse zurückhalten, denn wäre das nicht schade, wo sich meine Bedürfnisse gerade so deutlich abzeichneten?

2

Als Daniel zum ersten Mal ihre neue Bleibe aufsuchte (es muss im Spätsommer 1994 gewesen sein), verstand sie, warum Lucille es nicht für nötig befunden hatte, mit ihrem Sohn über ihren Einzug zu sprechen. Das Zimmer war riesig. Im Grunde gab es Platz für einen Esstisch, ein Bett und einen Schreibtisch, mit einem Paravent oder einer Gardine könnte sie sogar einen eigenen Schlaf- und Wohnbereich abtrennen, ohne dass es beengt wirken würde. Noch wichtiger: Sie müsste Lucilles Sohn, diesem Sjoerd, nie begegnen. Anders als in der WG, aus der sie kam, hatte sie hier ihre eigene Dusche und Toilette. Nur die Küche teilten sie sich; die war klein, hatte keine Sitzecke und befand sich eine Etage über ihr, auf Sjoerds Stockwerk. Vielleicht, dachte Daniel, könnte sie sich für ihr Zimmer einen kleinen Kühlschrank kaufen. Sie könnte ohne Probleme von Joghurt und Salamibrötchen leben, Daniel liebte Salami, außerdem würde sie so niemandem zur Last fallen. Und sich mit niemandem unterhalten müssen, wenn sie dafür eigentlich zu müde war.

Aber in den ersten Monaten in der neuen Wohnung hatte Daniel kein Geld für einen eigenen Kühlschrank. Dafür fand sie heraus, dass die Leute in dieser Gegend ihrer Möbel ziemlich schnell überdrüssig waren und sie am Sperrmülltag vor die Tür stellten. So entdeckte sie vier Stühle, die einen ziemlich neuen Eindruck machten. Als sie auf ein Schränkchen stieß, das zu schwer war, ärgerte sie sich. Lucille hatte ihr zwar ein paar Hebetechniken gezeigt (Bauchmuskeln anspannen, ruhig weiteratmen), aber sie wusste, dass es unvernünftig wäre, die handliche Kommode oder den Couchtisch aufs Fahrrad zu laden, während sich ihr Rücken noch nicht richtig vom Umzug erholt hatte. An einem Dienstagabend stand sie an der Straßenecke eines Viertels, in dem die Menschen fast alle eine Tüte Honigbonbons auf der Armatur ihres Kombis liegen hatten, und starrte einen genauso prächtigen wie bleischweren Schreibtisch aus Eiche an, der auf der Seite auf dem Gehweg lag. Der Tisch erinnerte an einen angespülten Pottwal, der sie mit großen, müden Augen ansah und sie anflehte, ihn wieder ins Wasser zu schieben. Sie konnte nichts für ihn tun. Sie war allein, und das Teil war zu schwer; vor zwei Jahren vielleicht, ja, damals hätte sie ihn abtransportieren können, doch jetzt radelte sie, ohne sich noch mal umzudrehen, aus der Straße und ärgerte sich, dass sie überhaupt noch mal auf Sperrmülljagd gegangen war. Es war das letzte Mal.

Und so standen drei Monate nach ihrem Umzug immer noch nur vier Stühle, eine Vase, ein paar nicht ausgepackte Umzugskartons und ein Bett in Daniels neuem Zimmer. Das Bett hatte sie aus dem WG-Zimmer mitgenommen. Irgendwie hatte sie immer gedacht, dass es zum Zimmer gehörte, im Mietpreis inbegriffen und von Generationen von Mietern benutzt worden war. Aber das Bett hatte Barbara gehört, erzählte Karin ihr beim Packen, und als sie wusste, dass ihre Ex es ihr mehr oder weniger vermacht hatte, war sie sich nicht mehr sicher, ob sie es mitnehmen wollte oder nicht – würde es sie nicht zu sehr an die beiden letzten Jahre erinnern? Allerdings hatte sie kein anderes, und als sie das Gestell wieder zusammengeschraubt hatte, schob und zog sie es so lange an den Metallstäben von der einen Zimmerecke in die andere, bis es so positioniert war, dass die Aussicht, die sie vom Kopfende aus hatte, definitiv an nichts erinnerte, was sie bei Bob und Karin gesehen hatte: Wenn sie das Bett längs an die rechte Wand stellte, dann lag sie mit dem Kopf zur Tür und dem Gesicht zur Wand, wenn sie wach wurde. Das war nicht besonders Feng-Shui, hätte Bobs Freundin Saskia wahrscheinlich gesagt, aber es war wenigstens anders.

Die ersten Wochen nachdem Daniel eingezogen war, betrat Sjoerd Joukes altes Zimmer nicht. Vielleicht konnte er es nicht ertragen, dort ein neues Bett zu sehen, wo das von Jouke gerade erst von seinem schweigenden Vater auseinandergeschraubt worden war. »Hoffentlich kriegt man dafür noch was«, hatte er ihn murmeln hören. Er hatte zu viel um die Ohren, sagte Sjoerd sich, viel zu viel um die Ohren, um sich um seine neue Mitbewohnerin zu kümmern. Nachdem er endlich seine Abschlussarbeit über Gestaltungsstrategien für integrierte Schaltkreise abgegeben hatte, musste er sein eigenes Geld verdienen – oder jedenfalls etwas dazuverdienen –, also gab er dreimal pro Woche Mathenachhilfe für Kinder, deren Eltern auf seinen Aushang im Supermarkt reagiert hatten. Den Rest der Zeit verbrachte er im Dunker, denn bei der Sommerbenefizveranstaltung war genug Geld gesammelt worden, um den neuen Computer anzuschaffen, den er sich schon so lange gewünscht hatte, und es war kaum zu glauben, was für einen Fortschritt der Pentium 100 brachte! Die Leistungsfähigkeit des neuen Prozessors bot eine Vielzahl an Möglichkeiten, und Sjoerd betrachtete es als seine Pflicht, all diese Möglichkeiten für die Vereinsmitglieder zu erschließen. Jeden Tag suchte er stundenlang nach Informationen aus der ganzen Welt: Berichte, Studien, Mitteilungen von Patienten aus München oder San Francisco, es war wirklich außergewöhnlich. An manchen Tagen versetzten ihn die Informationen, die er gefunden hatte, in einen anhaltenden Zustand der Ekstase – wegen der Forschungsergebnisse, die alles, was sie zu wissen glaubten, hinfällig machten und neue Hoffnung, neuen Optimismus weckten, aber auch wegen der Art und Weise, wie er an diese Informationen gelangt war – dank wundersamer Entwicklungen, die er sich als kleiner Junge, der an einem Transistorradio herumbastelte, nie hätte erträumen können.

Verrückterweise konnten nicht alle etwas mit dieser bezaubernden neuen Technik anfangen. »Du kümmerst dich um die Computer, wir erledigen den Rest!«, hatte Roelie mal gesagt, und es war sehr deutlich, dass sie die Notwendigkeit oder den Nutzen »der Computer« nicht anerkannte. Vielleicht lag es an ihrem Alter, Roelie war fünfzehn Jahre älter als er. Aber auch Raffa und ihn trennten zehn Jahre, und der gab sich redlich Mühe, mitzukommen, wenn Sjoerd ihm erklärte, wie *das Netzwerk* funktionierte. Das Ganze war Raffa definitiv zu hoch, aber gerade dieses vorgetäuschte Verstehen gefiel Sjoerd, und sogar wenn Raffa abends, an den Freitagen, die sie biertrinkend in der Küche des Dunker verbrachten, abwehrend die Hände hob und »nein, jetzt fang nicht schon wieder mit diesem Modem an!« sagte, spürte er, dass Raffas Aversion größtenteils gespielt war, denn er kannte als Einziger in der Runde das Wort Modem, und wie hätte Sjoerd das nicht als Zeichen der Zuneigung interpretieren können?

Was seine neue Mitbewohnerin in der Zwischenzeit trieb, interessierte ihn nicht die Bohne. Wenn er sich morgens zum Dunker aufmachte, sah er ihr Fahrrad neben den Ständern auf dem Gehsteig vor ihrer Wohnung stehen; sie hatte sich nicht einmal die Mühe gemacht, es in die dafür vorgesehene Schiene zu heben (dass Daniels Rücken bei dieser Bewegung aufbegehren würde, fand Sjoerd erst später heraus). Wenn er abends zurückkam, stand das Fahrrad immer noch an exakt derselben Stelle. Seit ihm das aufgefallen war, ärgerte es ihn.

Daniel arbeitete nicht. Er hatte sich bei seiner Mutter danach erkundigt, und ihre brüske Reaktion hatte ihm zu verstehen gegeben, dass sie seine Frage für unangebracht hielt. Sjoerd glaubte, dass seine Mutter Daniel begünstigte, so wie sie es bei Jouke in den letzten Monaten auch getan hatte, das allerdings vollkommen zu Recht, und wenn er mal wieder durch den Regen zu einem seiner Nachhilfeschüler fuhr, fragte er sich, womit diese Daniel so ein Luxusleben verdient hatte.

Sjoerd wusste zu jenem Zeitpunkt genauso wenig, dass Daniel schon vor längerer Zeit bei einer Behörde in einem Betongebäude voller Graffiti gewesen war. Ein Arzt hatte sie zu fünfundfünfzig Prozent arbeitsunfähig erklärt, die finanzielle Unterstützung, auf die sie seitdem einen Anspruch hatte, deckte jeden Monat ihre Miete und ein paar Gläser Erdnussbutter. Jetzt war sie auf Arbeitssuche, aber das war gar nicht so einfach: Sie konnte nicht lange am Stück sitzen und auch nicht lange stehen. Die Jobs, für die sie infrage kam, ließen sich in zwei Kategorien einteilen: ungelernte Arbeit, bei der man meistens saß (Telefonistin, Rezeptionistin, Kassiererin), und ungelernte Arbeit, bei der man meistens stand (Warenverräumerin, Lagerarbeiterin, Kellnerin). Zum Glück hatte sie letztes Jahr fast nichts ausgegeben. Sie hatte noch dreihundert Euro, mit denen sie sich »schöne Sachen« gestatten durfte, nein, gestatten musste, denn sonst lag sie einfach nur auf Barbaras altem Bett herum. Ja, sie lag einfach herum, mit dem Kopf zur Tür und dem Gesicht zur Wand.

3

Heute Abend darf ich zehn Gulden ausgeben, beschloss Daniel, bevor sie auf ihr Fahrrad stieg. Mehr hatte sie auch nicht mitgenommen, und sie umklammerte das Filzportemonnaie in ihrer Hosentasche, als sie zum ersten Mal seit mindestens drei Jahren die Frauenkneipe an der Gracht betrat.

Drinnen hatte sich kaum etwas verändert. Es hing immer noch der gleiche Geruch in der Luft: Der Rauch von Selbstgedrehten und Zigaretten wurde von der würzigen Note eines Räucherstäbchens durchzogen. (»Befindet sich das Räucherstäbchen unter der Theke, oder was?«, hatte Welmoed eine der Barfrauen irgendwann gefragt; sie hatte schon ein bisschen was intus und war hartnäckig: »Echt jetzt, wo kommt dieser Geruch her?«, und die Barfrau hatte nur den Kopf geschüttelt, während Annemieke ihre Freundin prustend ermahnt hatte, jetzt endlich Ruhe zu geben.) Auch die Einrichtung war unverändert: kleine Stühle, die an französische Bistros erinnerten, eine etwas zu hohe Theke, an den Wänden abstrakte Aktmalereien, eingerahmte Poster und Flyer von Partys aus einer gar nicht mal so weit zurückliegenden Vergangenheit, die von Welmoed immer mit den Worten »als wir noch richtig viel Spaß hatten« umschrieben wurde. Ja, genau so hatte die Kneipe in ihrer Erinnerung ausgesehen. Aber was herrschte hier plötzlich für ein irrer Trubel?!

Das lag an ihr, wusste Daniel. Seit sie den Schlag auf den Kopf bekommen hatte, war es verrückterweise so, als würden ihre Sinne besser funktionieren. Die Sonne schien greller, sie ertrug den Geruch von gerösteten Zwiebeln nicht mehr, ihr Gehör war viel genauer: Während das Kirchenglockengeläut ihren Schlaf früher nie gestört hatte, riss sie heute schon Sjoerds Fahrradschlüsselgeklimper vorm Haus aus der Nachtruhe. Manchmal fühlte sie sich wie eine Raubkatze, ein Tiger oder ein Panther, ein Panther, der nicht wusste, was er mit seinen Fähigkeiten anfangen sollte. Denn Daniel hörte nicht nur besser, sie hörte schlichtweg alles.

An jenem Abend redeten bestimmt dreißig Frauen durcheinander, waren in Gespräche verwickelt, die Daniel allesamt zu verstehen schien. Hinter ihr erzählte ein Mädchen eine urkomische Anekdote, ohrenbetäubendes Gelächter, kreischende Freundinnen. Irgendwo rechts von ihr war jemand sehr traurig, eine fast flüsternde Stimme sagte so was wie *ich weiß einfach nicht mehr weiter* – an der Bar standen zwei Frauen und schrien dem Personal ihre Bestellung entgegen: ZWEI Bier und EIN Cas-sis, warum verstand die Barfrau sie denn nicht? Wahrscheinlich lag das an der Musik, die alles übertönte, eine CD von einer Sängerin, die sie nicht kannte (sie kannte aber sowieso nur wenige Sängerinnen), an dem Gekreische der Mädchen hinter ihr, dem Wasser, das in der Spüle gegen die Gläser klatschte, den Stühlen und Barhockern, die beim Verrücken – da war sie sich sicher – tiefe Kratzer im Dielenboden hinterließen. Daniel umklammerte ihr Portemonnaie noch etwas fester, kniff hinein, so wie sie früher manchmal mit dem Fingernagel in Kastanien gedrückt hatte, die sie auf dem Schulweg vom Boden aufgelesen hatte, als wären es kleine Gewichte, Bleiklumpen, die sie schwerer machten, damit sie nicht stolperte, wenn sie die Steintreppe des Schulgebäudes hochging.

»EIN Bier, bitte!«

Die Barfrau kannte sie nicht. Hinter der Bar standen drei Mädels, und nicht eine einzige von ihnen kam ihr bekannt vor. Dabei hatte sie früher, bevor sie mit Barbara zusammengekommen und noch regelmäßig hier gewesen war, oft mit Annika geflirtet, die in der Kneipe jobbte, um für eine Australienreise zu sparen – und was war aus Micha mit dem ausrasierten Nacken geworden?

»Arbeitet Micha hier noch?«, hörte sie sich fragen.

»Da müsste ich mich mal erkundigen«, sagte das Mädchen hinter der Bar, aber dem Tonfall nach zu urteilen, handelte es sich dabei eher um eine Feststellung statt um ein Vorhaben.

Das Bier dämpfte den Lärm etwas. Daniel hatte sich auf einen Barhocker gesetzt und drückte eine Ibuprofen aus dem Blister, den sie damals immer bei sich trug. In ihrem Portemonnaie befanden sich jetzt noch sieben Gulden und neunzig Cent. Das reichte locker, um sich selbst und einer anderen Person ein Radler auszugeben, aber sie sah kein bekanntes Gesicht. Insgeheim hatte sie damit gerechnet, dass sie irgendwen treffen würde, eine alte Freundin oder eine entfernte Bekannte, jemanden, mit dem sie hätte anstoßen können, bis sie sich genug Selbstbewusstsein angetrunken hatte, um eine Fremde anzusprechen: So hatte sie das früher auch immer gemacht. Oft war sie allein losgezogen, aber dann standen Lisa und Jo C. meistens irgendwo herum und kicherten, oder Welmoed war mit ihren Freundinnen da, und wenn wirklich niemand da war, zu dem sie sich stellen konnte, gab es immer noch Nikkie, die fiese Nikkie, die immer hinten in der Kneipe saß und in der Zeitung herumblätterte. Die fiese Nikkie hatte eine Schwäche für sie, das wusste sie nur allzu gut. Mehr als einmal hatte sie das ausgenutzt, indem sie ihr übertrieben herzlich begegnet war, dann kaufte sie ihr ein Getränk und berührte sie kurz am Oberarm, und wenn sie schon etwas angetrunken war, auch ihr Gesicht, und obwohl Daniel wusste, dass sie damit Nikkies Hoffnung schürte und wer weiß was für Sehnsüchte weckte, fühlte sie sich nie schuldig. Schließlich war das die fiese Nikkie, und wenn sie dieser Frau, die von anderen schlichtweg als unangenehm wahrgenommen wurde, Aufmerksamkeit schenkte, dann ging der Opportunismus wenigstens Hand in Hand mit einem Mitgefühl, jedenfalls redete sie sich das ein, wenn sie über Nikkies Schulter zur Tür schielte, um zu sehen, welche Frauen durch die schweren roten Gardinen traten.

Oh, wie sehr sie sich jetzt wünschte, dass die fiese Nikkie gerade irgendwo in einer Ecke ein Mädchen belästigte. Sie würde dazwischengehen, das Mädchen erlösen, Nikkie erfreuen – aber Nikkie war nicht da, Lisa und Jo C. und Welmoed und all ihre Freundinnen fehlten, das Mädchen hinter der Bar hatte noch nie von Micha gehört, dabei war heute sogar Samstag.

Daniel schaute in ihr Portemonnaie.

»Noch eins bitte«, sagte sie, aber das Bier schien seine dämpfende Wirkung verloren zu haben. Sie hörte das Spülwasser jetzt gegen die

Fenster schlagen, Stuhlbeine Flächen kaputt schaben und Biergläser unter lauten Ausrufen umfallen und in Scherben zerspringen, und plötzlich dachte Daniel: Ich bin zu spät. Alle, die sie kannte, waren weitergezogen, verweilten längst bei der nächsten Station, im Bett neben der Geliebten oder wenigstens vor einem selbst gekauften Fernseher auf dem Sofa. Die vertraute Umgebung voller neuer Gesichter hatte etwas äußerst Befremdliches. Der Gedanke, dass die Leute um sie herum vielleicht dachten, dass sie hier die Neue war, ein Guppy, der die ersten Schwimmzüge im Frausein machte, stimmte sie missmutig, und plötzlich fühlte sie sich durch die abschätzigen Blicke der jüngeren Frauen so erniedrigt, dass sie von ihrem Hocker aufstand.

Auf der Toilette warf sie noch mal einen Blick in ihr Portemonnaie. Drei Gulden, genug für zwei Limos, aber vielleicht sollte sie einfach nach Hause gehen.

»Ich hätte gerne eine Cola«, sagte sie kurz darauf dann doch.

Hilfe, was machte sie hier denn noch? Jetzt konnte sie niemanden mehr einladen, sie könnte ihre letzten Cents höchstens für eine 7 Up ausgeben, aber sie hatte gar keinen Durst mehr, eigentlich leerte sie nur in aller Ruhe ihre Geldbörse, sie könnte das Ding genauso gut auf den Kopf drehen und ihr Geld auf den Boden kullern lassen, das war bescheuert, es war ein Fehler gewesen, hierherzukommen, und, na toll, jetzt kamen auch noch ihre Kopfschmerzen zurück. Die Muskeln hinter ihrer Stirn verkrampften sich wie der Körper einer Schnecke, dem ein Kind einen Stock in ihren Bauch piekt – was hatte sie sich dabei gedacht? Wie hatte sie glauben können, dass es für sie noch im Bereich des Möglichen lag, einen schönen Abend zu haben? Sie konnte nicht einmal arbeiten, sie lebte auf Kosten des Staates, sie kannte niemanden, nicht hier in der Kneipe und da draußen vermutlich auch nicht, und auch wenn sie schon lange nicht mehr an Gott glaubte, war ihr in jenem Moment klar, wessen Zorn sie abbekam: den Zorn einer höheren Macht, den Unmut des Kosmos, das war die gerechte Strafe für ihren selbstgefälligen Übermut, und sie bewegte sich auf die Garderobe zu, aber sie fand ihre Regenjacke nicht. Die war bestimmt geklaut worden, dachte sie, klar, warum auch nicht, sie hatte es verdient, das war der Preis, den sie zahlen musste, ein leeres Portemonnaie und eine gestohlene Regenjacke – und erst da merkte sie, dass jemand an ihrem Ärmel zupfte.

»Ich habe ›Hi‹ gesagt!«

Daniel drehte sich um – was war das denn für ein ungestümes Kind?

»Ich habe dich nicht gehört, sorry.«

Das Mädchen grinste breit. Sie hatte große, weiße Schneidezähne, so rund wie Elefantenfüße. So ein attraktives Gebiss hatte Daniel wahrscheinlich noch nie zuvor gesehen.

»Ich habe kein Geld mehr«, sagte sie dem Mädchen einfach direkt ins Gesicht. »Ich kann dir nichts ausgeben.« Und daraufhin lachte das Mädchen wieder und zeigte erneut ihr beeindruckendes Gebiss – anscheinend fand sie das, was Daniel gesagt hatte, ziemlich lustig, auch wenn Daniel selbst nicht verstand, was daran witzig sein sollte.

Bevor Daniel Jessica mit nach Hause nahm, gingen sie zu dem einzigen Kiosk in ihrem neuen Viertel. »Du kannst mir das Geld später wiedergeben«, sagte Jessica, als Daniel auf eine Wodkaflasche zeigte, und während Daniel sich fragte, wie dreist es wäre, sie auch noch um ein Paket Kaffee zu bitten, sah sie aus den Augenwinkeln ein bekanntes Gesicht vorbeihuschen. Er stand beim Rotwein, stellte sie fest, als sie von der Kassenschlange aus noch mal zu ihm hinüberspähte. Und er hatte einen Mann dabei, einen hübschen Typ in einer dieser Napoleonjacken mit goldenen Knöpfen. Daniel sah gerade noch so, wie Sjoerd ihm den Arm um die Taille legte.

»Wer war das?«, fragte Jessica, als sie wieder draußen standen. »Der hat dich angestarrt.«

»Das war mein Mitbewohner.«

»Oh, warum hast du ihm nicht kurz Hallo gesagt?«

»Sah beschäftigt aus«, sagte Daniel, aber in Wahrheit war sie selbst beschäftigt gewesen: damit beschäftigt, auszurechnen, ob sie zu Hause noch genug Geld hatte, um die Wodkaflasche zurückzuzahlen, damit beschäftigt, sich zu fragen, ob sie, so müde, wie sie war, gleich überhaupt noch einen Mehrwert für Jessica hatte, da sie jetzt doch keinen Kaffee gekauft hatten – aber es musste klappen, das alles war ihre Idee gewesen, der Kiosk, der Wodka, zu ihr nach Hause. Und hatte sie nicht genau auf so was gehofft, als sie an diesem Abend allein zur Frauenkneipe geradelt war?

In ihrem Zimmer drehte Daniel die Heizung schnell komplett auf, es dauerte immer so lange, bis das Zimmer warm wurde. Sie setzten sich aufs Bett, und Daniel schenkte einen Fingerbreit Wodka in das einzige Weinglas, das sie besaß. Sie reichte es Jessica und musste sich danach zurückhalten, nicht direkt aus der Flasche zu trinken. Ihr Rücken beschwerte sich, und ihr Kopf kreischte und sie musste die beiden zum Schweigen bringen, bevor sie dieses Mädchen aus ihrem Rolli befreien konnte.

Sie hatten schon kurz vor der Kneipe herumgeknutscht. Der Kuss war nicht besonders romantisch gewesen, geschweige denn sinnlich. Der kurze Zungenkuss wirkte eher wie das Unterzeichnen einer Übereinkunft, ein flüchtiges Ritual, das den weiteren Verlauf des Abends besiegelte. Jetzt beugte sich Daniel erneut vor, und eins der letzten Dinge, an die sie sich von jener Nacht erinnern sollte, war der Kuss auf dem Bettrand, denn obwohl Jessica eine Technik anwendete, die Daniel nicht wirklich schätzte (alle paar Sekunden biss sie ihr kurz in die Oberlippe, was mit Sicherheit erotisch sein sollte, aber vor allem für Anspannung sorgte, weil es wehtat, und zwar mehr, als man vielleicht denken würde), wurde sie beim Küssen von Erleichterung und Freude übermannt. Vielleicht, dachte sie, vielleicht war es doch noch nicht zu spät. Denn schließlich saß sie an diesem Freitagabend so da, wie Männer und Frauen überall in der Stadt auf Matratzen saßen oder vor Kneipen standen oder eng umschlungen in einer Disco tanzten. Sie lagen unter einer schweren Bettdecke in einem Hotelzimmer oder in dem Bett, das sie sich schon seit Jahren teilten – worum es ging: Überall taten Menschen, was sie jetzt taten, mal versiert, genauso oft ungelenk, und das war egal, sie war auf jeden Fall eine von ihnen, und somit ging sie in der Menge auf, zu der sie sich sehr lange nicht mehr zugehörig gefühlt hatte. Der Gedanke, dass sie jetzt vielleicht von dem Fluch erlöst worden war, der sie die ganze Zeit von anderen Menschen getrennt hatte, stimmte sie sentimental, weshalb sie sich noch schlechter auf den Zungenkuss konzentrieren konnte, aber was machte das schon, der Kuss war auf sexueller Ebene nicht gerade berauschend, doch der Moment an sich erregte sie trotzdem über alle Maßen.

4

Als Daniel am nächsten Morgen das erste Mal die Augen öffnete, bemerkte sie, dass Jessica die Decke um sich gewickelt hatte und am anderen Ende des Betts lag. Daniels Augenbrauen fühlten sich an, als wären sie in Beton gegossen, und kurz ärgerte sie sich darüber, dass die Schmerzen schon so früh kamen, bis sie begriff, dass es außergewöhnlich warm war und sie einen Viertelliter Wodka intus hatte. Sie kletterte über Jessica aus dem Bett, um die Heizung auszustellen. Sie trug nur eine Unterhose, blickte sich in ihrem Zimmer um und fand das T-Shirt des vorherigen Abends hinter einem Umzugskarton. Das Shirt roch nach Zigaretten, aber sie zog es trotzdem an, weil sie sich nicht traute, in den offenen Müllsäcken herumzuwühlen, in denen sie zurzeit ihre saubere und auch weniger saubere Kleidung aufbewahrte.

»Ist das hier 'ne Hausbesetzung?«

Jessica war heiser und klang dadurch sowohl verletzlich als auch grob, eine sexy Kombination, fand Daniel.

»Nein, nein«, sagte sie, bevor sie wieder ins Bett stieg.

Als sie das Zimmer jetzt durch Jessicas Augen betrachtete, schämte sie sich ein bisschen, aber nicht genug, um irgendwas wegzuräumen oder zu einer Erklärung anzusetzen.

»Sollen wir noch ein bisschen liegen bleiben?«, fragte sie und wollte ihre Arme um Jessica legen, wie sie das früher, vor Barbara, immer gemacht hatte, wenn eine Frau bei ihr übernachtet hatte, eine Geste, die eigentlich etwas zu intim für diese Situation war, aber doch immer wieder gut ankam – schließlich war Sex auch ziemlich intim. Nach dem Höhepunkt gab es ein Vierundzwanzig-Stunden-Fenster, in dem es den Frauen anscheinend gefiel, noch kurz Vater und Mutter zu spielen, als würden sie den Sex dadurch rückwirkend legitimieren, etwas gutmachen, indem sie die Nähe erzeugten, an der es in der

Nacht zuvor gemangelt hatte. Und Daniel mochte es einfach sehr, in Löffelchenposition dazuliegen, allerdings sollte es noch Jahre dauern, bis sie sich das eingestand.

»Nein«, sagte Jessica und drehte sich zu Daniel, die die Chance ergriff und die Decke über sich zog. »Ich will dir keine falschen Hoffnungen machen.«

Ah, dachte Daniel. So eine ist das. »Ich habe gar keine Erwartungen«, hörte sie sich sagen. »Das musst du mit dir selbst ausmachen, ich war mir bei dir erst auch nicht so sicher«, und sie dachte an eine Frau, der sie vor ein paar Jahren in der Kneipe von gestern begegnet war. Ich bin keine Lesbe oder so was, okay, konnte die Frau am nächsten Morgen nicht schnell genug loswerden. *Ich muss einfach ein paar Sachen für mich herausfinden.* Aber in jener Nacht war Daniel mit vier Fingern gleichzeitig in ihr gewesen, so feucht war sie, und auch wenn sie wusste, dass es Frauen gab, die das Verhalten dieser Person, von der sie wusste, dass sie Krankenpflegerin war und eine vierjährige Tochter hatte, als problematisch empfunden hätten (nicht zuletzt, weil dieser Menschenschlag in seiner öffentlich zur Schau gestellten Abneigung gegenüber Lesben im Prinzip seine Bettgenossinnen beleidigte), fand Daniel diese sich selbst verleugnenden Frauen immer anziehend. Denn nachts war diese Frau voll und ganz auf ihre Kosten gekommen, und das hatte Daniel vollbracht. Dadurch wurde ihre Eroberung zu einer echten Leistung, und das nächste Mal wurde nur noch spannender, gerade weil es – in den Augen der anderen und eventuell auch in ihren Augen – etwas Unanständiges hatte.

»Nein«, sagte Jessica wieder. »Das meinte ich nicht. Ich hab schon seit vier Jahren was mit Frauen. Ich meinte nur, dass ich mir mit dir nicht mehr vorstellen kann.«

Daniel sah Jessica an. Endlich lagen sie wieder beide unter der Decke, aber jetzt schwiegen sie, zwei Würstchen in einem engen Blätterteig. »Dass du dir da nichts ausmalst oder so«, sagte Jessica noch, wahrscheinlich, um das Schweigen zu brechen.

»Aber das habe ich gar nicht«, murmelte Daniel. »Ich will auch gar nicht mehr. Also ich meine: Ich bin gar nicht auf der Suche.«

»Oh«, sagte Jessica und lachte. »Na dann ist ja alles gut«, und als sie aufstand, zog sie unabsichtlich wieder die Decke von Daniels Körper; sie hielt sie vor ihre Brüste, um die Nippel zu bedecken, während sie vom Bettrand aus nach ihrer Unterhose Ausschau hielt, und aus unerklärlichen Gründen würde Daniel nie vergessen, wie viel Zeit sie sich dabei ließ, eine halbe Minute lang schaute Jessica sich um, wie eine Ornithologin, die damit rechnete, jede Sekunde im hohen Gras eine Uferschnepfe zu entdecken.

Daniel hatte sich unterdessen auf den Rücken gedreht. In ihrem muffigen T-Shirt blickte sie zur Decke. »Gefunden!«, hörte sie Jessica sagen, und während sie sich die Unterhose anzog, plapperte sie drauflos: Sie sei froh, dass Daniel das Ganze sportlich nähme. Sie habe heute Nacht nämlich etwas unsicher gewirkt, oder besser gesagt: Eigentlich habe sie sogar gedacht, es wäre vielleicht Daniels erstes Mal gewesen, weil alles so holprig gelaufen sei, so unorganisch – aber das sei dann ja nicht der Fall gewesen, da sei sie erleichtert, jetzt hatte sie auch ihren Rolli unterm Bett gefunden und bedankte sich für Daniels Gastfreundschaft. »Wer weiß, vielleicht sieht man sich ja mal.«

Plötzlich klang sie so sachlich, nahezu überheblich. Daniel stellte sich auf einmal vor, dass Jessica im täglichen Leben Stewardess wäre, so eine, die sehr versiert darin war, Reisegäste, die sich für die dritte kleine Weinflasche mit einem allzu jovialen Klaps auf den Hintern bedankten, freundlich, aber bestimmt zu tadeln.

»Du bekommst noch Geld von mir!«, fiel Daniel plötzlich ein. »Einen Moment.«

Aber Jessica stand schon in der Tür und lächelte äußerst höflich. »Passt schon«, sagte sie. »Ich glaube, du kannst das Geld besser gebrauchen als ich.« Bei diesen Worten ließ sie ihren Blick subtil über die paar Möbel in Daniels Zimmer gleiten, der dabei etwas zu lange an der Obstkiste hängen blieb, die Daniel als Sockenfach benutzte.

Als Daniel das zweite Mal wach wurde, fühlte sie sich schon etwas besser. Sie beschloss, den morgendlichen Vorfall mit Jessica zu vergessen – das war sowieso eine komische Tussi –, doch als sie die

Treppe hochging, fragte sie sich, ob sie im Trödelladen vielleicht ein paar Kleiderständer hätten, damit sie wenigstens den Inhalt ihrer Müllbeutel aufhängen könnte. Sie erschrak, als sie in die Küche kam. Meistens war Sjoerd um die Zeit schon längst aus dem Haus (zwischen acht und neun Uhr morgens hörte sie immer etwas Gepolter von oben, und dann stellte sie sich vor, dass Sjoerd eine Schüssel Haferbrei zubereitete und sich ein Glas Milch einschenkte), doch jetzt stand ihr Mitbewohner am Herd. Der Spiegeleigeruch war überwältigend. Sie roch den Speck nicht nur, sie schmeckte ihn auch, die zischende Butterpfütze, in der er knisterte, zog in ihren Hals – Daniel spürte, wie ihr Darm wieder rumorte, als würde eine Murmel hindurchkullern.

Ein Mann lehnte am Kühlschrank, derselbe, den sie im Kiosk gesehen hatte. Er trug seine Napoleonjacke nicht mehr, aber sie erkannte ihn an den seitlich abrasierten Locken, eine Frisur, die in manchen Kreisen als ordinär betrachtet wurde, ihm aber einen künstlerischen Touch verlieh – er grinste sie an, in seinen Wangen bildeten sich Grübchen, und Daniel war von seinen Wimpern, die aussahen wie Spinnenbeine, beeindruckt. »Hallo«, sagte der Mann, und Daniel sah, wie er zu Sjoerd hinüberschaute, als würde er erwarten, dass er sie einander vorstellte, aber Sjoerd bemerkte den Fingerzeig nicht oder hatte keine Lust und sagte nur »Oh, hi«. Kurz fragte Daniel sich, ob er vielleicht ihren Namen vergessen hatte. In gewisser Weise ein befreiender Gedanke, aber natürlich auch kränkend.

»Guten Morgen«, murmelte sie und zwängte sich an den beiden vorbei, um den mittleren Schrank zu öffnen. Die Küche war für so viele Leute zu eng, ihr Oberarm berührte Sjoerds Schulter: Warum hatte sie bloß immer noch keinen eigenen Brotkasten auf ihrem Zimmer?

»Du wohnst unten, oder?«, fragte der Mann jetzt. Daniel hoffte, dass er von sich aus zur Seite gehen würde, damit sie an ihre Erdbeermarmelade kam. »Willst du nicht was mitessen? Sjoerd hat locker neun Eier in die Pfanne gehauen«, und genau wie der Mann schaute Daniel jetzt zu Sjoerd, aber der fing an, mit einer Gabel ins Eigelb zu pieken, um zu überprüfen, wie gar sie waren; das hatte sie noch nie jemandem beim Zubereiten von Spiegeleiern machen sehen.

»Ich sehe doch, dass du welche möchtest!«, sagte der Mann. Aber ihr Mitbewohner sah sie nicht an. Er half seinem Gast auch nicht dabei, drei Gabeln und drei Messer zu finden; Sjoerd wollte nicht, dass sie mitaß, so viel war deutlich, und was machte es schon? Er hätte sich aber ruhig etwas mehr Mühe geben können, seine Antipathie zu verbergen, seine Unverschämtheit war beeindruckend.

»Danke für das Angebot«, sagte Daniel zu Sjoerds Gast, »aber das hier reicht mir«, und sie belud einen Plastikteller, den sie von der Küchenzeile nahm, mit drei Brotscheiben.

Erst in ihrem Zimmer bemerkte sie, dass der Teller schon benutzt war, Sjoerd und sein Gast hatten heute Nacht ein Butterbrot darauf zubereitet, dem Geruch nach eins mit Schinkenwurst.

Als Daniel zum dritten Mal wach wurde, stand Sjoerd in der Tür ihres Zimmers.

»Sorry«, sagte er. »Ich wusste nicht, dass du dich wieder hingelegt hast.«

»Ich auch nicht«, antwortete Daniel und klang viel schlagfertiger als erwartet.

Sie setzte sich auf und schaute aus dem Fenster, aber der graue Himmel verriet ihr nicht, wie spät es war.

»Ich habe dir ein Omelett gemacht«, sagte Sjoerd, und sie sah, dass er einen Teller vor dem Bauch hielt. Unschlüssig sah er sich im Zimmer um, er wirkte fast desorientiert. Als würde er etwas vermissen, nach etwas suchen.

»Komm ruhig rein«, sagte Daniel.

»Ja?«

Sjoerd setzte sich auf den Stuhl, der neben dem Bett stand. »Hier«, sagte er, und er reichte ihr den Teller.

Er hatte sich wirklich Mühe gegeben. Auf dem Omelett lag etwas Petersilie, das Ei glänzte von der Butter, aber sah ziemlich appetitlich aus.

»Sorry wegen vorhin«, sagte Sjoerd. »In der Küche.«

Daniel stellte den Teller auf die Matratze. Er hatte kein Besteck mitgebracht, aber sie wollte ihn nach dieser netten Geste jetzt nicht wie einen Laufburschen losschicken.

»Wo ist dein Besuch?«, fragte sie.

»Schon wieder weg«, sagte Sjoerd. Und er seufzte übertrieben, es wirkte wie eine Einladung, nachzubohren, aber Daniel traute sich nicht.

»Und deiner?«, fragte Sjoerd.

»Auch schon weg«, sagte Daniel, und zum ersten Mal seit sie sich begegnet waren, lächelten sich die beiden Mitbewohner an.

Und wer weiß, ja, wer weiß, vielleicht fühlten sie dort, an jenem grauen Samstagnachmittag in Daniels halb leerem Zimmer, zum ersten Mal eine Form der Verwandtschaft. Ein Band, basierend auf einer Gemeinsamkeit, von der Lucille erwartet hatte, dass daraus schon viel eher eine Freundschaft entstehen würde. Während Daniels Ei kalt wurde, erzählte sie von Jessica – komisches Mädchen, und arrogant! –, woraufhin Sjoerd nickte: Das klang grässlich! – und danach, auf Daniels Drängen hin, erzählte er, dass der junge Mann, den er zu Besuch gehabt hatte, Raffa heiße und ein besonderer Mensch sei, ja wirklich ein ganz besonderer Mensch.

5

An dem Tag, an dem Sjoerd Daniel mit zum Dunker nahm, sah er Raffa zum ersten Mal seit der unverhofften Übernachtungsaktion. Sie hatten zwar schon telefoniert (besser gesagt: er hatte Raffa angerufen, vorgeblich, um ihm von Daniels Interesse an der freien Stelle zu erzählen, in Wirklichkeit aber, um ihn nach der Nacht zu fragen), und daran dachte er jetzt, als er mit Daniel die zig Treppenstufen erklomm, die sie in den achten Stock des Bürogebäudes brachten. Er selbst hatte sich inzwischen an den Aufstieg gewöhnt. Früher hatte er schon nach zwei Etagen Seitenstechen bekommen, jetzt fielen ihm erst die letzten Stufen wirklich schwer, aber wie war es um Daniel bestellt? Er wusste, dass sie nicht ganz gesund war, schließlich war sie bei seiner Mutter in Behandlung gewesen. Er beschloss, jetzt nicht danach zu fragen, denn sie brauchten die Luft für die Treppe.

»Wo bist du eigentlich?«, hatte er Raffa am Telefon gefragt. Raffa hatte sich schon seit einer Woche nicht mehr im Büro blicken lassen, und Sjoerd war sich sicher, dass das mit ihm zu tun hatte – dass es daran lag, was vergangenen Freitag passiert war, oder eher daran, wie er sich am Morgen danach aufgeführt hatte. Meine Güte, was hatte er sich dabei nur gedacht? Es war kaum zu glauben – jedes Mal wenn er daran dachte, das Ganze vor seinem geistigen Auge abspulte, verspürte er den Drang, den Jungen am Herd ordentlich zu schütteln: Raffa will nicht allein mit dir frühstücken, Idiot, also frag Daniel einfach, ob sie mitessen möchte. Aber nein. Der feine Herr wollte Raffa auch die letzte halbe Stunde ganz für sich haben und hatte sich absolut lächerlich gemacht, indem er alles, was ihr heiliges Beisammensein bedrohte, so auffällig wie möglich abgewehrt hatte. Raffa war es aufgefallen, Daniel wird es auch gemerkt haben, aber zum Glück war zwischen ihnen alles geklärt. Nachdem sie mittlerweile ein paarmal zusammen gegessen hatten, merkte er, dass sie wirklich eine super Mitbewohnerin war, und er schämte sich ein bisschen dafür, wie gleichgültig er zu Beginn mit ihr umgesprungen war. »Geht's?«, fragte er sie jetzt im dritten Stock.

»Jaja«, sagte Daniel. »Alles gut.«

»Ich muss öfter bei Frenk sein«, hatte Raffa geantwortet. »Deshalb kann ich gerade nicht ins Büro.«

»Oh«, hatte Sjoerd etwas zu wenig verständnisvoll geantwortet.

»Er war wieder eine Woche im Krankenhaus, danke der Nachfrage.«

»Das tut mir leid, wie schrecklich.«

»Er ist schon wieder zu Hause.«

»Na, das ist doch gut.«

»Aber ich muss mich jetzt erst mal um ihn kümmern, ich bin in letzter Zeit viel zu viel im Dunker gewesen. Ich habe mit Roelie darüber gesprochen, die hat so lange das Sagen, und dann bin ich in einer Woche wieder da. Hey, alles okay?«

»Ja klar, ich höre nur zu.«

Tat Raffa jetzt etwa so, als wäre nichts passiert?

»Ich habe mich gefragt …«, setzte Sjoerd an.

»Ja?«

»Ob es dir gefallen hat. Letzten Freitag.«

Kurz blieb es still am anderen Ende der Leitung. Sjoerd spürte, wie sich sein Brustkorb zusammenzog, als würde er jemanden aufs Gleis rennen sehen, während gerade ein Zug herandonnerte.

»Hey«, hatte Raffa dann gesagt. »Du glaubst doch nicht etwa, dass meine Abwesenheit was mit dir zu tun hat, oder?«

»Nein, nein, natürlich nicht, nee« – warum konnte er nicht einfach normal antworten? Sonst stammelte er nie so herum, er hatte immer mühelos Referate halten können, und fragte man seine Nachhilfeschüler, würden sie ihn für seine eloquenten Ausführungen über Tangens und Cosinus loben – wo war dieser Sjoerd, wenn er mit Raffa sprach?

»Es dreht sich nicht alles um dich, okay?«, hörte er Raffa sagen. »Knalltüte.«

Es ist nicht schön, Knalltüte genannt zu werden. Aber Raffa nannte ihn öfter so, im Grunde genommen war es ein Kosename. Und auch wenn das Telefonat Sjoerd kaum beruhigen konnte, klammerte er sich an dieses eine Wort,, das ihm, je öfter er es im Kopf wiederholte – und zwar im Kontext des Telefonats, inklusive Raffas verspielter Intonation –, immer liebevoller in den Ohren klang. Meine Knalltüte. Ach, du kleine Knalltüte! Außerdem hatte er sich gefragt, ob Raffa und Frenk eine Abmachung hatten. Er wusste, dass es so etwas gab, Pärchen, die sich ein bisschen Freiraum gaben, vor allem, wenn einer von beiden krank wurde. Aber galt das auch für Raffa und Frenk? Und wie sah Frenk inzwischen eigentlich aus? Er hatte, seit er für den Verein arbeitete, erst dreimal einen wirklich kranken Patienten aus der Nähe erlebt. Ganz am Anfang Ruud, der das Team irgendwann mal koordiniert hatte, doch nach einem dritten Krankenhausaufenthalt seine Arbeit aufgeben musste. Sjoerd war vor allem im Gedächtnis geblieben, dass er mit seinem linken Bein hinkte, auch wenn das wohl vor allem durch das AZT kam. Tony war ein alter Freund von Raffa. Der Typ kam relativ regelmäßig zu den offenen Abenden, und jede Woche kam Sjoerd Tonys Handgelenk dünner vor, wenn der sein Bier zum Mund führte. Vielleicht lag es an ihm, dachte er anfangs noch. Vielleicht bemerkte er vor allem deshalb, dass Tonys Handgelenke schmaler wurden, weil er darauf achtete – Aufmerksamkeit war eine Lupe –, aber als er ein altes Foto von Tony an der Pinnwand über Raffas Schreibtisch entdeckte, erschrak er. Raffas guter Freund war mal ein molliger Junge gewesen. Da stand Tony, vielleicht ein Jahr jünger, die Arme um Raffa und Sanne gelegt, rote Wagen und fröhliche Augen, wie zwei Sultaninen auf einem aufgegangenen Rosinenbrötchen.

Und dann war da natürlich noch Jouke. Wie der am Ende ausgesehen hatte, versuchte er mit aller Macht zu verdrängen.

Hatte Frenk mittlerweile auch so eine Hühnerbrust? Und fand Raffa ihn noch attraktiv?

Mensch, so was wollte er auf keinen Fall denken, durfte er nicht denken! Frenks Situation war alles andere als beneidenswert, das sollte gerade er wissen. Aber Frenk hatte Raffa an seiner Seite, und wenn Sjoerd sich vorstellte, wie die beiden nebeneinander unter einer Decke auf dem Sofa saßen und sich *Santa Barbara* ansahen (laut Raffa anspruchsvoller, als man vermuten würde), Frenk in Raffas Armen (es war gerade die Selbstverständlichkeit, die ihn schmerzte), dann konnte er gar nicht anders, als zu denken: Was, wenn ich auch krank werde?

Würde sich Raffa dann genauso um ihn kümmern?

Niemals, niemals würde er diesen Gedanken mit jemandem teilen. Wie sollten ihn Menschen noch mögen, wenn sie diese Seite von ihm kennengelernt hatten, hässlich wie die Stelle am Klopapierhalter, an die jemand bei einer Party ein Feuerzeug gehalten hatte, bis eine schwarze Schmelzblase am Plastik und ein Loch entstanden waren, das an ein gähnendes Ungeheuer mit Vierfachkinn erinnerte.

»So«, sagte Sjoerd, »da wären wir. Hier ist es.« Und er sah zur Seite, zu Daniel. Ihr Gesicht war genau wie seins rot angelaufen, und erst jetzt sah er, dass sie sich auf das Treppengeländer stützte. Sie hatte ihren Blick auf die Flurtür gerichtet und starrte durch das Glas, es hatte etwas Beunruhigendes, als nähme sie dahinter etwas wahr, das nicht existierte.

»Alles okay?«

»Ja schon«, sagte Daniel. »Mir ist nur ein bisschen schwindelig, ich muss mich kurz auf einen Punkt konzentrieren.«

»Ach so, ja klar«, sagte Sjoerd. Warum hatte er gerade nicht etwas besser auf sie geachtet?

»Ich glaube, es geht schon wieder«, sagte Daniel, obwohl sie das Geländer immer noch nicht losgelassen hatte.

»Hey«, sagte sie dann. »Warum nennen sie dieses Gebäude eigentlich Dunker?«

Das kleine Büro am Flurende hieß schon immer Computerraum, aber erst jetzt, seit dort endlich vier Packard Bells standen, machte der Raum seinem Namen alle Ehre. Sjoerd teilte sich den Computerraum mit Ben, aber der war zurzeit nur noch montags da, an den anderen

Tagen leistete er an Schulen und in Gemeindezentren Aufklärungsarbeit. Außerdem hatte Ben einen eigenen Raum im Krankenhaus, wo er anderen Patienten beistand. Letzteres könnte irgendwann ihre Unabhängigkeit gefährden, hatte Raffa anfangs gemeint, woraufhin Ben alle Ehrenamtlichen zusammengetrommelt hatte, um noch mal zu betonen, dass seine Entscheidung, eine Sprechstunde im Krankenhaus abzuhalten, vor allem pragmatischer Natur war – in dieser Phase der Epidemie konnten sie sich keinen ideologischen Purismus erlauben. Außerdem unterrichtete Ben immer noch an der Grundschule, an der er schon seit zwanzig Jahren arbeitete, und er hatte zwei fast erwachsene Kinder, mit denen er jeden zweiten Freitag Chinesisch aß. Obwohl seine Ex-Frau behauptete, mit der Vergangenheit ihren Frieden geschlossen zu haben, warf sie ihm hin und wieder noch vor, zu wenig Zeit mit Jelle und Maaike zu verbringen; Ben konnte verstehen, warum sie ihre Wut und ihren Kummer auf diese Art äußerte, hatte er Sjoerd mal an einem Abend erzählt, als sie in der Küchennische standen und Auflauf in der Mikrowelle erhitzten.

Mit Ben an seiner Seite mochte Sjoerd seine Arbeit eigentlich ein kleines Stückchen lieber, so konnte er seine Erkenntnisse sofort jemandem mitteilen, der alles interessant zu finden schien und über alles Bescheid wusste. Allerdings verhielt er sich auch etwas steifer, wenn Ben am Schreibtisch hinter ihm saß, besorgt, dass er als jemand entlarvt werden könnte, der viel weniger beitrug als Roelie oder Raffa, aber er hatte auch noch nicht so viel Erfahrung und arbeitete hier erst seit einem Jahr. Ben war schon seit neun Jahren positiv. Er machte einen ziemlich fitten Eindruck – im Sommer hatte Sjoerd gesehen, wie die etwas schlaffere Haut an Bens Oberarmen von seinen Muskeln glatt gespannt wurde –, aber er wusste auch, dass Ben eine Sterbeverfügung unterschrieben hatte, und wenn sie montags mit den Rücken zueinander hinter ihren Bildschirmen saßen, hatte Sjoerd immer Angst, aus Versehen unangebracht auf den Tod zu sprechen zu kommen; durch einen deplatzierten Witz zum Beispiel (obwohl Ben und Sjarl dauernd üble Witze über ihre eigenen körperlichen Gebrechen rissen, hatte er selbst die Neigung, seine Fragen ernsthaft zu formulieren, so wie Raffa und Sanne es auch immer machten) oder indem er ihm Neuigkeiten, einen Bericht oder Studien vorlegte, die ihn mit seinem eigenen Schicksal konfrontierten. Aber Ben machte einen gelassenen Eindruck. Sjoerd begleitete ihn manchmal zu seinen Vorträgen, und da hatte er einmal gesagt, dass der »Tod total normal« sei – auch wenn Sjoerd sich nur mit Mühe vorstellen konnte, dass der große Mann, der da in kurzer Hose am Schreibtisch saß, die Waden so muskulös, dass sich die Fingerspitzen nicht berühren würden, wenn man die Hände darum legte, in einem Jahr oder vielleicht früher verschwunden sein könnte. Manchmal hatte er den Eindruck, dass Ben das selbst auch nicht glaubte. Zum Beispiel, wenn sie sich gemeinsam die Zahlen des x-ten vielversprechenden Hemmstoffs ansahen; wenn immer weiter neue Hemmer entwickelt würden, würde das Virus in Bens Blut vielleicht nie resistent. Aber Sjoerd traute sich nicht, Ben zu fragen, ob er Hoffnung habe. Irgendwie fühlte sich das so an, als würde er einem Vorgesetzten widersprechen.

»Das hier ist Bens Schreibtisch«, sagte Sjoerd zu Daniel. »Er hat diese Abteilung gegründet, zusammen mit Sjarl und Ruud, aber die sind heute auch nicht da.« Er bückte sich, um den neuen Computer anzuschalten.

»Und das hier ist mein Platz«, sagte er, während das Gerät anfing zu rattern, und wünschte sich, Daniel würde ihn um eine kleine Demonstration bitten, aber das tat sie nicht. Sie schaute sich im Computerraum um: Bens Schreibtisch aufgeräumt wie immer, während der von Sjarl unter Zeitungen, Flyern und Textmarkern begraben war, die Deckel noch auf den Stiftenden. Er sah, wie sie das Poster neben der Tür betrachtete, designt von der zwölfjährigen Schülerin Femke, die den Posterwettbewerb des Vereins gewonnen hatte. »Sprich darüber!«, hatte Femke in schwarzen Buchstaben über eine rote Schleife geschrieben – es war kein schlechtes Design, aber dass Femke gewonnen hatte, lag unter anderem daran, dass sich nur zwei Schulen für den Wettbewerb mit Unterrichtseinheit angemeldet hatten, die Ben und Sjarl sorgfältig vorbereitet hatten.

»Soll ich dir mal zeigen, wie der funktioniert?«, fragte Sjoerd, und eigentlich blieb ihnen sowieso nichts anderes übrig. Sie waren zu früh, oder besser gesagt: Raffa war noch nicht da (sie hatten sich doch verabredet, wo steckte er bloß?), er konnte Daniel keinen Kaffee anbieten, weil er immer noch nicht verstanden hatte, wie die neue Kaffeemaschine funktionierte, und, na ja, vielleicht wollte er auch einfach gerne seine neue Freundin beeindrucken, als er sagte: »Schau mal, so logge ich mich ein!«, woraufhin das Modem eine Reihe von blechernen Tönen abfeuerte, ein Geräusch, bei dem er immer einen Esel vor sich sah, der schrie, weil er von einer höheren Macht in Stahl und Schrauben verwandelt wurde.

»Das hier ist also HIV-Net«, eröffnete Sjoerd seinen Vortrag, den er mittlerweile für alle gehalten hatte, die mehr oder weniger regelmäßig im Dunker waren. »Es ist eine Art elektronisches schwarzes Brett: Mit der L-Taste kann ich bestimmen, dass ich Nachrichten aus diesem spezifischen Nachrichtengebiet aus dieser spezifischen Mailbox lesen möchte.«

Daniel beugte sich über Sjoerds Schulter, um den Bildschirm sehen zu können. »Und kannst du dann jetzt mit Amerika reden?«, fragte sie.

Sieh mal einer an, dachte Sjoerd, sie wusste es noch. Es tat ihm gut, dass sein Monolog von gestern Abend anscheinend doch einen bleibenden Eindruck hinterlassen hatte, und er zeigte Daniel einen Nachrichtenbereich, den er in den letzten Tagen interessiert verfolgt hatte: »Das hier sind New Yorker, die miteinander reden.«

»Echt? Und können wir jetzt auch was sagen?«

»Theoretisch schon, aber bei dieser Diskussion geht es um eine Studie. Patienten beschreiben hier die Nebenwirkungen, damit sie zusammen herausfinden können, wer in der Placebogruppe steckt und sich besser für eine andere Studie anmelden kann. Warte, ich zeige dir die niederländische Mailbox.«

L-Taste zum Lesen, N-Taste für neue Nachrichten, Pfeil für die nächste Nachricht: Nicht ohne Stolz zeigte Sjoerd Daniel eine Nachricht, die er gestern hinterlassen hatte. *Tolle Initiative, Jungs! Ich werde meine Abteilung informieren,* sah er Daniel lesen.

»Hier geht es um eine Stiftung, die Hemmer nachmacht und sie gratis verteilt, solange die Kosten noch nicht übernommen werden.«

Daniel schielte immer noch zum Text auf dem Bildschirm. Und plötzlich schien sie zu zweifeln, sie verzog das Gesicht, als würde sie zum ersten Mal einen Cursor blinken sehen. Sjoerd wusste schon, was jetzt kam.

»Aber«, setzte Daniel tatsächlich an, »eigentlich hätte euch die Stiftung auch einfach anrufen können, oder?« Hach ja, er fand es nicht mal besonders schlimm. Er war solche Fragen gewohnt, und jedes Mal nahm er sich die Zeit, zu erklären, wie das alles funktionierte, genau deswegen war er ja hier, wurde er gebraucht: »Das hier ist viel praktischer«, sagte er. »Immer mehr Patienten kaufen sich einen Computer, extra für das HIV-Netz, Dutzende Patienten, Hunderte. Und die können alle mitlesen, okay? So bekommen sie sofort mit, wenn es Neuigkeiten gibt, und diese Informationen können sie mit ihren Ärzten teilen. Und sie reden über ihre Computer auch miteinander! Manche teilen hier zum ersten Mal ihre Geschichte, das geht auch anonym –«

»Darf ich mich auch kurz setzen?«, unterbrach Daniel ihn. Sjoerd stand auf, um Bens Bürostuhl zu seinem Tisch zu schieben, aber Daniel nahm einfach direkt auf seinem Stuhl Platz.

»Was muss ich drücken, um neue Nachrichten zu sehen?«, fragte sie, und zufrieden sah er ihr dabei zu, wie sie die verschiedenen Buchstabentasten anschlug und kleine freudige Ausrufe ausstieß, wenn es ihr gelang, eine neue Mailbox zu öffnen oder von Nachricht zu Nachricht zu navigieren.

Aber wo steckte Raffa? Sjoerd ging auf den Flur und sah gerade noch, dass Roelie in die Küche ging.

»Hey, hast du Raffa heute schon gesehen?«

Roelie steckte den Kopf durch die Tür: »Ist er heute wieder da?«

Vielleicht hatte er die Verabredung vergessen. Aber Raffa vergaß nie etwas, also konnte es genauso gut sein, dass er Sjoerd nicht sehen wollte und deshalb nicht da war – dieser Gedanke war wie eine Rutsche, auf der jetzt seine schlimmsten Vermutungen hinabrauschten:

Raffa war sauer auf ihn. Raffa war angewidert von ihm. Raffa schämte sich – oder warte, vielleicht war auch etwas mit Frenk. Ein Notfall, eine neue Krankenhausaufnahme, aber dann hätte er doch kurz anrufen können, er war mittlerweile schon eine Dreiviertelstunde zu spät, und was sollte Daniel bloß denken? Ja, das würde er gleich, wenn Raffa mit irgendeiner Entschuldigung vor ihnen stand, zur Sprache bringen. Ihm machte es nichts aus, dass sie warten musste. Aber das war ja wohl nicht gerade ideal, um neue Ehrenamtler anzuwerben.

Roelie zeigte Sjoerd und Daniel, wie die Kaffeemaschine funktionierte – es war ziemlich logisch, wenn man einmal verstanden hatte, dass die rote Taste manchmal hängen blieb. Sie waren gerade dabei, einen Filter zu befüllen, als Raffa mit einem Rums seine Aktentasche auf die Arbeitsplatte stellte.

»Ach, hier steckt ihr!«

»Ich dachte, wir hätten uns für elf Uhr verabredet«, hörte Sjoerd sich sagen. Hilfe, wieso musste er sofort so einen kleinlichen Vorwurf raushauen? Zum Glück nickte Raffa. »Sorry, ich musste mich heute Morgen um ein Problem kümmern«, und er wandte sich an Daniel: »Meinem Freund ging es nicht so gut, ich hätte anrufen sollen.«

Roelie, die jetzt mit einer Tasse in der Hand auf einem Klappstuhl saß, machte eine abwiegelnde Geste: *Kein Problem* – Sjoerd befahl sich, diese Haltung zu übernehmen.

»Wie schön, dass du da bist, Daniel«, sprach Raffa weiter. »Hat der da dir schon etwas über deine Aufgaben erzählt?«

Das hatte Sjoerd, auch wenn es ihm schwergefallen war, die Aufgaben als attraktiven Job zu verkaufen. Ans Bürotelefon zu gehen, erschien ihm unglaublich langweilig. Der Posten wurde ständig neu besetzt, und das lag nicht daran, dass die Ehrenamtler zu krank waren, um ihre Dinge zu erledigen. Als er Daniel davon erzählte, kam es ihm vor, als drehte er ihr eine Waschmaschine mit Kalkablagerungen an, auch wenn die Vergütung nicht so schlecht war, vor allem im Vergleich zu anderen regionalen Abteilungen. Aber Daniel hatte ihn ziemlich skeptisch angeschaut, und kurz hatte er Angst gehabt, sie würde seinen Vorschlag erst gar nicht in Betracht ziehen.

»Ich kann nicht so lange sitzen«, hatte sie stattdessen gesagt. »Glaubst du, ich könnte zwischendurch auch stehen?«

»Na klar!«, hatte Sjoerd sofort gerufen. »Es gibt Leute, die haben den Job im Rollstuhl gemacht, manche nur eine Stunde am Stück oder mit einer Zigarettenpause alle fünfzehn Minuten: gar kein Problem!« Nein, er hatte seine Begeisterung nicht verbergen können, denn wie erleichtert wäre Raffa erst, wenn er von diesem Problem erlöst würde.

Und Raffa war erleichtert. Er presste Sjoerd an sich – genau wie erhofft, und als Raffas Locken ihn im Nacken kitzelten, dachte er daran, wie er Freitagnacht vor zwei Wochen an Raffas Ohr gesogen hatte, wie er das Klacken des Ohrrings an seinen Zähnen gespürt hatte und wie ihn das erregt hatte, weil es dem ansonsten ziemlich zurückhaltenden, weil absolut sicheren Sex eine besondere Note gegeben hatte, die man mit ein bisschen Fantasie vielleicht als wild hätte einstufen können.

6

Daniel war gut in ihrem neuen Job. Alles, was Raffa ihr erzählte, schrieb sie auf, weil sie befürchtete, die Informationen könnten aus ihrem Kopf rinnen wie Saft durch die Löcher einer Zitruspresse. So war es ihr in der letzten Zeit oft mit ihren eigenen Terminen und Medikationsplänen gegangen, und am Ende des ersten Monats im Dunker lag eine ausführliche Liste mit Namen und Aufgaben auf Daniels Schreibtisch im Telefonzimmer.

Wenn Patienten anriefen, erklärte sie ihnen, was eine Vereinsmitgliedschaft beinhaltete. Sie kostete fünf Gulden pro Quartal, und man konnte sich anonym anmelden. Sie wies auf die Gesprächsgruppen hin, die wöchentlichen offenen Abende und die vierzehntägigen Themenabende, auch wenn die Anrufenden nicht danach fragten, erzählte sie ihnen, was das nächste Thema war: HIV und Versicherungen, HIV und Familie, HIV und Homosexualität, HIV und Urlaub. Manchmal rief jemand an, um ein neues Thema vorzuschlagen. Meistens waren das Pharmazeuten oder Firmen, die ihre Medikamente oder Laufgestelle an den Mann bringen wollten, manchmal auch Patienten, die mehr über ein bestimmtes Symptom erfahren wollten, und auch wenn Daniel vermutete, dass das wenig bringen würde – ein Themenabend zu Nachtschweiß würde bestimmt nicht veranstaltet werden –, machte sie sich ausführliche Notizen, die sie später Sanne gab, denn Sanne war die Hauptorganisatorin der Themenabende und fand die Miteinbeziehung der Patienten äußerst wichtig. Wenn Leute mit medizinischen Fragen anriefen, stellte Daniel sie zu Roelie durch, die von Montag bis Mittwoch hinter dem Schreibtisch auf der anderen Seite des Telefonzimmers saß. Wenn Roelie nicht da war, musste Daniel fragen, ob es sich um einen Notfall handelte, wenn es einer war, gab sie die Nummer vom Krankenhaus durch, aber die hatten die meisten Anrufenden bereits. Wenn Leute mit juristischen Fragen anriefen, musste sie sie zu Jeroen durchstellen, der montags und donnerstags Telefondienst hatte. Und wenn Firmen oder Gemeindezentren anriefen, die einen Aufklärungsabend gebucht hatten, schrieb sie ihre Fragen für Ben auf, denn Ben war nur montags da, und manchmal handelte sie daher schon sein Honorar aus: Sie durfte höchstens um fünfundzwanzig Gulden mit dem Preis runtergehen, und immer wieder schaffte sie es sogar, ein paar Zehner mehr rauszuschlagen. Außerdem wusste sie inzwischen, dass er ein Mikrofon und einen Overhead-Projektor benötigte. Als jemand von der Gemeinde fragte, wie viel Abstand Ben zu seinem Publikum halten würde, dauerte es einen Augenblick, bis Daniel begriff, dass die Frage von einem potenziellen Gast an ihn herangetragen worden war.

Manchmal riefen die Leute einfach nur an, um Beleidigungen loszulassen, dann legte sie sofort auf. Und manchmal weinten die Anrufenden die ganze Zeit, dann versuchte Daniel, Fragen zu stellen, allerdings fühlte sie sich in solchen Momenten machtlos und unfähig. Wenn jemand auf HIV-Net nicht weiterwusste, verband Daniel die Person nur allzu gerne mit Sjoerd, sie sah schon sein freudiges Strahlen beim Klingeln des Telefons vor sich. Dass sie mittlerweile genug Computererfahrung hatte, um den Anrufern selbst helfen zu können, würde sie niemandem verraten.

Hin und wieder riefen Journalisten an. Presseanfragen waren offiziell Sjarls Angelegenheit, aber seit Daniel im Dunker angefangen hatte, war sie Sjarl erst dreimal begegnet. Sie wusste, dass er genau wie Ben noch einen anderen Job hatte und dass er vor allem nach der Abteilungsgründung unglaublich viel Zeit in den Verein gesteckt hatte. Obwohl Sjarl auf sie wie ein herzlicher, humorvoller Mann wirkte (an dem Tag, an dem Sjarl seit acht Jahren wusste, dass er positiv war, brachte er Kuchen mit ins Büro), wusste sie von Sanne, dass er Aufgaben nicht gern aus der Hand gab. Sie zögerte deshalb immer kurz, wenn sie Journalisten zu Raffa durchstellte (er war der Teamkoordinator, kein offizieller Pressesprecher), aber der versicherte ihr, dass das zurzeit die beste Lösung sei und er Sjarl informieren würde, wenn es wirklich nötig war, was aber selten der Fall sei, denn da sie ein regionaler Ableger waren, konnten die meisten Interviewanfragen direkt zur Zentrale durchgestellt werden. Trotzdem hörte Daniel, wie Raffa manchmal mit der Lokalzeitung telefonierte. Vor allem um den Aidskongresse in Yokohama herum fing sie Gesprächsfetzen auf, in denen Raffa der Person am anderen Ende der Leitung erklärte, die Krise sei noch lange nicht vorbei. Ja, die Zeitungen berichteten jetzt von »Lichtblicken«, von neuen Medikamenten und »HIV als chronischer Erkrankung«, aber Raffa wies freundlich darauf hin, dass immer noch jeden Tag Menschen starben, dass neue Hemmer nicht helfen würden, solange die Politik sie nicht zur Verfügung stellte, und dass es bestimmt keinen Anlass gebe, den Champagner zu entkorken.

Darauf kam Raffa auch regelmäßig in den wöchentlichen Montagsbesprechungen zurück, in denen er gerne ausführlich das Wort ergriff. »Ihr werdet sehen«, sagte er an einem solchen Morgen, an dem sie alle im Kreis im Telefonzimmer saßen – einige mit einem Notizblock auf dem Schoß, auch wenn niemand je etwas aufschrieb –, »wenn die Zeitungsüberschriften weiterhin so positiv klingen, werden alle glauben, dass die Sache erledigt ist, dass die Epidemie vorbei ist. Bald berichtet niemand mehr über uns, und glaubt nicht, dass wir dann noch Fördergelder bekommen!«

Sjoerd und Sanne hatten zustimmend genickt, als hörten sie Raffas Prophezeiung zum ersten Mal. Aber Roelie hatte stirnrunzelnd vor sich hin gestarrt, und Ben sagte: »Wir werden sehen, ja. Aber ich persönlich bin ziemlich froh über die aktuellen Entwicklungen.«

Ben hatte nicht vorwurfsvoll geklungen, er sah auch nicht verärgert aus. Aber nach der Bemerkung presste Raffa seinen Kiefer zusammen wie jemand, der sich auf einen Sprung von der einen Klippe zur anderen vorbereitet, und für den Rest der Sitzung sagte er nur noch etwas, wenn er Ben in einer Sache beipflichten konnte: Ja, sagte er, Ben habe recht, sie bräuchten wirklich einen neuen Kühlschrank – dabei hatte Raffa vorher vollkommen überzeugt dafür plädiert, das Bier einfach in der Dachrinne zu lagern. Daniel sagte nur wenig bei den Montagsbesprechungen. Es erschien ihr unangebracht, sich an den teils hitzigen Diskussionen zu beteiligen, aber nach sechs Wochen schlug sie vor, Protokoll zu führen. Irgendwann, drei oder vier Telefonisten vor ihr, hatte es einen Jungen gegeben, der das auch gemacht hatte. Aber er hatte den Job schnell wieder an den Nagel gehängt, und seitdem hatte sich niemand mehr getraut, nach Protokollen zu fragen. »Gute Idee, Daan!«, riefen sie, »das ist super, Daantje!« – und Daniel strahlte.

Als Ben sie nach der Sitzung wie üblich kurz zur Seite nahm, um seine Telefonate mit ihr durchzugehen, hatte er noch eine weitere Aufgabe für sie. Würde sie vielleicht – natürlich nur, wenn sie Zeit und Lust hatte – seine Korrespondenz der letzten fünf Jahre für ihn sortieren?

»Darunter befinden sich auch ein paar sehr persönliche Dokumente«, sagte er, und kurz schaute er Daniel direkt in die Augen, so wie er es vielleicht auch tat, wenn er einem seiner Schüler versicherte, dass er das mit der Bruchrechnung bestimmt bald hinbekommen würde, denn er sei intelligent genug, er müsse sich einfach noch etwas gedulden. »Aber ich vertraue dir voll und ganz«, sagte Ben zu Daniel, die sofort nickte und sich noch in derselben Woche an die Arbeit machte; stolz auf ihre eigene Diskretion, sollte sie nie erzählen, was sie in Bens Briefen gelesen hatte. Sie würde lieber ihr komplettes Honorar abgeben, statt das Vertrauen, das ihr dieser Mann entgegengebracht hatte, zu missbrauchen.

In jener Zeit kam Daniel morgens etwas früher zum Dunker, um an Bens Archiv zu arbeiten. Nach ihrem Telefondienst ging sie meistens sofort wieder; wenn jemand sie fragte, ob sie noch ein Glas Wein in der Küche trinken wolle, lehnte sie ab, denn mit der Dämmerung kamen meistens auch die Kopfschmerzen. Zu Hause legte sie sich oft sofort ins Bett und schloss die Augen, bis sie hörte, wie Sjoerd oben für sie beide kochte.

Als Sanne fragte, ob sie zur Dezembergala mitkommen könne, der größten Benefizveranstaltung des Vereins, sagte Daniel, so was sei nichts für sie. Sie habe Angst, das einfach nicht zu schaffen, so eine Feier, und Sanne würde noch eine ganze Weile denken, dass Daniel keine Menschenmengen mochte, nichts vom Tanzen und dunklen Räumen hielt, denn obwohl alle im Dunker wussten, dass sie »etwas hatte«, redete Daniel fast nie über ihre Beschwerden, vor allem nicht im Beisein der Kollegen, die so viel Schlimmeres durchmachten. Wer klagt schon über Kopfschmerzen, wenn der Gesprächspartner vielleicht bald stirbt?

Und es würde mich nicht wundern, wenn Daniel ihr Schweigen als etwas Ehrenwertes betrachtete. Wahrscheinlich fühlte sie sich sogar ein kleines bisschen erhaben, solange sie ihre Leiden für sich behielt, und denjenigen überlegen, die das nicht hinbekamen. Also spielte sie nicht unbedingt jemanden, dem nichts fehlte, sondern eher jemanden, der sich nicht beschwerte. Diese Rolle erfüllte sie meistens hingebungsvoll, aber es blieb eine Rolle, denn sie beschwerte sich durchaus, vor allem bei sich selbst und bei Sjoerd. *Neue Eindrücke muss ein Mensch erst verarbeiten,* hatte Lucille irgendwann mal zu ihr gesagt. *Das dauert bei dir vielleicht etwas länger als bei anderen, aber gib dem Ganzen Zeit, gib ihm Zeit, Daniel!* – daran versuchte sie zu denken, wenn sie um halb fünf die vielen Treppenstufen vom Dunker herunterhumpelte. Bald, sagte sie sich, bald wird es besser, und das war auch so, allerdings kündigte sich dieses Bald mehr oder weniger geräuschlos an: Genesung war wie Haarwachstum oder das Vergilben der Abdichtung hinterm Waschbecken, sie vollzieht sich so allmählich, dass man sie nicht wahrnimmt. Doch das ist nicht das Einzige. Einen Prozess, den man nicht wahrnimmt, kann man auch nicht festhalten. Was man nicht erlebt hat, bemerkt man nicht, und als Daniel im Frühling, als die Tage länger und heller wurden, tatsächlich nur noch selten das Bedürfnis verspürte, sich nach der Arbeit direkt aufs Bett zu legen, kam es ihr vielleicht so vor, als wäre es nie anders gewesen. In jener Zeit verbrachte sie nach ihrem Telefondienst lieber noch ein bisschen Zeit in der Küche vom Dunker, wo sie unauffällig Schälchen mit Knabbereien hinstellte – Daniel hatte sich nie viel aus Knabberkram gemacht, aber sie wusste, dass ihre Kollegen so was liebten, und hatte den etwas muffigen Geschmack, den sie mit Fertigsoße aus Tütchen assoziierte, immer mehr zu schätzen gelernt.

Außerdem blieben die Leute ihrer Erfahrung nach länger, wenn ein paar Snacks auf dem Tisch standen, und jetzt, da sie ihre Aufgaben gut im Griff hatte – ihre Notizen brauchte sie schon lange nicht mehr, und sie ertappte sich hin und wieder bei dem Gedanken, ihre Arbeit langsam etwas eintönig zu finden –, freute sie sich immer mehr auf die Stunden zwischen fünf und sieben, Stunden, die die anderen als Nachbesprechung bezeichneten (dass dieser Begriff erst nach ihrem Einstieg eingeführt worden war, sollte Sjoerd ihr erst Jahre später erzählen).

Nur Roelie kam nie zur Nachbesprechung. Meistens ging sie um halb drei, um ihre Kinder abzuholen, aber die anderen blieben inzwischen länger. Sanne war eine wichtige Gesprächspartnerin, die über alle persönlichen Kümmernisse Bescheid wusste und es schaffte, andere in das Gespräch über ein spezifisches Problem miteinzubeziehen, ohne dass es unangenehm oder zu persönlich wurde (sie studierte nicht umsonst Psychologie). Jedes Dilemma war ein Rätsel, das mit kollektivem Aufwand gelöst werden konnte und musste. So diskutierten sie gemeinsam Raffas Problem mit Frenks Vermieter, der keine »Pärchen« in seiner Wohnung duldete, doch wie sollte Raffa sich um Frenk kümmern, wenn er nicht regelmäßig bei ihm übernachten konnte? Auch halfen sie Daniel mit den Briefen an das Sozialamt, in denen sie erklären musste, warum sie für den Verein arbeiten konnte, aber nicht für eine kommerzielle Einrichtung. Je nachdem, wie viel Bier sie getrunken hatten, zeigten sich Sjoerd und Jeroen überraschend schlagfertig und machten manchmal derbe Witze über die anderen, aber nie, niemals über das Kranksein – das war allein Sjarl und Ben vorbehalten. Raffa war währenddessen für alle ein dankbares Publikum. Noch nie hatte Daniel einen Mann so ausgelassen über Witze lachen hören, die er nicht selbst gemacht hatte. Sein Lachen war einnehmend, und wenn es wieder durch den Raum schallte, konnte sie nur allzu gut verstehen, warum Sjoerd so verrückt nach ihm war.

Nur freitags kam kein Knabberzeug auf den Tisch, denn dann organisierte der Verein seinen offenen Abend im Café Bart.

»Warum sehe ich dich da nie?«, fragte Ben Daniel eines Nachmittags.

»Das ist nur für Patienten, oder?«, antwortete sie.

»Für Patienten und für ihre Familien, Freunde und Nächsten.«

»Aber das bin ich ja auch nicht.«

»Na klar«, sagte Ben daraufhin. »Na klar bist du das, Daan.«

7

»Herzlich willkommen, wie schön, dass ihr da seid. Ich stelle mich erst mal kurz vor, mein Name ist Roelie, ich bin zweiundvierzig und arbeite jetzt seit drei Jahren für den Verein und seit zwei Jahren für den Bereich Frauen. Vor fünf Jahren habe ich erfahren, dass ich positiv bin, und um ehrlich zu sein, dachte ich, ich wäre die einzige Frau mit HIV. Ich bin ein paarmal bei einem HIV-Stammtisch gewesen, aber die Männer dort haben mich angestarrt, als wäre ich ein exotisches Tier. Für sie ist es doch irgendwie anders, sie haben einander; ähneln sich, wenn ihr wisst, was ich meine. Wenn ihr euch heute hier umschaut, wirkt es vielleicht so, als hätten wir Frauen weniger gemeinsam, aber wenn wir uns gleich in Ruhe unterhalten, werden wir Parallelen feststellen, das kann ich euch aus Erfahrung sagen. Leider kommen immer noch nur wenige Frauen zu unseren offenen Abenden ins Café Bart –«

»Weil die immer so spät sind, manchmal finde ich keinen Babysitter!«

»Richtig! Wie heißt du?«

»Ich heiße Edith.«

»Glaub nicht, dass ich das noch nie zur Sprache gebracht hätte, Edith. Ich habe selbst zwei Kinder, eine fast vierjährige Tochter und einen siebenjährigen Sohn. Da sieht man es schon, wir haben mit den gleichen Problemen zu kämpfen.«

Die Kleine Kirche, ein Donnerstagmittag im August, ungefähr halb zwei, eine Uhrzeit, zu der jüngere Kinder noch in der Schule sind. Obwohl die Kleine Kirche damals noch als Kirche genutzt wurde, mit einer Messe am Sonntag, einem bescheidenen Holzaltar und einem Gemälde der Heiligen Jungfrau Maria, galt der Raum als modern, gebaut in den späten Sechzigerjahren im Stile eines ziemlich speziellen

Trends: Viel Holzverkleidung, Backsteinmauern, dunkler Bodenbelag und ein Dach, das aus verschiedenen schrägen Ebenen bestand und von außen ein bisschen an einen Serviettenständer erinnerte.

An jenem Tag war es sehr warm. Daniel und Roelie hatten alle Fenster geöffnet, auch die kleinen runden Dachfenster, für die man einen Stockhaken benötigte. Meavis, Sozialarbeiterin im Krankenhaus, hatte einen Ventilator mitgebracht, aber der half nur, wenn man direkt davorstand. Sie hatten das Teil neben die Stühle gestellt, wer zuerst kommt, mahlt zuerst, hatten sie noch gewitzelt, aber Daniels Platz war hinter dem Kaffeetisch in der Ecke, und während Roelie und Maevis sich mit Verlängerungskabeln herumärgerten, kontrollierte sie ihr T-Shirt noch schnell auf Schweißflecken.

Daniel wird es bereut haben. Dass sie gekommen war, dass sie sich hatte überreden lassen. Sie wusste nicht genau, wo die Löffel hingehörten, wie die Untertassen gestapelt wurden, aber das war nicht das Problem. Ihr widerstrebte der Gedanke, dass sie den acht Frauen an der Klapptischinsel in der Mitte des Raumes gleich in die Augen schauen musste, während sie ihnen Kaffee oder Tee einschenkte, um so eine sichere und vertraute Atmosphäre zu schaffen. Das war an diesem Nachmittag ihre wichtigste Aufgabe. Die Frauen sollten sich wohlfühlen, deshalb stand gerade sie hier und nicht einer der Männer, nicht Sjoerd, Jeroen oder Raffa.

»Okay, hallo zusammen, mein Name ist Edith, ich bin neununddreißig Jahre alt. Ich habe zwei Töchter, Kanta ist elf und Mirella ist dreizehn. Vor sieben Jahren hat mich die Nachricht erreicht, dass mein Ex gestorben ist. Ganz ehrlich, ich bin damals aus allen Wolken gefallen, er war gerade erst dreiunddreißig geworden, aber anscheinend hatte er Aids. Ich wollte mich sofort testen lassen, aber meine Hausärztin meinte, das sei nicht nötig: Frauen würden kein Risiko tragen, meinte sie. Ich habe mich dann anonym beim Gesundheitsamt testen lassen, die Arzthelferin dort hat mir nicht mal einen Stuhl angeboten, als sie mir das Ergebnis mitgeteilt hat. Ob ich rumgehurt hätte, wollte sie wissen, oder ob ich spritzen würde, das würde bei Schwarzen ja öfter vorkommen. Sie drückte mir einen Flyer in die Hand, den sie vorher in einen braunen Umschlag steckte, damit ich damit auf die Straße kann, so hat sie das ausgedrückt. Ich habe es dann meiner Schwester erzählt, die hat sofort angefangen zu weinen. Und so saß ich da dann auf dem Sofa und habe meinen Arm um sie gelegt, als wäre sie diejenige, die gerade schlechte Neuigkeiten bekommen hat.«

»Findest du, dass ich das machen muss?«, hatte Daniel Sjoerd ein paar Tage zuvor gefragt.

Sie radelten zusammen zum Dunker, wie sie das damals fast jeden Morgen machten (außer wenn Raffa übernachtet hatte, dann fuhr Daniel diskret hinter dem heimlichen Pärchen her).

»Ja«, hatte Sjoerd gesagt. »Natürlich, was ist überhaupt das Problem?«

»Das ist um halb zwei«, antwortete Daniel zögerlich. »Dann habe ich Telefondienst«.

»Den kann Raffa doch übernehmen, oder?«

»Das ist mit dem Fahrrad ziemlich weit, ich bin dann ganz schön lange weg.«

»Ach, wird schon passen. Außerdem hast du doch schon zugesagt, oder?«

Ja, das hatte Daniel. Sie hatte Sanne versprochen, ihre Aufgaben zu übernehmen, weil die donnerstags jetzt immer zur Uni musste, aber das war am Ende der Nachbesprechung gewesen, als sie schon ziemlich beschwipst war.

»Einfach ein paar Plätzchen hinstellen«, sagte Sjoerd – sie standen gerade vor einer roten Ampel, er drückte. »Und den Leuten sagen, wo sie ihre Jacken aufhängen können, da ist nicht viel dabei, ich habe das auch schon mal gemacht.«

»War das für eine gemischte Gruppe?«

»Ja, aber es war nur eine Frau dabei, und beim nächsten Treffen ist sie nicht mehr aufgetaucht. Kann ich auch gut verstehen, zum Glück habt ihr jetzt eine eigene Gruppe.«

»Ihr?«

»Ihr Frauen, meine ich.«

»Aber ich weiß gar nicht, ob ich dazugehöre«, murmelte Daniel. Die Ampel wurde grün, Sjoerd merkte es zu spät und musste ordentlich in die Pedale treten, um Daniel wieder einzuholen. »Wie meinst du das?«, keuchte er, als er wieder neben ihr fuhr. »Weil du es selbst nicht hast? Ich hab's ja auch nicht. Aber das ist doch egal, wenn du Kaffee ausschenkst, Raffa hat es nicht, Sanne –«

»Nein«, sagte Daniel. »Nein, so meine ich das nicht.«

»Ich bin Wendy, gerade neunundzwanzig geworden. Vor ein paar Jahren hatte ich eine Urlaubsaffäre, mit einem Italiener, so ein heißer Typ, ich war echt verknallt. Aber als ich wieder zu Hause war, habe ich Pfeiffersches Drüsenfieber bekommen. Na ja, das haben sie jedenfalls gesagt. Ich konnte ein paar Wochen nicht zur Schule, danach ging es mir wieder besser – ich dachte nicht mehr daran, hatte schon bald einen festen Freund, Wouter heißt er. Als ich vor vier Jahren schwanger wurde, war ich so glücklich: Ich bin von Natur aus eher trübsinnig, aber ich weiß noch, wie die dunklen Wolken sich für eine Weile komplett verzogen hatten. Wir machten die üblichen Bluttests, ich war in der fünfzehnten Woche, als wir erfuhren, dass ich HIV habe.

Sie können besser direkt abtreiben, meinte die Hebamme. Wenn ich das nicht machen würde, bekäme ich bestimmt bald Aids, und das Baby würde es sowieso nicht überleben. Es fühlte sich nicht so an, als hätte ich eine Wahl, eher so, als wäre ich eine Mörderin, wenn ich mein Kind behalten würde.

Es war ein Junge, kerngesund, zehn Finger und zehn Zehen, mit allem Drum und Dran. Wir haben ein Foto von ihm, wenn man es sich ansieht, sieht es aus, als würde er einfach schlafen. In den Monaten danach habe ich es so sehr bereut. Wirklich, ich war mehr mit dem Baby beschäftigt als mit der Tatsache, dass ich HIV-positiv war.

Jetzt versuche ich, wieder schwanger zu werden, auch wenn ich mich kaum traue, das zu erzählen, ich weiß, wie manche Leute darüber denken. Aber ich lasse mir nicht noch einmal vorschreiben, was ich zu machen habe, auch nicht, wenn die Chance besteht, dass mein Kind HIV bekommt. Wir sterben alle irgendwann, richtig? Und ist ein Leben, das vielleicht nur drei Jahre dauert, weniger wert als das Leben einer Person, die mit fünfzig Krebs bekommt?«

Was, wenn sie mich durchschauen?, dachte Daniel nach der Hälfte der Vorstellungsrunde. Vielleicht würden sich diese armen Frauen unsicher fühlen, verspottet und ausgehorcht. Und während sie hinter ihrem Kaffeetisch den Geschichten über Urlaubsaffären und Männer, Schwangerschaften und Babys lauschte, wurde Daniel von Gedanken heimgesucht, die sie sehr lange nicht mehr gehabt hatte.

Es waren Gefühle, die eigentlich nicht zur Situation passten. Gefühle, die vielleicht sogar unangebracht waren, aber sie waren da: die Mädchenumkleide an der weiterführenden Schule, man konnte leider nicht immer behaupten, seine Tage zu haben. Also dachte sich Daniel jede Woche eine neue Ausrede aus, um nicht duschen zu müssen, manchmal hatte sie einen Termin, musste noch etwas erledigen, ein Nachbarsmädchen wartete auf sie, ihre Mutter war krank, sie selbst war krank, ja, sie fühle sich nicht gut: »Du willst nicht, dass ich die Fliesen vollkotze«, sagte sie zu Melissa, als die mal danach gefragt hatte. Das fand Melissa eklig – »Verdammt, Danielle, verdammt!« –, aber auch ziemlich lustig, das konnte man sehen. Was Melissa nicht wusste, war, dass Daniels Bemerkung gar nicht wirklich gelogen war. Bei dem Gedanken, nackt neben der ebenfalls nackten Melissa zu stehen, wurde ihr schlecht. Nicht weil Melissa dann ihren Körper sehen würde – sie wusste, dass daran wenig auszusetzen war, ihr flacher Bauch brachte ihr sogar regelmäßig Komplimente ein –, sondern weil sie sich dann den von Melissa ansehen müsste. Das war okay, wusste sie. Sie waren untereinander. Trotzdem fühlte es sich so an, als würde sie ihre Klassenkameradinnen hintergehen, wenn sie einfach so ihre Bäuche anstarrte, erst recht ihre Brüste oder das Schamhaar. Die Mädchen gingen davon aus, unter ihresgleichen zu sein – und genau das war das Problem. Das war der Grund, warum Daniel sich seit dem Augenblick fehl am Platz fühlte, in dem sie Sanne angetrunken dieses

Versprechen gegeben hatte. Heute war niemand nackt. Aber in gewisser Weise eben doch, also starrte Daniel auf den Kaffeetisch, während die acht Frauen auf den Kunststoffklappstühlen einen Seelenstriptease hinlegten.

»Ich bin Tracey. Ich bin auch neunundzwanzig und ich habe einen wirklich lieben Freund, Sybren. Als ich ihn kennengelernt habe, habe ich ihm nicht sofort erzählt, dass mein Ex mich infiziert hat. Ziemlich dumm, aber ich wollte ihn nicht abschrecken. Als wir das erste Mal Sex hatten, haben wir kein Kondom benutzt, das wollte er nicht – alles ging so schnell, wir hatten getrunken. Am nächsten Morgen hat er mir Toast mit Spiegelei gemacht, aber ich bekam keinen Bissen runter. Ich musste es erst erzählen, und wisst ihr was? Er hat total lieb reagiert. Er sagte: Wenn ich es gewusst hätte, hätte ich es genauso gemacht. Sybren mag keine Kondome, er will mich spüren, er will es immer noch ohne machen. Ich habe stundenlang auf ihn eingeredet, ich habe sogar überlegt, seinen Bruder anzurufen, damit der ihn überzeugt, aber das habe ich mich am Ende doch nicht getraut, ist ja auch unsere Sache, Sybren will es so, das ist seine Entscheidung.«

»Aber das ist nicht richtig.«

»Das weiß ich doch!«

»Mädels, wir sind nicht hier, um zu urteilen.«

»Weißt du, es geht nicht um dich«, hatte Sjoerd gesagt. »Es hat ausnahmsweise mal nichts mit dir zu tun, Daan, du bist nur da, um zu helfen« – und trotzdem dauerte es bis zum Ende der Gesprächsrunde, bis Daniel sich traute, von ihrem Kaffeetisch aufzuschauen, und das lag an einer jungen Frau.

Sie war zuletzt an der Reihe und sagte nichts Besonderes, erzählte nur von ihrem T-Wert und den Medikamenten, die sie nahm, es war vor allem ihre Stimme, die auffiel. Tief wie die eines Mannes, eines jungen Mannes, und deshalb doch wieder mädchenhaft. So was hatte Daniel noch nie gehört.

Schau hoch, befahl ihr diese Stimme. Schau hoch, Daan – und meine Güte, was war schon dabei? Dass sie die Frauen ansah, hieß noch lange nicht, dass die Frauen auch sie sehen würden.

Und so hob Daniel endlich den Kopf. Sie sah zu den Klapptischen in der Mitte des Raumes: sieben Frauen, die jetzt genau wie sie selbst das eine Mädchen anstarrten, freundlich nickten, ermutigend lächelten, aber vergeblich. »Ich weiß nicht so recht, was ich noch sagen soll«, sagte Julia, die Frau, die Daniels Leben verändern sollte.

8

Mit mir hat Daniel nicht besonders oft über Julia gesprochen. Wenn es doch mal vorkam, war sie meistens Bestandteil einer anderen Geschichte. Ihre Vergangenheit mit Julia musste immer mal wieder als Erklärung oder Entschuldigung für bestimmte Entscheidungen herhalten, die sie später in ihrem Leben getroffen hatte. »Das liegt wirklich an Julia, dass ich mich dem Klub angeschlossen habe« – so etwas sagte sie dann. Oder: »Ich bin auch nicht stolz darauf, aber: Julia.« So wurde Julia in der Geschichte, die Daniel aus ihrem Leben gemacht hat, auf ein kleines Rädchen im Ursache-Wirkungs-Getriebe reduziert – eine Murmel, die sie im entscheidenden Moment aus der Bahn katapultiert hatte; mit meinem heutigen Wissen glaube ich nicht, dass sie der Bedeutung, die Julia für sie hatte, damit gerecht wird.

Aber warum Julia? Was war es, das sie an dieser Frau so sehr angezogen hatte, oder vielleicht sollte ich lieber von einem Mädchen sprechen – Julia war sechsundzwanzig, als Daniel ihr begegnete, ihre Geburtstage lagen nur wenige Tage auseinander.

Ich weiß, dass Sjoerd bis heute seine eigenen Theorien über ihre Beziehung hat. »Sie war nicht mal besonders hübsch«, ist ihm letztens rausgerutscht, aber das nahm ich ihm nicht so wirklich ab, denn Barbara hatte das Gegenteil behauptet: »Ein schönes Gesicht, mit hoher Stirn und einer kleinen Stupsnase, meine ich.«

Julia hatte schlechte Haut, dicke kurze Locken und eine »ganz besondere« Stimme, fast wie ein Bass, die nicht zu ihrer eher zarten Statur passte – in dem Punkt sind Sjoerd und Barbara sich jedenfalls einig. »Sie hat einen nervösen Eindruck auf mich gemacht«, erinnerte sich Barbara. »Aber, na ja, ich habe sie auch nur einmal getroffen, und an dem Abend wirkte sie ziemlich angespannt. Vielleicht, dachte ich damals, weil Daniel mich als ihre Ex-Freundin vorgestellt hatte. Rückblickend denke ich, dass die Einschätzung nicht ganz richtig war oder jedenfalls nicht zu dem passte, was die beiden eigentlich hatten.«

»Aber was war das dann?«, fragte ich sowohl Sjoerd als auch Barbara.

»Tjaaa …«, seufzten beide unabhängig voneinander.

Ich frage mich, was sich Daniel vom ersten Treffen mit Julia erhoffte. Was dachte sie, während sie auf sie wartete, am Tisch beim Fenster in dieser erdfarbenen Kneipe, in die sie sonst nie ging? Vielleicht hatte sie kurz darüber nachgedacht, sich mit ihr in ihrer Stammfrauenkneipe zu verabreden, aber ich verstehe, warum sie sich dagegen entschieden hat. Ansonsten wird sie keinen konkreten Plan gehabt haben, keine ausgeklügelte Strategie. Aber Daniel muss sich etwas davon versprochen haben, einer Sehnsucht gefolgt sein, und genau so, wie Sehnsüchte oft offenlegen, dass etwas fehlt, nehmen sie manchmal die Gestalt von Übermut an, und ich stelle mir vor, dass Daniel schon darüber nachdachte, wie sie Julia gleich begrüßen würde, wenn sie zur abgesprochenen Uhrzeit vor ihrem Tisch aufgetaucht wäre: Sollte sie sie mit einem Wangenküsschen begrüßen oder mit zweien oder dreien? Händeschütteln wäre merkwürdig, dafür kannten sie sich schon zu gut. Allerdings trafen sie sich für eine Transaktion, auch wenn es sich dabei um nichts Geschäftliches handelte: dann vielleicht doch eine Umarmung? Daniel hatte mehrmals gesehen, wie Julia zum Abschied eine Frau aus der Gesprächsgruppe umarmt hatte, bevor sie die Kleine Kirche verließ. Bei ihr hatte sie das noch nie gemacht, aber, na ja, sie hatte die letzten Wochen ja auch nur verstockt hinter dem Kaffeetisch gestanden – wenn sie ging, winkte Julia ihr aber immer kurz zu, und bei den letzten drei Sitzungen war es Julia gewesen, die sie angesprochen hatte: »Arbeitest du hier?«, hatte Julia sie an dem ersten, brüllend heißen Mittag in der Kirche gefragt.

»Ich arbeite ehrenamtlich für den Verein«, hatte Daniel geantwortet und ihr einen Teelöffel gereicht. »Ich arbeite im Dunker.«

»Oh«, sagte Julia. »Bist du auch positiv?«

»Nein«, antwortete Daniel etwas beschämt. »Das nicht.«

»Na, ist ja auch besser so, oder?«

Das war es auch schon, Julia hatte ihr zugezwinkert und sich wieder umgedreht. Aber sie muss in Daniel etwas wachgeküsst haben, das die schon sehr lange nicht mehr gefühlt hatte (und wovon sie vielleicht nicht einmal bemerkt hatte, dass sie es vermisste); den Rest des Mittags verfolgte Daniel sie vom Kaffeetisch aus; sobald sie wieder jemandem gezeigt hatte, wo sie die leeren Kaffeetassen abstellen konnten, ließ sie ihren Blick durch den Raum gleiten, um Julia zu lokalisieren. Ohne den starren Stuhlkreis schien sie viel besser mit anderen ins Gespräch zu kommen. Daniel sah, wie sie mit Roelie redete und danach mit Tracey, die lachte und kurz ihren Oberarm streifte, *da bin ich ganz bei dir,* sagte Tracey in Daniels Vorstellung zu Julia, und kurz war sie eifersüchtig, auch wenn sie nicht genau wusste, worauf und warum.

In der folgenden Woche hatte es einen Wetterumschwung gegeben. Frauen, die beim ersten Treffen noch Kleider getragen hatten, befreiten sich jetzt aus weiten Regenjacken. Daniel versuchte, nicht zu auffällig hinzusehen, und erwischte sich dabei, eine gewisse Erleichterung zu spüren, als sie Julia entdeckte, die einen Regenschirm zusammenfaltete. Das Mädchen mit der schönen Stimme war wieder da. Genau wie insgeheim erhofft.

Auch diesmal erzählte Julia in der Gesprächsrunde im Vergleich zu den anderen wenig über sich selbst. »Ich schlafe immer schlechter«, sagte sie. »Ich habe jetzt zum neunten Mal eine Blasenentzündung, obwohl ich schon seit Ewigkeiten nicht mehr mit einem Typen geschlafen habe. Der Arzt meint, ich sollte wieder ein Antibiotikum nehmen, aber davon bekomme ich immer Pilzinfektionen, und es juckt mich sowieso schon am ganzen Körper: Ich kratze mir nachts die Beine auf, ich weiß langsam nicht mehr, was ich noch machen soll.«

Seit Julia krank war, hatten alle sie im Stich gelassen. So hat sie es selbst vielleicht nicht ausgedrückt, aber ich stelle mir vor, dass Daniel genau das hörte, und als Julia erzählte, wie sie sich manchmal nicht traute, ihr Fahrradschloss aufzuschließen, weil sie Angst hatte, sich die Hand an der rostigen Kette aufzuschürfen und Tetanus zu bekommen, da ihre Abwehrkräfte völlig hinüber waren, sah Daniel bestimmt vor sich, wie sie ihr in einer solchen Situation zur Seite stehen könnte: Gib mir einfach den Schlüssel, Julia.

»Hey«, hatte Julia auch an dem zweiten Mittag gesagt, als sie sich Kaffee holte. »Wie geht's?«, und Daniel spürte, wie ihr Handgelenk schwächelte, sie musste die Kaffeekanne mit der freien Hand stützen, um noch einigermaßen sicher einschenken zu können, weshalb sie vergaß, zurückzulächeln.

Beim nächsten Mal hatte Daniel gute Nachrichten für das Mädchen, das ihr seit Tagen nicht mehr aus dem Kopf ging. Das Mädchen, an das sie dachte, wenn sie etwas über einen neuen Hemmstoff las (*das muss ich Julia erzählen*), vielleicht auch hin und wieder mal, wenn sie sich selbst befriedigte (ich vergebe dir, Daantje). Sie konnte es kaum erwarten, Julia die Neuigkeiten zu erzählen, und ärgerte sich, als jemand die Teekanne umstieß, noch bevor sie zu ihr gekommen war. Jetzt musste sie sich in diesem riesigen Raum auf die Suche nach Tüchern machen; sie fand schließlich ein Geschirrtuch im Hinterzimmer, das irgendwas zwischen Küche und Badezimmer darstellte – es gab eine Küchenzeile, aber auch eine Dusche –, und während sie mit dem Tuch zum Tisch eilte, sah sie, dass Julia sich mit ein paar anderen um die Teepfütze kümmerte; jemand hatte eine Serviette draufgelegt, die sofort völlig durchgeweicht war und riss, als Julia versuchte, damit den Rest vom Boden zu wischen. »Ah, perfekt!«, hatte sie gerufen, als sie Daniel sah, und ihr das Geschirrtuch aus der Hand genommen, so als würden sie schon seit Jahren zusammen einen Kindergarten oder ein Café betreiben.

Und da kam sie. Julia stand in der Tür der erdfarbenen Kneipe und schaute sich suchend um. Sie trug eine Mütze, die Daniel noch nicht an ihr gesehen hatte, eine mit rotem Bommel. Der hatte etwas Kindliches, aber kindisch war er nicht, es wirkte eher fesch und gewagt, wie wenn jemand ein T-Shirt in Kindergröße trug, das den Bauchnabel freiließ. Als Daniel mit Herzklopfen ihre Hand hob, hopste der Bommel ihr entgegen.

»Hi!«, sagte Julia und setzte sich ohne weitere Begrüßung. Natürlich, dachte Daniel enttäuscht. Sie kommt nur etwas abholen, deshalb behält sie die Jacke an – wie hatte sie etwas anderes glauben können, wie konnte sie nur so dumm sein?

»Ich habe die Tabletten dabei«, sagte sie schnell. »Die sind in meiner Tasche, warte, ich hab sie gleich«, und da nahm Julia doch ihre Mütze ab.

»Abgefahren!«, sagte sie. »Aber erst mal trinken wir was, oder?«

Daniel spürte, wie etwas knapp über ihrem Zwerchfell platzte.

Sie bestellten beide ein Glas Rotwein. Den ganzen Nachmittag hatte sich Daniel auf ein Bier gefreut, aber aus Julias Mund klang Bordeaux auf einmal frisch und abenteuerlich. Der Wein weitete sofort ihre Blutgefäße im Hals; sie versuchte, die Geschichte über die Tabletten, die sie dabeihatte, so lässig wie möglich zu erzählen, aber ihre roten Wangen sabotierten den Plan.

»Kennst du HIV-Net? Ja? Na ja, also ich kenne mich damit ziemlich gut aus, und auf den niederländischen Boards geht es oft um Juckreiz. Diese Tabletten scheinen gut dagegen zu helfen und machen nicht so schläfrig, eigentlich haben sie kaum Nebenwirkungen. In Frankreich werden sie schon verschrieben, aber hier gibt es nur einen Apotheker, der sie führt, der stellt sie selbst her, alles ganz nach Vorschrift, die Apotheke ist in Windesheim, also bin ich dorthin gefahren –«

»Warte mal eben«, unterbrach Julia. »Du bist extra nach Windesheim gefahren? Für mich?«

Daniel nickte und nahm einen großen Schluck Wein, als wollte sie ihr Bekenntnis wegspülen – aber Julia schien es nicht komisch zu finden.

»Wenn du mir das mal vorher gesagt hättest«, sagte sie. »Dann hätten wir zusammen fahren können!«

»Zusammen?«, stammelte Daniel. »Mit dem Zug?«

»Wenn du mit dem Zug hingefahren bist, dann mit dem Zug, ja«, antworte Julia lächelnd.

»Wie gefällt dir eigentlich die Gesprächsrunde?«, traute sich Daniel nach ein paar Gläsern Wein zu fragen. »Du erzählst nie besonders viel über dich, glaube ich. Gefällt es dir denn?«

Julia zuckte mit den Schultern. »Ich höre lieber zu«, sagte sie und rieb dabei mit einem Finger über den Rand des Glases, als wollte sie es zum Singen bringen. »Wenn ich dasitze, meine ich. Denn die Frauen, na ja ... Die sind ja doch irgendwie anders als ich.«

Daniel nickte heftig. »Ich weiß, was du meinst, glaube ich«, sagte sie, aber Julia ging nicht darauf ein. Sie fragte Daniel, wo sie herkomme und wie sie beim Verein gelandet sei, woraufhin Daniel schließlich auch nach ihrer Vergangenheit fragen musste, oder etwa nicht?

Daniel brachte Julia in jener Nacht zur Bushaltestelle. Sie wartete, bis Julia sicher eingestiegen war, bevor sie zu ihrem Fahrrad zurückging. Zu Hause konnte sie nicht schlafen, und auch danach dachte Daniel ständig über alles nach, was Julia ihr erzählt hatte. Wenn sie allein durch die Stadt ging, dann war Julia überall.

Denn da drüben, da war die Diskothek, in die Julia Clea van Voortsen früher so gerne gegangen war, eine unauffällige schwarze Fassade hinter dem Großen Markt. Hier hatte sie freitagabends oft in der Schlange gestanden, und jetzt stand Daniel mit etwas Abstand hinter ihr, sie sah, wie Julia gegen die Kälte in ihre Hände hauchte. Gleich würde sich die achtzehnjährige Julia frei fühlen, kurz vergessen, dass sie ihr Abitur nicht geschafft hatte, vergessen, wie ihr Vater nach dem Anruf im Wohnzimmer auf sie gewartet hatte und von einer Abendschule und Mietezahlen sprach; hinter der schwarzen Fassade war es warm, und drinnen würde sie tanzen, so lange, bis sie ihren Körper nicht mehr spürte und vergaß, dass sie von Männern angestarrt wurde – auch Daniel wandte ihr Gesicht ab, damit Julia frei von den Blicken anderer war. Mit dem Nachtbus zurück nach Hause: Vorbeihuschende Straßenlaternen beleuchteten ab und zu Julias Gesicht, sie hatte den Kopf ans Fenster gelehnt und die Augen geschlossen – Daniel saß hinter dem Steuer und hatte Mitleid mit dem schlafenden Mädchen. Alle übten so viel Druck auf sie aus, ihre Eltern, die wollten, dass sie den Schulabschluss machte, ihr Freund, der Klarheit wollte oder jedenfalls das Versprechen, der Einzige für sie zu sein; ihre Freudinnen, die nicht verstanden, warum sie lieber im Nachtbus saß, als mit ihnen Lasagne zu essen – nein, niemand verstand sie, niemand sah sie, wie Daniel sie jetzt sah: Julia war anders, Julia war einzigartig, also kein Wunder, dass sie auszog, als Leo sie fragte, ob sie seine feste Freundin sein wollte. Julias Eltern waren entsetzt. Ein älterer Mann, sie kannten ihn nicht, und was machte er überhaupt? Lärm auf Partys, aber das war doch kein Beruf, und Daniel saß neben Julia und Leo auf dem Sofa in seiner Wohnung im obersten Stockwerk des neuen Hochhauses gleich außerhalb der Innenstadt. Leo hatte sein rotes Ledersofa extra zum Fenster gedreht und nicht zum Fernseher, er sah nun einmal gerne nach draußen, blickte auf alles hinunter, was ihm zu Füßen lag: die Autos, die sich wie glänzende Käfer durch die Straßen bewegten, sich in Feuerfliegen verwandelten, sobald der Abend hereingebrochen war, die Fahrradfahrer, winzig wie kleine Spinnen, seine Nachbarn, die sich mit kleineren Wohnungen weiter unten zufriedengeben mussten. Er hatte einen Arm um Julia gelegt, während sie zusammen auf das Fußvolk da unten starrten, bis er aufstand, um sich auf eine weitere Nacht als DJ vorzubereiten. Julia ging schon seit einer Weile nicht mehr mit. Leo mochte es nicht, sie mit anderen Männern tanzen zu sehen, und wie sollte sie garantieren, dass niemand sie im Dunkeln berührte? – Es war für sie beide besser, wenn sie in Zukunft zu Hause bliebe, das hatten sie zusammen beschlossen, und was machte das schon, redete Julia sich ein: Die ganzen Partys liefen immer gleich ab, und die meisten Orte, an denen er auflegte, mochte sie sowieso nicht mehr, da gab es zu viele Ellbogen und zu viel Ecstasy. »Tschüss, Schatz«, sagte sie zum Abschied. »Tschüssi!«, und wie jedes Mal schaute Julia aus dem großen Fenster, um zu sehen, wie Leo dort, meterweit unter ihr, wieder zum Vorschein kam und den Autoschlüssel aus der Hosentasche kramte. Eine Frau, die ihrem Typen hinterherschaut, das war doch ganz normal, aber sie hätte sich trotzdem ertappt gefühlt, wenn Leo sie an der Gardine hätte stehen sehen. Denn sobald er die Autotür hinter sich zugezogen hatte, hängte sie sich ans Telefon: Daniel sah dabei zu, wie

Julia das Spiralkabel langzog und es sich danach um den Finger wickelte – und Daniel verstand sie, sie verstand sie nur allzu gut. Leo hatte Geld, und meistens war er nett zu seinem Mädchen.

Aber das Mädchen war einsam, dort oben in ihrem Turmzimmer. Oh, wenn Julia sie jetzt nur hören könnte: Komm ruhig zu mir, hätte Daniel dann gesagt. Komm ruhig, Julia, ich weiß, wie sich das anfühlt, alles wird gut. Du bist nicht allein, wir müssen beide nicht allein sein – aber da klingelte es schon an der Tür, und Julia ließ Boaz herein. Leos besten Freund, die beiden kannten sich schon seit der Grundschule. Boaz fickte Julia auf den Laken, auf denen sie morgens noch mit Leo gelegen hatte, Leo würde sich also nicht wundern, wenn sie das Bett frisch bezog. Julia schrie übertrieben, als sie kam, das wollte Daniel nun auch nicht wirklich hören, also legte sie sich die Hände über die Ohren.

Bei den Treffen in der Kleinen Kirche blieb Julia jetzt immer länger bei Daniel stehen. Es war nicht so, dass sie gar nicht mehr mit den anderen Frauen redete, aber ihr fester Platz war jetzt rechts neben dem Kaffeetisch und sie hatte die Angewohnheit, Daniel in all ihre Gespräche miteinzubeziehen, als hätte sie sie zu einer Party mitgenommen, auf der Daniel niemanden kannte und Julia sich jetzt für sie verantwortlich fühlte. Aber vielleicht war es auch andersherum, vielleicht wirkte es so, als wäre Julia Daniels Gast, eine Person, die sich nicht traute, ihr von der Seite zu weichen, denn wo sollte sie dann stehen – wie auch immer, die beiden müssen ein sonderbares Bild abgegeben haben, auch wenn es die anderen Frauen gar nicht weiter interessiert haben wird; alle sahen in Daniel mittlerweile eine gute Gesprächspartnerin. Sie kannte sich in der Materie aus, wusste viel über aktuelle Studien, Proteasehemmer und Zweckentfremdungsmedikamente; nur wenn die Frauen über ihre Ängste sprachen, schwieg sie, und auch über die Tabletten aus Windesheim redete sie nicht. Sie hatte eine neue Dosis abgeholt. Aber sie traute sich nicht, Julia die Tabletten zu geben, wenn andere dabei waren, auch nicht heimlich, bei einem Handschlag oder unter dem Tisch, denn obwohl sie nicht das Gefühl hatte, etwas Verwerfliches zu tun, fühlte es sich ungerecht an, die Tabletten ausschließlich Julia zu geben. »Sollen wir gleich noch kurz in die Kneipe gehen?«, fragte Daniel deshalb nach dem letzten Treffen.

Es war Mitte November, ein Teil der Frauen stand schon an der Garderobe, um ihre Handschuhe herauszusuchen. Julia nickte, sie verstand, worauf Daniel hinauswollte. Aber bevor sie zustimmen konnte, legte Roelie ihr eine Hand auf die Schulter: »Hey, Juul, kommst du auch noch mit ins Restaurant? Wir machen ein Abschiedsessen.«

Zu Daniels Überraschung schüttelte Julia den Kopf. »Sorry, ich habe schon andere Pläne.«

Jetzt war es Daniel, die den Kopf schüttelte. Sie machte eine Geste, die freundlich gemeint war, aber die sie mit solchem Nachdruck ausführte, dass es aussah, als wollte sie eine Katze aus einem frisch eingesäten Gemüsegarten verscheuchen: »Geh ruhig«, flüsterte sie. »Wenn sie essen gehen, musst du mitgehen!«

Aber Julia beugte sich zu ihr herüber: »In einer Viertelstunde in unserer Kneipe?«

»Nein«, sagte Daniel, leiser als nötig, auch Roelie war jetzt damit beschäftigt, sich einzupacken. »Ich kann sie dir auch so geben, hinten ist eine kleine Küche.«

»Das geht doch nicht«, sagte Julia, aber das ging sehr wohl, das ging ganz problemlos, »kommst du?«, rief Edith ihr schon zu.

»Jetzt geh schon!«, sagte Daniel, aber Julia grinste herausfordernd.

»Nein«, sagte sie – vermutlich amüsierte sie Daniels ungläubiger Blick. »Ich verbringe den Abend viel lieber mit dir.«

9

Und Julia, wie ergeht es der eigentlich?

Sie ist gerade erst sechsundzwanzig, in einem Alter, in dem einige ihrer ehemaligen Schulfreundinnen über ein zweites Kind nachdenken und den Bau einer Dachgaube in Auftrag geben. Aber sie wohnt allein in einem Wohnblock am Stadtrand, wo sie hören kann, wie die Nachbarn ihre Zähne putzen oder beten; dadurch ist sie ungewollt Zeugin ihrer Streitereien und nächtlichen Eskapaden. Also trägt sie nachts Ohrstöpsel, um schlafen zu können, allerdings klappt das in der letzten Zeit immer seltener, weil ihre Beine so sehr jucken, ihre Blase wehtut, weil sie wie irre schwitzt oder aus einem Albtraum aufschreckt, in dem ihr jemand die Seele aus dem Hals reißt. Tagsüber trägt sie Ohrstöpsel, um sich auf das Ausfüllen von Formularen konzentrieren zu können. Für die Krankenversicherung, für die Gemeindekrankenpflege, für das Krankenhaus oder das Finanzamt. So hört sie immer weniger oder auch nichts von dem, was um sie herum passiert, und das passt zu ihrer aktuellen Gemütslage. Ausgegrenzt, von ihrer Umgebung abgeschnitten, es macht ihr nichts aus. Denn wenn sie hört, wie ihre Nachbarin ihren Freund anschreit, dann wird sie nur daran erinnert, dass sie allein ist. Doch wenn sie in so einem Moment Ohrstöpsel trägt, hat ihre Isolation plötzlich etwas Friedliches, schwirrt sie in einer Raumkapsel von der Küche ins Schlafzimmer, und es fühlt sich an, als würde sie reisen. Solange man selbst auf einer Reise ist, kann man nicht verlassen werden.

Und dann trifft sie eine Gruppe von Frauen, die ihr ähneln. Aber irgendwie auch nicht. Sie fühlt sich schuldig, wenn sie sich ihre Geschichten anhört, denn diese Frauen sind alle Opfer ihrer Umstände, während sie einfach nur ein paar sehr dumme Entscheidungen getroffen hat. Trotzdem behandeln diese Frauen sie wie ihresgleichen, und jedes Mal wenn eine von ihnen ihr eine Hand auf die Schulter legt, fühlt sie sich wie eine Betrügerin, nein, sie verdient ihre Unterstützung nicht, aber: Sie verdient wiederum auch nicht nichts.

Wenn ihre alten Schulfreundinnen sie ans Wochenbett eingeladen hätten, wäre sie auf jeden Fall hingegangen. Sie hatten es ihren Eltern bestimmt erzählt, und die hätten ruhig mal eine Postkarte schicken können, auch wenn sie enttäuscht und traurig waren. Und dass Leo sie nicht mehr sehen will, kann sie verstehen, aber Boaz … – wenn er auf sie gehört hätte, wenn er sich auch hätte testen lassen, dann hätten sie sich unterstützen können. Sie wäre nie mit ihm ins Bett gegangen, wenn sie gar keine Gefühle für ihn gehabt hätte (das hätte ja wohl nur eine richtige Schlampe gemacht). Und wenn sie anschließend zufrieden in seinem Arm lag, stellte sie sich ab und zu vor, wie es wäre, bei ihm zu wohnen statt bei Leo. Boaz hatte einen Balkon, erzählte er ihr einmal, er dachte darüber nach, ihn für den Sommer etwas aufzupeppen. Sie hätten zusammen zum Gartencenter fahren können, Veilchen aussuchen oder diese Sonnenblumensamen, die sie früher mit ihrem Vater im Vorgarten verstreut hatte.

Über solche Sachen denkt sie nach, während sie ihre rosa Wachskugeln knetet, bis sie weich genug sind, um sich an ihre Ohrmuschel anzupassen. Und auch danach, während des Piepens und Rauschens, das ihr Gehörgang selbst verursacht – das vertraute Rattern des Maschinenraums ihrer Raumkapsel –, fragt sie sich doch hin und wieder: Was, wenn es anders gelaufen wäre?

So rauscht sie durch die Tage, allein, aber an guten Tagen auch unantastbar, und dann sagt das Mädel vom Kaffeetisch plötzlich, sie hätte etwas für sie.

Die Wirkung der Tabletten selbst ist gar nicht so stark. Der Juckreiz wird etwas besser, aber da sie sich jetzt weniger kratzt, merkt sie noch deutlicher, dass ihre Nierenbecken entzündet sind, der Juckreiz war ein boshafter Clown, der die Tore des Schmerzes bewacht hatte; es ist nicht wirklich ein Segen, dass er fortgejagt wurde. Aber wie lange ist es her, dass sie jemand in eine Kneipe eingeladen hat. Dass jemand über ihre Witze gelacht hat, wissen wollte, was ihr als Teenagerin gefallen hat, unbekümmert aus ihrem Glas getrunken hat.

Sie hatte nicht damit gerechnet, dass sie das so sehr berühren würde.

Dass Daniel auf Frauen steht, weiß sie, aber was macht das schon? Sie selbst hat sich auch schon mal vorgestellt, wie es wohl mit einer Frau wäre. Und Daniel hat man gerne um sich, sie weiß viel, scheint sehr zuverlässig zu sein, und wenn sie behauptet, dass alles nicht Julias Schuld sei, oder sogar, dass alles gut würde, glaubt sie ihr beinahe. Außerdem ist Daniel lieb oder jedenfalls lieb zu ihr: Sie hat das Gefühl, dass sie alles für sie tun würde, alles, worum sie sie bitten würde. Gleichzeitig spürt sie, dass sie das nicht einfach so ausnutzen darf, jedenfalls nicht ohne auch mal etwas zurückzugeben, und als Daniel sie in der Kneipe fragt, ob sie mit zur jährlichen Dezembergala des Vereins gehen wolle, zögert sie, kann aber nicht genau in Worte fassen, warum: »Solltest du nicht eher ein hübsches Mädchen mitnehmen?«, hört sie sich selbst sagen.

»Aber es ist ein Benefizabend«, antwortet Daniel. Der Erlös aus dem Kartenverkauf werde für einen guten Zweck gespendet, gerade deshalb solle jeder so viele Leute wie möglich einladen, und genau das mache sie gerade. Aber sie könnten natürlich zusammen hingehen, bot sie ihr an, dann könne sie sie am Bahnhof abholen, aber nur, wenn ihr das recht wäre, natürlich.

»Ich weiß nicht, ob ich genug Geld habe«, wandte Julia noch ein.

»Ich lade dich ein, ich bekomme Rabatt!«

»Ich weiß nicht, ob ich mich da wohlfühlen werde«, gibt Julia dann einfach zu. »HIV zu haben, ist ja nicht gerade ein Grund zum Feiern«, und damit hatte sie Daniel zum Schweigen gebracht, sie schaute jetzt verschämt, das hatte Julia nun auch nicht gewollt.

»Ich hätte doch gerne eine Karte«, sagt sie deshalb schließlich. »Und wir gehen zusammen hin, okay?«

Ich gehe einfach tanzen, denkt Julia, als sie ein paar Tage später vor ihrem Kleiderschrank steht. Einfach tanzen und den Körper vergessen, das hat sie schon viel zu lange nicht mehr gemacht, eigentlich kann sie das nur noch allein, in ihrem Zimmer, wenn sie einen Joint raucht und Soul hört. Sie wiegt ihre Hüften vor dem Spiegel und kommt zu dem Schluss, dass sie sich noch sehen lassen kann. Wieso sollte sie also nicht mal wieder vor anderen tanzen, fragt sie sich. Sie kann sich nicht für immer in ihrem Schlafzimmer verstecken, so wird sie nie jemanden treffen – hat sie denn kein Recht auf Glück, Zuneigung oder wenigstens auf eine dämliche Party?

Was Daniels Intentionen sind, kann sie nicht wissen, redet sie sich ein. Sie hat zum Glück keinen Schwanz, also stellen sie keine Gefahr füreinander dar, und mehr Gedanken macht sie sich zu dem Thema lieber nicht – und wer, oh Julia, wer kann dir das verübeln?

10

Am Tag der Dezembergala fand Daniel in einem Secondhandladen ein kurzes schwarzes Samtkleid, das ihr knapp über die Knie reichte. Normalerweise würde sie so was nicht so schnell anziehen, aber sie vermutete, Julia könnte das Kleid gefallen, vielleicht würde sie so was selbst tragen, außerdem schrieb die Kleiderordnung des Abends Schwarz und Rot vor. Die ausgelatschten weißen Turnschuhe konnte sie auf keinen Fall anziehen – Jeroen und Raffa hatten sogar davon gesprochen, sich Smokings zu leihen –, und so war sie auf der Suche nach Schuhen in Sjoerds Zimmer gelandet. Der war schon früher losgegangen, um beim Aufbau zu helfen, aber er hatte bestimmt nichts dagegen, wenn sie sich seine schwarzen Brogues auslieh – sie hatte noch nie gesehen, dass er sie trug, und ihr passten sie wie angegossen, jedenfalls dachte sie das beim Anprobieren. Als sie am Bahnhof stand, waren Daniels Zehen schon taub, und das steife Leder hatte ihre Hacken aufgeschürft.

»Du siehst aber missmutig aus!«, sagte Julia lachend, als sie sie entdeckte. Sie hatte anscheinend in der Bahnhofshalle gewartet, Daniel hatte sie nicht kommen sehen. »Aber ein schönes Kleid hast du an.«

Julia hakte sich bei ihr unter, und obwohl Daniel vorschlagen wollte, ein Taxi zu nehmen (auf ihre Kosten!), ließ sie sich von Julia über den Platz führen, und was machte es schon? Die Schmerzen an den Fersen, die eben noch mit jedem Schritt schlimmer geworden waren, waren nicht mehr der Rede wert. Und wie schön Julia heute Abend aussah. Sie trug einen schwarzen Hosenanzug, darüber eine Lacklederjacke, große, rechteckige Ohrringe und roten Lippenstift, der glänzte, als wäre es Nagellack – so einen Lippenstift hatte Daniel noch nie gesehen. Als sie die Hauptstraße überquerten, erzählte Julia übertrieben aufgebracht von einem Typ, der im Bus versucht hatte, ihr an die Brüste zu grapschen: »Was für ein Arschloch!«, sagte sie.

»Ja, was für ein Arschloch!«, sagte Daniel, und sie sahen sich kurz an. Immer noch untergehakt, standen sie im Licht der Werbetafeln und Weihnachtsbeleuchtung, die in langen Ketten über der Fahrspur hing: Sie waren beide wunderschön, und sie wussten es. Da gingen sie also, zwischen Frauen mit zurückgekämmten Frisuren und Männern in lila Pelzmänteln, manche hatten schon eine Bierflasche in der Hand, und alle waren aufgekratzt und wach, ihre Lust angeschürt von Erwartungen, die einerseits hoch und andererseits nicht besonders konkret waren, und gerade Letzteres machte diesen Moment des Abends so magisch: Alles war möglich, man hatte noch nichts verpasst oder verloren, und inmitten dieser ganzen Vorfreude und der hupenden Taxis nahm Daniel zum ersten Mal Julias Hand.

Wenn Daniel später an diese Dezembergala zurückdachte, dann war der Spaziergang vom Bahnhof zur Innenstadt zweifellos der Höhepunkt des Abends gewesen. Die deutliche Erinnerung daran, wie sie mit Julia dort entlangging, sollte nie ihre Unschuld verlieren, nie von der Verlegenheit angetastet werden, die inzwischen die übrigen Erinnerungen an diesen Abend heimgesucht hatte.

Und Daniel war nicht die Einzige, die nachher mit gemischten Gefühlen an die Gala zurückdachte.

»Und jetzt?«, fragte Julia, als sie auf der Tanzfläche standen.

Der Verein hatte den Saal zu einem Freundschaftspreis gemietet, erklärte Daniel ihr. Freunde des Besitzers waren auch erkrankt, und das Barpersonal hatte sogar beim Aufhängen der Deko geholfen: Überall hingen schwarze Schleifen und rote Bänder, im Dachfirst ein paar große goldene Weihnachtsbaumkugeln aus Plastik. Der Raum füllte sich langsam mit Besuchern, Männern in Smokings oder Seidenhemden, Frauen, die ungefähr das Gleiche trugen, aber Julia sah vor allem, was fehlte. Da waren nur wenige Frauen wie sie. Geschweige denn Männer, die Frauen wie ihr einen Drink ausgeben würden. Logisch irgendwie. Sie hatte auch nichts anderes erwartet, so war es nun einmal, sie hatte sich vorgenommen, das Beste aus dem Abend zu machen, also sah sie zu Daniel, die sich hier auskannte, die wusste, wie man sich zu verhalten hatte, da noch fast niemand tanzte. Aber Daniel sah aus, als wäre sie eine Haltestelle zu früh aus dem Bus gestiegen, und rührte mit ihrem Strohhalm in ihrer Rum Cola herum.

Kurz standen sie schweigend nebeneinander. »Da«, sagte Daniel dann und zeigte auf eine Gruppe in der Ecke des Saals. »Ich stelle dir meine Kollegen vor.«

Julia ließ sich von Daniel durch den Raum ziehen.

»Das hier ist Sanne, ich habe ihre Aufgabe in der Kleinen Kirche übernommen, du weißt schon, und das hier ist Jeroen, unser Experte für alle juristischen Fragen« – Julia schüttelte Hände, gab Fremden Wangenküsse.

»Hallo, Mädels«, sagte der Mann, der sich als Raffa vorgestellt hatte. »Das ist Frenk, mein Partner.«

»Das ist Julia«, sagte Daniel, bevor sie selbst etwas sagen konnte. Der Mann war unglaublich dürr, dachte Julia, als sie Frenks Hand schüttelte. Noch dünner als Edith aus der Gesprächsgruppe, dünner sogar als der Mann, der letztens im Fernsehen gewesen war, aber seine Hand war weich, seine Haut glatt wie die einer Frau, und da roch Julia die Creme. Es war eine Handcreme, die sie selbst auch benutzte: Sie erkannte den Geruch sofort, weil sie sie manchmal auch auf irritierte Hautstellen an ihrem Haaransatz auftrug, und dann blieb der Geruch den ganzen Tag in ihrer Nase hängen. Dieser Sinneseindruck machte etwas mit ihr, sie verstand nicht genau, was, aber es fühlte sich an, als würde irgendwo, tief in ihrem Innersten, der Inhalt eines Eimers in eine Grube klatschen. »Ich habe meine Ohrstöpsel vergessen«, sagte sie zu Daniel.

»Was?«

»Meine Ohrstöpsel, gegen den Lärm hier.«

»Oh, ja klar.« Daniel dachte nach. »Vielleicht gibt es an der Bar welche?«

Julia nickte und ließ sich wieder an der Hand durch den Saal ziehen. An der Bar gab es keine Ohrstöpsel, aber sie bekamen zwei neue Rum Cola.

»Sie sagen, wir sollen es an der Garderobe versuchen«, rief Daniel Julia über die Housemusik zu und griff wieder nach ihrer Hand. Um nicht zu stolpern, versuchte sie, auf den Boden zu sehen, so fiel ihr Blick auf Daniels Waden. Wenn sie es nicht besser wüsste, könnte man meinen, es wäre ein Typ in einem Kleid. Es war nicht nett von ihr, so was zu denken, also richtete sie ihren Blick schnell wieder auf Daniels Hinterkopf. »Hey, Daan!«, rief plötzlich jemand.

Daniel umarmte den Jungen, als hätte sie ihn schon tagelang gesucht. »Das ist Julia«, schrie sie – »Hey, Julia«, sagte der Junge und lächelte ihr zu.

»Gefällt dir die Party?«, fragte Julia, denn was sollte sie sonst fragen?

»Och, na ja«, antwortete der Junge zu ihrer Überraschung, und sie sah, wie Daniel und er einen Blick wechselten, der ein deutliches Einvernehmen verriet: Plötzlich fühlte sie sich einsam.

»Das war Sjoerd«, sagte Daniel, als sie endlich wieder am Eingang standen. Es war voll, draußen hatte sich eine Schlange gebildet, und hier drinnen wirkte es so, als hätten es alle eilig; Gäste drängelten, um ihre Jacken abzugeben, die Garderobe mit dem grellen Licht war ziemlich entzaubernd und ließ die sowieso schon kränklichen Gesichter noch blasser aussehen.

»Aber beachte ihn heute Abend nicht«, redete Daniel weiter. »Er erträgt es nicht, dass Raffa seinen Freund mitgenommen hat, was für ein Drama.« Daniel verdrehte die Augen, doch Julia konnte ihren Ausführungen in dem Gedränge nur halb folgen und wurde noch dazu von einer Frau abgelenkt, die einen Trenchcoat über dem Arm trug.

Die Frau stand eine Armlänge hinter Daniel und versuchte eindeutig, ihre Aufmerksamkeit auf sich zu ziehen. »Daan?«, sah Julia sie sagen, aber Daniel hörte es nicht, weil sie ihren Blick auf die Garderobe gerichtet hatte. »Daniel!«, versuchte die Frau es noch mal, und diesmal hob sie ihren Arm. Als die Frau merkte, dass Julia ihre erfolglosen Kontaktversuche beobachtete, wirkte sie etwas ertappt: »Hey«, fragte sie mit einem unbehaglichen Lächeln, »kannst du sie bitte mal antippen?«

»Ach was!«, hörte Barbara Daniel ausrufen, als sie endlich ihre Aufmerksamkeit hatte. »Du bist ja doch gekommen!« Barbara nickte. »Ich bin mit Jonas da, von der Praxis. Ein Kumpel von ihm läuft hier rum« – warum war diese Eingangshalle so verflixt eng? Hinter ihr versuchten Leute, sich einen Weg nach vorne zu bahnen, während sie sich schon aus ihren Jacken und Schals schälten; Barbara bekam einen Stoß in den Rücken und einen Ellbogen in die Seite, aber Daniel schien das Gedränge nichts auszumachen.

»Das ist Julia«, sagte sie und nickte zu dem Mädchen neben sich hinüber. Barbara schaute von Julia zu Daniel, die jetzt einen Arm um Julias Taille legte.

»Oh!«, rief sie. »Wie schön, dich kennenzulernen, Julia!« – Und während sie sich fragte, wie lange Daniel und dieses Mädchen schon zusammen waren, sprang Daniel nach vorne an die Holztheke der Garderobe, ohne sich an dem Gemurre der Typen zu stören, die sie dabei zur Seite gedrängt hatte. Mehr oder weniger zufällig wechselte sie einen Blick mit Julia, der ihr verriet, dass auch sie Daniel selten so forsch erlebt hatte.

Barbara sollte an jenem Abend nicht lange bleiben. Sie ließ sich von Daniel auf eine Rum Cola einladen und wurde ihren Kollegen vorgestellt, allesamt nette Leute, fand sie. Danach suchte sie Jonas, den Assistenzarzt der Praxis, aber als sie sah, dass der seinen »Kumpel« mit drei Küsschen begrüßte, beschloss sie, die beiden doch lieber allein zu lassen; sie hatte das Gefühl, dass sie sich noch nicht lange genug kannten. So kam sie mit dem Sohn von Lucille ins Gespräch. Sie wusste, dass Sjoerd mit Daniel zusammenwohnte, aber hatte ihn noch nie getroffen; so oft sahen Daniel und sie sich zurzeit nicht – das war einer der Gründe, warum sie heute Abend gekommen war, es hatte sie gleichermaßen überrascht und gerührt, dass Daniel sie eingeladen hatte.

Barbara und Sjoerd lehnten mit dem Rücken an der Bar. Sie hatte Sjoerds Haltung übernommen und stützte sich mit den Ellbogen an der Bar ab. Als sie merkte, dass Sjoerd etwas angetrunken war, ließ sie ihre Zurückhaltung fallen; morgen würde er dieses Gespräch bestimmt schon wieder vergessen haben, und wenn nicht, dann würde er Daniel sicher nichts davon erzählen. »Wie geht es ihr eigentlich?«, fragte Barbara also.

»Ganz gut, glaube ich.«

»Sie arbeitet gerade Vollzeit, oder?«

»Na ja, Vollzeit trifft es nicht so ganz.«

»Und sonst so? Wie geht es ihrem Körper?«

»Na, du bist doch ihre Hausärztin, oder nicht?«

»Ja. Aber ich glaube, dass sie mir manchmal nicht alles erzählt.«

»Tja, schau sie dir an.«

Sjoerd hob sein Glas, als würde er einer imaginären Gesellschaft auf der anderen Seite zuprosten, und Barbara folgte seinem Blick zur Tanzfläche, wo Daniel und das Mädchen sich gegenüberstanden. Daniel tanzte auf den Zehenspitzen und gab eine Abfolge komplizierter Armbewegungen zum Besten, als würde sie ein paar Kreuzzeichen über ihrer Brust machen. Das Bild erfreute Barbara – wer hätte das vor drei Jahren zu hoffen gewagt? –, aber irgendwas stimmte trotzdem nicht, auch wenn sie nicht genau benennen konnte, was es war. Es fühlte sich an, als würde ihre Erleichterung in einem Plastikbeutel feststecken, warum brannte der Anblick der augenscheinlich fröhlich tanzenden Daniel kein Loch in diesen Beutel?

Es war eindeutig nicht Sjoerds Abend. Normalerweise machte ihn Alkohol nicht aggressiv, ganz im Gegenteil, er wurde dadurch meistens nur lustiger, schüttelte seine Ängste und Zurückhaltung ab. Aber heute Abend brachte der Alkohol nur Unzufriedenheit. Schau ihn dir an, dachte Sjoerd, während er mit Daniels Hausärztin zur Tanzfläche starrte. Denn dort, auf der anderen Seite, stand Raffa, und Frenk stand neben ihm. Sie redeten mit irgendeinem Doktor, einem Wissenschaftler, den Sjoerd von einem Infoabend erkannte, und Raffa hatte eine Hand auf Frenks unteren Rücken gelegt; wie so ein Snob, der seine Frau einem wichtigen Kunden vorstellt. Das war sein gutes Recht. Und es war erst recht Frenks gutes Recht, dort zu stehen, denn der verdiente alles Glück der Welt, aber Raffa hätte ihm ja einfach vorher sagen können, dass Frenk mitkommen würde – Sjoerd nahm noch einen Schluck seines vierten oder fünften Biers. Vor Tagen, ach was, vor Wochen hatte er sich schon danach erkundigt, natürlich unauffällig, er wollte nicht aufdringlich rüberkommen, aber er wollte es einfach wissen: Raffa, nimmst du jemanden mit zur Dezembergala? Ich weiß es noch nicht, hatte Raffa immer wieder gesagt, ich weiß es noch nicht; manchmal klang er sogar etwas verärgert. Doch so konnte er keine Pläne machen. Sjoerd wollte keine Begleitung mitnehmen, weil das die Chance auf Aufmerksamkeit von Raffa verringern könnte, und er selbst hatte auch keine Lust dazu, sich auf mehrere Menschen gleichzeitig konzentrieren zu müssen. Auf der letztjährigen Gala hatten er und Raffa sich zum zweiten Mal geküsst. Deshalb fühlte sich der heutige Abend wie etwas an, das ihnen gehörte, wie ein heimliches Jubiläum. Er hatte sogar seine zweite Karte zurückgegeben, doch dann sagte Raffa heute Nachmittag plötzlich: »Wir sehen uns heute Abend«, als er den Dunker verließ, um seinen Smoking abzuholen. »Frenk kommt übrigens auch mit, zum Glück geht es ihm gerade gut genug.«

Zum Glück geht es ihm gerade gut genug – was sollte man darauf denn erwidern? Nein, er hatte nichts dazu gesagt, natürlich nicht, so blöd war er nun auch nicht, aber jetzt stand er hier allein herum, mit Daniels Hausärztin als einziger Gesellschaft, denn Jeroen war zu spät, Roelie war schon weg, Sanne stand etwas zu nah bei Raffa und Frenk, und Ben hatte er mit einem Glas Bourbon an der Bar angetroffen – dabei trank Ben nie, viel zu ungesund. »Alles okay?«, hatte er Ben gefragt. Und bevor der antworten konnte, kam Sjarl angerannt, und Sjoerd hatte nicht verstanden, warum sich die beiden in die Arme fielen, als träfen sie sich auf einer Einäscherung und nicht auf einer Gala, und da hatte er sich lieber ferngehalten. Er war ziemlich erleichtert gewesen, als er kurz darauf Daniel fand. Aber die hatte natürlich

Julia im Schlepptau. In letzter Zeit redete sie nur noch über das Mädchen und darüber, was die alles durchgemacht hatte; davon, was sie gesagt hatte, was sie wovon hielt und wie das alles für sie war, und er freute sich für Daniel, wirklich, er freute sich aus tiefstem Herzen, aber so richtig verstand er diese Beziehung nicht. Daniel beteuerte, dass Julia und sie Freundinnen waren. Aber er und Daniel waren auch Freunde, und trotzdem tanzte sie jetzt nicht mit ihm, sondern mit ihr.

»Macht einen netten Eindruck, oder?«, fragte Barbara ziemlich direkt, und da sah er es. Daniels Schuhe. Das waren seine Schuhe, seine Lackleder-Brogues, die sie da anhatte. Er musste kurz lachen. Er wollte Barbara anstoßen, um sie auf dieses Kuriosum hinzuweisen, bis ihm einfiel, was für Schuhe das eigentlich waren. Das waren seine Beerdigungsschuhe. Seine Mutter hatte sie gekauft, nachdem sein Vater gestorben war, und er hatte sie an einem seiner allerdüstersten Tage getragen, na super, auch das noch, was für ein beschissener Abend. Sjoerd nahm noch einen Schluck. Statt sich mit Barbara darüber lustig zu machen, wie achtlos Daniel mit den Besitztümern anderer Leute umging, starrte er schweigend weiter zur Tanzfläche. Und weil er es nicht mehr ertragen konnte, dabei zuzusehen, wie seine Schuhe klebrigem Konfetti und verschüttetem Bier ausgesetzt wurden, richtete er seinen Blick, genau wie Barbara, auf Daniels Begleitung.

Und so sahen Sjoerd und Barbara zusammen dabei zu, wie Julia tanzte. Sie schlug die Faust zum Beat des Technotracks in die Luft, eine Bewegung, die sowohl Zustimmung als auch Protest ausdrücken konnte. Daniel hatte die ganze Zeit vor ihr gestanden, ohne sie zu berühren, aber legte jetzt vorsichtig eine Hand auf Julias Hüfte. Julia lächelte, sahen sie. Ja, das Mädchen lächelte und stampfte und tanzte, aber sie sahen auch, dass Julia die ganze Zeit die Augen fest verschlossen hielt.

11

Am Montag nach der Dezembergala herrschte im Dunker eine merkwürdige Stimmung. Sanne hatte sich vor dem Wochenende mit Weihnachtsschmuck abgemüht und versucht, eine meterlange Lichterkette an der Flurdecke anzubringen, doch die Lichter waren runtergesackt und hingen jetzt an den Wänden und vor den Türen – Daniel musste die Kette mit der Hand hochheben, um ins Telefonzimmer zu kommen. Da saßen bereits Ben und Roelie und unterhielten sich im Flüsterton, was komisch war, denn sonst stand Ben um diese Uhrzeit meistens noch schwatzend in der Küche, oft war er der Letzte, der im Stuhlkreis Platz nahm, bevor er die Sitzung eröffnete – nicht weil er selbst so unpünktlich war, sondern weil er andere nicht hetzen wollte, er war ein Hirtenhund, der seinen Schäfchen gerne das Gefühl gab, nach Belieben ihre Plätze einzunehmen, und solange er sich selbst als Letzter hinsetzte, war niemand zu spät.

»Guten Morgen«, sagte Daniel und holte schweigend ihren Notizblock aus der Schreibtischschublade, während Sjoerd sich zu Sanne, Jeroen und Raffa gesellte.

»Ich habe gute und schlechte Nachrichten«, eröffnete Ben die Sitzung. »Zuerst die gute: Wir haben bei der Gala den angestrebten Betrag gesammelt, sogar noch etwas mehr. Aber die schlechte Nachricht …«

Daniel war sich nicht sicher, ob das, was Ben danach erzählte, ins Protokoll gehörte, aber entschied sich dann doch dafür, Notizen zu machen, vielleicht, um eine Beschäftigung vorzuschieben, während die anderen Ben ernst ansahen.

Der Zustand von Ruud, dem Gründungsmitglied dieses Ablegers, hatte sich in den letzten Wochen rapide verschlechtert. Ben und Sjarl hatten vor der Dezembergala unabhängig voneinander bei ihrem Freund vorbeigeschaut, und beiden hatte er gesagt, dass es mit ihm zu Ende ginge. Das Virus reagierte schon lange nicht mehr auf die Hemmer, seine T-Werte waren seit Monaten zu niedrig, er hatte Tag und Nacht Nervenschmerzen in den Gliedern, seine Augen waren noch schlechter geworden, und er hatte Angst, dement zu werden und sich dann im eigenen Treppenhaus zu verirren oder Freunde zu beschimpfen, so wie sein Partner es in seinen letzten Tagen getan hatte.

»Die Ärzte sind sich einig, dass es nicht mehr besser werden wird«, ergänzte Roelie. »Deshalb haben sie sich dazu bereit erklärt, seine Sterbeverfügung zu überprüfen.«

Kurz war nur das Geräusch von Daniels Fineliner auf dem Notizblock zu hören. Als das leicht kratzende Echo zu Roelies Worten erloschen war, blickte Ben in die Runde, fast ein bisschen streng, als wollte er sich vergewissern, dass alle ihn verstanden hatten. »In dieser Woche habt ihr die Möglichkeit, Abschied zu nehmen« – man konnte sehen, dass er sich bemühte, so beherrscht wie möglich zu sprechen: »Ruud ist zu Hause, bei Annie und Rekel.«

Annie und Rekel waren Ruuds Hunde. Zwei Kurzhaardackel, die in letzter Zeit oft bei Sjarl untergebracht waren, aber dort kaum etwas fressen wollten und jedes Mal völlig durchdrehten, wenn sie zurück zu ihrem Herrchen konnten. Wohlerzogen, wie sie waren, äußerten Annie und Rekel ihre Begeisterung, indem sie mit ihren Vorderpfoten auf der Stelle trappelten, so wie Möwen das machen, um Würmer hervorzulocken, aber wenn Ruud sie dann umarmte, gab es kein Halten mehr, und sie fingen an, laut zu bellen und sein Gesicht abzulecken – beim Aussprechen ihrer Namen brach Bens Stimme.

Stühle wurden verschoben, und Schritte schlurften über den Boden, während Daniel Ruuds Adresse notierte.

»Du musst tun, was sich für dich richtig anfühlt«, hörte Daniel Sanne an jenem Nachmittag zu Sjoerd sagen. Sie saßen in der Küche, Sanne hatte ihre Hand auf Sjoerds Knie gelegt. Als sie Daniel bemerkte, fragte sie: »Weißt du schon, was du machen wirst?«

»Sie gehen morgen bei Ruud vorbei«, erklärte Sjoerd. »Roelie,

Sanne und Jeroen jedenfalls. Ich überlege noch, ob ich gehen soll, ich kenne Ruud nicht so gut.«

»Ich kannte Ruud überhaupt nicht«, sagte Daniel. »Kenne, meine ich.«

»Dann ergibt es auch keinen Sinn, bei ihm vorbeizuschauen«, sagte Sjoerd, und es war deutlich, dass er Daniel beneidete, weil sie keine Entscheidung treffen musste – allerdings war es nicht seine Absicht gewesen, das auch zu zeigen, und seine Hand schoss zu einem kleinen Schnitt am Kinn, ein Tick, den Daniel schon kannte: »Nicht knibbeln!«, sagte sie, bevor er seinen Nagel unter die Kruste schieben konnte.

»Ich habe ihn ein paarmal getroffen«, sagte Sanne jetzt. »Und einmal Silvester mit ihm gefeiert, hier im Dunker. Da haben wir uns lange unterhalten, und es war ein ziemlich intensives Gespräch, deshalb möchte ich mich schon gerne verabschieden.«

»Ich habe ihn nur zweimal getroffen«, sagte Sjoerd. »Und beide Male nur ganz kurz, er hat etwas abgeholt, und ich habe ihm die Hand geschüttelt – aber Roelie, die hat noch richtig mit ihm zusammengearbeitet. Wenn wir zu ihm gehen, will ich ihr nichts von der wenigen Zeit wegnehmen, die ihr noch mit Ruud bleibt.«

»Jetzt mach mal halblang«, sagte Sanne. »Du nimmst doch niemandem Zeit weg, weil du da bist? Ich möchte Ruud ein paar Sachen sagen, und Roelie möchte das, soweit ich weiß, auch, wir bleiben einfach so lange, bis wir fertig sind.«

Sjoerd stand auf, um sich ein neues Bier aufzumachen. »Ich bin mir einfach nicht sicher«, murmelte er.

»Aber ich mir schon!«, sagte Sanne, und Sjoerd zuckte zusammen, weil sie plötzlich so genervt klang.

»Sorry«, sagte er schnell. »Ich meinte ja nicht dich, okay?«

»Na, doch schon wieder Alkohol?« – Raffa war jetzt auch in die Küche gekommen. Er zeigte auf Sjoerds Bier: »Mutig.«

Er spielte auf die Spendengala an. Sjoerd war so betrunken gewesen, dass mehrere Gäste die Veranstalter darauf angesprochen hatten: Hatte er sich vielleicht was eingeworfen, nicht dass er noch überhitzte! Letzten Endes hatte Maevis vom Krankenhaus ihn nach Hause gebracht, und dort hatte er noch eine Zeit lang im Treppenhaus geschlafen, bis Daniel nach Hause gekommen war und ihn mit nach oben geschleift hatte. Raffas Witz kam für Sjoerd eindeutig zu früh.

»Sjoerd steckt in einem Dilemma«, sagte Sanne.

»Ach, ist nicht so wichtig«, murmelte Sjoerd, aber es war schon zu spät, Raffa drehte einen Stuhl um und schlug seine Beine um die Rückenlehne, die Pose von Popstars auf Albumcovern. »Na los«, sagte er, »lass hören«, und obwohl Raffas Tonfall eine gewisse Ungeduld verriet, blieb Sjoerd nichts anderes übrig, als das Problem erneut zu schildern und darauf zu hoffen, dass Raffa es verstehen würde. Außerdem war Raffa einer der wenigen Menschen, die seinen inneren Konflikt lösen könnten, denn gerade sein Urteil war es, das Sjoerd bei einer falschen Entscheidung fürchtete.

»Sie geht morgen bei Ruud vorbei«, sagte Sjoerd und nickte in Sannes Richtung. »Mit Roelie und Jeroen. Roelie hat noch mit Ruud zusammengearbeitet, Jeroen ist mehr oder weniger überhaupt erst durch ihn hier gelandet, und Sanne hat ihn ein paarmal getroffen und einmal an Silvester ein langes Gespräch mit ihm geführt.«

Raffa warf Sanne einen fragenden Blick zu. »Das war nur ein Beispiel«, sagte sie schnell.

»Daniel kannte Ruud überhaupt nicht«, sprach Sjoerd weiter, »also ergibt es keinen Sinn, dass sie mitgeht. Und ich weiß nicht so recht, ob ich gehen sollte. Ich habe Ruud zweimal gesehen, einmal hat er mir die Hand gegeben, als er etwas abgeholt hat, und das andere Mal hat er eigentlich mit Ben geredet, also frage ich mich, ob er mich überhaupt dahaben will, sozusagen.«

Raffa zog eine Augenbraue hoch, aber bevor er etwas sagen konnte, schaltete Daniel sich ein. »Gehst du hin?«, fragte sie schnell, aber da war es schon zu spät. Raffa lehnte sich zurück, die Hände immer noch auf der Stuhllehne, legte seinen Kopf in den Nacken wie ein Kind, das auf einer Federwippe sitzt. »Natürlich gehe ich«, sagte er zur Zimmerdecke. Er seufzte laut. »Herrgott noch mal, ich bin sein Nachfolger, Leute.«

Sanne nickte, und Daniel nickte, aber Sjoerd pulte am Etikett seiner Bierflasche herum. »Ja, aber«, sagte er, ohne Raffa anzusehen, »so oft bist du Ruud auch nicht begegnet, oder? Als du hier angefangen hast, war er schon weg, Ben hat dich eingearbeitet.«

Raffa setzte sich wieder gerade hin, grinste jetzt. »Oh, klasse«, sagte er. »Du hast dir das alles für uns gemerkt. Führst du etwa eine Strichliste, wer hier wen wie oft sieht, damit wir am Ende alle wissen, wer sich einen Platz an wessen Sterbebett verdient hat?«

»Nein«, sagte Sjoerd leise. »So meinte ich das nicht.«

»Wie hast du es dann gemeint, wenn ich fragen darf? Ruud hat den Verein gegründet, dass wir hier sitzen, haben wir ihm zu verdanken, dass wir erreicht haben, was wir erreicht haben, ist sein Verdienst und das von Sjarl und Ben, und das sind unsere *Freunde*. Unsere Freunde verlieren gerade ihren Freund, sie verlieren schon wieder einen Freund, und ihr setzt euch hier oben zusammen, trinkt Bier und jammert rum wegen irgendeiner Kinderkacke –«

»Jetzt bleib mal locker«, versuchte Sanne ihn aufzuhalten, aber Raffa war schon aufgestanden. Niemand hatte ihn jemals so erlebt, er sah nicht nur wütend aus, sondern auch etwas verzweifelt; er schüttelte den Kopf, sah Sjoerd an und hob seine Handflächen zur Decke; wer ihn nicht hören konnte, hätte denken können, er würde ein Stoßgebet sprechen statt der Tirade, die er von sich gab.

»Tickst du eigentlich noch ganz richtig?«, brüllte Raffa Sjoerd an. »Da liegt jemand und kämpft um sein Leben, da ist jemand im Begriff zu sterben an einer Krankheit, über die du alles wissen solltest, und trotzdem scheinst du keinen blassen Schimmer davon zu haben, was es bedeutet, was es wirklich bedeutet, Aids zu haben, wenn sich alles ständig verändert. Wenn du glaubst, es wird nicht mehr besser, geht es doch wieder etwas bergauf, und wenn du denkst, dass es vorbei ist, bist du noch lange nicht am Ende, es ist einfach unvorhersehbar, so verdammt unvorhersehbar. An einem Tag Fieber, am nächsten alles okay, dann morgens wieder Kotzerei, mittags alles bestens, am Mittwoch fast tot und am Donnerstag noch eine Runde in diesem verdammten Karussell – das solltest du wissen. Du solltest das wenigstens um dich herum erkennen, aber du bemerkst es nicht, und du begreifst es nicht, weil du nicht hinsiehst, mein Freund.«

»Es reicht jetzt«, schritt Sanne noch mal ein, aber Raffa schien sie nicht zu hören. Die ganze Zeit sah er Sjoerd an, als würde er auf eine Reaktion warten, einen Riss im kalten Marmor als Beweis seiner Anstrengung, aber Sjoerd starrte unablässig auf das Etikett seiner Bierflasche, also machte Raffa weiter: »Nein, du siehst nur dich, Junge. Dich und deine eigenen Problemchen und weiß Gott was, dabei kennst du gar keine richtigen Probleme. Du weißt überhaupt nicht, was Schmerz bedeutet. Du wohnst in der Wohnung deiner Mutter und müsstest eigentlich gar nicht arbeiten, du bist nicht krank und musst dich um niemanden kümmern, und trotzdem reicht es dir nicht, trotzdem beschäftigt dich immer nur, wie das Elend anderer Leute dich vielleicht manchmal ein kleines bisschen benachteiligt, also verdrehst du sogar auf einer verschissenen Benefizveranstaltung alles so, dass es nur um dich geht! Und dann besäufst du dich bis zur Bewusstlosigkeit, damit es für uns alle schön peinlich wird – aber dann brauchst du nicht hierherzukommen, weißt du. Dann brauchst du hier nicht zu arbeiten, denn hier, Junge, hier können wir uns nicht nur um dich kümmern!«

Am nächsten Tag fand Daniel eine Küchenleiter im Besenschrank im achten Stock. Sie trug sie zum Ende des Flurs und kletterte hinauf: Daniel war etwas größer als Sanne, also gelang es ihr, die Lichterkette an der Decke zu befestigen. Es war fünf Uhr nachmittags, der Dunker war verlassen. Nach dem Mittagessen waren alle zu Ruud gegangen, und Sjoerd hatte sich heute gar nicht erst blicken lassen. »Ich fühle mich nicht so gut«, hatte er gesagt, als Daniel morgens in seinem Zimmer stand, und sie hatte nicht nachgehakt, nach Raffas Ausraster war es vielleicht auch besser, wenn Sjoerd mal einen Tag zu Hause blieb.

Klick-klick, klick-klack machte sie mit ihrem Elektrotacker. Daniel arbeitete sorgfältig, sie wollte das Kabel nicht beschädigen und auch ihren Körper nicht zu sehr beanspruchen, aber es ging, ja, es ging stetig voran, und die Aufgabe stimmte sie sentimental. Es war lange her, dass sie allein etwas befestigt oder zusammengebaut hatte, und sieh mal einer an, sie war immer noch geschickt: klick-klick, klick-klack, wie war es wohl bei Ruud gewesen, fragte sie sich währenddessen. Waren die anderen schon wieder zu Hause, und wie lange waren sie geblieben?

Daniel stieg von der Leiter, zog sie entlang der Wand hinter sich her und stieg wieder hinauf: klick-klick, klick-klack: Worüber redet man mit jemandem, der nirgendwo mehr hingeht, der nur noch das hat, was in der Vergangenheit liegt?

Klick-klick, klick-klack, schau, da sitzen sie. Sjarl, Ruud und Ben, drei Männer, die füreinander immer noch junge Kerle sind; sie kennen sich schon seit Jahren, Ben und Sjarl aus dem Nachtleben, Ruud und Ben sind Ex-Partner; ein echtes Dreiergespann wurden sie erst, als sie herausfanden, dass sie sich alle drei infiziert hatten. Heute feiern sie acht Jahre Freundschaft, sechs Jahre Dunker und alles, was sie zusammen durchgemacht haben, indem sie Erinnerungen aufleben lassen und Ruud freundschaftlich triezen, wie sie das auch schon früher gemacht haben.

»Junge, warte mal, Time-out! Was ist denn das, hängt da echt ein Pyjama zum Trocknen? Das ist ein Rollator, kein Wäscheständer! Hat das Mädel vom Pflegedienst sich das ausgedacht? Hey, das geht doch nicht, du bist doch nicht dreiundvierzig geworden, um deinen nassen Pyjama auf der Gehhilfe aufzuhängen, wo ist dein Anstand geblieben?« Und Ruud lacht schallend, und Annie und Rekel bellen, aber niemand sieht, dass Sjarl die Tiere heimlich mit Trockenfleisch füttert. Er hofft, dass er so ihr Vertrauen gewinnt, damit sie bald, wenn es nötig ist, etwas weniger traurig winseln, wenn er sie hinten in seinem Volvo auf die Decke setzt.

Klick-klick, klick-klack: Raffa ist mittlerweile schon wieder zu Hause.

»Gut«, antwortet er, als Frenk ihn fragt, wie es gelaufen ist.

»War er ansprechbar?«, will Frenk wissen.

»Ja, schon.«

»Hat er sich gefreut, dass ihr da wart?«

»Ich glaube schon.«

»Warum antwortest du nicht richtig auf meine Fragen?«

Raffa erschrickt, als Frenk seine Stimme erhebt. Er wollte ihn nicht aus der Fassung bringen. Und er wollte sich selbst nicht aus der Fassung bringen, also wieso antwortet er nicht richtig auf Frenks Fragen, an welchem der beiden Gründe liegt es?

»Es ist ja nicht so, dass ich meine eigene Situation vergesse, wenn du die von anderen verschweigst«, sagt Frenk. »Ganz im Gegenteil, das löst in mir nur Beklemmung aus« – dann lässt sich Raffa auf das Sofa fallen, seine lange Lederjacke hat er noch an. »Sorry«, sagt er leise, und für einen Moment lässt er zu, dass Frenk einen Arm um ihn legt. »Nein«, flüstert Raffa dann und schiebt Frenks Arm wieder weg. »Jetzt tröstest du mich, das geht doch nicht.«

»Und ob«, sagt Frenk. »Und ob das geht.«

Klick-klick, klick-klack: Roelie steht vor einem Weihnachtsbaumstand. Ihre Kinder sind müde und hungrig, sie hat sie viel zu spät von der Ganztagsbetreuung abgeholt, die Gruppenleiterin war sauer: »Um fünf Uhr gehen hier die Lichter aus, okay? Dann kann ich nicht noch mit zwei Kindern herumsitzen« – aber Loulou und Johnnie sind nicht sauer auf sie. Das sind sie nie, ihre Mutter ist krank, und sie wollen ihr nicht noch mehr Sorgen bereiten; an Tagen wie diesen ist das sehr praktisch, aber eigentlich ist es nicht gut, das weiß sie auch, außerdem äußern die Kinder ihre Frustration jetzt einfach anders: Johnnie rupft Nadeln von einer Tanne, und Loulou kreischt, sie müssten den allergrößten Baum kaufen. »Lass das mal«, sagt sie zu Johnnie, aber Loulou lässt sie machen. »Nehmen wir diesen?«, ruft ihre Tochter so laut, dass die Leute am benachbarten Fischstand es auch hören können, und Roelie weiß nur allzu gut, dass die anderen Kunden sich jetzt zu ihr umdrehen, die anderen Mütter sie anstarren und insgeheim hoffen, dass sie ihre Blicke sieht und sich dann, oh, oh, zutiefst schämt. Aber sie schämt sich schon lange nicht mehr – man kann sich nicht für etwas schämen, woran man keine Schuld trägt, und sie entscheidet sich für einen der teuersten Bäume. »In Ordnung«, sagt sie, als Loulou schreit, dass sie eine Spitze mit Glitzer bräuchten. »Die kaufen wir« – klick-klick, klick-klack: Sjoerd ist heute Nachmittag allein zu Hause.

Er hat einen Karton aus der untersten Schublade seines Kleiderschranks geholt, den, auf dem »Jouke« steht – als würde er jemals vergessen, was für eine Kiste das war. Na ja, hätte schon passieren können, schließlich hatte er nicht damit gerechnet, sie so bald wieder herauszuholen, als er Joukes Namen auf den Karton geschrieben hatte. Er hat alles zusammengesucht, bevor Joukes Vater kam, weil er befürchtete, dass der die Rod-Stewart-Sammlung nicht behalten würde. Jouke hatte da so viel Geld und Mühe reingesteckt, Kassetten über ausländische Kataloge bestellt, jedes Wochenende Plattenbörsen besucht. Innerhalb weniger Sekunden hatte Sjoerd alle CDs und Kassetten zusammengerafft, seitdem versuchte er, nicht mehr an die Kiste zu denken, aber jetzt hat er *Out of Order* eingelegt und lauscht der Musik, die er vor anderthalb Jahren noch täglich aus dem Zimmer unten hatte schallen hören. Damals hatte er vor allem den Bass gehört, jetzt stellt er fest, dass »Lost in You« ein ziemlich gutes Lied ist. Die schnurrenden Gitarren und dann das vollkommen unerwartete Geigensolo, eigentlich ist der Song wirklich wunderschön, aber trotzdem muss er ihn noch vor dem Refrain ausstellen, seine Finger jetzt so zittrig, dass er die Stopptaste seines Kassettenspielers kaum runterdrücken kann – klick-klick, klick-klack, und wo ist Julia?

Die sitzt in ihrem Wohnzimmer auf dem Boden. Mit einer Massagerolle bearbeitet sie ihre Fußsohlen, die jetzt auch nachts brennen, als würde ihr die Haut abgezogen; eine Nebenwirkung der Medikamente, sagt ihr Hausarzt, und sie sehnt sich in die Zeit zurück, in der Juckreiz ihr größtes Problem war, so wie sie, immer wenn sich ein neues Leiden manifestiert, ihren vorherigen Zustand verklärt, fast vergisst, dass sie auch damals ihre Leiden gegen vorherige austauschen wollte. Lieber Juckreiz als diese Nierenschmerzen, lieber Blasenentzündung als diesen Juckreiz, lieber die Pilzinfektion als die Blasenentzündung, lieber Grippe als die Pilzinfektion: Auf Julias Tisch liegt ein Stapel Weihnachtskarten in roten Umschlägen. Sie hat eine an ihre Eltern und zwei an Freundinnen geschrieben, der goldene Stift, den sie extra dafür im Tabakladen gekauft hat (früher hat sie solche Stifte zu Hause auch an Weihnachten benutzt), kleckste – als sie das bemerkte, beschrieb sie drei neue Karten, aber sie konnte sich nicht dazu überwinden, sie zum Briefkasten zu bringen. Was, wenn sie nichts zurückbekam? Das Risiko will sie nicht eingehen, die Erniedrigung will sie sich selbst ersparen, also wartet sie, bis ihre Eltern ihr eine Karte schicken. Jedes Mal wenn sie den Schlüssel in das Briefkastenschloss steckt, bekommt sie ein komisches Gefühl in der Magengegend, und dann zieht sie einen Stapel Rechnungen aus dem Kasten, einen Brief vom Krankenhaus, eine Gratiszeitung, einen Flyer vom Supermarkt – wieder keine Karte, und dann verlagert sich das Gefühl in ihren Hals. Heute wird sie erst nach fünf Uhr nachschauen, hat sie sich geschworen. Und um fünf Uhr schlüpft sie in ihre Pantoffeln, aber auf der Treppe fühlt es sich immer noch so an, als würde sie auf glühend heißen Kohlen laufen. Unten öffnet sie das graue Türchen, auf dem ihr Name steht, und dahinter liegt tatsächlich eine Weihnachtskarte. *Alles Liebe von Daan*, liest sie im zugigen Hausflur.

Klick-klick, klick-klack: Daniel schmerzt der Rücken, und die Arme sind ganz schlapp, aber die Lichterketten hängen jetzt vernünftig. Sie steigt von der Leiter und verstaut sie im Besenschrank, dann geht sie noch mal durch den Flur, drückt den Stecker in die Steckdose und schaltet das Licht aus, um das Ergebnis zu bewundern.

Ihre Augen müssen sich an die Dunkelheit gewöhnen. Daniel sieht keine Türen mehr, keinen Boden, keine Betonwände und Fenster, die dringend mal geputzt werden müssten; sie sieht nur noch zwei Reihen strahlender Lämpchen auf beiden Seiten der Decke im Flur: eine Gruppe streng geordneter Sterne oder eine zweispurige Straße zum Himmel.

12

Die Weihnachtskarte, die Julia Daniel schickte, kam erst ein paar Tage nach dem Jahreswechsel an. Daniel fragte sich, warum die Karte so spät kam, aber am meisten brachte sie dieser Satz zum Grübeln: *Vielen Dank für alles, was du für mich getan hast, liebe Grüße und auf Wiedersehen!*

»Auf ein Wiedersehen im neuen Jahr«, sagte Sjoerd. »Vielleicht ist das so gemeint?«

Daniel war sich nicht sicher gewesen, ob sie Sjoerd die Karte zeigen sollte. Sie konnte Julia nicht erreichen, nach der Dezembergala hatte sie sie nur noch einmal gesprochen, und zwar als Julia sie am zweiten Weihnachtstag angerufen hatte, um ihre Verabredung abzusagen. Daniel hatte eine neue Packung Tabletten aus Windesheim, aber Julia sagte, es gehe ihr nicht so gut, und Daniel wusste, dass das stimmte. Julia ging es nie gut. Aber sie schlug auch keine neue Verabredung vor, und wenn Daniel im Dunker am Telefon stand oder saß, stellte sie sich vor, dass Julia ernsthaft krank war. Vielleicht hatte sie eine Lungenentzündung, wer brachte sie dann ins Krankenhaus? Manchmal verlor sich Daniel dann in der Vorstellung, bei Julia zu klingeln, sie, hustend und nach Luft schnappend, auf dem Sofa vorzufinden, sich ihren Arm um den Hals zu legen und ihr die Treppe hinabzuhelfen, so wie Feuerwehrleute Menschen in Katastrophenfilmen retteten. Sie hatte sich vorgenommen, bei ihr vorbeizuschauen, wenn sie am Dreikönigstag immer noch nichts gehört hatte. Und dann war diese Weihnachtskarte gekommen. *Liebe Grüße und auf Wiedersehen*, schon seit Tagen quälten sie vor allem diese fünf Worte, und vielleicht hoffte sie, sie loszuwerden, wenn sie die Karte Sjoerd zeigte, als wären es ein paar niedliche fusselige Teufelchen, die sich von Eigentümer zu Eigentümer weitergeben ließen.

»Aber was sagt sie wirklich?«, fragte Daniel. Sie aßen in ihrem

Zimmer zu Abend, Sjoerd hatte einen Auflauf gemacht, den er von einem Rezept auf einem Soßenglas hatte.

»Ich weiß es nicht, es ist eigentlich eine ganz gewöhnliche Karte, oder?«

»Ja, aber das, was wir haben, ist doch nicht gewöhnlich?«

Als Sjoerd sah, wie betreten Daniel auf ihre Kartoffelscheiben starrte, konnte er nicht anders, als seine Gabel hinzulegen und mit seiner Hand ihr Knie zu tätscheln. »Ich kenne sie nicht so gut, weißt du?«, sagte er vorsichtig. »Deshalb kann ich nicht so viel dazu sagen.«

Daniel versuchte noch ein paarmal, Julia anzurufen, tagsüber vom Dunker, abends von zu Hause aus. Wie konnte Julia sich erlauben, ihr Telefon einfach klingeln zu lassen? Was, wenn ein Arzt anrief, oder die Gemeindepflege, oder ihre Mutter, wie sie immer hoffte? Bei dem Gedanken, dass Julia vielleicht ein neues Gerät mit Rufnummernanzeige hatte, wurde Daniel ganz flau im Magen, und ein paar Tage nach dem 6. Januar klingelte sie dann doch einfach an ihrer Tür.

»Oh«, sagte Julia, als sie Daniel auf der Galerie stehen sah. Kurz wirkte sie verzweifelt, dann schlug sie ihre Arme um Daniel, eigentlich unterschied sich die Szene gar nicht mal so sehr von den hoffnungsvollsten Szenarios, die Daniel sich im Laufe des Nachmittags ausgemalt hatte.

Sie war noch nie bei Julia zu Hause gewesen. »Ich mag keinen Besuch«, hatte Julia ihr mal gesagt. Vielleicht schämte sie sich für die etwas schäbige Wohnung, die sie immer noch nicht so eingerichtet hatte, wie sie das gerne gehabt hätte; die Schalensitze aus Plastik am Küchentisch, die altmodische Gardine vom Vormieter, das alles müsste wirklich mal ausgetauscht werden, sagte sie jetzt. Und sobald sie dafür etwas Energie hätte, würde sie etwas an der Tapete machen, die weiß war und ein Relief hatte. »Ich wohne in einem Brautkleid«, sagte Julia scherzend. »Wie gefällt dir das?«

»Ich dachte«, sagte Daniel – sie schenkte sich eine Tasse Waldfruchttee aus der Kanne ein, die Julia vor das Sofa auf den Boden gestellt hatte –, »ich bringe dir einfach schnell die Tabletten vorbei.« Sie sagte es in einem fragenden Ton, als versuchte sie herauszufinden, ob sie willkommen war. Aber Julia ging nicht darauf ein, tat, als sei alles in bester Ordnung, vielleicht war es das also auch, beschloss Daniel.

»Das ist superlieb«, antwortete Julia. »Aber ich nehme eigentlich gar nichts mehr.« Sie pustete in ihren Tee. »Wusstest du, dass ich den Juckreiz vom Bactrim bekommen habe? Und dagegen habe ich dann wiederum deine Tabletten genommen: ein Medikament gegen ein anderes Medikament, das ist doch wahnsinnig, oder?«

»Aber das Bactrim schützt gegen Lungenentzündungen«, sagte Daniel, und Julia nickte mitleidig.

»Gegen Lungenentzündung schon, ja. Aber ich habe keine Lungenentzündung. Dafür habe ich Schmerzen in den Händen und Füßen, ich spüre die ganze Zeit Stiche, als wäre ich Jesus, der ans Kreuz genagelt wird. Und weißt du, woher das kommt?«

»Von den Hemmern«, sagte Daniel, die von dieser spezifischen Nebenwirkung wusste.

»Genau, von den Hemmern«, sagte Julia und stellte ihr Teeglas auf den Boden, als hätte sie Angst, bei den folgenden Worten etwas zu verschütten. »Die nehme ich deshalb auch nicht mehr«, sagte sie. »Und die Schmerzen in meinen Händen und Füßen sind nicht weg, aber werden jetzt wenigstens nicht mehr schlimmer, mein Körper ist sowieso schon so kaputt. Ich möchte jetzt auf meinen Körper hören, selbst entdecken, welche Beschwerden vom Virus verursacht werden und welche von den Medikamenten, und weißt du was: Mir geht es schon viel besser. Ich bin immer noch müde, aber ich kann der Müdigkeit jetzt nachgeben, ich kann mich endlich etwas ausruhen, weil ich nicht mehr darüber nachdenken muss, wann ich was schlucken muss und wann ich essen darf oder nicht, weil man die Hälfte von dem Zeug nicht auf nüchternen Magen nehmen sollte. Ich habe jetzt so viel weniger Stress, das tut mir gut.«

Julia änderte ihre Sitzposition, zog die quengelnden Beine unter ihren Hintern, als könnte sie sie damit zum Schweigen bringen. »Hast du neulich den Artikel von dem Arzt gesehen, der schreibt, dass Menschen mit HIV länger leben, wenn sie sich nicht so viele Sorgen machen?«, fragte sie. »Tja, also ich hatte Sorgen, wegen der Medikamente hatte ich so viel mehr Sorgen, als ich dachte!«

Daniel hatte den Artikel tatsächlich gelesen. Sie hatten im Dunker bei einer Montagssitzung darüber gesprochen: Sollten sie den Text in ihren Newsletter aufnehmen? Raffa meinte, die Studie sei problematisch (»und wenn jemand stirbt, ist es wieder die eigene Schuld, oder was?«), Roelie war nicht so skeptisch (»der Gemütszustand spielt schon eine Rolle, das weiß ich aus eigener Erfahrung«).

»Nimmst du jetzt gar nichts mehr?«, fragte Daniel.

»Doch, doch.«

Julia stand auf und ging in die Küche, wo sie ein Schränkchen öffnete.

»Ich nehme das hier, jeden Tag ein paar Tropfen in den Tee oder in den Joghurtdrink.«

Das Fläschchen erinnerte an einen Flakon mit Nasentropfen, hatte sogar eine rote Pipette.

»Kristallwasser«, sagte Julia. »Wirkt reinigend und hat absolut keine Nebenwirkungen.«

»Keine Nebenwirkungen, sagst du?«, Daniel konnte sich nicht beherrschen. Nein, natürlich konnte Daniel ihre Vorbehalte nicht für sich behalten, und ihrer Zuneigung für Julia zum Trotz wird ihr auch ein ironisches Lächeln entwichen sein, womit sie ihre eigene Absicht untergrub: »Kristallwasser hat keine Nebenwirkungen, weil es wahrscheinlich absolut nichts bewirkt«, sagte sie.

»Es beruhigt mich«, behauptete Julia weiter. »Ich fühle mich stärker.«

»Das ist einfach nur Wasser, vielleicht sogar aus der Leitung.«

Julia nickte, sie hatte genug gehört. Wortlos riss sie Daniel das Fläschchen aus der Hand – wie eine frischgebackene Mutter, die ihren Säugling vor dem Besuch rettet, weil der den Nacken nicht richtig stützt. »Entschuldige«, sagte Daniel schnell. »Hey, nicht böse sein« – aber da war es schon zu spät.

Julia ging in die Küche, Daniel ging hinter ihr her und plötzlich standen sich die beiden Frauen gegenüber. Als Daniel einen Schritt nach vorne machte, machte Julia einen Schritt nach hinten. »Entschuldigung …«, sagte Daniel noch mal, aber Julia starrte auf Daniels Brust, auf den Saum ihres Sweatshirts, der rot gewesen war, als Daniel es gekauft hatte, aber jetzt nach vielen Waschgängen rosa aussah, die Farbe von Ibuprofen und Julias Brausetabletten gegen Vitaminmangel.

»Ich fühle mich so gut wie schon lange nicht mehr«, sagte sie leise. »Und ich glaube, ich möchte jetzt lieber allein sein.«

13

»Gab es schon wieder keine Nachbesprechung?«, fragte Sjoerd, als Daniel an einem Montagabend die enge Küche ihrer WG betrat. Er hatte gehört, wie sie um kurz nach fünf nach Hause gekommen war, jetzt öffnete sie den Kühlschrank. Er selbst hatte einen Wasserkessel auf dem Herd stehen, und für gewöhnlich blieb er so lange in der Nähe, bis das Wasser kochte, als bestünde sonst die Gefahr, dass der Kessel beim Pfeifsignal zur nächsten Station düste.

»Nein«, sagte Daniel. »Heute wieder nicht«, und tatsächlich lockerte sich die Schlinge, die Sjoerd jedes Mal um seinen Bauch spürte, wenn sie vom Dunker sprachen: Wieder keine Nachbesprechung. Ohne ihn lief da gar nichts mehr.

»Du hast Post bekommen«, sagte er dann, neugierig, was sich wohl in dem dicken Umschlag befand, der auf der Fußmatte gelegen hatte – Daniel müsste ihn mittlerweile gefunden haben.

»Berichte vom Klub Gegen Medizinische Phantasmagorie«, antwortete sie, und Sjoerd nickte, Daniel hatte ihm von ihrem Plan erzählt.

»Warum kommst du nicht einfach wieder zum Dunker?«, fragte sie, während sie sich ein Glas Milch einschenkte. »Raffa hat heute nach dir gefragt.«

»Raffa?«, Sjoerd spürte, wie die Schlinge sich wieder zuzog. »Was hat er gesagt?«

»Er hat gefragt, wie es dir geht.«

»Und was hast du geantwortet?«

»Ich weiß es nicht mehr so genau. Ganz gut, so was in der Art. Und Jeroen hat letztens gefragt, ob du überhaupt wiederkommst, und da wusste ich auch nicht, was ich sagen sollte« – Daniel sagte es übertrieben lässig, und ihre Behutsamkeit löste Beklemmung bei Sjoerd aus, aber sie beleidigte ihn auch ein bisschen. Sie wollte ihn nicht unter

Druck setzen, sie wollte ihn nicht verletzen. Aber gleichzeitig machte er auf sie anscheinend einen übermäßig empfindlichen Eindruck.

»Ich weiß es auch nicht«, sagte er.

Es war einen guten Monat her, dass Sjoerd zuletzt im Dunker gewesen war. *Du siehst nur dich, du weißt überhaupt nicht, was Schmerz bedeutet: Dann brauchst du hier nicht zu arbeiten, denn hier, Junge, hier können wir uns nicht nur um dich kümmern!* – Wenn er daran zurückdachte, konnte er sich nur mit allergrößter Mühe davon abhalten, die Fingernägel in den Arm zu drücken, bis rote Halbmonde auf der Haut erschienen, aber es gab auch Momente, in denen er wütend auf Raffa war, darauf, wie der ihn kurz vor Weihnachten zur Schnecke gemacht hatte. Bald darauf hatten die Träume angefangen. Sjoerd ging zu Hause in die Küche, und da stand Jouke und briet sich ein Ei.

»Wo ist Daniel?«, fragte Sjoerd seinen ehemaligen Mitbewohner.

»Die ist umgezogen«, sagte Jouke.

Oder er war im Dunker, und Jouke saß plötzlich bei den Montagsbesprechungen. »Wir haben uns etwas überlegt«, sagte Raffa. »Du darfst zurückkommen, wenn ihr es miteinander treibt«, und er zeigte auf Jouke.

»Ich habe es dir ja schon gesagt: Ich glaube nicht, dass ich noch erwünscht bin«, sagte Sjoerd jetzt zu Daniel.

»Und ich habe dir schon gesagt: Ich glaube nicht, dass das stimmt.«

»Ich glaube schon.«

»Sei nicht so kindisch.«

»Kindisch?«

»Komm einfach zurück!«

»Für wen, für dich?«

Sjoerd hörte, wie schnippisch er klang. Aber Daniel war dabei gewesen, als Raffa ihn angeschrien hatte, sie musste doch verstehen, dass er verletzt war, dass es weder einfach noch selbstverständlich war, zurückzukommen und so zu tun, als wäre alles in Ordnung.

Aber jetzt sagte Daniel: »Rede einfach mal mit Raffa.« Sie klang ungeduldig, und auch das störte Sjoerd: Was gab ihr denn bitte Anlass dazu, sich über ihn zu ärgern?

»Was soll ich ihm denn sagen?«

»Einfach, dass du wieder da bist.«

»Er will mich nicht dahaben.«

»Natürlich will er das, du bist verdammt nützlich.«

»Das meine ich nicht, ich meine: Raffa will mich nicht.«

Zu Sjoerds Bestürzung entfuhr Daniel ein Stöhnen: »Nein«, sagte sie leise. »Aber darum geht es doch nicht?«

»Nein?«, wiederholte er.

»Er hat einen Freund.«

»Ja und?«

»Komm schon, das zwischen euch war doch von Anfang an zum Scheitern verurteilt.«

Sjoerd hörte sein Teewasser im Zinnkessel brodeln. Um dem Pfeifsignal zuvorzukommen, drehte er das Gas aus, er nahm sich ein Teeglas aus dem Küchenschrank und stellte es etwas zu heftig auf die Anrichte.

»Sorry«, sagte Daniel noch, aber Sjoerd schüttelte den Kopf.

Später tat es ihm leid, was er danach zu Daniel gesagt hatte. Aber nicht leid genug, um es zurückzunehmen, und wenn er die Situation noch mal hätte durchleben können, hätte er vor allem darauf geachtet, das Teewasser nicht über seine Finger und die Anrichte zu gießen, und danach hätte er seine Antwort vielleicht etwas differenzierter formuliert.

»Ach, das sagt ja die Richtige«, sagte Sjoerd. »Zum Scheitern verurteilt? Raffa und ich haben wenigstens Sex! Das kann man von anderen nicht behaupten.«

Darauf folgte ein bedeutungsschwangeres Schweigen, und dabei hätte er es belassen, wenn Daniel nicht nachgehakt hätte: »Was willst du damit sagen?«

»Wahrscheinlich steht Julia nicht mal auf Frauen«, murmelte Sjoerd. »Und dann redest du von Erfolgschancen. Ich verstehe nicht, warum du ihr so hinterherrennst.«

Sjoerd sah Daniel nicht an, während er mit ihr sprach. Er wischte die Anrichte ab, mit dem verschütteten Teewasser schrubbte er die

Joghurtflecken weg, die er morgens hinterlassen hatte. »Raffa macht sich etwas aus mir, weißt du, jedenfalls auf seine Art und Weise. Und wenn ich das richtig sehe, machst du Julia einfach nur Angst.«

Daniel antwortete nicht mehr. Sjoerd hörte, wie sie sich hinter ihm umdrehte, die Treppe runterging und in ihr Zimmer verschwand. Ihre Schritte klangen eilig, aber sie rannte nicht; Daniel würde nie die Treppe runtergehen, ohne sich am Geländer festzuhalten, das wusste er mittlerweile.

»Kristallwasser ist eine Form der Homöopathie«, sagte Daniel, als sie am nächsten Tag zum zweiten Mal bei Julia in der Küche stand. Sie hatte um ein Glas Wasser gebeten und war Julia hinterhergelaufen; die hatte vielleicht gedacht, dass irgendwas nicht stimmte, so rot und verschwitzt, wie Daniel war, aber Daniel war nicht aus der Puste, sie war aufgeregt: Sollte Sjoerd doch denken, was er wollte, Julia war ihr wichtig, und sie war Julia auch wichtig, und wenn Julia erst mal verstand, dass sie unrecht hatte, was das verfluchte Kristallwasser anging, gab es keinen Grund mehr, sich nicht wieder öfter zu treffen.

»Homöopathie ist erwiesenermaßen wirkungslos«, sagte sie, während Julia ihr ein Glas gab. »Das ist Unsinn, das bringt nichts: Kristallwasser bewirkt rein gar nichts.«

Daniel hielt Julia ihre Kopien hin, einundzwanzig Seiten, verschickt vom Klub Gegen Medizinische Phantasmagorie. Die meisten alternativen Mittelchen schaden nicht, hatte Ben zu ihrer Verwunderung behauptet. Er selbst tauschte seine Medikamente (»das ist teilweise echtes Dreckszeug!«) auch ab und zu eine Woche lang gegen Vitamin C aus. Aber als sie anschließend Raffa konsultierte, hatte der erschrocken aufgeblickt und ihr die Nummer des Klubs gegeben. Der äußerst hilfsbereite Mann in der Leitung hatte ihr zwei Berichte geschickt, die von drei Heftklammern zusammengehalten wurden; Julia nahm sie mechanisch an.

»Was soll ich damit?«, fragte sie.

»Das ist eine wissenschaftliche Studie«, sagte Daniel. »Lies das mal in Ruhe durch. Ich glaube wirklich, dass du deine Medikamente wieder nehmen solltest.«

Julia drehte sich um und öffnete eine Küchenschublade. Sie legte Daniels Papiere auf die Messer und die Bonuspunkte vom Supermarkt und schloss die Schublade wieder. Daniel erwartete, dass sie sich wieder umdrehen würde, aber das tat sie nicht – Julia blieb mit dem Rücken zu ihr stehen.

»Julia?«, fragte sie. »Hey? Was ist los?«

»Ich werde es lesen«, sagte Julia leise, aber sie klang nicht wirklich überzeugend, und Daniel wurde langsam unruhig. Julia musste sich die Studie wirklich anschauen, das war nicht der richtige Zeitpunkt für Dickköpfigkeit. »Das sieht vielleicht ein bisschen kompliziert aus«, wagte sie einen letzten Versuch. »Die ganzen Zahlen und Tabellen, aber darauf musst du nicht so sehr achten, eigentlich kann man die Studie ziemlich gut lesen, und wenn du irgendwas nicht verstehst, kannst du mich einfach anrufen.«

»Okay«, sagte Julia, die ihr immer noch den Rücken zuwandte.

»Okay!«, sagte Daniel. »Hast du noch Hemmer, oder musst du neue bestellen? Ich könnte sie für dich abholen, dann bringe ich sie dir vorbei, zum Beispiel morgen – soll ich das machen? Ja, ist das okay? Juul? Julia? Na gut, dann gehe ich jetzt, dann kannst du das in Ruhe durchlesen – aber nicht vergessen, ja? Ach ja, du kannst sie ruhig behalten, die Studie, das sind nur Kopien, die gehören jetzt dir: Ich habe sie für dich angefragt, das habe ich für dich gemacht.«

Sjoerd klopfte abends vorsichtig an Daniels Zimmertür. Er hatte nicht mehr mit ihr gesprochen, seit sie aus der Küche gelaufen war, und hoffte, dass sie nicht mehr sauer war – falls doch, würde er sich sofort entschuldigen.

Sjoerd traf Daniel im Bett an. Für ihre Verhältnisse war das ganz schön früh, aber er kommentierte es nicht weiter. »Hast du Lust, gleich mitzuessen?«, fragte er. Er versuchte, normal zu klingen, eigentlich wollte er seine Geschichte erst beim Essen erzählen, aber die geschwollenen Augen verrieten ihn.

»Was ist los?«, fragte Daniel. Sie sah erschrocken aus, und das tat Sjoerd wiederum gut.

Raffa hatte ihm nachmittags ein paar scheußliche Sachen an den Kopf geworfen. Aber er hatte sich zu beherrschen gewusst, er war ganz ruhig ins Computerzimmer gegangen und hatte seinen Schreibtisch leer geräumt, seinen Notizblock in die Tasche gesteckt, sein Etui, seine Brotdose vom ersten Tag, den Gürtel, den er schon eine Weile gesucht hatte. Halstabletten, Hustenpastillen, Honigbonbons, ja, er hatte seinen Arbeitsplatz ordentlich hinterlassen, die ganze Zeit ruhig in den Bauch geatmet, wie seine Mutter es ihm als Teenager beigebracht hatte, wenn ihn Magenkrämpfe quälten. Er hatte sich keine Blöße gegeben, die Situation völlig vernünftig geregelt und damit, hoffte er: anziehend gewirkt.

Erst auf dem Nachhauseweg war die Fassade gebröckelt. Als er mit dem Fahrrad eine hohe Brücke hochfahren musste, hatte er die Kontrolle über seine Atmung verloren, und auch nach der Abfahrt schnappte er immer noch nach Luft. Als er zu Hause angekommen war, hatte er angefangen, schreckliche Schreie auszustoßen, es klang ekelerregend, ja wirklich: Ich bin ein Idiot, dachte er, aber die Schreie kamen trotzdem, und er suchte hastig nach dem Haustürschlüssel am Schlüsselbund – als er bemerkte, dass er vergessen hatte, die Schlüssel vom Dunker abzugeben, fingen seine Hände an zu zittern, aber er musste sich jetzt beeilen; er durfte seine Umgebung, die Nachbarn und Passanten, nicht länger seinen abstoßenden Eruptionen aussetzen.

»Hast du mit Raffa geredet?«, fragte Daniel, die sich mittlerweile aufgesetzt hatte und sich die Schläfen massierte.

Sjoerd nickte.

»Was hat er gesagt?«

Mensch, wie gut, dass du zu mir kommst, das hatte Raffa gesagt. Und: *Ich habe das Gefühl, dass du zu viel erwartest; von mir, von uns. Ich weiß nicht, wie es dazu kommen konnte, aber für mich funktioniert das nicht. Deshalb wäre es besser, wenn du nicht mehr hier arbeitest, meinst du nicht auch?*

»Was, wirklich?«, fragte Daniel, und Sjoerd rührte der überraschte Blick seiner Freundin.

Daniel stand auf. Sie ging zu Sjoerd, der sich widerstandslos von ihr umarmen ließ.

»Das mit gestern tut mir leid«, hörte Daniel ihren Freund flüstern. Bei diesen Worten spürte sie, wie die Wut, die sich mehr oder weniger gelegt hatte, wieder kurz in ihrer Brust aufwirbelte, wie wenn jemand in ein Häufchen Puderzucker bläst.

»Ich bin noch mal bei ihr gewesen«, sagte sie leise, auch wenn sie nicht genau wusste, warum, eigentlich hatte sie nicht vorgehabt, Sjoerd von ihrem Besuch bei Julia zu erzählen.

»Bei Julia? Und was hat sie gesagt?«

»Oh, nicht besonders viel.«

Daniel hatte Sjoerd losgelassen, und jetzt lehnten sie jeweils an einem Türpfosten. »Aber ich glaube, dass sie noch einlenken wird.«

»Das ist gut«, sagte Sjoerd, der sich heftig mit der Hand über die Wange strich, als versuchte er, Schmieröl vom Gesicht zu scheuern: »Zwischen euch wird bestimmt wieder alles gut, ich freue mich für dich.« Und Daniel nickte, doch sie verschwieg, wie Julia und sie sich voneinander verabschiedet hatten.

Diesmal war sie von sich aus gegangen. Sie hatte nicht warten wollen, bis Julia sie wieder rauswarf. Wenn sie sich das nächste Mal sehen würden, wäre alles anders, redete Daniel sich ein, dann hätte Julia das mit den Medikamenten eingesehen und wäre ihr wahrscheinlich vor allem dankbar. Doch als sie die Jacke von der Garderobe nahm, kam Julia nicht zu ihr in den Flur. Sie starrte sie vom Wohnzimmer aus an.

»Hey, Daan«, sagte Julia vom runden Kunststoffteppich neben dem Sofa aus, »du weißt aber schon, dass du nicht meine Ärztin bist, oder?«

»Das weiß ich«, sagte Daniel und lachte nervös, »natürlich bin ich nicht deine Ärztin. Ich glaube nur, dass …«

»Und auch nicht meine Mutter«, unterbrach Julia sie, und wieder schüttelte Daniel eilig den Kopf, während sie an ihrem Reißverschluss herumfummelte.

»Dich und mich, Daan«, sagte Julia dann mit unbeweglicher Miene, »verbindet eigentlich absolut nichts.«

14

In jenem Sommer machten Sjoerd und Daniel zusammen Urlaub in Italien. Sie fuhren nach Rom und in die Abruzzen und fanden heraus, dass sie das perfekte Reiseduo waren, da Sjoerd am liebsten jedes Restaurant und Café aus seinem hippen Reiseführer abhaken wollte, während Daniel, solange sie in der Stadt waren, absolut keine Ambitionen hatte, sich außerhalb der ausgetretenen Touristenpfade zu bewegen, und anders als Sjoerd kaum einen Unterschied zwischen ihnen – im Besitz des hippen Reiseführers – und den anderen Besuchern sah, die sich Abend für Abend in den Gassen rund um die Piazza Navona versammelten und vom erstbesten Kellner in eine viel zu teure Pizzeria winken ließen. Genau wie diese Touristen waren auch sie dazu verdammt, die Wege zu gehen, die von anderen abgesteckt wurden, und genau wie sie kämpften auch Daniel und Sjoerd gegen das mangelnde Wissen und die fehlende Übersicht, was an ihrem spärlichen Italienisch und den geringfügigen Kenntnissen der lokalen Gepflogenheiten lag, von denen sie nie wussten, ob sie eigens für sie angewandt oder verleugnet wurden. Zum Glück ging Daniel gerne in die Lokale, von denen Sjoerd ihr schon beim Frühstück aufgeregt erzählte. Und sie genoss es, ihn vor Menüs voller exotischer Häppchen strahlen zu sehen, die unter dem Begriff »Fusion« angepriesen wurden, lachte über die neonfarbenen Getränke, die sie dazu serviert bekamen. Außerhalb der Stadt war es dann Daniel, die die Zügel in die Hand nahm. Im Apennin bestimmte sie die Route, und sie hatte Sjoerd noch vorgewarnt, er solle vernünftige Wanderschuhe einpacken, nicht nur die alten Turnschuhe, fand es aber insgeheim nicht wirklich schlimm, wenn er kaum mithalten konnte. Obwohl sie körperlich immer noch nicht ganz die Alte war und beim Wandern längst nicht mehr so viel Ausdauer hatte wie damals mit Barbara in Österreich, stellte sie fest, dass sie Sjoerd, selbst wenn sie Turnschuhe trug, mühelos davonlief. Ja, hier in den Bergen war sie die Stärkere, und sie hatte das Gefühl, dass ein verloren geglaubtes Gleichgewicht wiederhergestellt worden war.

Während der Reise redeten Sjoerd und Daniel öfter als sonst über die Zukunft. Sjoerd hatte nach seinem Fortgang beim Dunker eine Reihe von Bewerbungen rausgeschickt und konnte sich jetzt zwischen drei Jobs entscheiden; die Nachfrage nach Leuten wie ihm war groß, nach Jungen, die sich im Labyrinth der Bits, Bytes und des Cyberspace zurechtfanden und in den Augen der Arbeitgeber die Zukunft verkörperten.

»Und was willst du nach dem Sommer machen?«, fragte er Daniel eines Abends. Er formulierte es vorsichtig, wollte sie nicht vor den Kopf stoßen; als er selbst noch im Dunker gearbeitet hatte, hatte er schließlich auch gedacht, dass es ein vollwertiger Job sei. Sie saßen in einem japanischen Restaurant aus seinem Reiseführer und bekamen gerade ein paar wunderliche kleine Reishäppchen mit kalten Lachsstreifen serviert.

»Ich weiß noch nicht so genau«, sagte Daniel, während sie mit einem ihrer Stäbchen ein Häppchen teilte, es mit dem anderen aufspießte und zum Mund führte.

Daniel führte zurzeit eigentlich ein recht komfortables Leben. Die Vergütung für die ehrenamtliche Vereinsarbeit ergänzte sie mit ihrer Sozialhilfe, und im Dunker waren die Ansprüche an sie nicht besonders hoch. Aber im letzten Halbjahr hatte sich etwas verändert. Es hatte mit Sjoerds Fortgang zu tun, womöglich sogar mehr als mit Ruuds Tod, und vielleicht hatte Daniel unbewusst gehofft, dass ein neues Gleichgewicht entstünde, sich im Dunker alle wieder etwas entspannter verhalten und die Leere, die ihre verschwundenen Kollegen hinterlassen hatten, mit ihrer eigenen Anwesenheit ausfüllen würden, so wie auch Bohnen in einem Topf wieder aneinanderrutschen, wenn man ein paar herausgenommen hat. Doch stattdessen wirkten die anderen immer unflexibler. Ben, Sjarl, Roelie, Sanne, Raffa und Jeroen richteten ihre Aufmerksamkeit verstärkt auf ihre Aufgaben, auf Jobs, ihr Studium und ihr Privatleben und weniger aufeinander, und ab halb sechs war der Dunker nahezu ausgestorben. Das hatte auch mit Daniel selbst zu tun, die sich nicht mehr die Mühe machte, Schälchen mit Knabberkram hinzustellen, denn je weniger sie ihre Kollegen sprach, desto weniger hatte sie ihnen zu sagen. Damals behauptete sie übrigens, dass sie verstehe, warum Raffa Sjoerd fortgeschickt habe. Die Situation zwischen den beiden war untragbar, sie hatte beide Männer leiden sehen, und wenn einer gehen musste, dann ja wohl der, der entbehrlicher war, und das war nun mal Sjoerd, klare Sache, und das nicht nur, weil die Funktionen von HIV-Net jetzt vor allem aufs Internet übertragen wurden, das etwas zugänglicher war und nach und nach von Sanne und Jeroen erschlossen wurde. Aber Daniel vermisste Sjoerd. Und obwohl es noch gute zwei Jahrzehnte dauern sollte, bis sie Raffas Handeln aufgrund des neu aufgekommenen Bewusstseins für Sexismus und Machtverhältnisse verurteilen würden, verspürte sie schon damals einen gewissen Unmut, wenn sie mit Raffa im selben Raum war.

»Warum gehst du nicht einfach?«, fragte Sjoerd sie im italienischen Sushi-Restaurant. »Ich könnte dir mit den Bewerbungen helfen.«

»Wer will mich denn schon?«, antwortete Daniel. »Für mich ist es wirklich nicht so einfach wie für dich, einen neuen Job zu finden.« Sjoerd hatte daraufhin nur kurz genickt, weil er wusste, dass es verlogen rüberkommen würde, wenn er ihr jetzt widersprach.

Es gab eine Sache, über die Sjoerd und Daniel in jenem Urlaub überhaupt nicht sprachen. Sjoerd schnitt das Thema absichtlich nicht an, weil er glaubte, dass Daniel noch sehr viel an sie dachte. Er befürchtete, dass er, wenn er nach Julia fragen würde, an eine Glasscheibe tippen könnte, die, wenn er nur etwas zu viel Kraft aufwand, zersplittern und dadurch einen Poltergeist befreien würde, der für den Rest des Urlaubs einen Schatten warf – das wollte er Daniel nicht antun. Und, na ja, das wollte er auch sich selbst nicht antun, schließlich hatten sie gerade eine so gute Zeit zusammen.

Sie konnten nicht wissen, dass Julia kurz vor der Abreise der beiden nach Italien ins Krankenhaus eingewiesen worden war. Es war ihre zweite Lungenentzündung, seit sie aufgehört hatte, Bactrim zu nehmen: Nach der ersten hatte sie sofort wieder mit dem Medikament angefangen, aber das hatte nicht mehr viel gebracht.

Julia starb an dem Morgen, an dem Sjoerd und Daniel Rom verließen und in einen kleinen Ort am Lago di Campotosto fuhren. Und in dem Moment, in dem Julias Eltern, ihre Familie und die paar Freundinnen, die Julia am Monatsanfang nach zwei Jahren zum ersten Mal wiedergesehen hatte, nacheinander in ihre Autos stiegen, um den Parkplatz des Krematoriums in Richtung Umgehungsstraße zu verlassen, streiften Sjoerd und Daniel durch ein feuchtes Bergtal, müde, hungrig und gereizt, weil sie die Gaststätte, von der die Frau im Hostel ihnen erzählt hatte, einfach nicht finden konnten.

15

Daniel trug eine graue Hose, als sie das erste Mal das Büro des Klubs Gegen Medizinische Phantasmagorie aufsuchte. Die Hose war aus Wolle, viel zu warm für das drückende spätsommerliche Wetter, aber sie musste heute Nachmittag ordentlich aussehen, repräsentativ. Sie hatte sich für diesen Anlass auch Sjoerds Aktentasche aus Leder geliehen.

Das Büro des Klubs befand sich in der Seitenstraße einer Gracht, die in einer Sackgasse endete, es war ein kleines, hübsches Häuschen mit offenen Fensterläden aus Holz und Lamellenvorhängen vor den Scheiben, die das Geschehen im Inneren des Hauses schließlich doch vor den Passanten verbargen. Daniel klingelte. Zur Terminvereinbarung hatte sie am Telefon wieder mit Allard Dubois gesprochen, dem Mann, der ihr die Studien für Julia geschickt hatte, und er war es auch, der jetzt die Tür öffnete, ein langer, dürrer Kerl in einer grauen Hose, die genau wie ihre aussah. Er streckte ihr seine Hand entgegen, um sie zu begrüßen, und Daniel fragte sich zum ersten Mal, wie viele Mitglieder dieser »Klub« eigentlich zählte.

Allard Dubois führte Daniel in den schmalen Flur und zeigte ihr die Garderobe voller Sakkos und Herrenmäntel, die in einem warmen, orangefarbenen Licht badeten, das durch das Bleiglas über der Haustür fiel. »Schön, dass es so schnell geklappt hat«, sagte Daniel.

»Gar kein Problem«, sagte Allard und öffnete die letzte Flurtür für sie: »Voilà, Madame – entrez!«

Das Arbeitszimmer war nicht besonders groß. Ein Schreibtisch mit einem Computer, ein einfaches Regal voller Aktenordner, die Etiketten teilweise schon vergilbt. Allard bat Daniel, auf einem der beiden roten Sessel Platz zu nehmen.

»Kaffee, Tee?«

»Kaffee«, sagte Daniel sofort. Kaffee, stark und schwarz und etwas weniger esoterisch als Tee, das erschien ihr heute Nachmittag nur angebracht.

»Wenn ich richtig verstanden habe, bist du heute wegen der Freundin hier, wegen der wir schon mal telefoniert haben«, sagte Allard, als sie sich gegenübersaßen. Sie hatten beide die Beine leicht gespreizt, die Füße ruhten ordentlich auf dem Boden. Daniel nickte, vielleicht etwas unbeholfen. »Oder Partnerin?«, fragte Allard.

»Sie hieß Julia«, sagte Daniel schnell. »Sie hat vom einen auf den anderen Tag aufgehört, ihre Medikamente gegen HIV zu nehmen, wegen dem hier …«, Daniel holte ein Fläschchen aus ihrer Tasche. »Kennen Sie diese Marke?«

»Du kannst mich ruhig duzen«, sagte Allard. »Woher hast du das?«

Aus Heerhugowaard. Sjoerd hatte die Adresse herausgefunden, Daniel war in den Zug gestiegen und anschließend in einen Bus, der sie in ein Wohnviertel hinter der Autobahn gebracht hatte. Els de Nooi hatte etliche Mini-Windmühlen der Größe nach im Garten aufgestellt. Ihr Namensschild verriet nichts über ihren kleinen Handel, stellte Daniel fest, bevor sie klingelte, wahrscheinlich verkaufte diese Frau das Zeug illegal. »Darf ich Ihnen eine Frage stellen?«, hatte sie gesagt, als die Tür geöffnet wurde.

Els war eine kleine Frau mit langen blonden Haaren und einem Pony, der ihr eine jugendliche, ja fast kindliche Ausstrahlung verlieh. »Worum geht es?«, fragte Els. »Ich kaufe nichts an der Tür.«

»Kristallwasser«, sagte Daniel. »Damit handeln Sie doch, oder?«

»Sind Sie deswegen hier? Ich nehme kein Bargeld an.«

Daniel hatte nur ein einziges Foto von Julia, das Porträt auf der Trauerkarte, die sie von Roelie bekommen hatte. Sie hielt die schwarz umrandete Karte hoch, als handle es sich um die Marke eines Agenten, der sich ausweisen und gleichzeitig die Machtverhältnisse klären will.

»Haben Sie dieser Frau was verkauft?«

Els betrachtete das Foto. »Keine Ahnung, ich verkaufe nur per Post. Wie heißt sie denn?«

»Sie ist tot«, hatte Daniel gesagt. »Und Sie haben sie auf dem Gewissen!«

»Eine Mittelsfrau«, sagte Allard jetzt ruhig. »Eine Privatverkäuferin. In seltenen Fällen glauben diese Leute wirklich, etwas Gutes zu tun, aber meistens sind es Schwindler, waschechte Betrüger, die verzweifelte Personen wie deine Partnerin ausnutzen.«

»Verkaufen Sie dieses Wasser immer noch?«, hatte Daniel gefragt, woraufhin Els einen Schritt nach hinten gemacht hatte, die Hand an der Türklinke.

»Kristallwasser ist vollkommen ungefährlich«, sagte Els resolut. »Das mit dem Mädchen tut mir leid, aber mein Wasser hat damit auf keinen Fall etwas zu tun.«

Bevor Daniel etwas erwidern konnte, tauchte ein Kopf hinter Els' Hüften auf. Der Junge sagte nichts, schaute Daniel nur an.

»Könnten Sie jetzt bitte gehen?«, fragte Els, aber Daniel blieb stehen. »Ich gehe nicht«, sagte sie. »Sie dürfen das nicht verkaufen.«

»Und ob. Ich habe eine Lizenz, ich bin im Handelsregister eingetragen, ich habe nichts falsch gemacht. Gehen Sie jetzt bitte.«

»Wie viele Fläschchen haben Sie noch?«

»Ich werde diese Tür jetzt schließen. Sie machen meinem Kind Angst.«

Daniel schob ihren Fuß in den Türspalt, damit Els die Tür nicht zuschieben konnte. Ihre rechte Hand hatte sie auf den Türrahmen gelegt.

»Sie hatte noch einen ganzen Vorrat«, erzählte sie Allard. »Im Schuppen, gestapelte Kisten, sie hat auch Anhänger und Öle verkauft.«

Allard schmunzelte, »Öle, ja. Das passt natürlich. Was hast du dann gemacht?«

»Ich habe die Sache geregelt. Dafür gesorgt, dass sie diesen Dreck nicht mehr verkaufen kann.«

Allard nahm ein Fläschchen von Daniel entgegen und hielt es sich dicht vors Gesicht, um das Etikett lesen zu können. »Das Zeug kommt aus Deutschland«, sagte er. »Und auf den ersten Blick gibt der

Produzent das Mittel nicht als medizinisch aus, jedenfalls nicht auf dieser Verpackung. Du bist auch keine Angehörige von Julia, also bist du meines Wissens nicht in der rechtlichen Position, eine Klage einzureichen, das können nur direkte Familienmitglieder oder andere Geschädigte. Kennst du noch mehr Patienten, die durch dieses Mittel Schaden genommen haben?«

»Nein«, sagte Daniel. »Aber vielleicht melden sich nach meinem Artikel welche.« Sie holte einen Notizblock aus Sjoerds Aktentasche. »Sollen wir mit dem Interview anfangen?«

Zu Hause hatte sie sich eine Reihe von Fragen aufgeschrieben, auch wenn der Text nicht zu lang werden durfte, eine halbe Seite im Newsletter, hatte Sjarl gesagt. Sie fand, dass das zu kurz war, eine halbe Seite für so was Wichtiges. Wer weiß, wie viele Menschen sie damit warnen, wer weiß, welches Leid sie dadurch verhindern konnte. Von Julia hatte sie Sjarl nichts erzählt.

Ungemein aufmerksam lauschte Daniel jetzt Allards ausführlichen Antworten. Sie fragte sich, wie sie im Verein so nachsichtig über alternative Heilverfahren sprechen konnten, wenn man mitbekam, welche Geldsummen im Spiel waren, wie viele Menschen allein der Homöopathie jährlich zum Opfer fielen, wie wenig Beweise es gab – oder wie drückte Allard es aus? – dass es überhaupt keine Beweise für die Wirkung all dieser Fußmassagen, Kräutermischungen und Tinkturen gab.

»Was für Arschlöcher«, murmelte Daniel ein paar Mal, während sie Allards Antworten notierte.

»Riesige Arschlöcher, ja«, wetterte auch Allard, und es war schon eine Weile her, dass Daniel sich so klar im Kopf gefühlt hatte. Vielleicht lag es am Kaffee, der ein ganzes Stück stärker war als der im Dunker, aber auf einmal sah sie alles ganz deutlich, sie konnte plötzlich alles durchschauen, es war vielleicht kein Komplott, aber sicher ein Komplex schrecklicher Praktiken – und sie war fassungslos, dass all das noch nicht ans Licht gekommen war. Täglich wurden in diesem Land verzweifelte Menschen geprellt, belogen, um ihre Gesundheit und ihre Kräfte gebracht; wie konnte es sein, dass nicht strikter gegen Praktizierende ohne medizinische Ausbildung vorgegangen wurde, gegen den weltweiten Handel mit lebensgefährlichen Zaubermittelchen, wie konnte es sein, dass niemand etwas dagegen tat?

»Leute sterben deswegen!«, rief Daniel, und Allard nickte heftig. »Genau so ist es, ja.«

Als Daniel mit ihrem Interview fertig war, war es draußen schon dunkel. Sie saß immer noch vor Allard, der jetzt auch eine Frage für sie hatte. Der Vorschlag kam unerwartet, vielleicht sogar für Allard selbst, aber was er ihr anbot, klang außergewöhnlich attraktiv.

»Ja«, antwortete Daniel mit einer Entschlossenheit, von der sie schon den ganzen Nachmittag beherrscht wurde. »Ja, ich habe auf jeden Fall Interesse daran« – denn warum sollte sie noch länger im Dunker arbeiten? Wegen der Illusion, mit ihren Kollegen etwas zu teilen? Im Klub könnte sie wirklich etwas bewirken, und zwar aus dem Glauben heraus, dass sie das, was sie tat, auch wirklich tun musste – ein Gefühl, das sie schon sehr lange nicht mehr gehabt, vielleicht noch nie gekannt hatte. Jedenfalls, wenn man die paar Minuten bei Els zu Hause nicht mitrechnete.

In dem Moment knipste Sjoerd das Licht in Daniels Zimmer an. Wo blieb sie nur, würde sie noch mitessen?

Zuerst war er vor lauter Überraschung bestürzt, weil er etwas antraf, das er nicht erwartet hatte. Aber als Sjoerd sich vorsichtig über eine der Kisten beugte, um zu sehen, was da eigentlich drin war, spürte er, wie sich in seiner Brust abermals etwas zusammenzog.

Die Kartons standen überall. Auf dem Boden, auf dem Esstisch, unter Daniels Stühlen und aufeinandergestapelt neben ihrem Kleiderschrank. Ein paar Kisten hatte Daniel halb unter das Bett geschoben, als hätte sie sie dort verstecken wollen, den Plan aber fallenlassen. Es war Sjoerd ein Rätsel, wie Daniel es überhaupt geschafft hatte, die Kisten in ihr Zimmer zu tragen. Er überschlug die Kosten kurz im Kopf. Dreißig Kisten, mindestens. Ungefähr fünfzig Fläschchen pro Kiste. Das bedeutete, dass Daniel jetzt eintausendfünfhundert Fläschchen Kristallwasser besaß. Eintausendfünfhundert Fläschchen, die jetzt an niemand anderen mehr verkauft werden konnten. Und die sie mindestens sechs Monatsgehälter gekostet haben mussten.

DER KLUB

1

Das Interview mit Allard Dubois dauert lange, so wie beim Fernsehen früher alles lange gedauert hat. Weil wir uns damals besser auf eine Sache konzentrieren konnten, heißt es immer. Oder könnte es nicht auch sein, frage ich mich schon nach der Hälfte des ersten Durchgangs, dass die Leute vor fünfundzwanzig Jahren einfach schwerer von Begriff waren? Allard Dubois erklärt jedenfalls alles sehr genau. Man merkt, dass das nichts Neues für ihn ist, man sieht ihn, den Frauenarzt, in seinem Behandlungsraum stehen, wie er auf eine Patientin einredet, geduldig lächelt – aber das Entsetzen über die Märchen, die sie ihm heute auftischt, kann er nicht gänzlich verbergen: »Homöopathie soll seine Wirkung durch das Schütteln der Flüssigkeit entfalten, richtig? Der Wirkstoff wurde so weit verdünnt, dass er nicht mehr nachweisbar ist, aber 1796 kam einem gewissen Samuel Hahnemann die kühne Idee, das Zeug einfach mal ordentlich zu schütteln. Dadurch würden allerlei Energien freigesetzt, und in modernen Fabriken gibt es auch heute noch Maschinen, die diese wirkungslose Flüssigkeit durch Schütteln zum Leben erwecken sollen.«

»Wir haben schon verstanden, dass Sie nicht daran glauben«, sagt der Moderator.

»Das hier ist keine Frage des Glaubens!«, ruft Allard, und bei dem Wort Glauben macht er eine abwehrende Geste. »Das hier ist eine Frage der Wissenschaft, die durch eine Studie mit einer Placebo-Gruppe beantwortet werden kann – so gelangt man zur Erkenntnis. Doch wenn es um diese homöopathischen Zaubertränke geht, braucht man solche Studien gar nicht – für die Einsicht, dass sie nichts bewirken, muss man nur wissen, wie sie hergestellt werden. Das ist der gröbste Unfug!«

»Und das werden Sie uns heute Abend beweisen?«

»Das werden wir heute Abend ein für alle Mal klären, ja.«

Bei diesem letzten Satz zwinkert Allard, denn selbstverständlich weiß er, dass das unmöglich ist – »ein für alle Mal« geht das natürlich nicht, wollte Allard damit sagen, und als dem Moderator das dämmert, verwandelt er die Steilvorlage geschickt: »Sie werden auf jeden Fall versuchen, Homöopathieanhänger zur Vernunft zu bringen.«

Allard lächelt. »Zu dem bisschen Vernunft, das da noch irgendwo sein muss.«

Eine neue Kameraperspektive: ein Teil der Bühne, der vorher noch nicht gezeigt wurde. Dort sitzt Daniel auf einem hohen Hocker. Neben ihr sitzt Jari, der etwas kleiner ist als Daniel und offensichtlich Probleme hat, seine Füße auf die unterste Strebe des Hockers zu bekommen. Jari hat Wanderschuhe an, wahrscheinlich fand er die etwas formeller als die Sandalen, die er sonst trägt. In der Infobox werden er und Daniel zusammen als »Mitglieder des Klubs Gegen Medizinische Phantasmagorie« angekündigt, was nur wenig mit ihren derzeitigen Funktionen zu tun hat: Daniel ist nicht nur Pressesprecherin, sondern auch Schriftführerin, und Jari ist das einzige Redaktionsmitglied des Klubmagazins.

»Was wird jetzt passieren?«, fragt der Moderator Allard. Die beiden sitzen in Sesseln, die viel bequemer aussehen als die Hocker weiter vorne auf der Bühne, und kurz wirken sie wie zwei Sportkommentatoren: bereit für den Anpfiff, Daniel und Jari haben beide ein Glas in der Hand.

»Das da ist ein homöopathisches Mittel«, sagt Allard. »Allerdings die dreihundertfache Menge der empfohlenen Dosis, dreitausend Tropfen in einem Glas. Meine Kollegen und ich werden die Gläser bis auf den letzten Schluck austrinken, und wenn sich doch irgendwo ein Wirkstoff versteckt hat, dann sollten wir davon gleich etwas merken. Denn das hier soll Arsenicum album sein, das ist hochdosiert verdammt giftig. Meine Hypothese ist jedoch, dass uns nichts passieren wird. Am Ende dieser Sendung sind wir wahrscheinlich vollkommen unversehrt, uns wird vermutlich nicht einmal schlecht sein, was zeigt, dass Homöopathie einfach nur Quacksalberei ist.«

»Und was wollen Sie damit erreichen?«

»Für den Anfang, dass Hausärzte, die in ihrer Ausbildung gelernt haben sollten, Wissenschaft von Märchen zu unterscheiden, diese Mittelchen nicht mehr verschreiben. Und natürlich wollen wir die Patienten warnen.«

»Okay«, sagt der Moderator grinsend, »anscheinend sind Sie startklar.«

Allard nickt – »Moment«, schallt es von der anderen Bühnenseite herüber.

Es war nicht abgesprochen, dass Daniel das rufen würde, jedenfalls nicht mit der Redaktion, denn die Regie wirkt unvorbereitet; es dauert einen Augenblick, bis Daniel wieder im Bild ist.

»Wollen Sie nicht vielleicht einfach bei dem Experiment mitmachen?«, fragt Daniel den Moderator, und auch sie scheint etwas langsamer zu sprechen als Jahre später, ihre Stimme ist etwas höher, sie artikuliert sauber wie eine junge Mutter in einer Spülmittelreklame.

»Haben wir nicht noch ein Glas?«, fragt sie, und Allard zwinkert ihr zu: Er war eingeweiht und holt ein viertes Glas unter seinem Sessel hervor. Der Moderator wirkt überrumpelt, als Allard fragt: »Was meinen Sie?«

Er schüttelt den Kopf, sieht aber nicht ansatzweise irritiert aus (vielleicht ist es das, was man als »Charme« bezeichnet: das Vermögen, ein Angebot ohne Gesichtsverlust auszuschlagen, weil man selbst meint, über allem zu stehen). »Erst mal schauen, wie es Ihnen ergeht«, sagt er, und Allard erlaubt sich noch einen letzten Seitenhieb: »Sie glauben aber hoffentlich nicht selbst an den Quatsch, oder?«

Der Moderator zeigt immer noch sein strahlendes Lächeln, aber sie müssen sich jetzt ein bisschen ranhalten, der nächste Gast wartet, ein Politiker, der etwas über Maßnahmen gegen sinnlose Gewalt erzählen wird, also müssen sie umgehend mit dem Experiment anfangen. Daniel, offensichtlich nicht an Scheinwerfer und Kameras gewöhnt, schaut mit halb zusammengekniffenen Augen zur Seite, zu Jari, und schielt dann ein paar Sekunden lang fragend in die Kamera.

Als Jari anfängt zu trinken, folgt sie seinem Beispiel, und dann führt auch Allard sein Glas zum Mund – nur wenn man ganz genau hinsieht, erkennt man, dass auch er leicht zittert – so oft ist auch er nicht im Fernsehen.

Sobald die Gläser leer sind, werden die drei zur Tribüne geführt, der Politiker sagt, er sei gespannt, wie das Ganze ausgehe, und ich schaue mir das vollständige, komplett vorhersehbare Interview mit diesem Mann an und dann noch einmal, weil die Kameras zwischendurch, ganz kurz, über das Publikum schwenken. Einmal fragt der Moderator die Klubmitglieder sogar, ob da drüben alles paletti sei – Daumen hoch, prima! –, aber mir geht es darum, dass wir manchmal für einen kurzen Augenblick einen Schimmer, einen Shot, eine Sekunde von Daniel erhaschen, achtundzwanzig Jahre alt.

Ihr Haar ist länger, als ich es je gesehen habe. Sie hat Glanzpuder auf den Wangen und trägt einen weiten violetten Pullover mit grünen Streifen und blauen Punkten, den ich nicht kenne. Das Teil wirkt frivol auf mich und hat etwas Befremdliches: Daniel ist ganz in der Nähe, ich beuge mich zum Bildschirm vor, aber irgendwie fühle ich mich ungerecht behandelt, als würde ich von diesem untypischen Pulli betrogen, der ein ganz anderes Leben verkörpert, ein Leben ohne mich. Aber dann, Schnitt, Daniel sitzt breitbeinig da. Nur ich weiß, warum sie so sitzt: Die Haltung zeugt nicht von fehlenden Manieren, sondern ist bequem für sie, und jetzt ist sie wieder meine Daniel, auch wenn ich mir die Sendung noch ein paarmal ansehen muss, bis ich anfange, sie auch zu verstehen.

»Und?«, fragt der Moderator vier Minuten vor dem Ende der Sendung. »Wie geht's uns da drüben?«

Eine Nahaufnahme von Allard: »Ich fühle mich immer noch picobello. Könnte nicht besser sein.«

»Und Sie?« Der Moderator hält Daniel das Mikrofon hin.

»Das gilt auch für mich«, antwortet sie mit ihrer Anständiges-Mädchen-Stimme. »Ich fühle mich auch picobello, wirklich« – und ich sehe, dass das der Wahrheit entspricht.

Ja, begreife ich mittlerweile, Daniel fühlt sich dort, unter den grellen Scheinwerfern des Fernsehstudios, mit Wangenknochen wie Eisbrecher, nach einem Glas homöopathisch verdünntem Arsen, von dem ihr Körper völlig unbeeindruckt ist, picobello.

Denn Daniel fühlt sich mit Allard Dubois an ihrer Seite picobello.

2

Am nächsten Tag trafen sich Allard, Daniel und Jari abends, um ihren Fernsehauftritt nachzubesprechen. Es kam nicht oft vor, dass sie gleichzeitig in der »Geschäftsstelle« waren. Auf Daniels Initiative hin besprachen die drei jeden Montagmorgen laufende Angelegenheiten, aber Jari schrieb seine Artikel am liebsten zu Hause, und Allard arbeitete vier Tage pro Woche als Frauenarzt im Krankenhaus, Tage, an denen Daniel im Büro am Schreibtisch saß. Als sie vor einem guten halben Jahr als Pressesprecherin angestellt worden war, wusste sie noch nicht, dass dieses »Büro« eigentlich Allards Privatwohnung war. Aber hinter den Jalousien zur Straße hin versteckte sich ein Schlafzimmer, ein bescheidener Raum mit einem Doppelbett aus Holz und einem Nachtschränkchen, auf dem sich alte Zeitungen und aufgeschlagene Magazine stapelten – davon wusste Daniel, weil sie einmal eine Schere gesucht und sich eingeredet hatte, dass ihr nichts anderes übrigblieb, als einen Blick in das Zimmer hinter der ersten Tür im Flur zu werfen. Das Bett war ordentlich gemacht, mit Tagesdecke und umgeschlagenem Laken, an den Ecken des Gestells prunkten Bettpfosten, Wächter, die sie anklagend ansahen.

An jenem Donnerstagabend saßen sie zu dritt im Arbeitszimmer, Allard hinter seinem Schreibtisch, Jari und Daniel auf zwei Ledersesseln davor, Daniel mit einem Notizblock auf dem Schoß, den sie all die Jahre danach aufbewahren sollte; kurz nach ihrer offiziellen Anstellung hatte sie angeboten, Protokolle zu schreiben.

»Der erste Drohanruf ist schon eingegangen«, eröffnete Allard die Runde und schaute dabei recht vergnügt drein, als ginge es nicht um eine Beschwerde, sondern um den ersten Kuckucksruf des Jahres. »Noch vor sieben Uhr hat das Telefon geklingelt, fragt mich nicht, wo so jemand seine Energie hernimmt.«

»War es sehr schlimm?«, fragte Daniel.

Allard machte eine abwiegelnde Geste. »Nichts Besonderes, irgendein Anthroposoph, der mich zur Schnecke machen wollte – ich habe mir dazu Notizen gemacht, falls der gute Mann meint, es noch mal versuchen zu müssen.«

»Ich hätte heute Morgen früher kommen müssen«, seufzte Daniel.

»Ach hör doch auf!«, sagte Allard. »Gegen Einfaltspinsel, die um sechs Uhr morgens anrufen, kann man sowieso nichts machen.«

»Fangen wir dann jetzt mit der Nachbesprechung von gestern Abend an?«, fragte Jari.

Haben wir doch schon längst, wird Daniel gedacht haben, aber sie wusste inzwischen, dass sie diesen Gedanken besser für sich behielt.

Es war ein erfolgreicher Fernsehauftritt gewesen, darin waren sich alle einig. Sie hatten dem Klub wieder Aufmerksamkeit verschafft, eine wichtige Weiche auf dem Weg, den sie gemeinsam erarbeitet hatten: mehr Aktionen, mehr Medienpräsenz, eine größere Bekanntheit des Namens und damit mehr Bewusstsein für das Thema unter »Leidenden« – Patienten, die auf die Märchen der alternativen Industrie hereingefallen waren –, und was Allard betraf, ebenfalls bei seinen medizinisch ausgebildeten Kollegen, Leuten mit Abschlüssen, die es besser wissen und sich nicht mit Aromatherapie und Akupunktur einlassen sollten, nicht zuletzt, weil sie dadurch den guten Ruf ihres Berufsstands untergruben. Allard ärgerte sich schon jahrelang über diese Tendenz, und seit er Daniel angestellt hatte, verfügte er endlich über die Kapazitäten, um seinen Worten Taten folgen zu lassen und seine Ideen, die dem Klub neues Leben einhauchen sollten, umzusetzen. Heute Abend gratulierte er ihr, denn sie war es gewesen, die den Kontakt zur Redaktion der Talkshow hergestellt hatte (die gleiche Talkshow, bei der Ben vor zwei Jahren zu Gast gewesen war, um über einen Barmann zu sprechen, der zu Unrecht entlassen wurde, weil er HIV-positiv war), und auch das mit den dreitausend Tropfen Arsenicum album hatte Daniel sich ausgedacht, nachdem sie im Internet von einer ähnlichen Aktion in Großbritannien gelesen hatte.

»Dein Interview war aber auch richtig gut«, sagte Daniel. Jari nickte und sagte: »Das war ausgezeichnet, Allard. Nur schade, dass du nicht mehr über Knipschild und Kleijnen gesprochen hast.«

»Stimmt«, sagte Allard. »Ich wollte sie nennen, aber dann ging alles so schnell. Ging euch das auch so? Dass das Gespräch einfach so vorbeigerauscht ist?« – Allard schaute Daniel an.

»Ja, total«, bestätigte die. »Und ehrlich gesagt frage ich mich, ob es nicht zu kompliziert geworden wäre, wenn wir auch noch konkrete Studien vorgestellt hätten.«

Jari entschlüpfte ein kurzes Lachen, das eher einem Hüsteln glich. Daniel kannte dieses Lachen mittlerweile, als sie es zum ersten Mal gehört hatte, hatte sie gedacht, Jari hätte sich an dem Gebäck verschluckt, die er gerade aß, bis dieses komische Geräusch bei der nächsten Sitzung wieder erklang, anscheinend als Reaktion auf eine ihrer Fragen.

»Knipschild und Kleijnen zeigen auf, dass die meisten Studien, die zu positiven Ergebnissen über Homöopathie kommen, von äußerst niedriger methodologischer Qualität sind«, sagte Jari. »Das sind die harten Fakten, daran ist doch nichts kompliziert, oder?«

Daniel schüttelte den Kopf. Sie hatte großen Respekt vor Jari, vor den vielen Stunden, die er in den Klub steckte. Und natürlich auch vor den Dutzenden, vermutlich hundert Texten, die er mittlerweile für das Klubmagazin geschrieben hatte (oft so bissig, dass es fast fanatisch wirkte, aber immer mit überzeugenden Argumenten). Doch er hatte eine Seite, die sie nicht ausstehen konnte. Eine Seite, die in jeder Sitzung oder Nachbesprechung mindestens einmal zum Vorschein kam, ein beleidigtes Bürschchen, ein besserwisserischer Mistkäfer, der ihre Worte immer wieder so verdrehte, dass sie absurd wirkten, ja manchmal sogar kleinlich: »Allard, findest du Knipschild und Kleijnen etwa kompliziert?«, fragte Jari, »denn dann liegt es vielleicht an mir« – warum tat er das? Anfangs hatte Daniel vermutet, Jari wäre vielleicht eifersüchtig auf sie. Dass er selbst auf die Stelle des Pressesprechers gelauert hatte, aber das schien nicht der Fall zu sein. Als Zahnarzt Boontjes aufgehört hatte, wurde die Stelle auch Jari angeboten, erzählte Allard, als sie vorsichtig danach fragte, doch Jari hatte kein Interesse gehabt, er beschäftigte sich lieber mit anderen Sachen; schon jetzt schaffte er es kaum, Leserbriefe an wissenschaftliche Zeitschriften zu schicken, und er wollte auch noch das Buch über östliche Quacksalberei schreiben. Daran lag es also nicht, aber woran dann? Sie traute sich nicht, Allard oder Jari direkt zu fragen. Vielleicht bildete sie sich das alles nur ein, Allard schien schließlich zufrieden mit ihr zu sein: »Klasse, Daan!«, solche Dinge sagte er regelmäßig. »Wie habe ich das all die Jahre nur ohne dich gemacht?« Allards Komplimente gaben ihr ein Gefühl, das sie schon sehr lange nicht mehr gehabt hatte und das sie mit einigem Unmut auf die letzten Monate im Dunker zurückblicken ließ, in denen niemand überrascht oder erfreut reagierte oder wenigstens dankbar war für all das, was sie dort erledigte.

»Ich selbst fand Knipschild und Kleijnen nicht kompliziert«, rechtfertigte sich Daniel an jenem Donnerstagabend vor Jari. »Aber wir müssen an unser Publikum denken, an unsere Zielgruppe, also auch an die Leidenden. Und ich befürchte, dass wir einen Wissensvorsprung haben, wenn es um das Interpretieren von wissenschaftlichen Studien geht.«

»Das befürchte ich auch«, sagte Allard hinter seinem Schreibtisch. »Aber falls Briefe kommen –«

»Natürlich werden Briefe kommen«, murmelte Jari.

»Dann musst du Knipschild und Kleijnen auf jeden Fall noch einbauen«, sagte Allard zu Daniel, und danach wandte er sich wieder an Jari, wie ein Vater, der versucht, den Frieden auf der Rückbank zu wahren: »Denn du hast natürlich recht, Knipschild und Kleijnen sind auf jeden Fall sehr überzeugend.«

Abends kam Daniel müde, aber zufrieden in ein leeres Haus. Sjoerd arbeitete mittlerweile für eine Telefongesellschaft in Amersfoort und hatte dort auch eine neue Flamme, einen gewissen Gregory, bei dem er immer öfter übernachtete. Sie wärmte den Rest Spaghetti mit Speckwürfeln auf, die sie gestern zusammen gekocht hatten, und nahm den Teller mit auf ihr Zimmer, wo sie Papiere aus einem der vielen Ordner von Allard auf dem Tisch ausgebreitet hatte, wie Landkarten, auf denen sie eine Angriffsstrategie plante. Daniel drehte Spaghetti auf die Gabel und führte sie zum Mund. Dass ein paar Nudeln wieder zurück auf den Teller glitten, merkte sie nicht, so sehr war sie im Bann des Artikels, den sie gerade las: die Metaanalyse von Knipschild und Kleijnen im *British Medical Journal*: zehn Seiten, davon drei Seiten Quellenangaben und Fußnoten, die sie ebenfalls genau studierte; mit dem Finger ging sie sie nacheinander durch, um sicherzugehen, nicht noch einmal so etwas unglaublich Wichtiges zu übersehen.

3

Das hier stand auf den Flyern, die Daniel und Allard im Spätsommer 1997 in einer Einkaufsstraße verteilten.

Fernöstliche Märchen: Fünf wunde Punkte der Akupunktur
1. Die Wirkung von Akupunktur ist bewiesenermaßen unbewiesen
2. Meridiane sind ein Produkt der Fantasie
3. China hat die Nadeln längst links liegen lassen
4. Niemandem geht es dadurch besser (außer dem Quacksalber)
5. Was nicht nützt, das schadet

Es muss ein warmer Nachmittag gewesen sein, Daniel trug eine kurze Hose, und das Zeitungsfoto zeigt Allard im Hemd; dabei zeigte der sich damals nur selten ohne Sakko in der Öffentlichkeit. Ihren Standort hatten sie strategisch gewählt, knapp hinter ihnen fing das chinesische Viertel an, eine breite autofreie Straße, deren Eingang durch einen hohen roten Torbogen markiert wurde, den Lampions ohne Lampen schmückten. Man landete nach dem Einkaufsbummel automatisch dort, und schon allein in dieser einen Straße gab es drei Geschäfte, die Akupunktur und Fußreflexzonenmassagen anboten. Einer dieser »Saftläden«, wie Allard sie nannte, befand sich direkt am Anfang der Straße, knapp hinter dem Platz, auf dem sie sich platziert hatten, doch sie protestierten nicht gegen diesen bestimmten Anbieter, versicherten Allard und Daniel allen, die es wissen wollten. Sie warnten nur vor den Gefahren der Akupunktur an sich. Allerdings behielten sie die Praxis natürlich im Blick, um zu sehen, ob vielleicht Kunden herauskamen, Menschen, die diese wichtigen Informationen besonders dringend benötigten. Solange das nicht geschah, konzentrierten sie sich auf die konsumwütigen Passanten.

»Wussten Sie, dass es keinen einzigen wissenschaftlichen Beweis für die Wirksamkeit von Akupunktur gibt?«, fragte Daniel eine Frau, die mehrere Einkaufstüten auf dem Arm trug. Die Frau schüttelte den Kopf, aber bevor sie weitergehen konnte, steckte Daniel einen Flyer in eine der Tüten: »Können Sie sich zu Hause noch mal in Ruhe ansehen.«

Hinter ihr stellte Allard sich währenddessen zwei Passantinnen in den Weg: »Seid ihr Freundinnen? Was, Mutter und Tochter? Ach, das sieht man aber wirklich nicht« – Allards falsche Schmeichelei stimmte Daniel fröhlich. Weil seine Worte so unbeholfen waren, ja fast komisch, aber auch, weil sie nicht erwartet hatte, dass Allard sich so sehr reinhängen würde, denn als sie die Idee vorgeschlagen hatte, war seine Reaktion eher zurückhaltend ausgefallen.

»Wir brauchen eine größere Reichweite«, hatte sie an einem Montagmorgen verkündet. Sie besprachen das aktuelle Heft des Klubmagazins, für das Jari mal wieder eine Hasstirade gegen die gesetzliche Zuzahlung für »fernöstliche Märchen« geschrieben hatte. »Unsere Leser stimmen uns ja höchstwahrscheinlich zu«, sagte Daniel. »Aber Patienten, Politiker und Versicherungen erreichen wir damit nicht.«

Daniel hatte einen Plan geschmiedet. Aber Jari (wie sollte es auch anders sein, dachte Daniel) hatte die Idee nicht gefallen: »Menschen auf der Straße hinterherzulaufen, wirkt meiner Meinung nach etwas verzweifelt. Das passt nicht zu uns, das ist plump.« Auch Allard hatte Zweifel geäußert: »Das ist tatsächlich nicht besonders elegant. Und wie viele zusätzliche Menschen können wir dadurch überhaupt erreichen?«

»Eine ganze Menge!«, hatte Daniel gesagt. »Jedenfalls, wenn eine Zeitung darüber berichtet«, und in dem Moment muss sie, nicht zum ersten Mal, seit sie für den Klub arbeitete, an Raffa gedacht haben, an all die Male, die sie ihn mit Journalisten hatte telefonieren hören, um sie über Benefizveranstaltungen, Preisausschreiben oder witzige Protestaktionen zu informieren, auch dann, wenn sie nicht vom Verein selbst organisiert worden waren, sondern von Schwestervereinen oder kleineren Ablegern, bei denen die Presseabteilung nicht so auf Zack war.

»Was nicht nützt, das schadet«, sagte Daniel zu einem Mann mit Kinderwagen. Sie wollte schon einen Flyer zwischen Babydecke und Kinderwagenrand stecken, aber da riss ihr der Mann den Zettel schon aus den Fingern. »Danke«, sagte er hastig, und Daniel dachte: Wo bleiben sie nur? Die Jungen vom Stadtanzeiger hatten ihr versprochen, vorbeizuschauen, der Leiter der Inlandsredaktion einer überregionalen Zeitung hatte gesagt, sie müssten die »Nachrichtendichte« des Tages abwarten, aber der regionale Fernsehsender hatte von einem Kamerateam gesprochen. Sie hatte ihnen allen gesagt, dass sie hier heute zwischen vierzehn und siebzehn Uhr stehen würden – das war wohl ein Fehler gewesen: Die Zeitspanne war zu groß, das musste sie beim nächsten Mal anders angehen, sonst waren die Flyer schon alle verteilt, bevor die Journalisten sich blicken ließen.

Auf dem Platz diskutierte Allard derweil mit einer jungen Frau. Wahrscheinlich eine Studentin, dachte Daniel. Sie trug eine Sonnenbrille mit gelb getönten Gläsern, die vor zwanzig Jahren modern gewesen war und jetzt anscheinend wieder. »Wenn Menschen nun mal daran glauben wollen«, hörte Daniel sie sagen, und sie wusste schon, was Allard antworten würde. »Falsche Hoffnung bringt niemandem etwas«, sagte er tatsächlich.

»Ich habe das auch schon mal ausprobiert«, sagte die Studentin, und Daniel gesellte sich unauffällig dazu. »Danach ging es mir richtig gut.«

»Das ist schön, junge Dame«, sagte Allard lächelnd, »dass es Ihnen danach richtig gut ging. Aber darum geht es hier nicht.«

»Worum geht es denn dann, wenn ich fragen darf?«

Die Studentin klang eingeschnappt, an Allards Stirnrunzeln konnte Daniel sehen, dass auch er sich aufregte, und bevor er noch etwas sagen konnte, schaltete sie sich ein: »In unserem Flyer wird genau erklärt, warum man sich besser nicht für diese alternative Behandlung entscheiden sollte.«

»Faktisch ist es auch gar keine Alternative«, hörte sie Allard neben sich spöttisch sagen. »Da wird nur mit der Sprache getrickst.«

Daniel hielt ihr den Flyer hin, aber die Frau nahm ihn nicht an.

»Ich entscheide selbst, was ich mache, wenn ich Schmerzen habe.«

Allard seufzte laut, die Studentin wollte sich schon umdrehen, doch in einem Reflex streckte Daniel ihren Arm aus und streifte mit den Fingerspitzen gerade noch ihre Hüfte.

»Hey«, sagte sie. »Wo hast du denn Schmerzen?«

Die Studentin sah Daniel an. Misstrauisch, als befürchtete sie, Daniel würde ihr gleich ein teures Zeitungsabo aufschwatzen. »Ungefähr hier«, sagte sie und legte eine Hand auf ihren unteren Rücken.

»Oh, fies«, sagte Daniel. »Wie lange schon?«

»Seit ungefähr einem Jahr, aber sie kommen und gehen. Es hat angefangen, als ich meine Abschlussarbeit geschrieben habe.«

»Du sitzt zu viel«, quatschte Allard dazwischen. »Einfach ein bisschen mehr bewegen, dann gehen die Schmerzen von selbst weg.«

Die Studentin zog ihre Augenbrauen übertrieben weit hoch, als wäre Allard ein Pferd, das dreisterweise einen Bissen von ihrem Butterbrot genommen hatte.

»Ich habe auch Schmerzen, weißt du«, sagte Daniel schnell, und die junge Frau ließ die Augenbrauen wieder sinken. Endlich hatte Daniel ihre volle Aufmerksamkeit.

Sie hatte Allard bisher nur in Ansätzen von ihrem Unfall und der Rehabilitation erzählt. Und das eigentlich nur, um ihm zu erklären, warum sein Schreibtischstuhl plötzlich so komisch eingestellt war – sie hatte ihm versprochen, ab jetzt nicht mehr zu vergessen, ihn anschließend wieder zurückzustellen, woraufhin Allard sagte, sie dürfe mit seinem Stuhl machen, was sie wolle.

»Genau wie du im unteren Rücken«, sagte sie zur jungen Frau. »Und auch schon ganz schön lange, aber trotzdem würde ich nie in so eine Praxis gehen« – Daniel zeigte auf den roten Torbogen. »Wusstest du, dass die Nadeln Entzündungen bis in die Lederhaut verursachen können? Im schlimmsten Fall sogar Nervenschäden.«

Die junge Frau, die Studentin, folgte Daniels Blick. Und kurz starrten sie zu dritt die Fassade der Akupunkturpraxis Qi Balance an, als handle es sich um eine Brasserie und als diskutierten sie gerade, ob sie dort Mittag essen sollten oder nicht.

»Ich weiß es doch auch nicht«, sagte das Mädchen dann. Aber bevor sie weiterging, zog sie Daniel den Flyer schließlich doch aus der Hand.

»Sind Sie vom Klub Gegen Medizinische Phantasmagorie?«

Da waren sie endlich, die Journalisten vom Stadtanzeiger: »Sorry«, sagten sie. »Wir wollten euer Gespräch nicht unterbrechen und haben einfach schon mal ein paar Fotos gemacht.«

Es wirkte fast, als hätten sich die Journalisten abgesprochen, wann sie kommen wollten. Die Jungs vom Stadtanzeiger waren mit ihrem Interview noch nicht fertig, da kam auch schon das Kamerateam, und auch der Praktikant von der überregionalen Zeitung kam ungefähr anderthalb Stunden nach Beginn der Aktion.

»Wir stehen hier, um Patienten vor Scharlatanen zu warnen!«, sagte Allard.

»Um anfälligen Menschen zu helfen«, sprang ihm Daniel bei, und der Praktikant aus der Inlandsredaktion, der ein paar Jahre jünger als sie sein musste, nickte und richtete sich anschließend wieder an Allard: »Kennen Sie persönlich Menschen, denen Akupunktur Schaden zugefügt hat?«

Allard knöpfte den obersten Knopf seines Hemdes zu. »Ich sehe sie in meiner Praxis, Patienten, die manchmal um Hunderte Gulden betrogen wurden.«

»Sehen die Leute das selbst auch so? Dass sie betrogen wurden, meine ich.«

»Wissen Sie«, sagte Allard, und er beugte sich noch etwas dichter über das Aufnahmegerät, das der Junge ihm unter das Kinn hielt – die bucklige Haltung verlieh ihm die Ausstrahlung eines erfahrenen Politikers, der auf einem windigen Marktplatz steht und seinen Worten Nachdruck verleihen will: »Das ist ja gerade das Schlimme. Oft sehen die Patienten das eben nicht so, und im schlimmsten Fall tauschen sie ihren eigentlichen, normalen Arzt gegen so einen Hochstapler ein, einen Akupunkturisten, oder gegen einen Anthroposophen, ein paranormales Orakel oder einen Naturheiler, absurder geht es kaum. Und dann sollen sie all ihre Medikamente absetzen, weil die angeblich chemischer Mist sind. Nun ja, natürlich ist eine Chemotherapie chemisch, aber wenn der Krebspatient sich nicht darauf einlässt, kann es ganz schnell schiefgehen.«

»Und das erleben Sie in Ihrer Praxis?«

»Manchmal schon, ja.«

Daniel stand nickend neben ihnen – es lief genau so, wie sie gehofft hatte, worüber sollte Jari sich am Montag noch beklagen können – bis Allard sie anstieß. »Unsere Pressesprecherin hat auch etwas Schreckliches erlebt«, sagte er, und ganz kurz wusste Daniel nicht, was er meinte. »Ihre Freundin ist der Quacksalberei zum Opfer gefallen.«

»Ach!«, machte der Praktikant. »Ach, wirklich?«, und zum ersten Mal seit Daniel sich ihm vorgestellt hatte, hielt er ihr das Mikro hin: »Sie haben aus nächster Nähe miterlebt, was passieren kann?«

Dem Artikel zufolge, der später geschrieben wurde, schluckte Daniel jetzt.

Sie schluckt und wirkt sehr ergriffen, nachdem wir auf ihre gute Freundin zu sprechen kommen.

»Man kann sagen«, sagte Daniel, »dass ich einen geliebten Menschen durch alternative Praktiken verloren habe.«

»Durch Akupunktur?«

»Nein, das nicht. Aber durch medizinische Phantasmagorie.«

Der Junge nickte mitfühlend, und Daniel hatte Angst, er könnte ihr Herz pochen hören. Sie sagte die Wahrheit, warum fühlte es sich trotzdem so an, als hätte sie gerade ihre Brüste für Geld gezeigt? Plötzlich spürte sie eine Hand auf ihrer Schulter. Sie sah, wie der Junge sich etwas notierte, das eben Gesagte, vielleicht aber auch die Geste von Allard, der jetzt direkt hinter ihr stand und sie auf eine Art berührte, ermutigend, nahezu väterlich, wie er es noch nicht getan hatte. Und natürlich war es möglich, dass Allard seine tröstliche Hand nicht auf ihre Schulter gelegt hätte, wenn der Praktikant nicht vor ihnen gestanden hätte, aber das machte sie nicht weniger ehrlich, weniger echt, und Daniel war Allard dankbar, fühlte sich in ihrer Geschichte unterstützt und vielleicht sogar in ihrer Trauer; der Trauer um ihren Verlust, aber gleichzeitig auch ihrer Instrumentalisierung, doch Letzteres machte sie für einen guten Zweck, auch das sagte Allards Hand ihr, und sie konnte sich nicht zurückhalten, nein, sie konnte es nicht lassen, ihre Hand wiederum vorsichtig auf seine zu legen.

4

Sehr geehrte Damen und Herren,

zunächst möchte ich mich vorstellen. Mein Name ist Daisy Lorée, ich bin vierunddreißig Jahre alt und arbeite als Englischlehrerin an einer weiterführenden Schule. Gestern habe ich im Stadtanzeiger gelesen, dass Ihr Klub, oder Verein, eine Hetzkampagne gegen Akupunktur führt. Sie erwähnen, dass die Effektivität dieser Behandlungsmethode »bewiesenermaßen unbewiesen« sei, doch dazu möchte ich Ihnen eine Frage stellen. Bedeutet »bewiesenermaßen unbewiesen« nicht etwas anderes als »bewiesenermaßen ineffektiv«?
Es wird Sie schon allein wegen des Betreffs dieser E-Mail nicht wundern, dass ich selbst regelmäßig zur Akupunktur gehe. Schon seit Jahren habe ich Unterleibsschmerzen, und nichts lindert sie so gut wie diese »kuriose Behandlung« mit Nadeln (abgesehen von starken Schmerzmitteln, aber anders als bei Akupunktur werden die von unschönen Nebenwirkungen begleitet, das müssten Sie mit Ihrer geballten medizinischen Expertise ja wissen).

Nach der Flyeraktion trudelten einige E-Mails ein. Eine Menge Briefe und zu viele Anrufe, als dass man sie alle hätte beantworten können: Am Dienstag legte Daniel gegen halb eins den Hörer neben das Telefon, um in Ruhe ihr Salamibrötchen zu essen.

Einige Anrufer waren eine echte Zumutung. Sie schimpften, dass man im Klub absolut keine Ahnung habe, nichts von den neuesten wissenschaftlichen Erkenntnissen wisse; Dummköpfe, riefen sie, Arschlöcher! Es gab Praktizierende, die mit einer Anzeige drohten. Der Klub bringe eine ganze Berufsgruppe durch Rufschädigung um Lohn und Brot, man beschuldigte sie der üblen Nachrede, und einmal wurde sogar etwas von Nazipraktiken geschrien. Die schriftlichen

Reaktionen hingegen schlugen einen anderen Ton an. Viele Nachrichten stammten von Patienten, von Menschen, die berichteten, dass die Nadeln ihrer Erfahrung nach sehr wohl einen positiven Effekt hätten – es befanden sich ein paar sehr vernünftige Briefe darunter, die Daniels Meinung nach vernünftig beantwortet werden mussten. Deshalb hatte sie morgens im Copyshop Kopien von wissenschaftlichen Studien gemacht, die bewiesen, dass der einzige Effekt von Akupunktur ein Placeboeffekt war.

Nach ihrer Mittagspause ließ sie den Hörer noch kurz neben dem Telefon liegen, um die Artikel in Ruhe lesen zu können. Sie hatte eine Menge kopiert, aber sie durfte die Briefschreiber natürlich nicht mit Material überschwemmen, sie sollten sich nicht überrumpelt fühlen. Deshalb entschied sie sich schließlich dazu, die wichtigsten Informationen mit einem Textmarker anzustreichen, und ganz kurz, aber nicht zum ersten Mal, fragte sie sich, was wohl passiert wäre, wenn sie das auch mit den Kopien für Julia so gemacht hätte. Sie versuchte damals, nicht zu viel an sie zu denken, das kostete sie zu viel Energie. Denn wenn sie an Julia dachte, war es, als stiege sie in einen gläsernen Fahrstuhl: Die Kabine sauste in eine einzige Richtung, nach unten, an allem vorbei, was sie zusammen erlebt hatten, bis zur letzten Begegnung, und da blieb der Fahrstuhl dann stecken. Hinter einer kugelsicheren Scheibe immer wieder Zeugin dieses einen Nachmittags, die Hände flach am Glas, fragte sie sich, warum sie um Gottes willen denn nicht so geistesgegenwärtig gewesen war, die Texte, die sie Julia überreicht hatte, etwas zugänglicher zu machen: ein paar Striche, hin und wieder ein Pfeil, und was, wenn sie nicht so schnell nach Hause gegangen wäre? Wenn sie geblieben wäre, um sie mit Julia durchzugehen, auf dem Sofa mit einer Tasse Waldfruchttee, Plörre, die so lange gezogen hatte, dass sie bitter und nicht mehr nach Brombeeren schmeckte, sie hätte einen Arm um sie legen können: Weißt du, was randomisiert bedeutet? Wenn sie das gemacht hätte, wäre es vielleicht anders ausgegangen. Dann wäre Julia bestimmt nicht so sauer geworden. Am Ende hatte Julia die Studien gar nicht gelesen, da war sie sich mittlerweile sicher, nein, die Artikel waren einfach in der

Besteckschublade liegen geblieben und von ihrer Mutter gefunden worden, als die die Wohnung ausräumen musste, und auch die hatte vermutlich nur wenig von all den Tabellen verstanden und nicht begriffen, wovor die Grafiken warnen sollten.

»Du bist aber fleißig«, sagte Allard, als er Daniel mit dem Textmarker sah.

Seine Schicht im Krankenhaus war vorbei, weshalb er Daniel in seinem Büro ablöste; oft tranken sie aber zuerst noch ein Gläschen zusammen, und auch heute hatte Daniel schon zwei Weingläser auf dem Schreibtisch bereitgestellt.

»Ich möchte die Studien etwas zugänglicher machen«, sagte Daniel. »Quasi überzeugender.«

Allard stöhnte beim Lockern der Schnürsenkel, seine Brogues waren zu eng, seit sie einmal nass geworden waren. »Das ist wirklich nobel von dir«, sagte er. »Aber manche Menschen wollen nicht überzeugt werden, egal, wie zugänglich die Beweise sind.«

»Aber das ist doch unsere Aufgabe?«, sagte Daniel, die die Kopien stapelweise sortierte. »Menschen überzeugen.«

Allard ächzte erleichtert, als er es geschafft hatte, seine Schuhe abzustreifen. »Das ist richtig«, sagte er. »Natürlich, du hast schon recht. Ich werde langsam ein verbitterter alter Sack, was? Zum Glück kümmerst du dich jetzt um die Korrespondenz, vielleicht lernen die Erbsenprinzessinnen dann doch noch etwas.«

Erbsenprinzessinnen, das Wort kannte Daniel mittlerweile. Allard verwendete es öfter (sie vermutete, dass er es im Krankenhaus aufgeschnappt hatte) für alle Patientinnen, die bei jedem Wehwehchen und jeder Beschwerde zu ihren Hausärzten rannten; Prinzessinnen auf der Erbse waren das – sie hielten nichts aus und brauchten unendlich viel Aufmerksamkeit. Wenn sich dann herausstellte, dass die Schmerzen zwischen den Ohren saßen, wechselte gerade diese Gruppe mit einem nahezu bewundernswerten Eifer zu Wundermitteln, die sie wie wild verteidigten. Daniel hatte solche Erbsenprinzessinnen manchmal am Telefon, dann priesen sie Bachblüten an, als wollten sie ihr das Zeug andrehen.

»Wer weiß«, sagte sie. Und obwohl sie nicht mit Sicherheit sagen konnte, dass die Briefe, die sie gerade beantwortete, von dieser speziellen Sorte Frau kamen, grinste sie auch an jenem Nachmittag mit Allard mit: »Wer weiß, ja.«

Liebe Daniel,

Daisy noch mal. Zuallererst möchte ich mich für deine Antwort bedanken (ist es okay, wenn wir uns duzen?). Am Ende der Mail findest du meine Postanschrift, du kannst die Studien, die du erwähnt hast, gerne dorthin schicken. Du solltest wissen, dass ich als Lehrerin die Wissenschaft sehr schätze.
Zu deiner Frage, ob für meine Unterleibsschmerzen eine Ursache gefunden wurde. Ja, tatsächlich (hättest du mir sonst geraten, mich mehr zu bewegen? Ja, oder?). Letztes Jahr wurde bei mir Endometriose diagnostiziert. Viele wissen meiner Erfahrung nach gar nicht, was das ist, und es ist auch ziemlich verrückt: Kurz gesagt wächst in meinem Körper an Stellen Gebärmuttergewebe, wo es absolut nichts zu suchen hat. Wie das sein kann? Da gehen die Meinungen auseinander. Mein eigener Arzt hat mir erklärt, das Gewebe würde von meiner Gebärmutter abgeschieden, aber der Frauenarzt einer Bekannten, eine Frau, die ich über den E-Mail-Verteiler kenne, den ich gestartet habe, behauptet wiederum, dass das nicht sein kann. Es wurde auch schon Endometriose hinter dem Augapfel von jemandem gefunden: Wie ist es dorthin gelangt, quer durch den Hals und die Lunge?
Weißt du, manchmal glaube ich, dass die Ärzte es auch nicht wissen. Aber eines weiß ich mit Sicherheit: Wucherndes Gewebe (ich stelle es mir wie klebrigen Seetang vor) sorgt für eine Menge Probleme. Man denke dabei nur an: einen abgeschnürten Darm, eine verformte Blase, entzündetes Bauchfell, verklebte Fortpflanzungsorgane, mit Blut gefüllte Zysten, zu Murmeln angeschwollen – so eine musste bei mir vor Kurzem auch entfernt werden …

»Wie ihr wisst, fand am Wochenende wieder ein Abendessen mit unseren Förderern statt«, sagte Allard an einem Montagmorgen ein paar Wochen nach der Flyeraktion. Daniel und Jari saßen in ihren Stammsesseln, Allard hinter dem Schreibtisch.

»Man ist der Meinung, es sei Zeit für den nächsten Schritt.«

»Ach ja?«, fragte Jari. »Denken die Herren das?« – In seiner Bemerkung klang Spott mit, den Daniel nur allzu gut nachvollziehen konnte. Sie und Jari waren bei diesen »Fördererabenden« nicht willkommen – Treffen von Allard und ein paar Spendern, deren Namen und Funktionen jeden Monat im Impressum des Klubmagazins genannt werden mussten: Dazu gehörten zwei Psychiater, ein Biologe, zwei Chirurgen, ein Anwalt, ein Richter, ein Freiherr und vier Zahnärzte, die alle aus »Liebe und Wertschätzung für die Wissenschaft« handelten und sich, Allard zufolge, genau wie er große Sorgen machten, dass der Begriff »Facharzt« immer stärker an Bedeutung verlieren könnte, nicht zuletzt, weil Scharlatane sich als Naturheilkundler, homöopathische Heiler oder anthroposophische Zahnärzte ausgaben. Obwohl die Sponsoren offiziell kein Mitspracherecht bei der Ausrichtung des Klubs hatten, brachte Allard im Namen dieser Männer regelmäßig »bescheidene Anmerkungen« oder »ganz unverbindliche Vorschläge« vor, die sich meistens auf das Klubmagazin bezogen. Die Artikel von Jari waren zu lang, zu kurz, zu banal, er solle doch endlich mal etwas über diesen oder jenen schreiben (wenn sich dann herausstellte, dass es sich um einen Konkurrenten von einem der Zahnärzte handelte, war das natürlich reiner Zufall) oder über irgendein bescheuertes Mittelchen, für das sie eine Anzeige in ihrer eigenen Fachzeitschrift gesehen hatten. Manchmal reichte einer der Förderer sogar selbst Beiträge ein. Daniel hatte mitbekommen, wie Jari sich über einen Artikel zum Thema »irrationale Verleumdung von Amalgamfüllungen« beschwert hatte; bei seiner Argumentation kam der Autor vom Hundertsten ins Tausendste, und Jari zufolge war die Abhandlung schon allein aufgrund fehlender Quellenangaben nicht publizierbar, aber Allard hatte ihm nicht erlaubt, den Text abzulehnen. »Es ist wirklich etwas ganz Besonderes, dass jemand wie Herr Sonsbeeck sich die Zeit genommen hat, für uns zu schreiben«, hatte er gesagt. »Und das auch noch ganz ohne Honorar.«

Mit der letzten Bemerkung hatte Allard subtil auf das relativ großzügige Gehalt angespielt, das er Jari und Daniel dank der »Aufwendungen« der Spender anbieten konnte.

»Unsere Unterstützer sind mit der Aufmerksamkeit, die unsere Flyeraktion generiert hat, äußerst zufrieden«, redete Allard weiter. »Sie haben vorgeschlagen, dass wir noch mal die Köpfe zusammenstecken, um den nächsten Schritt zu planen.«

»Wir hören«, sagte Jari. »Erzähl doch einfach, was ihnen vorschwebt.«

»Ein großer Artikel«, sagte er ungerührt. »Ein auffälliger Artikel in einem überregionalen Blatt, und wenn es nur eine Antwort auf all die Briefe ist –«

»Ich schreibe einen Kommentar!«, sagte Jari. Und prompt holte er einen Notizblock aus dem Rucksack, als wollte er sich auf der Stelle an die Arbeit machen. »Wie damals mit van Zwieten, ich habe die Korrespondenz rund um die Veröffentlichung aufbewahrt, ich könnte den Redakteur von damals anschreiben.«

»Ja«, sagte Allard und legte dann eine bedeutungsschwere Pause ein.

»Aber?«, fragte Jari.

»Aber«, sagte Allard, »das Problem bei dem Artikel war, dass du keinen Titel hast.«

»Ich bin Chefredakteur des *Klubmagazins Gegen Medizinische Phantasmagorie.*«

»Du weißt ja wohl, wie ich das meine.« Allard klang plötzlich gehetzt: »Du hast keinen akademischen Titel, im Nachhinein war das auch bei dem Text über van Zwieten unsere Achillesferse.« Er sah Jari nicht mehr in die Augen, starrte stattdessen an die gegenüberliegende Wand, auf das Gemälde, das hinter den Sesseln hing. Darauf war ein Cockerspaniel zu sehen. Große, wässrige Augen in Öl, die tief hängenden Ohren so detailliert gemalt, dass die weichen Haare zum

Streicheln einluden: ein Erbstück, er hatte sich auf dem Foto für das Impressum des Klubmagazins davor ablichten lassen.

»Dann schreiben wir deinen Namen eben mit unter den Artikel«, murmelte Jari. Er verschränkte die Arme, hielt in der rechten Hand immer noch den Notizblock, mit dem er mehrmals gegen seinen linken Ellbogen klopfte. »Und deinen akademischen Titel«, sagte er, »den schreiben wir auch dazu.« Aber Allard wandte sich jetzt an Daniel: »Was meinst du?«

Daniel richtete sich etwas auf. »Ich glaube, dass der Artikel, den Jari 1994 über den Fall van Zwieten geschrieben hat, sehr überzeugend war«, sagte sie und versuchte, Blickkontakt zu Jari herzustellen, aber der sah immer noch Allard an und hoffte vermutlich darauf, dessen Aufmerksamkeit mit diesem gequälten Gesichtsausdruck zurückzugewinnen.

»Aber ich glaube auch«, sagte Daniel gespielt lässig, »dass wir es diesmal anders angehen müssen. Anders als mit einem Kommentar, meine ich.«

Liebe Daniel,

schön, dass Du Dich wieder gemeldet hast (na ja, vielleicht ist »schön« nicht das richtige Wort, aber ich merke, dass Dein Interesse mir guttut, das trifft es vielleicht besser) (es fällt mir schwer, das zuzugeben).
Zu Deiner ersten Frage: Meine Beschwerden sind ganz unterschiedlich. Eines Tages wurde ich von Schmerzen »übermannt«, die sich im Nachhinein kaum beschreiben lassen, ich weiß nur noch, dass ich vor sechs Jahren unter der Dusche stand und plötzlich zusammengeklappt bin. Danach lag ich eine Woche lang im Bett, weil es sich so anfühlte, als wäre in mir drinnen etwas gerissen. Das Scheuern in meinem Bauch war fürchterlich, manchmal habe ich nach dem Knauf an der obersten Nachttischschublade gegriffen, nur um irgendwas umklammern zu können, als hätte ich versucht, etwas auszutreiben: Es gibt Frauen, die die Schmerzen als Wehen beschreiben, aber mit Geburten kenne ich mich nicht aus.

Nach meiner Operation, dem Leersaugen der Zyste, nahmen die Schmerzen zeitweise ab, aber ein paar Wochen später kam etwas Neues dazu. Das Gefühl befand sich ungefähr an der gleichen Stelle, knapp unter meiner Hüfte, es fühlte sich nur etwas dumpfer an: Wenn Schmerzen ein Geräusch wären, befand sich der Flötist diesmal in einem anderen Zimmer, aber die Lautstärke seines Spiels nahm in den Wochen danach zu, bis die schrillen Töne ohrenbetäubend wurden und ich wieder in der Notaufnahme landete.

Mittlerweile gibt es auch gute Tage. Mein Unterleib fühlt sich zwar die meiste Zeit über aufgebläht an, aber daran habe ich mich fast gewöhnt. Und die Schmerzen sind zwar permanent, aber solange der Flötist im anderen Zimmer bleibt, erträglich.

Doch wenn sich meine Menstruation ankündigt, können die Schmerzen immer noch mein ganzes Wesen einnehmen, und dann strahlen sie in meine Beine aus, als hätte ich eine Sonne im Unterleib, eine Sonne mit brennenden Strahlen, die an heißen Tagen an all meinen Organen lecken und meine Bauchwand von innen schwarz und kahl versengen – das hält dann zwei Wochen an. Zwei Wochen pro Monat: Kannst Du Dir das vorstellen?

Du hast mich auch gefragt, zu welcher Akupunkturpraxis ich gehe. Das kann ich Dir gerne sagen. Ich gehe zu Milayla Verharen. Sie hat eine eigene Homepage, ich schicke Dir den Link mit. Ich habe Milayla immer sehr professionell erlebt, professionell und verlässlich, auch wenn sie manchmal tatsächlich von Meridianen spricht. Ob ich daran glaube, weiß ich nicht. Aber wenn ich fragen darf: Was genau hast Du mit diesen Informationen vor?

5

Die Praxis von Milayla Verharen befand sich in einem Außenbezirk. Ein Ort, an dem es für die unfreiwillig dort gestrandeten Singles zu wenige hippe Kneipen gab, die jedes Mal aufstöhnten, wenn statt eines Cafés oder Bagelshops der x-te Discounter eröffnet wurde. Aber es war nun mal ein Wohnviertel, ein Viertel zum Wohnen, und wer etwas anderes als das tun wollte, ging in den Supermarkt, das Nussgeschäft, in Lorellas Nagelstudio oder zum Damenfriseur, oder aber man schlug bei einem der Discounter zu und kaufte zur Eröffnungsaktion drei Tuben Handcreme zum Preis von einer. Als Milayla Veharen Anfang der Neunzigerjahre beschloss, sich hier niederzulassen, gaben die relativ niedrigen Mietpreise den Ausschlag, auch wenn sie sich einredete, dass dies der perfekte Ort sei, weil sie hier schnell ein Monopol errichten könnte. Ihre Praxis befand sich in Nachbarschaft zu kleinen und mittelgroßen Geschäften, an einem Platz, der als Zentrum des Viertels durchgehen konnte (jedes Jahr wurde hier zu Ostern ein festlicher Markt veranstaltet, mit Hüpfburg und einem Süßwarenstand).

Anfangs hatte der örtliche Einzelhandelsverband Milaylas Eintreffen begrüßt. So eine Masseuse würde ihrem Friseursalon und dem Nussgeschäft bestimmt mehr Laufkundschaft bescheren als der Aquaristikladen ihres Vorgängers – der vor allem Leute von außerhalb angezogen hatte, Männer, die hier ansonsten kein Geld ausgaben, aber manchmal eine geschlagene Stunde einen der rar gesäten Parkplätze belegten, während sie sich drinnen über Osmoseanlagen informierten. Nein, die Händler waren nicht traurig, als Jacques' Aquawelt plötzlich pleiteging, und ihre Freude war riesig, als sie sahen, dass Milayla das Ganze professionell anging und ein Abbruchunternehmen und Handwerker für eine gründliche Renovierung engagierte – Jacques hatte den Laden in den letzten Jahren ganz schön verlottern lassen, es hätte seine Nachbarn nicht gewundert, wenn die Algen mittlerweile auch an den Wänden hochwuchsen. Nach Milaylas Renovierung waren ihre Erwartungen entsprechend hoch, bis die anderen Ladeninhaber bei der Eröffnung mit Champagnergläsern in den Händen unter einem gemeinschaftlich finanzierten Ballontorbogen standen.

»Was ist das?«, fragte Manon vom Nussgeschäft und stieß Richard vom Friseursalon an. Gemeinsam betrachteten sie den riesigen Fotoaufsteller in Milaylas Schaufenster. Eine nackte Frau auf dem Bauch, na gut. Aber was hatte der blanke Hintern voller Nadeln da zu suchen?

»Das ist nicht gerade einladend«, befand auch Loek vom Discounter.

»Das müssen wir ansprechen«, meinte Koen von der Metzgerei Willemsen, und so bildeten sie einen Kreis um Milayla: um anzustoßen und sie herzlich willkommen zu heißen. Aber auch, um vorsichtig ihre Bedenken zu äußern.

»Aber genau das mache ich«, antwortete Milayla etwas überrumpelt.

»Du gibst Massagen, oder nicht?«, fragte Manon vom Nussgeschäft.

»Auch«, sagte Milayla, »aber ich bin auf Akupunktur spezialisiert.«

»Und dagegen ist auch überhaupt nichts einzuwenden«, sagte Richard vom Friseursalon. »Du kannst anbieten, was du willst, wir sind alle Unternehmer. Uns geht es nur um das Foto.« Richard ließ seinen Blick demonstrativ durch den Kreis wandern und die anderen nickten, nur einer führte aus Unbehagen sein Champagnerglas zum Mund.

»Das sieht einfach unappetitlich aus, so ein blasser, nackter Körper mit Nadeln drin«, schaltete sich Lorella vom Nagelstudio ein. »Das wirft kein gutes Licht auf die Nachbarschaft«, sagte Loek. »Und wir halten ja schließlich alle zusammen, oder? Mit Jacques, der vor dir den Laden hatte, haben wir auch Vereinbarungen über das Schaufenster getroffen.«

Letzteres stimmte nicht, aber das konnte Milayla nicht wissen. Also entfernte sie den riesigen Fotoaufsteller, der sie eine ganze Stange Geld gekostet hatte. Um die Leere zu füllen, stellte sie ein paar Fläschchen Jojobaöl ins Schaufenster.

In den nächsten zwei Jahren war Milayla vor allem damit beschäftigt, Leuten aus der Nachbarschaft, die über Kopfschmerzen oder einen steifen Rücken klagten, entspannende Massagen zu geben. Sie saßen nicht richtig, sie ernährten sich nicht gesund, und sie schliefen nicht genug – all das kannte sie aus der Physiotherapiepraxis, in der sie in einem früheren Leben einmal gearbeitet hatte, bevor sie sich auf fernöstliche Heilmethoden spezialisierte. Einfache Tipps zu Körperhaltung und Schlafhygiene brachten den Kunden manchmal mehr als eine Massage, vermutete sie, also erklärte sie ihnen, dass der Körper nicht zum Sitzen gemacht war und dass Tee oft auch Koffein enthielt. Das war nicht gerade anspruchsvoll, aber Milayla war stolz, wenn sie sah, dass ein Kunde schon nach zwei oder drei Sitzungen auflebte – die örtlichen Geschäftsinhaber konnten zufrieden sein. Noch dazu: Wenn ihre Kunden dank der Massage entspannt und erleichtert aus dem Laden traten, weil ihre Probleme doch nicht unlösbar waren, gingen sie manchmal spontan zum Friseur. Oder sie ließen sich die Nägel machen, verwöhnten sich selbst mit einem Steak, kauften einen großen Beutel frische Haselnüsse, weil Milayla ihnen gesagt hatte, dass die gut für Haut und Haare seien. Doch wenn sie ihren Kunden von der Nadeltherapie erzählte, die sie auch anbot, schüttelten die oft argwöhnisch den Kopf. Das hier war doch ein Massagestudio, oder nicht? Jedenfalls erweckte ihr Schaufenster diesen Eindruck, die Leute kamen nicht für Nadeln hierher.

Und so zogen Wochen, manchmal auch Monate ins Land, und Milayla befürchtete schon, all die Techniken, die sie in den letzten Jahren erlernt hatte, wieder zu verlernen, weil sie die Theorie nur so selten praktisch anwenden konnte. Hatte sie dafür etwa die Ausbildung absolviert? An schlechten Tagen quälte sie der Gedanke, dass sie auch einfach eine Angestellte hätte bleiben können, denn was waren Unabhängigkeit und flexible Arbeitszeiten schon wert, wenn sie nicht mal ihr eigenes Schaufenster nach ihren Wünschen gestalten durfte?

»Ich finde die neuen Fotos im Schaufenster von Herrn Willemsen anstößig«, brachte sie bei einem der dreimonatlich stattfindenden Treffen der Geschäftsinhaber vor. »Die Rippenstücke sind dermaßen rot, da tropft ja fast noch Blut runter. Ich persönlich finde das wirklich abscheulich, das wirft kein gutes Licht auf die Nachbarschaft.«

Richard notierte wortlos ihre Beschwerde, die anderen Unternehmer am Tisch hatten höchstens verhalten gelächelt.

Unterdessen hängte Milayla einen Zettel ans Schwarze Brett im Supermarkt. Sie legte in der Apotheke und im Nagelstudio von Lorella Flyer aus, der sie zum Dank eine kostenlose Massage gab.

Der wirkliche Umschwung erfolgte erst zwei Jahre später. Eine Frau mit Unterleibsschmerzen, die sich nicht mehr zu helfen wusste, meldete sich bei Milayla. Diese Frau, Cécile, hatte eine wichtige Funktion, sie war die Direktorin einer weiterführenden Schule, aber an den Tagen rund um ihre Menstruation saß sie gekrümmt am Schreibtisch. Sie habe schon alles Mögliche versucht, sagte Cécile, mehr Bewegung und weniger Essen, Fett vermeiden, Weizen, sie war bei zwei Gynäkologen gewesen, aber die hatten nichts gefunden, sie selbst hatte das Gefühl, ihre Bauchmuskeln stünden unter Spannung, könnte Milayla sich das vielleicht mal ansehen?

Milayla ließ Cécile nicht sofort auf ihrer Liege Platz nehmen, sondern stellte vorab ein paar Fragen. Erst danach erzählte sie ihr von der alternativen Methode, die sie anbot.

Cécile wollte die Nadeln zuerst selbst anfassen. »Dann zeig mal, was du damit anstellen kannst«, sagte sie anschließend. Eine Stunde später kam Cécile verblüfft aus dem Geschäft. Vielleicht lag es am Adrenalin, dachte sie, ja, bestimmt ging es ihr deshalb plötzlich so viel besser. Tatsächlich fühlte sich ihr Bauch weniger aufgebläht an, als hätte sie einen Nierenstein ausgeschieden (Letzteres hatte Cécile selbst noch nie erlebt, aber ihre Schwester schon, und bevor sie sich auf die Familienkrankheit hatte untersuchen lassen, hatte sie in ihrer

Fantasie durchlebt, wie sich das mit dem Ausscheiden anfühlen musste).

Cécile van Puffelen, die Direktorin, war anscheinend mit einem Hausarzt verheiratet. Sie wurde zur Stammkundin und konnte ihren Mann dazu überreden, Milaylas Flyer in seinem Wartezimmer auszulegen. »Du solltest auf jeden Fall reinschreiben, dass deine Behandlung gegen Menstruationsbeschwerden hilft«, spornte sie Milayla an. »Du glaubst gar nicht, wie viele Frauen damit Probleme haben!« Begeistert empfahl Cécile Milaylas Praxis auch Kolleginnen und Freundinnen; ihr Mann war inzwischen froh darüber, dass er seinen Patienten eine Alternative zu Schmerzmitteln anbieten konnte. Und so strömten die Kundinnen in Milaylas Praxis. Frauen mit Unterleibsschmerzen, vor der Menstruation, nach der Menstruation, manchmal einfach den ganzen Monat über. Frauen mit Stichen in den Oberschenkeln, mit Darmproblemen, Blasenproblemen, stark aufgeschwemmten Brüsten oder brennenden Rückenschmerzen. Man hatte ihnen eingeredet, diese Missempfindungen und Schmerzen gehörten dazu, so was gehöre zur Menstruation, zur Mutterschaft, zur Kinderlosigkeit, zum Frausein. Einige von ihnen waren mit medizinischen Diagnosen gesegnet: Myom, polyzystisches Ovar-Syndrom, Adenomyose, Endometriose, Leiden, von denen Milayla anfangs nur andeutungsweise mal etwas gehört hatte, während ihrer Ausbildung zur Physiotherapeutin war das alles nie zur Sprache gekommen. Zum Glück ließen sich die dazugehörigen Symptome auch mit ihrem Wissen über Meridiane erklären. Auch bei Myomen ist das Qi nicht im Gleichgewicht, die Schmerzen bei Adenomyose könnten von einer dysfunktionalen Milz herrühren, bei Endometriose waren schließlich auch blockierte Energieströme im Spiel.

»Weißt du, was du brauchst?«, fragte eine Kundin von Milayla eines Tages. »Du brauchst eine Website.«

Der Name der Kundin lautete Daisy Lorée. Daisy arbeitete als Englischlehrerin an derselben weiterführenden Schule wie Cécile und wusste so einiges über Computer und das Internet. Milayla folgte ihrem Ratschlag und präsentierte auf ihrer Website große Abbildungen von einer hübschen, schlanken Frau mit Nadeln im Rücken. Das Fotomodell lag auf dem Bauch, die Wange ruhte auf ihren verschränkten Armen. Sie hatte die Augen geschlossen, aber lächelte, was zu ihrer ansteckend friedlichen, nahezu erleichterten Ausstrahlung beitrug.

6

Daniel stellte die dunkelblaue Einkaufstasche neben ihrem Stuhl ab. In der Praxis von Milayla Verharen war es warm, und Daniel dachte an Lucille, daran, wie warm es in ihrem Behandlungsraum immer gewesen war: War das ein Trick? Ein gemütlicher Raum, wenn die Versicherung nicht alle Kosten übernahm, ein Ort, den man nicht verlassen wollte, wie das eigene Bett an einem Wintermorgen – so wollte sie an jenem Mittag vielleicht denken, ja, so musste sie denken: Diese Praxis war ein Raum voller psychologischer Fallen, denen sie ausweichen musste. »Was führt dich zu mir?«, fragte Milayla.

Sie saßen beide auf Stühlen mit hohen Lehnen, die trotzdem zu niedrig waren, um den Kopf zu entlasten – und dadurch nicht wirklich bequem. Es gab keinen Schreibtisch, der sie von Milayla trennte; der Massagetisch stand hinter Daniel, mehr oder weniger mitten in dem ansonsten auffallend üppig eingerichteten Raum: bordeauxrote Tapete, dunkelroter Bodenbelag, orange Draperien, die die Sicht vom Parkplatz aus verhinderten – eigentlich eher Harem als China, dachte Daniel. Vielleicht könnte Jari das später aufschreiben.

Er hätte hier sitzen sollen, nicht sie. So hatte sie es geplant, so hatten sie es verflixt noch mal vereinbart. Sie hatte den Männern erzählt, dass sie auf eine Quacksalberin in der Vorstadt gestoßen sei, eine, die viele Leute mit Unterleibsschmerzen behandelte. Was, wenn Jari dort mal vorbeischauen würde? Diese Praktizierende würde etwas über Meridiane erzählen, wusste Daniel. Also vielleicht sogar über Qi, die fünf Elemente, oder Lebensenergie; im Grunde genommen würde die Frau sich selbst als Quacksalberin entlarven, wenn Jari dafür sorgte, dass sie genug Unsinn erzählte. Darüber könnte er dann einen Artikel schreiben, einen Erlebnisbericht; das würde viel besser funktionieren als ein weiterer Kommentar.

Vielleicht, hatte Daniel vorgeschlagen, könnte Jari einfach unerwähnt lassen, wer er war, wenn er bei der entsprechenden Praxis vorbeischaute. Und vielleicht, das war nur so ein Gedanke, könnte er sagen, er habe Bauchschmerzen.

Da jetzt aber sie hier saß und nicht er, würde Jari sich bei der Beschreibung vollkommen auf ihre Erinnerungen verlassen müssen. Wie unpraktisch, dachte Daniel, wie verdammt umständlich, und als sie an Jari dachte, daran, wie er bei der letzten Sitzung dagesessen hatte, mit seinem Collegeblock, den dämlichen Sandalen, die Beine selbstgefällig übereinandergeschlagen, musste sie sich wirklich zusammenreißen, um bei der Beantwortung von Milaylas erster Frage nicht verärgert zu klingen.

»Bauchschmerzen«, sagte sie, ihre Stimme etwas höher als sonst – wie damals in der Talkshow. »Ich habe jetzt schon seit Jahren Probleme damit, eine Bekannte hat mir von dir erzählt.«

»Dann ist es ja gut, dass du hier bist«, sagte Milayla. »Am besten finden wir gemeinsam heraus, was ich für dich tun kann. Kannst du mir sagen, wo genau du die Schmerzen spürst?«

Daniel legte ihre Hand flach auf den Bauchnabel, so wie sie es bei schwangeren Frauen manchmal beobachtet hatte, sobald die über ihr ungeborenes Kind sprachen, als könnten sie es auf diese Weise miteinbeziehen. Sie hatte sich morgens eine Jogginghose und ein eng anliegendes T-Shirt angezogen, das sie ein paar Wochen zuvor mehr oder weniger aus Versehen gekauft hatte; auf dem Etikett stand M, aber zurzeit war eng anliegend angesagt, und als sie zu Hause vor dem Spiegel feststellte, dass der Stoff so straff um ihren Oberkörper spannte, dass die Nippel sichtbar waren und wie zwei vakuumierte Haselnüsse hervorstachen, war das Kleidungsstück ganz unten im Schrank gelandet. Heute Morgen erschien es ihr plötzlich passend. Etwas, das der Typ Frau, der Milaylas Praxis besuchte, tragen würde.

»Dieser ganze Bereich?«, frage Milayla, als Daniel sich über den Bauch strich.

»Ja, manchmal spüre ich die Schmerzen sogar in meinen Oberschenkeln. Fast wie eine Sonne. Mit heißen, versengenden Strahlen, die meine Bauchwand von innen verkohlen.«

Daniel betrachtete zusammen mit Milayla ihren eigenen Bauch. Und während Milayla sie fragte, wo genau sich die Sonne denn befände, ließ sie ihren Blick so unauffällig wie möglich zur Einkaufstasche auf dem Boden wandern. Hatte sie da gerade etwa ein Klicken gehört? Was, wenn sich das Ding ausgeschaltet hatte, die Batterie leer war oder das Kassettenband voll – am liebsten hätte sie es kurz kontrolliert.

»Hast du noch woanders Schmerzen?«, fragte Milayla – aber Daniel hörte nicht mehr richtig zu.

»Geht schon«, sagte sie.

»Also ja?«

»Könnte ich vielleicht kurz die Toilette benutzen?«

Der Kassenrekorder lief noch, stellte Daniel fest, nachdem sie das Gerät auf der Toilette aus der Tasche gezogen hatte. Vormittags war sie wirklich zum Supermarkt gegangen, weil sie Eier brauchte, aber auch, um mit der Einkaufstasche glaubwürdig zu wirken – es war auch äußerst praktisch, dass sie den Rekorder von Jari, eine Art Walkman, jetzt auf zwei Milchtüten platzieren konnte. »Scheiße«, flüsterte Daniel trotzdem. »Verfluchte Scheiße«, wiederholte sie dreimal hintereinander, und ich bin mir ziemlich sicher, dass sie sich in jenem Moment an einen anderen Ort wünschte, nicht tun wollte, was sie tat, dort, auf einer von Räucherstäbchenqualm vernebelten Toilette, die sie an einen bestimmten Vintageladen erinnerte, in dem die Klamotten manchmal achtmal so teuer waren wie im Secondhandladen ihres Vertrauens.

Anfangs hatte es den Anschein gemacht, als hätte Jari es sich einfach anders überlegt. »Ich habe noch mal darüber nachgedacht«, hatte er gesagt, als Daniel ihm die Adresse von Milaylas Praxis gegeben hatte. »Ich glaube eigentlich, dass es besser wäre, wenn du hingehst, nicht ich.«

»Warum?«, hatte Daniel gefragt. »Du schreibst doch den Artikel.«

»Ja«, sagte Jari. »Aber ich weiß nicht, ob ich ein glaubwürdiger Kunde wäre.«

»Wieso das denn?«

»Hey, nicht sauer werden, okay?«

»Ich bin nicht sauer, ich verstehe es nur nicht.«

»Es gehen doch vor allem Frauen in die Praxis von Frau Verharen. Frauen mit Unterleibsschmerzen, hast du letzte Woche gesagt. Wie glaubwürdig bin ich dann, wenn ich mit Bauchbeschwerden aufkreuze?«

»Bauchschmerzen können ganz unterschiedliche Ursachen haben«, sagte Daniel und schaute zu Allard, der bei diesem Treffen auffällig wenig gesagt hatte. »Hast du nie Bauchschmerzen?«, fragte sie ihn und erwartete, dass er ihr beipflichten würde.

»Ganz selten«, antwortete Allard und starrte den Cockerspaniel hinter ihr an. »Aber ich weiß dann meistens, woran es liegt, dass ich zu viel gegessen oder mich zu wenig bewegt habe.«

»Tja«, sagte Daniel. »Ich habe nie Bauchschmerzen. Wirklich nie.«

»Aber du hast ja wohl andere Schmerzen, oder?«, sagte Jari daraufhin.

Kurz schwiegen sie alle. Daniel warf Jari einen wütenden Blick zu und schaute dann zu Allard, der scheinbar völlig unbeteiligt einen Schluck Kaffee aus seiner Lieblingstasse nahm. Es handelte sich um einen kleinen Becher mit zwei gezeichneten Schildkröten, die sich umarmten, von dem Daniel vermutete (auch wenn sie sich nie getraut hätte, danach zu fragen), dass er irgendwann einmal einem Kind gehört hatte.

Es gab einen Grund dafür, dass sie Allard nie genau erzählt hatte, wie viele Probleme ihr Körper ihr bereitete. Was für Schmerzen sie jeden Morgen beim Aufstehen hatte – wie panisch sie werden konnte, wenn sie mehrere Tage hintereinander unkonzentrierter war als sonst oder auf jeden Fall weniger konzentriert, als sie sein wollte – wenn sie in der Küche stand und nicht mehr wusste, was sie dort hatte holen wollen, wenn sie vergaß, den Joghurt, um den Sjoerd sie gebeten hatte, aus dem Supermarkt mitzubringen: Ging es mit ihren kognitiven Fähigkeiten wieder bergab, hatte die Rehabilitation überhaupt etwas bewirkt?

Es gab auch einen Grund dafür, dass sie sich so unglaublich ausgeliefert fühlte, als Allard an jenem Mittag neben ihr stehen geblieben war und zugehört hatte, während sie der jungen Frau aus unerklärlichen Gründen von ihren eigenen Problemen erzählen musste.

Sie war im vergangenen Jahr vorsichtig gewesen, aufmerksam: *professionell*, etwas anderes konnte sie nicht behaupten.

Denn sie, Daniel de Koster, war keine Erbsenprinzessin.

Das sollte niemand denken. Und jetzt, als Jari etwas über ihren Körper gesagt hatte (wann hatten er und Allard darüber gesprochen?), fühlte Daniel sich wie in einem Traum, den sie manchmal hatte, ein dummer Klischeetraum, in dem sie versehentlich ohne Hose nach draußen geht und alle ihren nackten Hintern sehen können, Passanten bestaunen ihre Schamlippen, und sie legt sich schützend die Hand über den Schritt.

»Meiner Meinung nach«, sagte sie leise, »ist Jari ein genauso glaubwürdiger Kunde wie ich« – und da war es wieder, dieses Hüsteln, als hätte Jari sich an etwas verschluckt.

Dieses Lachen.

»Werden die Schmerzen in der Menstruationsphase schlimmer?«, fragte Milayla, als Daniel von der Toilette zurückkam: »Davor oder danach?«

Daniel nickte. »Ich glaube schon.«

»Hast du jetzt deine Tage?«

»Nein, wieso?«

»Ich habe gesehen, dass du deine Tasche mit zur Toilette genommen hast. Es ist für mich wichtig, zu wissen, ob du gerade besonders starke Schmerzen hast.«

Daniel hatte nicht besonders oft ihre Tage. Ihr Zyklus war unregelmäßig, und das sollte bis zu den Wechseljahren so bleiben, auch als wir zusammen waren, hatte sie manchmal neun Wochen nacheinander keine Blutung, aber das war noch gar nichts im Vergleich zu früher, erzählte sie mir, als die Regelblutung auch einfach mal sechs Monate ausblieb. Manchmal fragte sie sich, ob das mit dem Unfall zu tun hatte. Barbara hatte ihr geraten, einen Gynäkologen aufzusuchen, aber Daniel störte sich nicht weiter an ihrem launischen Zyklus, eigentlich fand sie es sogar ziemlich praktisch, dass sie nicht so oft Tampons benutzen musste. Als wir uns gerade erst kennengelernt hatten, fand ich es komisch, dass sie sich nicht untersuchen ließ (ich dachte natürlich an meine Mutter), aber mittlerweile denke ich, dass Daniel mit der Vermutung recht hatte, dass das Ausbleiben der Blutung in ihrem Fall einfach eine unschuldige Abweichung war. Wieso sprach sie dann aber doch mit Milayla darüber?

»Ich habe nicht so oft meine Tage«, sagte Daniel. »Jedenfalls nicht regelmäßig, nicht nach einem festen Schema oder so.« Sie hätte in dem Moment nicht ehrlich sein müssen. Sie log, was die Schmerzen betraf, ihre ganze Anwesenheit war eine Lüge, und doch fragte sie Milayla, ob die vielleicht wisse, warum ihre Menstruation manchmal ausblieb. Vielleicht gehörte das zu ihrer Strategie, dachte ich noch, als ich mir die Aufnahme zum ersten Mal anhörte. Denn danach fragte Daniel: »Hat das vielleicht mit Qi zu tun?«

»Könnte sein«, antwortete Milayla. »Aber ich würde mal einen Arzt draufschauen lassen, oder ist das schon passiert? Ein unregelmäßiger Zyklus in Kombination mit Schmerzen kann verschiedene Ursachen haben. Kann alles ganz harmlos sein, aber es kann auch eine ernsthafte Erkrankung dahinterstecken, es schadet nie, mal beim Hausarzt vorbeizuschauen; und falls nötig, kann ich dir eine Gynäkologin empfehlen, ich kenne ein paar gute Frauenärzte –«

Oh nein, muss Daniel gedacht haben. Dafür war sie nicht gekommen, also fragte sie ziemlich unvermittelt: »Und was ist mit den Meridianen?«

»Was soll damit sein?«

»Ich würde gerne wissen, was die damit zu tun haben.«

»Oh, na ja, lass mich mal kurz nachdenken.«

Und dann fing Milayla schließlich doch noch an, die theoretischen Grundlagen ihrer Behandlung zu erklären. Von den fünf Elementen und wie die wahrscheinlich aus dem Gleichgewicht geraten waren, tatsächlich könnte es sich dabei um Energieblockaden handeln; und, ja, sagte Milayla, die könnten gelöst werden, wenn man behutsam Nadeln hineinsteche, aber manchmal reiche auch eine Massage. Um die richtige Strategie zu bestimmen, müsse sie sich erst Daniels Zunge ansehen.

Daniel muss vor Aufregung geschwitzt haben. Genau das hatte sie hören wollen. Genau das wollten Jari und Allard hören. Aber als Milayla ihre Zunge gesehen hatte, zeigte sie auf die Liege. »Leg dich mal kurz hin«, sagte sie.

Sie hätte anschließend behaupten können, dass die Aufnahmen unbrauchbar waren. Damit hätte sie sich selbst (und anderen) jede Menge Ärger erspart. Schade, hätte sie sagen können, auf dem Tonband ist nichts zu hören, das blöde Gerät muss von der Milchtüte gerutscht sein – wahrscheinlich wäre dann alles ganz anders gekommen. Aber wahrscheinlich war es unter Daniels Würde, die ganze Mission für gescheitert zu erklären. Außerdem wird sie sich selbst eingeredet haben, dass es halb so schlimm war. Milayla hatte mehr oder weniger das gesagt, was sie vorhergesagt hatte, oder etwa nicht? Warum sollte man daraus keinen Artikel machen?

»Das letzte Stück kannst du überspringen«, sagte Daniel, als sie Jari das Aufnahmegerät zurückgab. Sie wollte nicht zu gebieterisch wirken. Wenn sie Jari etwas verbieten würde, dann würde er es natürlich erst recht tun, aber ihre Sorgen waren stärker als ihre Selbstbeherrschung, und sie konnte es nicht lassen, die Bitte zu wiederholen: »Nach einer halben Stunde, ungefähr bei Minute zweiunddreißig, kannst du aufhören, danach passiert nichts Spannendes mehr.«

Kommende Woche hätte er den Artikel fertig, sagte Jari. Sie würden ihn zu dritt besprechen, gemeinsam überlegen, wo man ihn veröffentlichen könnte, doch in der nächsten Sitzung erzählte Jari, der noch nie eine Deadline verpasst hatte, es gäbe keinen Artikel.

»Ich glaube, Daniel muss da noch mal hin«, sagte er. »Oder zur Not zu einer anderen Praxis.«

»Wieso?«, fragte Allard.

»Das Material gibt nicht genug her.« Jari drückte sich vorsichtig aus, vielleicht, um Daniel zu verschonen, vielleicht aber auch, weil er hoffte, dass sie wirklich noch ein zweites Mal bei Milayla Verharen vorbeigehen würde, damit er seinen Artikel fertigstellen konnte.

Daniel starrte währenddessen auf ihre Schuhe, No-Name-Turnschuhe, die sie auch bei Milayla getragen hatte. Als die sie darum gebeten hatte, sie auszuziehen, um danach auf der Liege Platz zu nehmen, hatte sie die Schuhe instinktiv nebeneinander unter ihren Stuhl gestellt, wie sie es als Kind irgendwann gelernt hatte: damit niemand darüber stolpern konnte.

»Frau Verharen fängt nicht von sich aus an, über ihre Theorien zu sprechen«, sprach Jari weiter. »Man merkt, dass Daniel sie direkt darauf ansprechen muss.«

»Und was sagt sie daraufhin?«, fragte Allard.

»Ja, Meridiane, bla, bla, bla.«

»Klingt doch ausgezeichnet, oder nicht?«

»Sie sagt es nicht von sich aus, das ist problematisch.«

»Ach«, sagte Allard und machte eine abwiegelnde Geste. »Mach doch einfach was Schönes daraus«, und er schaute Daniel an, aber die fixierte immer noch ihre Turnschuhe, saß vielleicht in Gedanken auf einer Liege, während Milayla ihren Puls maß.

»Wie ich schon gesagt habe«, sagte Jari. »Das Material gibt nicht genug her. Ich würde ja gerne einfach was *Schönes* daraus machen, aber da ist nicht gerade viel, was ich nutzen könnte. Frau Verharen redet nicht besonders lange über das Energiezeugs, und …« – Jari schaute jetzt zur Seite, als wollte er Daniel die Chance geben, ihre Sünden selbst zu beichten. Als sie nicht sofort etwas sagte, setzte er wieder an: »Daniel fragt auch nicht weiter, nicht wahr? Milayla sagt höchstens zwei, drei Sachen, die wir verwenden könnten, aber dann hat man noch lange keinen Artikel.«

»Ich gehe da nicht noch mal hin«, brummte Daniel jetzt. »Ich habe alles gegeben, glaub nicht, dass das lustig war« – sie löste den Blick von ihren Schuhen: »Ihr wolltet ja unbedingt, dass ich hingehe, richtig?«

Allard nickte. »Und meiner Meinung nach hast du das sehr gut gemacht.«

»Aber das stimmt eben nicht«, zischte Jari, es gelang ihm nicht mehr, seinen bedächtigen Ton beizubehalten: »Sie hat es überhaupt nicht gut gemacht.«

»Mensch!«, sagte Allard. »Reiß dich zusammen.«

»Was? Wir müssen uns ja wohl gegenseitig kritisieren können?«

»Daniel ist keine Journalistin wie du, sie hat getan, was sie konnte.«

»Ach ja?«, Jari redete plötzlich etwas leiser, eine Katze im Gebüsch, die keinen Ast knacken lassen darf, solange die Taube noch vor ihr auf dem Gehweg sitzt.

»Ja«, flüsterte Daniel, aber sehr überzeugend klang das nicht, und Jari holte das Aufnahmegerät aus dem Rucksack.

»Dann können wir uns das ja mal zusammen anhören.«

»Interessant«, sagt Milayla. »Ich spüre in der Unterleibgegend gar nicht so viel Spannung. Kommen die Schmerzen wirklich daher? Oder vielleicht eher vom Darm oder Magen?«

»Ich bin mir nicht so sicher«, sagte Daniel.

»Wir versuchen mal was anderes, kannst du dich kurz auf den Bauch drehen? Natürlich nur, wenn das nicht zu schmerzhaft ist.«

»Nein, nein, geht schon.«

Gerutsche, Geraschel, ein dumpfer Schlag. »Vielleicht kommen die Schmerzen vom unteren Rücken? Ich spüre auf jeden Fall, dass hier etwas aus dem Gleichgewicht geraten ist, hier, am Steißbein: Ich sehe eine Narbe, darf ich fragen, was da passiert ist?«

»Da sind Schrauben drin.«

»Schrauben?«

»Sie haben vier Schrauben, zwei Platten und zwei Stifte reingedreht, um das Ganze zusammenzuhalten.«

»Und bereitet dir das noch Probleme?«

»Ja, schon« – Daniel spricht leiser.

»Ja?«

»Eigentlich jeden Tag« – sie flüstert fast.

»Oh, das tut mir leid. Was spürst du dann?«

»Alles Mögliche. Und manchmal …«

»Ja?«

Stille, Gerutsche, ein Geräusch, das als Seufzen durchgehen könnte. »Manchmal habe ich Angst, dass das nie wieder weggeht.«

»Das kann ich mir sehr gut vorstellen. Aber auch negative Gedanken können dazu beitragen, dass dein Körper aus dem Gleichgewicht gerät –«

»Was glaubst du?« – plötzlich starkes Geraschel, Daniel setzt sich anscheinend auf.

»Was meinst du?«, fragt Milayla.

»Glaubst du, dass es irgendwann wieder weggeht?«

Jedes Mal wenn ich mir die Aufnahme anhöre, stelle ich mir vor, dass es in Milaylas Behandlungsraum komplett dunkel ist. Das stimmt natürlich nicht, Milayla musste ja sehen können, was sie tat, wo sie ihre Hand hinlegte, auf welche Stellen Daniel zeigte, aber ohne das Bild eines dunklen Raums kann ich Daniels Worte einfach nicht mit der Situation zusammenbringen. Wenn ich sie reden höre, dann klingt es so, als fühlte sie sich durch die Dunkelheit beschützt, wie wenn sie als Teenagerin bei Klassenkameradinnen übernachtete und hoffte, sie würden Freundinnen werden, Matratze auf dem Boden, Wolldecke bis über die Schultern, und nach zehn Uhr das Licht aus: keine fragenden Blicke, keine Angst vor hochgezogenen Augenbrauen, wenn sie gesteht, dass sie Ricardo aus der Parallelklasse eigentlich gar nicht so toll findet wie er sie.

Mein Herz bricht, wenn ich höre, wie Daniel sich Milayla anvertraut. Weil mir klar wird, dass es zu dem Zeitpunkt niemanden gibt, mit dem sie diese Dinge teilen kann.

»Könnte es vielleicht sein, dass du auf Verharen reingefallen bist?«, fragte Jari, als das Tonband zu Ende war.

»Nein«, sagte Daniel. »Ich bin überhaupt nicht auf sie reingefallen.«

»Meiner Meinung nach«, sprach Jari weiter, »hat sie nicht genug Abstand zu dieser Thematik«, und er richtete sich an Allard: »Sie hat nicht die kritische Distanz, die dafür nötig ist.«

»Habe ich wohl«, sagte Daniel.

»Hat sich aber gerade anders angehört«, sagte Jari.

»Warum soll ich dann zurückgehen?«

»Weil ich sonst keinen Artikel schreiben kann!«

Daniel und Jari schauten jetzt beide zu Allard. Und kurz wirkte es so, als würde sich ihr Kompagnon – Salomon wider Willen – herausziehen, indem er über ihre Köpfe hinweg zur gegenüberliegenden Wand starrte, aber diesmal lief es anders, diesmal blickte Allard seinem Cockerspaniel nur ganz kurz in die wässrigen Augen, bevor er sein Urteil verkündete.

»Ich bin unglaublich stolz auf Daniel«, sagte Allard. »Und wenn du keinen Artikel schreiben willst, Jari, dann werde ich das eben selbst machen müssen.«

Jari nickte. Spöttisch lächelnd, schüttelte er den Kopf, dann stand er auf und stellte sich vor Daniel. Noch bevor jemand etwas sagen konnte, streckte Jari seinen Arm aus: Er bot Daniel seine Hand an.

Daniel beantwortete den Händedruck überrascht, wusste nicht genau, welcher Scherz, welche passiv-aggressive Botschaft ihr jetzt unfreiwillig zuteilwurde. Aber Jari sagte nichts, machte, bevor er den Raum verließ, mit einem feierlichen Gesichtsausdruck nur eine kleine Verbeugung in ihre Richtung und sah dabei erstaunlicherweise sowohl respektvoll als auch verärgert aus – Allard würdigte er keines Blickes.

7

Als Sjoerd eines Montagabends in Daniels Zimmer kam, lag eine Zeitung auf dem Tisch. Daniel selbst saß auf dem Bett und las ein Buch, Sjoerds Blick wurde sofort auf das fast ganzseitige Foto von Allard gelenkt; er erkannte die hohe Stirn aus dem Fernsehen. Die Zeitung war so aufgeschlagen, dass er gar nicht anders konnte, als den Artikel zu bemerken, gleichzeitig sollte es aber wohl den Anschein erwecken, als läge sie dort mehr oder weniger zufällig am Tischende, eine Seite lässig über die Kante hängend, wie der Arm einer Person, die auf der Strandliege eingeschlafen ist. Sjoerd machte dieser Manipulationsversuch nichts aus: So oft kam es nicht vor, dass Daniel dermaßen stolz auf etwas war, dass sie es ihm zeigen wollte.

»Was ist das?«, spielte er das Spiel mit.

Daniel blickte von ihrem Buch auf. »Hm, was?«

»Steht ihr schon wieder in der Zeitung?«

Daniel hatte Sjoerd noch nicht von ihrem Besuch bei Milayla erzählt. Aber sobald er den Artikel gelesen hatte, erzählte sie ihm, dass sie es gewesen war: Sie war das anonyme Klubmitglied, das sich in die Praxis dieser Frau gewagt hatte.

»Wow«, sagte Sjoerd, der beim Lesen schon so eine Ahnung gehabt hatte. »Ganz schön mutig von dir. Und wie schräg ist diese Frau denn bitte. Hat sie das, was hier steht, echt alles so gesagt?«

»Ja«, sagte Daniel, »im Grunde genommen schon.«

Sie stand auf, nahm Sjoerd die Zeitung ab und hielt sie mit ausgestreckten Armen vor sich. Zusammen studierten sie das Foto von Allard. »Was meinst du?«, fragte Daniel dann.

»Ist ein überzeugender Artikel«, sagte Sjoerd.

»Ja, oder?« – Daniel sah Sjoerd mit nahezu kindlicher Freude an.

»Ja echt! Wenn man das so liest, denkt man zweimal darüber nach, ob man sich ein paar Nadeln in den Hintern stechen lässt.«

Daniel nickte. »Lust auf ein Glas Wein?«

Es wurde ein unerwartet langer Abend. Daniel war überschwänglich, erzählte noch ausführlicher als sonst von ihrer Arbeit beim Klub – Sjoerd müsste mal erleben, was sie manchmal für Anrufe bekamen, und wusste er eigentlich, dass sogar renommierte Krankenhäuser Astrologen anstellten? Diese Typen waren wahrscheinlich ihr nächstes Ziel, nachdem sie sich die Limburger Gebetsheilerinnen oder die Cranio-Sacral-Therapie vorgeknöpft hätten.

Als der Supermarktwein leer war und das Bier, das nach Sjoerds letztem Geburtstag übrig geblieben war, doch schon abgelaufen war, schlug Daniel vor, in die Stadt zu gehen. Sjoerd war von der Idee nicht besonders angetan: »Du weißt schon, dass ich morgen arbeiten muss, oder?«

»Ich auch«, rief Daniel. »Ich doch auch!« – Und dann zogen sie los, die Fahrräder schlingerten auf der Straße, Daniel knallte ihr Rad gegen die Kneipenwand, ohne das rostige Schloss zu beachten. Drinnen bestellte sie sofort eine Runde, für sie und Sjoerd und zwei Mädchen, die zufällig an der Bar standen. »Kommt ihr öfter hierher?«, hörte Sjoerd Daniel fragen, und er schüttelte den Kopf, konnte sich ein Grinsen aber nicht verkneifen.

Ein paar Stunden später saßen Sjoerd, Daniel und die beiden Mädchen aus der Kneipe zusammen in einem Imbiss. Obwohl eines der Mädchen gerade eine ziemlich private Geschichte erzählte – irgendwas darüber, dass bei ihr zu Hause früher nicht geredet wurde –, war Sjoerd damit beschäftigt, auszurechnen, wie viele Stunden Schlaf er noch bekäme, und überlegte kurz, direkt zum Bahnhof zu fahren, damit er wenigstens den Zug nicht verpassen würde.

Als sie an jenem dunklen Wintermorgen den Imbiss verließen, lief Daniel zwischen den beiden Mädchen, die Arme um ihre Schultern gelegt.

Es war ein feierlicher Start in eine Woche, die Daniel rückblickend wohl lieber vergessen hätte.

Am Dienstag setzte sich Daniel wie an jedem anderen Arbeitstag an Allards Schreibtisch. Der Kater machte ihr kaum Probleme. Jedenfalls redete sie sich das ein, und wie üblich trank sie ihren ersten Kaffee, während sie die eingegangenen E-Mails durchging. Es gab schon ungefähr sechs Reaktionen auf den Zeitungsartikel, und Daniel erschrak, als sie sah, von wem die erste Nachricht stammte. Die E-Mail war am vergangenen Abend verschickt worden, ungefähr zu dem Zeitpunkt, als sie Sjoerd vorgeschlagen hatte, ein Glas Wein zu trinken, und stammte von Daisy Lorée, der Frau, von der sie Milaylas Namen und Adresse bekommen hatte.

Die würde sie sich später anschauen, beschloss Daniel. Gut gelaunt, machte sie sich ans Beantworten der anderen Mails – vielleicht floss noch Rum durch ihr Blut –, aber wie so oft merkte sie, wie sie nach fünf, sechs Nachrichten den Mut verlor. Wegen der ganzen intellektuellen Armut, wie Allard immer zu sagen pflegte. Aber auch wegen all der ungefilterten Wut. Diesmal versuchten die Leute nicht nur, Allards Standpunkte zu widerlegen (und zwar mit äußerst unoriginellen Gegenargumenten, fand Daniel, es gab kein einziges, mit dem sie nicht gerechnet hatte), sie beschwerten sich auch über die Herangehensweise: Hatte die Praktikerin überhaupt gewusst, dass er zum Klub gehörte? – Anscheinend dachten die Idioten, dass Allard selbst bei Milayla gewesen war.

Eine andere Kategorie der Reaktionen: *Ich kenne Frau Verharen. Meiner Erfahrung nach sind ihre Absichten absolut einwandfrei.* Daniel grinste möglicherweise, als sie das las, auch wenn sie mit Sicherheit etwas nervös war: *Dass die Absichten von Frau Verharen einwandfrei sind, glaube ich sofort,* schrieb sie zurück. *Aber es geht hier nicht um gute Absichten. Wenn ich Ihnen mit den besten Absichten der Welt einen Sack Kieselsteine verkaufe, dann bringt Ihnen das wenig, auch nicht, wenn ich selbst glaube, ich hätte Sie mit einem Sack Edelsteinen glücklich gemacht.*

Daniel schickte ihre E-Mail ab und sah zu ihrer Überraschung, dass schon wieder vier neue Nachrichten eingegangen waren. Alle vier waren in der letzten Viertelstunde verschickt worden, und sie schaute auf die Uhr: Vielleicht hatten die Leute gerade alle Mittagspause? Sie überflog die neuen Nachrichten und stellte fest, dass sie alle ungefähr den gleichen Tenor hatten: Sie kamen alle von Menschen, die Milayla angeblich persönlich kannten. Die behaupteten, dass sie die Sachen, die sie Allards Artikel zufolge gesagt hatte, niemals so äußern würde.

Es geht leider nicht um gute Absichten, schrieb Daniel wieder, und sie hing ein paar Studien an, die Allard im Krankenhaus hatte scannen lassen. Sie hatte die Antwort noch nicht abgeschickt, da entdeckte sie schon wieder drei neue E-Mails im Postfach. Es erinnerte sie an ein Computerspiel, das sie irgendwann einmal gespielt hatte, bei dem unzählige außerirdische Wesen langsam im Bild landeten; man musste diese eckigen Biester abschießen, aber es wurden immer mehr, und sie fielen auch immer schneller runter, ein Spiel für Menschen, denen es egal war, ob sie gewannen oder verloren.

Für den Rest des Nachmittags konzentrierte sie sich auf die handgeschriebenen Briefe, die digitale Post würde sie sich heute nicht mehr ansehen. Sie schaffte es einfach nicht mehr, spürte plötzlich, wie schlecht es ihrem Magen nach der letzten Nacht ging, sie hatte Lust auf Erdnüsse, und gleichzeitig wurde ihr übel, aber sie wollte nicht nach Hause gehen, bis Allard zurück war. Er sollte auf jeden Fall wissen, dass sie den ganzen Tag die Stellung gehalten hatte.

Als Allards endlich aus dem Krankenhaus zurückkam, war er in einem dermaßen schlechten Zustand, dass Daniel ihn nicht sofort allein lassen wollte.

»Diese Schwachmaten«, murmelte er und goss sich ein Glas Portwein ein. Daniel hatte schon ein Glas in der Hand, sie durfte sich nicht anmerken lassen, wie ausgelaugt sie an diesem vielleicht doch wichtigen Tag war.

»Einfach unglaublich«, wetterte Allard, und er drückte die Spitze seines Zeigefingers unter seinen Schnürsenkel: »Diese Idiotie, und das wohlgemerkt von Ärzten.«

Allards Kollegen hatten seinen Artikel gelesen. Und obwohl sie ihm inhaltlich größtenteils zustimmten, hatten auch sie scharfe Kritik geäußert. Man dürfe keine Tonaufnahmen bei einer praktizierenden Person machen, lautete der Konsens, jedenfalls nicht heimlich, das gehöre sich nicht.

Aber wir haben es hier überhaupt nicht mit einer Praktizierenden zu tun, hatte Allard erwidert. »Das hier ist eine *Schwindlerin*!«

Allard schenkte sich ein zweites Glas Portwein ein, abwehrend hielt Daniel eine Hand über ihr Glas. Bei den folgenden Worten schnürte sich ihr die Brust zu: »Der Typ von der Zeitung hat auch noch angerufen«, sagte er, und er versuchte, gleichgültig zu klingen. »Anscheinend hatten sie gedacht, wir hätten Fräulein Verharen den Artikel vorher gezeigt. Ich habe gesagt: Natürlich haben wir das nicht getan, warum sollten wir? Alles stimmt, das hier sind die Theorien, die sie vertritt! Jetzt will die Zeitung unsere Aufnahme haben.«

Daniel nahm einen Schluck, der Alkohol brannte in ihrer Speiseröhre, und kurz befürchtete sie, der Portwein würde die verkehrte Richtung einschlagen.

»Und was hast du dann gesagt?«

»Ich habe gesagt, dass unser Kollege die Aufnahme mit nach Hause genommen hat und dass ich ihn nicht erreichen kann. So können wir es bestimmt aussitzen.«

Daniel nickte, kippte den letzten Rest Portwein runter und merkte, wie ihr Magen sich widersetzte und hart wurde wie Ton im Brennofen.

»Willst du nicht noch ein bisschen bleiben?«, fragte Allard, aber Daniel schüttelte den Kopf.

»Stimmt das, was du gerade gesagt hast«, fragte sie und zog sich die Jacke an. »Das über Jari?«

Allard zog die Schultern dermaßen übertrieben hoch, dass man kurz denken konnte, es steckte noch ein Kleiderbügel in seinem Hemd. »Es stimmt, dass er immer noch nicht ans Telefon geht.«

»Aber hat er auch die Aufnahmen mit nach Hause genommen?«

»Ach Quatsch!«, sagte Allard und grinste. Er saß zusammengesunken im Sessel, ein Bein über das andere geschlagen, die Schnürsenkel gelockert, das Portweinglas auf dem Bauch balancierend, den

Fuß zwischen Daumen und Zeigefinger. »Nein, nein, natürlich nicht. Die Aufnahme liegt da drüben in der Schublade.«

Am Mittwoch entschied sich Daniel dann doch noch dazu, die E-Mails von Daisy Lorée zu öffnen. Mittlerweile waren es zwei; nach der Mail von Montagabend war morgens eine neue Nachricht der Englischlehrerin eingegangen. Sie habe Allards Artikel gelesen, schrieb Daisy in der ersten E-Mail. Sie sei schockiert darüber, dass Daniel die Informationen, die sie ihr im Vertrauen gegeben habe, missbraucht habe. Kurz schlug Daniels Herz schneller, bis sie weiterlas und feststellte, dass es Daisy vor allem um Allards Behauptungen ging.

Herr Dubois spricht zweimal von einem Placeboeffekt. Jeder positive Effekt der Akupunktur entspringe der Fantasie des »Leidenden« (komisches Wort, finde ich, als handle es sich dabei um eine Person mit einer ansteckenden Krankheit, jemanden, den man meiden muss). Seine These stimmt natürlich mit den Studien überein, die Du mir letztens geschickt hast, aber jetzt frage ich Dich, Daniel: Ist ein Placeboeffekt nicht auch ein Effekt?

Darum geht es nicht, dachte Daniel; sie fing schon an, im Kopf eine Antwort auf Daisys Kritik zu formulieren. Das ist nicht der Punkt, Daisy, und sie las weiter:

Herr Dubois suggeriert in seinem Artikel, in dem es nur so von Unterstellungen wimmelt, dass »Leidende« ihre regulären Ärzte scharenweise gegen alternative Praktiker austauschen. Als Beispiel nennt er wieder die Krebspatientin aus seiner eigenen Praxis, ihre Angehörigen tun mir aufrichtig leid. Und es tut mir für Herrn Dubois leid, dass er als Arzt so etwas erleben musste (allerdings wird er wohl öfter schlimme Sachen erleben?). Aber ist dieses Beispiel nicht eher die Ausnahme und nicht die Regel? Ich selbst tausche gar nichts aus. Ich gehe auch weiterhin zu meiner Gynäkologin.

Aber es geht hier nicht um dich!, würde Daniel zurückschreiben. Es geht nicht um deine individuelle Erfahrung, es geht nicht darum, dass du deinen Arzt nicht ausgetauscht hast, und es geht nicht darum, dass du den Placeboeffekt gut findest. Es geht um die anderen, Daisy. Es geht um etwas Größeres, ein höheres Ziel!

Ich kenne neun Frauen, die zu Milayla gehen. Die meisten kenne ich über meinen E-Mail-Verteiler, wir tauschen uns also über unsere Erfahrungen aus. Und rate mal: Keine von ihnen hat ihrem regulären Arzt abgeschworen. Ganz im Gegenteil, Milayla hat einigen von ihnen sogar eine gute Gynäkologin vermittelt und damit indirekt zur Diagnose beigetragen. Aber im Artikel von Herrn Dubois wird Milayla wie eine Spinnerin dargestellt. Dabei wird dir jeder, der sie kennt, versichern, dass Milaylas Absichten absolut einwandfrei sind.

Beim letzten Satz musste Daniel an die E-Mails denken, die am Vortag kurz nacheinander eingegangen waren. Da sie jetzt wusste, woher sie alle kamen, verfluchte sie sich selbst dafür, dass sie sie mehr oder weniger gleich beantwortet hatte. *Es geht hier nicht um gute Absichten, wenn ich Ihnen einen Sack Kieselsteine verkaufe …* Sie stellte sich vor, wie ihre Sätze spöttisch über Daisys »E-Mail-Verteiler« (sie kannte dieses Phänomen) verschickt wurden und sowohl Hohn als auch Empörung hervorriefen; Daniel graute es bei der Vorstellung, und wahrscheinlich war das der Moment, in dem das vage Gefühl der Überlegenheit, mit der sie Daisys Nachricht gelesen hatte, endgültig einer gewissen Irritation wich, einem Zweifel, woraufhin sie auch Daisys zweite Nachricht öffnete und schließlich doch noch die Worte las, vor denen sie sich so gefürchtet hatte:

Hallo Daniel, ich war heute bei Milayla. Ich weiß jetzt, dass du selbst bei ihr gewesen bist. Daniel, du hast sie hinters Licht geführt. Was für eine Frau macht so was??

Daniel löschte Daisys Nachrichten. Sie ging entschlossen zu Werk, drei kurze Klicks.

Am Donnerstag traten die Kopfschmerzen zum ersten Mal auf. Daniel merkte es direkt beim Aufstehen, ein dumpfes Pochen hinter dem linken Auge; verkehrt gelegen, wird sie vielleicht gedacht haben. Aber als sie erst mal an Allards Schreibtisch saß, hatten die Schmerzen sich bis zur Augenbraue und Schläfe ausgebreitet, ein ziehender Kreis, sein Umriss wie der schwarze Ring, den Fernrohre hinterlassen, wenn Comicfiguren sich einen Streich spielen. Man sah ihn nicht, den Ring, aber Daniel spürte ihn, fast brennend. Das war etwas Neues, diese Empfindung kannte sie noch nicht.

Es war mittlerweile drei Tage her, dass Allards Artikel in der Zeitung erschienen war, und es trudelten immer noch Reaktionen ein – wie grell der Computerbildschirm doch plötzlich war. Und wie winzig und unscharf die Buchstaben auf einmal aussahen, sie griffen nach ihren Beinchen und tanzten spöttisch einen Reigen zum Klingeln des Telefons.

Die Redakteurin einer Nachrichtensendung, sie wollte wissen, ob Allard sich am Abend für seinen Artikel in einem Gespräch mit Verharen erklären wolle; sie hätten den Text in der Redaktion äußerst interessiert gelesen und wüssten natürlich gerne, wie er zustande gekommen sei, vielleicht könnten sie darüber reden, vielleicht wenigstens ganz kurz?

Daniel machte etwas, das sie noch nie zuvor getan hatte: Sie rief Allard bei der Arbeit, seiner eigentlichen Arbeit im Krankenhaus, an. Sie erzählte von der Nachrichtensendung, kniff sich mit Daumen und Zeigefinger in den Nasenrücken und hoffte, dadurch den Druck hinter ihrem Auge etwas zu lindern, aber es half nicht, ihre Stirn fühlte sich nur noch härter an. »Ich weiß nicht so genau«, erklang Allards Stimme aus dem Hörer. »Ich weiß nicht, ob man das Thema ernsthaft besprechen kann, wenn Verharen auch dabei ist. Was meinst du?«

»Ich würde auf jeden Fall kurz mit ihr telefonieren«, hörte Daniel sich selbst sagen. »Das Fernsehen hat natürlich eine größere Reichweite als die Zeitung.«

Sie entschied sich dafür, das Salamibrötchen draußen zu essen. Es war gerade erst Februar, eigentlich zu kalt, um bewegungslos an der frischen Luft zu sein, aber in Allards Zimmer hatte sie das Gefühl, den Staub riechen zu können, die Partikel piekten in ihrer Nase und schossen ins Gehirn, kleine, scharfkantige Splitter, die sich hinter dem linken Auge sammelten, sie brauchte Sauerstoff, das war alles.

Als sie wieder in die Straße einbog, in der Allard wohnte, war sie komplett durchgefroren. Ihre Arme um den eigenen Körper geschlagen, stapfte sie mit großen Schritten auf das Haus zu, bis sie bemerkte, dass jemand vor der Tür stand.

Eine Frau versuchte, durch die Lamellen hineinzuschauen, und legte die Hand ans Fenster – Daniel stand nur ein paar Meter von ihr entfernt und machte reflexartig einen Schritt zurück, als hätte sie es mit einem Wisent zu tun, einem Tier, dem man nicht den Rücken zuwenden darf, weil es einen sonst mit den Hörnern aufspießt.

Die Frau, die gerade an der Haustür klingelte, war Milayla Verharen.

Ja, sie war es wirklich, eine kleine Frau mit schwarz gefärbten Haaren und buntem Schal, sie musste ihre Praxis geschlossen haben, um hierherzukommen, und Daniel machte noch zwei, drei langsame Schritte rückwärts, bevor sie sich umdrehte, um so leise wie möglich aus der Seitenstraße zu schleichen. Das Adrenalin dämpfte ihre Kopfschmerzen, bis sie um die Ecke gegangen war.

Sie ging die Gracht entlang, weg von Allards Haus, und schon fühlte es sich wieder so an, als würden vorne und hinten Drähte aus ihren Augäpfeln ragen. Kleine Männchen lieferten sich einen Wettbewerb im Tauziehen mit ihrem Augapfel, mal zogen sie ihn in die Augenhöhle, dann wiederum versuchten die Gegner, ihn aus dem Kopf zu zerren, aber Daniel ging weiter.

Erst eine Dreiviertelstunde später kehrte sie zu Allards Haus zurück. Ihre Finger waren so kalt, dass sie den Schlüssel kaum ins Schloss bekam. Auf der Fußmatte lag ein Briefumschlag mit ihrem Namen. Daniel las Milaylas wütenden Brief nur flüchtig, bevor sie ihn in ihre Jackentasche stopfte.

Drinnen stellte sie sich vor die Heizung in der Küche. Es half nicht, Rücken und Oberschenkel blieben kalt, und Daniel ging in Allards Schlafzimmer. Wenn sie die Tagesdecke so liegen ließ, sich einfach nur auf die Decken legte statt darunter, den Kopf neben das Kissen und nicht darauf, dann würde Allard vielleicht nicht einmal merken, dass sie hier gelegen hatte. Sie musste sich nur einen Wecker stellen, sagte sie sich, bevor sie ihren Kopf neben das Kissen legte. Und kurz bevor sie einschlief, dachte sie an Milayla, wie die vorhin ihre Hand ans Fenster gelegt hatte. Sie stellte sich vor, dass sie immer noch dort stand, und plötzlich lag sie wieder auf der Liege: *Glaubst du, dass es irgendwann weggeht?*

Am Freitag wurde Daniel vom Telefon aus dem Bett geklingelt: »Du hast heute frei«, schallte es aus dem Hörer. Es gehe ihm nicht gut, sagte Allard. Er gehe heute nicht zur Arbeit, also könne Daniel zu Hause bleiben.

Nie zuvor hatte Allard eine Krankenhausschicht abgesagt. Jedenfalls nicht, seit Daniel ihn kannte, sogar Grippe konnte ihn nicht aufhalten; als Jari sie beide angesteckt hatte, war er einfach zum Krankenhaus geradelt, und da diese Art von Arbeitsethos ansteckend wirkt, hatte auch Daniel an jenem Tag zitternd an Allards Schreibtisch gesessen. Und jetzt behauptete er, es gehe ihm nicht gut. Daniel bezweifelte nicht, dass das stimmte, aber krank war Allard mit Sicherheit nicht – allerdings kam es ihr nicht ungelegen, dass sie heute im Bett bleiben konnte. Sie hatte kaum geschlafen, die Schmerzen hinter ihrem linken Augapfel hatten nicht nachgelassen, und sie blickte sich in ihrem Zimmer um. Was für ein Chaos. Die Obstkiste, in der sie dreckiges Geschirr sammelte, stand neben der Tür auf dem Boden, die trüben Gläser, die noch auf dem Tisch standen, hatten nicht mehr hineingepasst, waren immer wieder von den schmutzigen Tellern gerollt. Auf jedem Stuhl lagen Kleidungsstücke, Jeans, Hemden, als hätten die Teilnehmer bei der *Reise nach Jerusalem* sich nach der letzten Runde plötzlich aufgelöst, puff, nur eine weiße Wolke und ein paar Kleider zurücklassend – sie war zu müde, etwas daran zu ändern. Es war noch nicht mal acht Uhr und sie hatte einen freien Tag, oder etwa nicht? Vielleicht könnte sie noch etwas Schlaf nachholen, aber sobald sie wieder im Bett lag, geschah das, was sie schon in der letzten Nacht wach gehalten hatte: In ihrem Kopf fing die Sendung von gestern Abend wieder von vorne an, und um den Bildern der Nachrichtensendung etwas entgegenzusetzen, versuchte sie auch jetzt wieder, Gründe dafür zu finden, warum das alles nur halb so wild war, warum das Gespräch zwischen Allard und Milayla nicht völlig desaströs verlaufen war, und Daniel kramte in ihrem Gedächtnis nach wichtigen Momenten, kleinen, aber ausschlaggebenden Dingen, die Allard gesagt oder getan hatte und die vielleicht dazu beigetragen hatten, dass die Zuschauer ihn am Ende als sympathischere Partei ansehen konnten – oder wenigstens als die vertrauenswürdigere.

Milayla hatte eine schicke Bluse getragen. Aber es war eine lila Bluse, und somit war ihre Ausstrahlung bestimmt weniger professionell als die von Allard, der, dem Anlass angemessen, einen grauen Anzug trug. Und zwischendurch hatte Milayla einfach richtig aufbrausend geklungen. Alle Zuschauer konnten sehen, wie sie erbost die Stirn runzelte, während Allard fast das ganze Gespräch über ruhig geblieben war. Na gut, auch er hatte ein paarmal die Stimme erhoben. Aber wenn er das machte, klang es immer noch beherrscht, und somit glaubwürdig: Gegen das Argument, dass Akupunktur in China schon vor Mao an Bedeutung verloren hatte – der Diktator war es gewesen, der die Beliebtheit der Technik wieder angefacht hatte –, hatte Milayla nur wenig vorbringen können, also kam Daniel zu dem Schluss, dass das Gespräch auch gut angekommen sein könnte, ja, wahrscheinlich wäre es sogar richtig gut angekommen, wenn die Moderatorin nicht so parteiisch gewesen wäre. Warum hatte sie zugelassen, dass Milayla lang und breit behauptete, ihre Aussagen seien verdreht wiedergegeben worden? »Inwiefern?«, fragte die Moderatorin immer wieder. »Können Sie das genauer erklären?« Es war von einem »Mitglied des

Klubs« die Rede, das »undercover« gewesen sei, allerdings nannten weder Allard noch Milayla Daniels Namen.

»Darüber müssen wir gar nicht sprechen«, hatte Allard in der Sendung gesagt. »Es geht einzig und allein darum, dass Sie Ihren Kunden etwas vorgaukeln.«

»Meine Patientinnen und Patienten haben sich noch nie beschwert«, antwortete Milayla.

»Leute im Imbiss beschweren sich auch nicht«, konterte Allard. »Und trotzdem wage ich zu behaupten, dass eine Frikandel nicht gesund ist.«

»Aber ich helfe vielen Frauen mit Schmerzen, die –«

»Vielleicht sollten wir alle einfach mal akzeptieren, dass Schmerzen manchmal eben dazugehören!«

»Und?«, hatte Daniel Sjoerd anschließend gefragt.

Sie hatten sich die Sendung von Sjoerds Bett aus zusammen angesehen. »Was meinst du?«, wollte Daniel wissen, und sie sah Sjoerd durchdringend an. »Allards Ausführungen waren nachvollziehbar«, setzte Sjoerd an. »Es ist nur nicht ganz so deutlich, also –«

»Was?«

»Warum ihr, ich meine: warum Allard, warum er die Aufnahme nicht herausrückt, wenn er Milaylas Aussagen tatsächlich nicht verdreht hat.«

»Aber darum geht es doch gar nicht!« – Daniels heftiger Tonfall erschreckte Sjoerd. »Darum geht es bei der Diskussion doch gar nicht, richtig?«

»Nein, nein«, hatte er schnell geantwortet, und danach hatten die beiden sich schweigend einen Werbespot für französischen Streichkäse angesehen.

Am Samstag verließ Daniel ihr Zimmer nur, um zur Toilette zu gehen. Sie hatte schon wieder schlecht geschlafen, vielleicht, weil sie tagsüber zu lange im Bett gelegen hatte – *ihr Rhythmus war durcheinander*. So wie ihr Rhythmus schon einmal durcheinander gewesen war.

Es war inzwischen fünf Jahre her, dass sie mit schwerem Kopf in dem Zimmer am anderen Ende der Stadt im Dunkeln gelegen und ihr Bett fast gar nicht mehr verlassen hatte, so war es diesmal nicht, das war Daniel klar. Ihre aktuelle Situation war nicht mit der von vor ein paar Jahren zu vergleichen. Aber allein die Erinnerung an damals wirkte lähmend – denn dieses Bett war genau das Bett, das Bett von Barbara, das Bett, in dem sie damals glaubte, das sei es vielleicht gewesen, mit allem, was sie vorher gekannt hatte, weil es das gewesen sein musste, jedenfalls, wenn sie hier in zwei, drei, ach was, vier Wochen immer noch liegen würde. Denn so hatte alles keinen Sinn mehr, so wollte sie keiner mehr haben.

»Hey, Daan«, flüsterte am Sonntagabend jemand.

Als Daniel sich auf die Seite gedreht hatte, um nachzuschauen, wer da neben ihrem Bett stand, dachte sie kurz, sie würde erneut den Verstand verlieren.

Sie konnte sich nicht daran erinnern, wann sie Lucille zuletzt gesehen hatte. Zweimal hatte sie Weihnachten bei ihr gefeiert, als Sjoerd und sie noch im Dunker arbeiteten. Damals waren sie auch zusammen auf der Feier zu Lucilles fünfundfünfzigstem Geburtstag gewesen, Daniel hatte einen Apfelkuchen mitgebracht, von Kanos ließ sie lieber die Finger. Außerdem sah sie Lucilles Namen jeden Monat auf ihrem Kontoauszug stehen, auf dem Dauerauftrag für die Miete, aber dabei wirkte es so, als gehörte der Name zu einer anderen Person: »L. R. O'Connor«, zu einem kleinen Typ mit breiten Hosenträgern, der gerne mit seinem Mercedes angab, nicht zu der Frau, die ihren Tisch zu Weihnachten mit Stechpalmenblättern schmückte, die sie selbst im Park abschnitt. Aber diese Frau – die Frau, deren Lippen sich schon nach einem Glas Wein lila färbten und die an ihrem Geburtstag wegen der Stuhlanordnung, Salzstangen und Servietten so nervös war, dass sie dagegen antrinken musste –, auch die Frau war wieder eine andere Person als die Frau, die Daniel beigebracht hatte, das Gleichgewicht zu halten, indem man eben nicht auf den Boden schaute. Denn sie, die letzte Version dieser Frau, war diejenige, die ihr womöglich das Leben gerettet hatte. »Was machst du hier?«, fragte Daniel die plötzliche Erscheinung an ihrem Bett.

»Ich besuche Sjoerd«, antwortete Lucille. »Wie geht es dir, Liebling? Ich habe gehört, du fühlst dich nicht so gut?«

Während Lucille einen Stuhl freiräumte, schlug Daniel die Decke zurück. Sie setzte sich auf, lehnte den Rücken gegen die Wand, schlang die Arme um die Beine – zum Glück hatte sie mit Jogginghose im Bett gelegen.

»Ich habe auf einmal so schlimme Kopfschmerzen. Schon seit drei Tagen, ich kann kaum schlafen.«

Lucille nickte verständnisvoll, schob gleichzeitig ihren Stuhl etwas näher ans Bett: »Wo befinden sich die Schmerzen genau?«

Daniel zeigte auf ihr linkes Auge. »Hinter meiner Augenhöhle, ungefähr da.«

»Klingt nach Migräne«, sagte Lucille. »Isst du genug, trinkst du in letzter Zeit viel Kaffee? Oder bekommst du vielleicht bald deine Tage?«

»Nicht dass ich wüsste«, murmelte Daniel, und sie klang etwas mürrisch, schielte wie eine Teenagerin, die gerade Hausarrest bekommen hatte, über ihre Arme hinweg zu den nackten Zehen.

»Gibt es vielleicht etwas, das dir Sorgen bereitet?«

Daniel blickte auf. Lucille trug ein Wickelkleid, das sie noch nie an ihr gesehen hatte, vielleicht ein Sonntagsoutfit. Außerdem musste sie im Solarium gewesen sein, oder sie hatte gerade Urlaub in einem warmen Land gemacht: Lucilles Dekolleté wirkte braun, auf eine glühende Art und Weise, als hätte sie einen Sonnenbrand gehabt, und das hier war die neue, glänzende Haut, die unter den alten Zellen zum Vorschein gekommen war. Die Haut über ihren Brüsten war sowieso etwas glatter, als man das in ihrem Alter erwarten würde, Daniel bemerkte nur ein paar kleine Pigmentflecken, die auch als Sommersprossen durchgehen konnten. Und Lucille trug Lippenstift. Sie musste ihn kurz zuvor aufgetragen haben, die dunkelrote Schicht zeigte noch keine helleren Stellen, hatte bisher auf nichts abgefärbt. Vielleicht hatte Lucille ihn vorhin nachgezogen, dachte Daniel für den

Bruchteil einer Sekunde, bevor sie vergeblich bei ihr geklopft hatte, und kurz wich Daniels Müdigkeit einem glühenden Verlangen. Dem Verlangen, Lucille in den glänzenden Hals zu beißen.

»Ich habe deinen Chef am Freitag im Fernsehen gesehen«, sagte Lucille, und Daniels Gesicht verfinsterte sich.

»Er ist nicht mein Chef, wir arbeiten zusammen.«

»Aber ist es vielleicht das, was dir gerade Sorgen bereitet?«

»Was?«

»Dass der Mann der Frau die Worte im Mund verdreht hat.«

Daniel runzelte die Stirn. »Und was ist dann mit Milayla?« – Sie versuchte, ihre Stimme zu kontrollieren. »Die war ja wohl nicht besonders überzeugend, oder?«

»Ich halte selbst nicht so viel von Akupunktur«, antwortete Lucille ruhig. »Was das angeht, also nicht.«

»Ach komm schon, die Tante ist zwischendurch doch fast hysterisch geworden!«

»Sie war giftig, ja, aber das kann ich gut nachvollziehen. Dieser Allard ist ein Arschloch.«

Daniel starrte Lucilles Wickelkleid an. Ein Blumenmuster, eine himmlische Wiese mit Gänseblümchen. »Er ist kein Arschloch«, sagte sie leise. »Er ist total nett.«

»Nett?«, Lucille entglitt ein spöttisches Lachen. »So kommt er nicht gerade rüber. Er hat diese Frau in eine Falle gelockt, Aufnahmen gemacht, um sie bloßzustellen, ihre Aussagen verdreht, um ihrer Reputation zu schaden. So was würde ich nicht gerade als nett bezeichnen.«

Kurz wusste Daniel nicht, was sie sagen sollte. Lucille wusste offenbar nicht, dass sie die Aufnahmen gemacht hatte, dass sie es im Grunde gewesen war, die Milayla in die Falle gelockt hatte, und dann, sie konnte nicht anders, dachte sie an den Brief, den Milayla ihr geschrieben hatte. Sie hatte niemandem davon erzählt und gehofft, sie würde ihn einfach vergessen, aber jetzt sah sie die wenigen Sätze wieder vor sich, in fein säuberlicher Handschrift: *wenn es keine Richtigstellung … nur Du kannst das richtigstellen, Daniel … genötigt, meine*

Anwältin … – und da war er, der Zweifel, das Unbehagen, das sie schon die ganze Woche wegzusperren versucht hatte, vielleicht schon seit Dienstagmorgen, als sie die ersten Drohmails geöffnet hatte, rüttelte es an den Gitterstäben. Quengelnd und wimmernd schlug es mit Kochlöffeln gegen die Stäbe (gegen ihre Schläfen, gegen ihre Augenhöhlen), und Lucille sah sie unterdessen fragend an, in ihrem Blümchenkleid, mit dem strahlenden Hals und dem roten Lippenstift.

»Ich …«, setzte Daniel an. »Ich habe, wie sagt man das …« – aber nein, sie überlegte es sich anders. »Allard wollte jemanden an den Pranger stellen.«

»Oh ja«, seufzte Lucille. »Ich habe auch seinen Artikel gelesen. Schon dieser anmaßende Ton, und im Fernsehen war er genauso schrecklich, wie er die arme Frau immer wieder unterbrochen hat!« Lucille klang jetzt streng, strenger, als sie je zuvor geklungen hatte: »Dieser Mann ist ein Scheusal, meine Liebe.«

»Wirklich?«, fragte Daniel leise. »Glaubst du das?«

Wahrscheinlich hatte Lucille, ohne zu zögern, geantwortet, ja fast achtlos. Und ich vermute, dass sie vielleicht etwas anderes gesagt hätte, wenn sie gewusst, ja auch nur ansatzweise geahnt hätte, wie viel Wert Daniel nach all den Jahren immer noch auf ihr Urteil legte. »Um ehrlich zu sein«, sagte Lucille, »verstehe ich nicht so richtig, warum du dich mit diesem Mann abgibst.«

Als Daniel am Nachmittag wieder unter der Decke lag, hoffte sie, dass Allard ihr vergeben würde. Wenn nicht sofort, dann wenigstens später, eines Tages.

Das musste er einfach, denn der Gedanke, dass ihr Vorhaben das Bild, das er von ihr hatte, negativ beeinflussen konnte – die Bewunderung für ihr Durchhaltevermögen, ihre Intelligenz und ihre Unermüdlichkeit; das blinde Vertrauen, von dem sie nicht wusste, womit sie das bloß verdient hatte –, der Gedanke, dass Allard das alles nicht mehr glauben würde, sorgte dafür, dass sie den Kopf in das schweißdurchtränkte Kissen drücken wollte, mit dem Gesicht nach unten, mit voller Kraft, bis sie sich selbst nicht mehr riechen würde.

8

Sie werden Allard vermutlich angerufen haben, um ihn über die Richtigstellung zu informieren. Sie hätten eine Tonaufnahme in ihrem Besitz, werden sie gesagt haben – eine Kopie der Aufnahme, die zeigte, dass die Einsprüche von Frau Verharen begründet wären. Na ja, jedenfalls mehr oder weniger, denn man hörte tatsächlich auch, wie die gute Frau ein paar sehr merkwürdige Dinge von sich gebe – unter uns gesagt, murmelten sie, fänden sie sie ja auch etwas seltsam, aber sie kämen nicht umhin, ein paar Punkte zu berichtigen, vor allem nicht nach den ganzen Briefen, die sie erreicht hätten. Nach der Fernsehsendung seien es nur noch mehr geworden.

»Möchten Sie selbst noch etwas anmerken?« – werden sie gefragt haben. »Möchten Sie noch etwas ergänzen oder eine Antwort formulieren? Könnte es eventuell sein, dass Sie selbst hinters Licht geführt wurden, zum Beispiel von Ihrer Kollegin, der Frau, die wir auf den Aufnahmen hören?«

»Nein«, muss Allard geantwortet haben. »Nein, wirklich nicht.«

Zu dem Zeitpunkt hatte er Daniel schon seit ein paar Tagen nicht mehr gesehen. Am Montag zuvor hatte sie noch angerufen, um sich krankzumelden: »Grippe«, hatte sie gesagt. »Vielleicht habe ich mich bei dir angesteckt« – Letzteres hatte er etwas eigenartig gefunden. Daniel hatte doch wissen müssen, dass er nicht wirklich krank gewesen war, sie hatte ja wohl verstanden, was er mit der Aussage, es gehe ihm nicht so gut, gemeint hatte – so war ihr Verhältnis, ein paar Worte reichten, wer hatte jetzt also wen missverstanden?

Das unbestimmte Gefühl, das Daniels Abwesenheit in ihm hervorrief, wurde am nächsten Tag von einer anderen Emotion eingeholt: Als Allard wieder in ein leeres Haus kam und feststellte, dass Daniel abermals nicht da gewesen war (ihr Teeglas stand nicht im Geschirrkorb), rief er sie beunruhigt an, um zu fragen, wie es ihr ging.

»Immer noch ganz schön erkältet«, sagte sie – wie wortkarg sie auf einmal war. Allard schloss daraus, dass sie wohl ziemlich krank sein musste. Denn wie er Daniel kannte, bedeutete »erkältet«, dass sie hohes Fieber hatte, dieser harte Knochen, sie hatte sich noch nie über eine Krankheit oder Schmerzen beschwert – ach, gäbe es doch nur mehr wie sie, das hatte er im letzten Jahr immer wieder gedacht. Zum Beispiel, wenn wieder eine Frau vor ihm saß, die über Unterleibsschmerzen und Müdigkeit klagte, obwohl ihre Blutwerte in Ordnung waren, eine Ultraschallaufnahme keine Besonderheiten zeigte; meistens waren es gerade die Akademikerinnen, die sich nicht mit ihren Beschwerden abfinden konnten, nicht akzeptieren wollten, dass sich das alles möglicherweise vor allem in ihrem Kopf abspielte. Aber Daniel hatte wirklich gelitten. Daniel hatte Stifte im Körper. Und wenn sie es konnte – loslassen, weitermachen –, warum, oh, warum nur konnten die Erbsenprinzessinnen das dann nicht?

Eigentlich müsste er ihr etwas schicken, wo sie doch jetzt richtig krank war, hatte Allard gedacht. Blumen, einen Obstkorb – letzten Endes kaufte er teure Schokolade, doch als er das Geschenk aus seiner Einkaufstasche holte, zweifelte er plötzlich. Mochte Daniel überhaupt Schokolade? Und schenkte man so was nicht eher älteren Damen? Er wusste es nicht, er war auch immer noch so erschöpft und niedergeschlagen, weil er niemandem erzählen konnte, wie sein Tag gewesen war – kurz überlegte er, Jari anzurufen (einfach eine Stimme hören, schließlich hatten sie acht Jahre lang zusammengearbeitet), aber er beherrschte sich – er hatte seinen Kompagnon nicht mehr gesprochen, seit der nach dieser albernen Verbeugung das Zimmer verlassen hatte.

Auch am nächsten Tag war Daniel nicht da und ging auch nicht ans Telefon. Da Allard inzwischen mit der Zeitung gesprochen hatte, verstand er, warum (aber auch nicht so richtig, nein, er würde es nie ganz verstehen). In seinem Behandlungszimmer im Krankenhaus starrte er ins Leere, sah Daniel vor sich, wie sie in den vergangenen beiden Tagen irgendwann in seinem Haus gewesen sein musste. Vielleicht hatte sie die Turnschuhe ausgezogen, um keine Spuren zu hinterlassen, vorsichtig hatte sie die Schublade geöffnet, sich Mühe gegeben, nichts zu verschieben.

An jenem Mittag radelte Allard etwas früher als sonst nach Hause. Dort angekommen, schenkte er sich ein Glas Rotwein ein, und von einem seiner Sessel aus blickte er auf seinen eigenen, leeren Schreibtisch, der Stuhl war immer noch nach Daniels spezifischen Bedürfnissen eingestellt, die Sitzfläche etwas höher, als er es mochte. Er beschloss, es so zu lassen. Er spürte, dass er sich in der nächsten Zeit nicht an seinen Schreibtisch setzen würde, und er brach einen Schokoladenriegel durch, dort, in seinem Arbeitszimmer, und starrte auf die Rückseite seines Monitors.

9

Nach der Richtigstellung blieb Daniel eine ganze Weile zu Hause, was aber nicht bedeutete, dass sie nichts tat. Sie sortierte den Inhalt der Küchenschränke neu, entfernte die Obststicker von den Küchenschränken, putzte den Kühlschrank. Tätigkeiten, aus denen sie sich sonst wenig machte, aber denen sie sich jetzt voll und ganz hingab. Einmal rief sie Sjoerd auf der Arbeit an, um ihn zu fragen, ob er die Gewürzgurken noch behalten wolle. Danach wischte Daniel die Treppe. Sie putzte die Fenster, erst die in ihrem Zimmer, dann auch die von Sjoerd. »Das wäre doch nicht nötig gewesen«, sagte er danach, was er sofort bereute, denn Daniels Blick sagte ihm, dass er gerade eine Bombe unter ihrer Daseinsberechtigung platziert hatte.

Daniel ging das Geld aus. Sie hatte gehofft, dass Allard ihr noch einmal ungefragt einen Lohn überweisen würde, aber das hatte er nicht getan, und ihre Sozialhilfe hatte sie schon angebrochen, um Lebensmittel für den quasi wie neu aussehenden Kühlschrank zu kaufen (sie hatte eine Menge Mayonnaise- und Ketchuptuben wegwerfen müssen). Wenn sie vor sechs Wochen gewusst hätte, dass sie bald kein Einkommen mehr haben würde, hätte sie ihr Fahrrad nicht auf Vordermann bringen oder sich jedenfalls keine neue Kette aufschwatzen lassen, obwohl eigentlich nur das Vorderlicht repariert werden musste. Bald war die Miete fällig. Das ging gerade noch, aber danach bliebe ihr für den Rest des Monats nichts mehr.

Daniel schämte sich immer noch dafür, wie Lucille sie vor ein paar Wochen im Bett angetroffen hatte. Nörgelnd, wichtigtuerisch, und warum hatte sie sich nichts Ordentliches angezogen, als Lucille da war? Nur ein einziges Mal, übte sie jetzt vor dem Spiegel. Es war kein Geschenk und bestimmt keine Spende, Lucille sollte es als Darlehen sehen, nur für den nächsten Monat. Wenn sie diesen Monat vorübergehend auslassen dürfte, könnte sie ihre Sozialhilfe zur Seite legen und hätte dann wieder einen Puffer, dann würde es wieder gehen; sie würde es zurückbezahlen, sobald sie eine neue Arbeit hatte – ach, Lucille würde es bestimmt verstehen. Aber sie hasste es, sie um einen Gefallen bitten zu müssen, und sie probierte ein T-Shirt nach dem anderen vor dem Spiegel an, aber die sahen plötzlich alle ganz grässlich aus.

Lucille hatte Schokoeier geholt. Und Tee aufgesetzt, den teuren mit Beuteln, die wie Puppenkissen aussahen. Sie sollte direkt fragen, beschloss Daniel. Nicht erst zwei Schokoeier essen und dann um einen Gefallen bitten. »Wie du weißt, habe ich gerade keine Arbeit«, fing sie an. »Aber wenn ich mir eine Monatsmiete leihen könnte, dann würde ich das hinbekommen, dann würde es klappen.«

»Kein Problem«, antwortete Lucille sofort, und Daniel blickte zu dem Schälchen mit den Schokoeiern, sah, wie das durch das Fenster fallende Licht die grelle Folie zum Glänzen brachte; sie wusste nicht, was sie sagen sollte. Sie hatte gerade ein großes Geschenk bekommen – warum fühlte es sich dann so an, als hätte sie etwas verloren?

Von Gefühlen vereinnahmt, die zwischen Demut und Selbstmitleid schwankten, bemerkte Daniel nicht, dass auch Lucille nervös war. »Es ist gut, dass du da bist«, sagte sie, »ich wollte nämlich auch noch etwas anderes mit dir besprechen, etwas Wichtiges, über die Zukunft.«

Lucilles Besuch bei Sjoerd letzten Monat, als sie plötzlich unangekündigt in Daniels Zimmer gestanden hatte, erst jetzt auf dem Heimweg begriff Daniel, was damals wirklich los gewesen war. Lucille war nicht einfach so vorbeigekommen, sie musste ihrem Sohn etwas mitteilen, vielleicht hatte sie sogar schon ein paar Sachen vermessen, Fotos gemacht – wer wusste schon, ob nicht sogar ein Makler im Treppenhaus gestanden hatte, als Lucille an ihrem Bett saß? Beim

Gedanken an den Makler, einem Typ mit Stiftkappe zwischen den Lippen, während er für Lucille einen Betrag mit lauter Nullen aufschrieb, trat Daniel noch stärker in die Pedale.

Ihr Nachbar würde umziehen, hatte Lucille – nein, ihre Vermieterin – ihr bei ein paar Schokoeiern erklärt. Dadurch wurden ihr ganz neue Möglichkeiten eröffnet; sie hatte sehr lange darüber nachgedacht, das sollte Daniel wissen, ständig mit dem Eigentümer gesprochen, und letzten Endes wollte der nun doch verkaufen, alles, also auch die Praxisräume, und wie schön wäre es bloß, wenn sie dafür keine Miete mehr bezahlen müsste, wenn die einfach ihr gehören würden, dann könnte sie sogar alles renovieren. Außerdem würde der Kauf endlich der Tatsache ein Ende bereiten, dass sie eine Wohnung mietete, die eigentlich für Menschen mit weniger Geld vorgesehen war. Das hatte ihr nie gefallen, und, ja klar, sie hatte es immer als Übergangslösung betrachtet, sobald ihr Sohn erwachsen wäre, würde sie die alte Wohnung verkaufen, und, na ja: Das war er jetzt. Sjoerd war erwachsen.

Es war wirklich nicht einfach, diese Entscheidung zu treffen, sagt Sjoerd auch jetzt noch. Es sei vielleicht eines der schwierigsten Dinge gewesen, die er einer anderen Person jemals habe mitteilen müssen (na ja, damals jedenfalls, später hatte er auch Leute entlassen müssen, und das war noch etwas schlimmer). Aber als Daniel ihn fragte, ob sie vielleicht zusammen nach einer neuen Wohnung suchen sollten, blieb ihm nichts anderes übrig, als zuzugeben, dass er lieber allein wohnen wollte. Jedenfalls, bis Gregory bei ihm einziehen würde, sie schmiedeten Pläne, vorsichtig zwar, aber es gab da eine Wohnung in Amersfoort. Das war alles noch nicht in trockenen Tüchern, aber falls er die bekäme und wenn es zwischen ihnen weiter gut liefe, dann könnten sie vielleicht in einem halben Jahr –

»Du hast es die ganze Zeit über gewusst!«, sagte Daniel. »Du wusstest, dass wir hier rausmüssen, warum hast du nichts gesagt?«

»Das war alles noch nicht sicher«, antwortete Sjoerd mit einer Vehemenz, die verriet, dass er mit dieser Frage gerechnet hatte. »Der

Vermieter meiner Mutter hat sie lange zappeln lassen. Und ich finde, dass es ihre Aufgabe war, es dir zu sagen.«

»Ich habe die Fenster geputzt, das Treppenhaus gewischt!«

»Ich habe doch gesagt, dass das nicht nötig gewesen wäre?«

»Wie soll ich denn allein eine Wohnung finden? Ich habe kein Geld und keine Arbeit mehr, keine Einkünfte – ihr habt mir auch noch beide gesagt, dass ich besser nicht mehr für Allard arbeiten soll!«

»Geht's noch?« Sjoerd reckte seine Hände gen Zimmerdecke. »Du hast mich gefragt, was ich von ihm halte. Und du hast gesagt, dass ich ehrlich sein soll!«

»Aber was ist das denn für ein Ratschlag für jemanden, der nirgendwohin kann?«

»Es war das einzig Richtige, bei dem Arschloch zu kündigen.«

»Verdammt noch mal, als ob sich jeder die richtige Entscheidung leisten kann! Das ist wieder typisch, dass du so denkst, typisch für dich und deine Mama.«

Sjoerd hatte Daniel über Lucille noch nie »deine Mama« sagen hören. Sie spuckte die Wörter mit einer Geringschätzung aus, die alles Mögliche unterstellte, Vorwürfe, die er kannte, schon von seinen Kommilitonen gehört hatte, und von Raffa, und sogar von Gregory, wenn der ihn neckend darauf hinwies, dass er sein Studium selbst hatte bezahlen müssen. Bei Gregory war das okay, aber nicht bei Daniel, nicht in dieser Form. Nicht nach allem, was seine Mutter für sie getan hatte.

»Ey«, sagte Sjoerd. »So redest du nicht über meine Mutter.«

Mehrmals bot Sjoerd an, bei der Wohnungssuche zu helfen. Er selbst würde wirklich nach Amersfoort gehen, und er kannte da mittlerweile einige Leute, aber auch hier, und die kannten auch wieder Leute, und seine Mutter ... – Daniel beharrte darauf, dass es nicht nötig wäre. Sie habe sich für eine Sozialwohnung auf die Liste setzen lassen. Und bestimmt würde ihr bald etwas zugewiesen.

Sjoerd sollte als Erster umziehen.

»Im Kühlschrank sind noch ein paar Flaschen Bier und andere Sachen«, sagte er beim Packen. »Käse und Camembert, noch nicht angebrochen, kannst du gerne alles haben. Oder soll ich das wegwerfen, damit du nicht darauf sitzenbleibst? Das ist vielleicht besser, oder? Was meinst du?«

»Tu, was du nicht lassen kannst«, sagte Daniel nur.

DIE COUSINE

1

1998, ein Herbstabend: Letzte Woche bin ich sechzehn geworden. Mein Bruder sitzt in unserem Zimmer und kifft, und ich sitze mit meiner Mutter am Küchentisch. Meine Mutter hat Schmerzen, aber das sagt sie nicht, stattdessen schnauzt sie mich an, als ich frage: »Was soll ich damit?«

»Schluss jetzt, Jodie«, sagt sie verärgert. »Darum geht es doch gar nicht!«

Die Frage war auch nicht besonders nett von mir. Meine Mutter hat mir gerade ein Geschenk gegeben, ein Gebetbuch, das sie irgendwann von ihrem Vater bekommen hat. Sie wollte es mir eigentlich zum Geburtstag schenken, aber hatte es vergessen.

War ja klar, denke ich, denn ich bin sechzehn. Natürlich hatte sie es vergessen. An dem Tag kam der Kuchen aus dem Supermarkt, nicht vom Bäcker, wie sonst an Geburtstagen: »Sorry«, sagte meine Mutter. »Ich habe heute Nacht so schlecht geschlafen«, aber damit bestätigte sie nur, was ich schon vermutet hatte, nämlich, dass sie von meinem Geburtstag überrascht wurde, als sie sah, dass mein Bruder die Rosette an meinen Küchenstuhl geklebt hatte (die Rosette: eine Blüte aus glänzenden blauen Bändern, die wir als Kinder irgendwann einmal auf der Kirmes gewonnen hatten, wir wissen nicht einmal mehr, wer die Dosen umgeworfen hatte, aber wenn einer von uns Geburtstag hat, kleben wir sie für den anderen an den Stuhl. Da mein Bruder und ich in der Pubertät waren, vergingen manchmal Tage, ohne dass wir wirklich miteinander sprachen, aber die Rosette gehörte dazu, ohne Rosette kein Geburtstag).

»Was soll ich mit einem Gebetbuch, wenn wir nie beten?«, sage ich, und es klingt, als würde ich meiner Mutter übelnehmen, dass sie vom Glauben abgefallen ist, noch bevor sie uns bekommen hat, dass bei uns zu Hause nie über die Ausgießung des Heiligen Geistes gesprochen wurde, aber darum geht es natürlich nicht. Ich kann einfach nicht anders, es ist, als ob ich in einem bestimmten Gang feststecke, weil der Schalthebel klemmt, ich kann nur noch provozieren, vielleicht weil ich hoffe, dass meine Mutter zurückkeift: *Zeig ein bisschen Respekt! Geh dir den Mund mit Seife auswaschen, also wirklich!* – So etwas hätte sie früher gesagt. Aber seit ein paar Jahren verschlechtert sich ihr Zustand. Stück für Stück geht es bergab, und auch jetzt sehe ich es geschehen, genau das, wovor ich mich fürchte. Ich sehe es in ihrem Gesicht, das langsam seine Konturen verliert: Ihr Kinn verschwindet im Hals, wie bei einer Schildkröte, die den Kopf einzieht, ihre Augen werden kleiner, werden von den weichen Augenringen verschluckt: »Wieso hast du *vergessen*, es mir zu geben!«, versuche ich es noch mal, aber es hat keinen Zweck, es ist zu spät.

»Ich bin für so was zu müde«, sagt meine Mutter. Und sofort entschuldige ich mich, denn ich weiß, dass es das für heute Abend war. Meine Mutter wird sich in ihr Zimmer zurückziehen, ich schaue vom Küchentisch aus zu, wie sie ihre Wärmflasche mit heißem Wasser füllt.

Als ich höre, dass die Schlafzimmertür zugeht, stehe ich auf. In unserem Zimmer liegt mein Bruder auf seinem Bett. »Mama hat wieder Schmerzen«, sage ich, und er sieht mich mit wässrigen Augen an, sein Blick so verzweifelt, dass ich mich fast für ihn schäme; mein Bruder versteht nicht, was ich will, was ich brauche, als wäre ich so einfältig gewesen, ein Kleinkind zu einer Partie Rummikub herauszufordern.

»Hat sie doch immer?«, murmelt er.

Seit ich selbst zum ersten Mal meine Tage hatte, verstehe ich nicht so richtig, worüber meine Mutter sich beschwert. Ich war spät dran, meine Mutter fand das nicht ungewöhnlich: Das war bei ihr auch so gewesen. Aber ich hatte viel weniger Schmerzen, als ich erwartet hatte; viel weniger Schmerzen, als sie erwartet hatte. Seit ich denken kann, zieht sich meine Mutter ein paar Tage pro Monat in ihr Zimmer zurück, manchmal auch mitten am Tag oder wenn wir noch nichts gegessen haben. An jenen Tagen ist sie gereizt, sie schnauzt uns an, wenn wir darauf hinweisen, dass die Lampe im Flur immer noch nicht funktioniert oder dass wir gestern und vorgestern auch schon Hühnchen mit Soße gegessen haben – wir sind verwöhnt, Schluss jetzt!

In der letzten Zeit scheinen die Tage, an denen meine Mutter Schmerzen hat, zuzunehmen, aber sie schnauzt uns immer seltener an, und das macht mir Sorgen. Ich wünschte, jemand würde mich beruhigen. Jemand würde sagen, dass meine Mutter ganz normal ist, dass sie keinen Tennisball im Bauch hat, wie die Mutter von Trisha, dass sie nicht wie die Mutter von Trisha stirbt. Manchmal bereite ich mich schon darauf vor, dass meine Mutter nicht mehr da sein wird. Kein überflüssiger Luxus, sage ich mir selbst, denn der Moment wird sowieso kommen, mit oder ohne Tennisball, und heute Abend versuche ich, wieder zu fühlen, wie es ohne Mutter wäre. Mit einer Gabel meißle ich eine Ofenfrühlingsrolle aus dem Gefrierfach. Das Eingeben der Zubereitungszeit am Ofendisplay erfüllt mich immer noch mit einem wohltuenden Gefühl der Selbstständigkeit. Ich esse vor dem Fernseher, gerade hat eine Spielshow angefangen, bei der Menschen raten müssen, welcher Sohn zu welchem Vater gehört. Meine Mutter hat bei diesen Sendungen immer mehr Spaß als ich. Manchmal schauen wir sie uns zusammen an, und dann weiß sie nur selten die richtige Antwort, aber muss immer lachen, wenn die Leute im Fernsehen genauso kläglich scheitern. Ich verspüre meist Enttäuschung, wenn ein Kandidat danebenliegt, aber meine Mutter sieht das anders, wenn es nach ihr geht, müssen die Teilnehmer nicht gewinnen, was nicht heißt, dass sie sich über ihre Unwissenheit lustig macht, es wirkt eher so, als würde sie sich ihren Übermut zu Herzen nehmen: *Ich hätte das auch nicht gewusst, höre ich sie jetzt sagen. Aber warum meldet man sich dann überhaupt für so was an?*

Das Schlafzimmer meiner Mutter liegt neben dem Wohnzimmer. Sie und ich werden in diesem Moment nur von einer dünnen Wand getrennt, und ich stelle den Fernseher etwas lauter, damit sie das Publikum lachen hören kann – um sie zu trösten oder zu quälen; wahrscheinlich weiß ich das auch nicht so genau.

Später am Abend gehe ich trotzdem noch in ihr Zimmer. Meine Mutter liegt auf dem Bett, nicht zugedeckt, die Wärmflasche fest gegen den Bauch gedrückt, als handle es sich um eine Kompresse, die verhindern soll, dass Blut aus einer Wunde in ihrem Unterleib spritzt. Ihr Gesicht ist grau, fast blutleer: »Ich brauche gerade Ruhe«, sagt sie, wie fast immer.

Meine Mutter versteht nicht, was sie hat, und weiß nicht, dass sie nicht die Einzige ist. Dass im ganzen Land, sogar in ihrer Stadt, Frauen mit Wärmflasche auf ihren Betten liegen. Das Pochen in ihrem Unterleib schlägt im Takt der geteilten Erfahrung, und obwohl die Frauen, die daran leiden, die Erfahrung einhellig als grauenhaft beschreiben würden – düster, dumpf und ausweglos –, erleben sie die Schmerzen sehr unterschiedlich: Die eine fühlt Messerstiche, die andere ist davon überzeugt, dass ihre Organe fast explodieren, dass sich in der Milz bald Risse bilden werden, oder was sitzt da überhaupt, die Blase, der Darm, dass das, was sich da befindet, bald platzen wird. Sie hat ihre Angelhaken.

Aber meine Mutter weiß nichts von Lotte, die eine Routine entwickelt hat, damit die Intensität der Schmerzen etwas abnimmt: zuerst eine Tasse Brennnesseltee, dann zwei Ibuprofen, Paracetamol erst vor dem Schlafengehen, wenn sie davor zwei Stunden nichts gegessen hat, geht es. Sie weiß nichts von Alicia, die, seit sie weiß, was mit ihrem Körper nicht stimmt, viel mehr Geduld mit ihm hat. Und sie weiß nichts von Marion, die fast genauso alt ist wie sie. Marion wohnt im Süden des Landes, sie werden sich nie im Supermarkt begegnen, aber genau wie meine Mutter hat Marion zwei Kinder, und genau wie bei meiner Mutter wurde ihr deshalb immer wieder gesagt, dass mit ihrer Gebärmutter alles in Ordnung sei. Auch Marion hat einen PET-Scan und eine Ultraschalluntersuchung machen lassen, aber anders als meine Mutter wusste Marion, wonach sie suchen mussten, denn Marion weiß von Lotte, kennt die Geschichte von Alicia und hat regelmäßig Kontakt zu Daisy – Daisy Lorée, die in diesem Moment am Computer sitzt.

Daisy kann nicht schlafen. Sie hat die erlaubte Dosis an Schmerzmitteln für den Tag schon eingenommen, aber würde sich ihre Eierstöcke trotzdem am liebsten mit den eigenen Händen aus dem Unterleib reißen und in den Mülleimer werfen wie die vergammelten Hühnchenbrüste, die sie letztens im Gemüsefach gefunden hat. Es sind nicht einmal die Schmerzen, die sie wach halten. Es sind die Zweifel, die Vor- und Nachteile einer großen Operation, die sie zum x-ten Mal abwägt, sie hat schon unzählige Listen gemacht, immer wieder Pros und Kontras, Wünsche und Prioritäten: *An alle, die es gemacht haben*, schreibt sie. *Habt ihr es jemals bereut?*

Eigentlich kennt Daisy die Antwort schon. Sie kennt die meisten Mitglieder des E-Mail-Verteilers mittlerweile ziemlich gut, sie weiß, wer was hat machen lassen, und hat schon zig Mal gelesen, wie das bei wem abgelaufen ist: Sie kennt die Nebenwirkungen, die Unannehmlichkeiten vorzeitiger Wechseljahre, sie weiß Bescheid über die unerfüllten Träume und durchkreuzten Zukunftspläne, aber auch von dem Glück und der Freiheit und der Erleichterung – trotzdem will sie das alles noch einmal hören, das braucht sie heute Abend, weil sie spürt, dass sie diesmal nicht einschlafen wird, bis sie diese verdammte Entscheidung getroffen hat: Es ist ein Spiel, Kopf oder Zahl, das Schicksal muss entscheiden, Bedauern oder kein Bedauern, je nachdem, wer zuerst antwortet.

Keine Sekunde, schreibt Alicia nach ein paar Minuten. *Aber ich glaube, du hast die Entscheidung schon längst getroffen, oder?*

Es trudeln immer mehr Mails ein, auch noch am nächsten Tag. Erfahrungen, wichtige Aspekte und Informationen über die Dauer der Genesung und Namen von Ärztinnen und Ärzten, aber auch Berichte darüber, wie schwierig es ist, und Argumente, warum sich manche niemals dafür entscheiden könnten, denn was, wenn der Wunsch in fünf Jahren doch plötzlich da ist? Daisy liest die Nachrichten schon nicht mehr, sie hat ihre Entscheidung inzwischen tatsächlich getroffen, aber der Nachrichtenstrom reißt nicht ab, die Berichte zerfallen in Wörter und dann in Buchstaben und dann in Bits und in Einsen und Nullen, die durch ein Kabel von der einen in die andere Wohnung geschossen werden, das sich gar nicht so tief unter der Erde befindet, sondern unter Weiden und Autobahnen und Schienen hindurchführt, unter Straßen von Städten und Dorfplätzen, Gedenksteinen und Kirchenböden aus Granit, unter dem Weg vor unserem Wohnhaus, den Gehwegplatten des Bürgersteigs, auf dem meine Mutter am nächsten Tag stöhnend die Einkaufstasche abstellt: Es ist fünf Uhr, und sie würde sich am liebsten wieder hinlegen.

Irgendwas muss passieren, spürt meine Mutter, der Schlüssel im Schloss, die Einkaufstasche wieder in der Hand. Sie muss noch mal zum Arzt, vielleicht zu einem anderen, auch wenn sie die Hoffnung fast aufgegeben hat, dass etwas oder jemand sie jemals erlösen könnte.

Dass tatsächlich Hilfe naht, kann meine Mutter nicht ahnen. Es wird auch noch ein paar Jahre dauern, bis sie sie erreicht, aber sie ist unterwegs, ja: Daniel de Koster ist im Anmarsch.

2

Bitte nicht, dachte Daisy Lorée, als sie Daniel in ihrem Garten stehen sah. Bitte nicht, das kann doch nicht wahr sein. Aber sie war es wirklich, dort, neben dem Rosenstrauch – roch die Frau da gerade etwa an ihren Rosen? Sie würde erst mal nicht hingehen, beschloss sie. Dafür hatte sie noch nicht genug Wein getrunken, außerdem wusste sie nicht, was sie sagen sollte, wie hätte sie auch damit rechnen sollen, dass Daniel de Koster zu ihrer Party kommt.

Mit einem Glas Rosé in der Hand sah Daisy durch das Küchenfenster, wie Daniel sich vom Rosenstrauch zum hinteren Teil des Gartens begab, zum Klapptisch mit den Häppchen und Getränken. Sie hatte sich den Tisch von ihrer Nachbarin geliehen, Daisy hatte oft genug über den Zaun gespäht, um zu wissen, dass Hellen aus der 9a einen hatte. Meistens versuchte sie mit verstohlenen Blicken herauszufinden, ob der lärmende Besuch im Begriff war, aufzubrechen, da jetzt ihr eigener Garten voller Menschen war, schämte sie sich rückblickend etwas für ihr neurotisches Verhalten, denn es war verdammt schwierig, oder besser gesagt, nahezu unmöglich, die eigenen Gäste zu einer Flüsterlautstärke zu bewegen. Außerdem war das Wetter gnadenlos schön, weshalb sich die Feier entgegen ihren Erwartungen vor allem auf der gepflasterten Fläche in ihrem sowieso schon kleinen Garten abspielte. Es war erst kurz nach fünf und vier Gläser waren schon zerbrochen; Benny brachte ihre Kolleginnen und Kollegen so laut zum Lachen, dass ein Dezibelmessgerät ausgeschlagen hätte; immer wenn Alicia jemanden vom E-Mail-Verteiler in den Garten kommen sah, stieß sie mehrere kurze Schreie aus, und vorhin hatten sie alle zusammen kurz für sie gesungen. Was dachten die Nachbarn jetzt wohl, fragte sich Daisy. Die meisten werden sich gewundert haben: eine Feier bei der Frau aus der 5a? Wer hätte gedacht, dass die so was mochte? Wer hätte gedacht, dass die so viele Freunde hatte?

»Nicht vergessen, Spaß zu haben!« – Das war Marion in ihrem orangerosa Kaftan. Genau wie Alicia kannte Daisy Marion von der E-Mail-Liste, aber im Gegensatz zu Alicia war Marion ein ganzes Stück älter als sie; das war erst das zweite Mal, dass sie sich im echten Leben sahen, aber wie sehr sie diese Frau doch schätzte, ja vielleicht sogar liebte, dachte Daisy, während sie zuließ, dass Marion einen Arm um sie legte.

»Ist ganz schön stressig, oder?«, sagte Marion.

War es stressig? Sie hatte sich das selbst noch nicht gefragt, aber hatte das nicht vor allem damit zu tun, dass sie damit beschäftigt gewesen war, darüber nachzudenken, ob sie genug Bier gekauft hatte, ob ihr Cousin jemanden zum Reden hatte, ob die Minipizzen schon in den Ofen mussten und was diese Daniel hier zu suchen hatte – und bedeutete das nicht, dass Marion recht hatte?

»Schon«, sagte sie leicht ironisch und beantwortete Marions Geste, indem sie wiederum ihren Arm um sie legte. Obwohl sie wusste, dass der Körper neben ihr genauso viel, vielleicht sogar mehr gelitten hatte als ihr eigener, fühlte sich der Rücken stark und sicher und ihre Umarmung ganz natürlich an, familiär im buchstäblichen Sinne: ungezwungen und frei wie die Berührung zwischen Partnern, Schwestern, vielleicht sogar Mutter und Kind.

»Daniel ist da«, sagte Daisy.

»Welcher Daniel?«, fragte Marion.

»Daniel de Koster, weißt du noch? Von der Sache mit Milayla letztes Jahr.«

Marion folgte Daisys Blick nach draußen. Daniel stand immer noch am Klapptisch und war damit beschäftigt, Rotwein in einen Plastikbecher zu gießen.

»Was macht sie hier?«, fragte Marion, und zu Daisys Erleichterung klang sie eher überrascht als wütend.

Rachel musste sie reingelassen haben. Rachel, Daisys älteste Freundin. Als sie die anderen Mädels von der weiterführenden Schule an Kinder, Vorstädte und in einem Fall (Michelle mit ihren Ambitionen und ihrem Bedürfnis, herauszustechen) an Jobs im Ausland verloren hatte, war Rachel ihr geblieben. Aber jetzt stand sie quasi allein auf der Feier herum. Denn ihre Englischkollegen hingen aufeinander und freuten sich, sich auch mal außerhalb des Schulgebäudes zu sehen (als würden die vier Wände des Lehrerzimmers auch die Möglichkeiten ihrer Gesprächsthemen begrenzen; noch nie hatte sie Benny so ausführlich über sein Liebesleben reden hören), und auch die Frauen vom E-Mail-Verteiler waren vor allem aufeinander fokussiert (und wer konnte es ihnen verübeln, so oft sahen sie sich nicht!). Sie hatte Rachel eine Weile mit ihrem Cousin reden sehen, danach hatte sich ihre Freundin anscheinend geschlagen gegeben und sich auf praktische Aufgaben gestürzt, sie öffnete die Tür, wenn es klingelte, zeigte den Leuten, wo sie ihre Jacken ablegen konnten, und schenkte ihnen sogar das erste Glas Wein ein. »So entlaste ich dich auch ein bisschen«, hatte sie gesagt. Und Daisy gefiel der Gedanke, dass ihre Gäste schon beim Hereinkommen Zeuge davon wurden, wie aufmerksam Rachel war. Aufmerksam in Bezug auf die Feier, in Bezug auf die Gäste und auf sie, allerdings bedrückte es sie auch, dass sie selbst so wenig Zeit hatte, Rachel zu unterhalten, aber sie musste sich schon um die anderen Einzelgänger kümmern – ihren Cousin, ihre ehemalige Kommilitonin Annie, die kein Niederländisch sprach –, auch wenn sie merkte, dass sie, wenn sie bei ihnen stand und von der Operation erzählte, eigentlich lieber mit anderen reden wollte. Mit Marion, Alicia und den fünf anderen Frauen vom E-Mail-Verteiler, die gekommen waren: die einzigen Personen auf dieser Feier, die wirklich verstanden, warum sie hier waren, auch wenn das nicht der Hauptgrund für die Einladung gewesen war.

»Sie ist noch im Verteiler«, sagte Daisy zu Marion. »Das vermute ich jedenfalls.« Sie blickten immer noch durch das Küchenfenster zu Daniel am Klapptisch: Sie hatte den Becher leer getrunken, schraubte jetzt den Deckel einer Colaflasche auf. »Also hat sie die Einladung auch bekommen, aber es ist schon merkwürdig, dann auch hinzugehen, oder?«

Marion zuckte mit den Schultern: »Vielleicht ist es auch eine Geste?«

»Ja«, sagte Daisy schnell. »Stimmt schon« – und aus Sorge, intolerant zu wirken, schluckte sie mühevoll ihr »aber« herunter.

Doch sie ärgerte sich ziemlich darüber, dass sie nicht besser aufgepasst hatte, als sie die Infos zu ihrer Party mit der ganzen E-Mail-Liste geteilt hatte. In dem Augenblick hatte sie insgeheim gehofft, dass die Kollegen, Familie und Freunde ihre Entscheidung besser verstehen würden, wenn sie sich hier mit den anderen Frauen unterhielten. Frauen, von denen einige es auch hatten machen lassen – aber das war nicht der einzige Grund. Es ging nicht nur darum, dass Familie und Freunde verstanden, warum sie, eine mehr oder weniger fruchtbare Frau, die noch keine Kinder hatte, sich für diesen äußerst einschneidenden, unumkehrbaren Eingriff entschieden hatte, es ging auch darum, dass sie verstehen sollten, was sie durchmachte, wie ihr Alltag von ihren Beschwerden bestimmt wurde, warum sie manchmal nicht zur Geburtstagsfeier von Tante Tine gekommen war oder bei einer viel zu langen Zeugniskonferenz ungeduldig wurde; es ging um den Blick von Benny, als sie in letzter Sekunde sagte, sie könne doch nicht mit nach London auf Klassenfahrt kommen, und wie vorwurfsvoll der Blick eigentlich gewesen war (»das sagst du jetzt?«) – ja, wenn sie ehrlich war, hatte sie vielleicht gehofft, dass die Anwesenheit der anderen Frauen ihre Gäste zum Reflektieren zwingen würde, woraufhin sie sich vielleicht erschreckt hätten: Oha, Daisy ist nicht die Einzige, waren wir vielleicht manchmal zu hart mit unserem Urteil? Doch jetzt mischten sich die verschiedenen Gruppen kaum, und ihr Wunsch erschien ihr plötzlich naiv. Ein kindisches Bedürfnis, das sie am liebsten abschütteln wollte, denn was machte es schon aus, wer was dachte – die Sonne schien, die Leute lachten: Sie hatten für sie gesungen, auch wenn es schon wieder drei Monate her war, dass sie fünfunddreißig geworden war, und es sich eher so anfühlte, als würden sie ihre Wiedergeburt und nicht ihren Geburtstag feiern. »Hoch soll sie leben« war viel passender, als die meisten Gäste erahnten.

»Lass uns einfach kurz Hallo sagen«, sagte Marion und nickte in Daniels Richtung. Sie schoben sich gemeinsam durch die Leute nach draußen, aber unterwegs verlor sie Marion. Sie beschloss, ihre Mission trotzdem zu beenden: »Hallo!«, sagte sie so munter wie möglich.

Daniel de Koster war dünner als bei ihrer letzten Begegnung. Ihre Haare waren länger, hingen schwer an ihren Schläfen herab, sie trug ein schwarzes T-Shirt, das jegliche Farbe aus ihrem Gesicht zu ziehen schien.

»Hey«, antwortete sie, und zu Daisys Überraschung sprach sie sofort die Einladung an: »Ich hatte gesehen, dass du nach deiner Operation doch noch deinen Geburtstag feierst, und da dachte ich …« – sie wusste also doch, dass ihre Anwesenheit nach einer Erklärung verlangte! Daniel wirkte sogar nervöser als bei ihrem vorherigen Treffen, und es kam Daisy jetzt merkwürdig vor, dass Daniel das erste Treffen selbst forciert hatte.

Ich möchte mich bei dir entschuldigen, hatte Daniel vor ungefähr einem Jahr geschrieben. *Ich möchte dir erklären, wie das alles passieren konnte.*

Wir können uns gerne auf einen Kaffee treffen, hatte sie entschlossen geantwortet.

Anschließend war es ihre Idee gewesen, Daniel in die E-Mail-Liste aufzunehmen. »Dann kannst du dich direkt bei allen entschuldigen«, hatte sie gesagt, aber in Wirklichkeit gehofft, dass Daniel die Mails der anderen lesen würde. Dass ihr dann dämmern würde, gegen wen oder was sie eigentlich genau in den Kampf gezogen war. Und dass sie es bereuen würde, noch mehr als sowieso schon. Natürlich hatte sie sie eigentlich nach ein paar Tagen aus der Mitgliederliste entfernen wollen, aber da Daniel selbst nie etwas schrieb, hatte Daisy einfach vergessen, dass sie mitlas.

»Was zu trinken hast du ja schon.« Daniel nickte und hob ihren Plastikbecher, als würde sie auf die Tatsache anstoßen, dass sie die Cola gefunden hatte.

»Schön, dass du da bist«, sagte Daisy. »Wie geht es dir?«

»Ganz gut. Und dir?«

»Ja, alles gut, ich freue mich über das schöne Wetter heute.«

»Verständlich.«

Daisy verstand es nicht. Sie kannten sich nicht, sie hatten keine gemeinsame Vergangenheit, die vorschrieb, dass sie sich fragen mussten, wie es ihnen ging, und dass sie das jetzt trotzdem machten, verwirrte sie nicht nur, sondern ließ sie auch ein bisschen verzweifeln, und deshalb war ihre Erleichterung groß, als Marion sich einschaltete: »Kayla ist gekommen«, rief sie, und Daisy und Daniel drehten sich fast gleichzeitig um – weg vom Klapptisch und voneinander.

Kayla war ein neues Mitglied des E-Mail-Verteilers und war etwas weniger hübsch, als Daisy sie sich aufgrund der Informationen über sie vorgestellt hatte. Als Kayla schrieb, dass sie dreiundzwanzig und Hostess in einem schicken Restaurant war, hatte sie sich eine große, schlanke Frau vorgestellt. Aber Kayla war nicht groß und ganz sicher nicht schlank, und irgendwie fand sie das sofort sympathisch.

»Das hier ist die berühmt-berüchtigte Daisy«, sagte Marion. »Und du bist Daniel, oder?«

Marion schüttelte Daniel die Hand, Kayla machte es ihr nach. »Bist du auch im Verteiler?«, fragte sie.

Daniel nickte – ein bisschen geknickt, glaubte Daisy, aber vielleicht interpretierte sie auch zu viel hinein.

»Ich bin neu«, erklärte Kayla. »Na ja, jedenfalls neu in der niederländischen Liste. Ich habe auch immer noch keine Diagnose, aber ich weiß, wie es läuft, ich war eine Zeit lang im amerikanischen Verteiler. Du auch?«

»Nein«, sagte Daniel. »Ich habe auch keine Endometriose.« Plötzlich klang sie selbstsicher, wie jemand, der glaubt, das Beichten einer Sünde an sich könne sie von der moralischen Buße befreien. »Aber ich habe etwas Dummes gemacht, und dann hat Daisy mich zur Liste hinzugefügt. Ich habe eine Weile mitgelesen und mir dadurch ein besseres Bild von eurer Krankheit machen können.«

Daisy schaute in ihr fast leeres Weinglas. Sie hätte Daniel längst aus dem Verteiler entfernen müssen, nein, sie hätte sie erst gar nicht hinzufügen dürfen. Trotzdem spürte sie, wie in ihrer Brust etwas aufplatzte, sie konnte nichts dagegen tun, aber es war, als würde ihr jemand seine Liebe gestehen, als Daniel verkündete: »Und mittlerweile bereue ich es, ich bereue es noch viel mehr als sowieso schon, und ich fühle mich geehrt, dass ich heute hier sein darf, denn wenn ich es richtig verstanden habe, feiern wir heute viel mehr als nur einen Geburtstag.«

Ein paar Stunden später versuchte Daniel zu Hause, sich die Schuhe auszuziehen. Sie saß auf einem Gartenstuhlkissen auf dem Boden und hatte Musik angemacht. Eigentlich hörte Daniel nur selten Musik. Sie wusste, wie dünn die Wände der Wohnung waren, sie hörte sogar manchmal, wie sich ihre Nachbarin die Zähne putzte (ein energisches, regelmäßiges Ratschen, von dem eine Forschheit ausging, die der jungen Frau, die den Müll immer zu spät rausbrachte, im Alltag gar nicht anzumerken war), jetzt war es zwei Uhr nachts, und ohne Musik würde sie direkt auf dem Boden einschlafen. Aber sie musste nach oben, sie musste ins Bett, sie musste sich die Zähne putzen und das würde nur klappen, wenn die Gitarrenklänge sie dazu animierten.

Bitte schön, die Schnürsenkel hatte sie schon gelöst. Sie bewegte ihren Oberkörper zum Rhythmus eines Gitarrenriffs von der Rockband, die Bob früher so oft gehört hatte, dass man hätte glauben können, er würde keine andere Kassette besitzen. Als sie gerade erst bei Barbara eingezogen war, hatte sie es als störend empfunden, mittlerweile rief die Musik Erinnerungen an eine der wenigen Phasen in ihrem Leben wach, die sich für Nostalgie eigneten: Nur kurz, dachte sie und legte sich auf die Seite, solange sie die Augen nicht schloss, war es ja wohl kein Problem, kurz die Beine auszustrecken, und sie starrte die Wollmäuse unterm Ofen an, die losen Fußbodenleisten (man konnte sie einfach hochheben, diese Leisten, mich erinnerten sie immer an dieses teure Kinderspielzeug, das ein durchschnittliches Kleinkind wahrscheinlich gar nicht interessierte), und sie rieb mit der Hand über den Boden. Messeteppich, günstig und leicht, das Zeug, das bei großen Messen auf dem Boden liegt: Innerhalb von zwei, drei Tagen muss es Millionen Schritte aushalten, danach wird es entsorgt. Der Verkäufer hatte ihr davon abgeraten, diesen Teppich für eine normale Wohnung zu kaufen. Es würden sich schnell Löcher bilden, und für das Auge sei er ja auch nichts. Es war jetzt schon ein gutes Jahr her, dass sie die dunkelgrauen Rollen von zwei polnischen Männern die Treppe hatte hochschleppen lassen, und der Teppich hatte immer noch kaum Verschleißerscheinungen, nur die Isolation war eher mäßig. Wenn der Nachbar von unten Besuch hatte, konnte sie sie reden hören, und manchmal hing noch stundenlang der Geruch von Marihuana im Wohnzimmer. Trotzdem war sie froh, dass sie sich von dem Verkäufer nicht hatte umstimmen lassen. Als sie so dalag, war sie stolz auf sich selbst, stolz auf den Teppich, den sie streichelte, als handle es sich um den robusten Rücken eines Pferdes, eines edlen Tieres, das sie nicht vernachlässigen durfte, indem sie einfach einschlief – kurz schloss Daniel die Augen. Halt, stopp, das durfte sie nicht, wenn sie morgen früh auf diesem Kissen aufwachen würde, wäre ihr Körper vollkommen zerstört, aber huch, auf einmal war ihr ganz schön schlecht.

War ihr wirklich schlecht?

Daniel machte den Hosenschlitz auf und legte die Hand auf ihren Schritt: Einfach kurz so liegen. Sie dachte an die Frau von heute Abend, daran, wie diese Frau sie angesehen hatte. Sie hatte versucht, sie ins Badezimmer zu locken: »Ich geh mir mal eben die Hände waschen«, hatte sie ein paarmal gesagt, aber die Frau hatte den Hinweis nicht verstanden, oder sie hatte einfach keine Lust gehabt, aber das konnte doch nicht sein, oder? Daniel war wirklich ins Badezimmer gegangen und hatte das Wasser eine Weile laufen lassen, während sie Daisys Badeperlensammlung bewunderte: Kleine, glänzende Elefanten, Muscheln und Bananen standen aufgereiht auf einem Regalbrett über der Toilettenspülung, die Farben so leuchtend und anziehend, dass sie an Süßigkeiten erinnerten – vorsichtig hatte sie den kleinen Elefanten mit dem Zeigefinger berührt – er fiel sofort um.

Rachel hieß sie. Eine Freundin von Daisy, oder vielleicht gehörte sie sogar zur Familie, sie war jedenfalls noch dabei gewesen, als Daisy die Tequilaflasche aus dem Tiefkühlfach geholt hatte. Zu dem Zeitpunkt waren sie nur noch zu fünft oder sechst gewesen, Kayla war noch da, dieses hübsche mollige Mädchen, und Rachel, und ein Mann, ein Kollege von Daisy, der unbedingt Shots trinken wollte. Sie tranken aus Eierbechern, und nach zwei, drei Kurzen hatte Rachel sie auf so eine gewisse Art und Weise angeschaut. »Ich habe mir ja schon öfter versucht vorzustellen, wie es wohl mit einer Frau wäre« – fing sie an. »Ich auch!«, gurrte Kayla sofort, aber so meinte es Rachel wahrscheinlich nicht, ihre Bemerkung schien nicht nur ein Geständnis zu sein, sondern auch eine Einladung, und jetzt, als Daniel ihre Hand in die Unterhose schob, bereute sie es, dass sie Rachel nicht doch einfach zu sich nach Hause eingeladen hatte. Rachel, in ihrem engen gelben Top, rechts über ihrer Brust eine große rosa Kunststoffblume – in der Stadt sah man zurzeit öfter Frauen mit solchen großen Ansteckblumen, als würden sie alle zu Hochzeiten pilgern (und obwohl Daniel es überhaupt nicht schön fand, rührte es sie, wenn Frauen sich dermaßen herausputzten, vielleicht war es der Versuch, die eigene Persönlichkeit mit so etwas Groteskem wie einer Plastikrose auszudrücken; das sagte ja wohl eine Menge darüber aus, was in ihrem Inneren alles vor sich ging!). Wenn Rachel jetzt hier gewesen wäre, hätte sie ihr das Oberteil ausgezogen. Sie hätte es ihr behutsam über den Kopf gezogen, auf die Blume geachtet. Aber Rachel musste ungefähr Mitte dreißig sein, und sie selbst war seit Kurzem auch nicht mehr in ihren Zwanzigern – sie stellte sich vor, dass Rachel eine kleine Tafel in der Küche hängen hatte, an die sie jeden Sonntagabend ihren Wochenplan schrieb. So eine Frau nahm man nicht mit in eine Wohnung ohne Heizung. Was sollte Rachel bloß von ihrer abblätternden Küchenzeile halten, mangels Wasserdruck könnten sie nicht einmal zusammen duschen, der schmale Strahl würde nur einen Schopf treffen. Für Daniel reichte sie aus, diese Wohnung, so wie sie war, was sie bot. Sie hatte einen Tisch und bequeme Stühle, eine neue, teure Matratze und die richtigen Kissen, Geld für Spielereien wie Gardinen auszugeben, erschien ihr unnötig, und wäre das nicht auch einfach unüberlegt? Sie wusste nicht, wie lange sie hier wohnen durfte, wenn sie demnächst auf einmal ausziehen müsste, bräuchte sie ihr Erspartes – vielleicht hätte sie das Rachel einfach erklären können; die Matratze war gut, und sie würde ihre Nippel küssen, aber nein, eine Frau wie

Rachel würde das nicht verstehen, und plötzlich wurde Daniel von einer unbestimmten Wut gepackt. Als sie sich vorstellte, wie Rachel lügen und behaupten würde, ihre Wohnung sei total schön und die Dusche gar kein Problem (ist doch witzig!), gelang es ihr fast nicht mehr, zu kommen. Fast nicht, nach ein paar Minuten relativ wüsten Rubbelns fing es zwischen ihren Beinen doch noch an zu pochen.

Daniel stand auf, um die Musik auszumachen. Aber sie kam zu schnell hoch, es war, als wäre ihr Magen auf dem Gartenkissen zurückgeblieben, da lag er wie ein wackelnder Pudding, der nicht ganz unversehrt aus der Form gekommen war: Daniel fiel auf die Knie und kroch in die Küche, um in den Mülleimer zu kotzen.

Ich hätte nicht zu Daisys Feier gehen sollen, dachte sie, während sie sich das Gesicht abwischte. Ich habe mich lächerlich gemacht.

Der Spiegel über dem Waschbecken sah dreckig aus, war er aber nicht. Die kleinen Flecken auf der Oberfläche waren keine Zahnpastaspritzer, sondern Rostflecken – wenn sie in den Spiegel sah, wirkte es immer so, als hätte sie Sommersprossen. Wie dumm sie doch gewesen war.

Vor genau zehn Stunden hatte Daniel auch hier gestanden und sich, Zähne putzend, gefragt, was wohl das Klügste wäre: Faktisch war sie eingeladen. Allerdings hatte es sich nicht so angefühlt, als wäre die Einladung auch an sie gerichtet gewesen, die Wahrscheinlichkeit war hoch, dass Daisy gar nicht wusste, dass sie immer noch mitlas. Seit sie sich bei den Frauen per Mail entschuldigt hatte (worauf es übrigens nur wenige Reaktionen gab – so sehr lag ihnen der beschmutzte Ruf von Milayla oder die Akupunktur als solche anscheinend auch nicht am Herzen), hatte sie nie wieder etwas geschrieben. Aber sie hatte die Nachrichten der anderen weiterhin gelesen, auf dem alten PC, den sie nach ihrem Weggang vom Klub von Sjoerd bekommen hatte (eigentlich war er geliehen, aber nach seinem Umzug hatte Sjoerd nie mehr nach dem Computer gefragt, vielleicht, weil sie sich seitdem sowieso nur noch selten sprachen). Was sie las, faszinierte Daniel. Begriffe wie Myometrium, Menorrhagie und Hysterektomie schlug sie in einer

Suchmaschine nach, und dann erschauderte sie, auch wegen der Vorstellung, dass diese Frauen so lange (und anscheinend oftmals unnötigerweise) mit diesen schrecklichen Problemen hatten leben müssen. Inzwischen berührte es sie ebenfalls, wenn die Mitglieder von ihren alltäglichen Problemen berichteten. Lotte hatte einen Scheißtag, weil der Mann, den sie »datete«, nicht zurückrief. Alicia wollte ein neues Studium anfangen. Marion überlegte, sich einen Hund anzuschaffen; manchmal erwischte Daniel sich dabei, auch an sie zu denken, wenn sie gar nicht am Computer saß. Jemand bot über das Schwarze Brett im Supermarkt einen Wurf Rottweiler an – müsste Marion das nicht erfahren? Geschichten über Schmerzen, Einsamkeit, Unverständnis im Umfeld oder Schlafprobleme hingegen übersprang sie dafür immer öfter. Denn wenn wieder eine Frau schrieb, sie wisse nicht mehr, wozu sie das alles überhaupt noch machte – worauf konnte sie sich denn freuen, wenn sie immer solche Schmerzen hatte, und wenn es nichts gab, auf das man sich freuen konnte, wieso lebte man dann? –, war es, als zwänge sich eine graue Gestalt durch ihre Augenhöhlen in ihr Gehirn, ein formloses, aber biegsames Wesen, fein wie Rauch, das einen Purzelbaum unter ihrer Schädeldecke schlug, um danach, Arme nach vorne und Nase runter, einen Kopfsprung in ihre Magensäure zu machen. Es konnten Stunden oder sogar Tage vergehen, bis sie ihren ungebetenen Gast wieder loswurde. Gleichzeitig war ihr klar, dass es nicht wirklich angebracht war, die ganze Zeit mitzulesen, ohne sich selbst an der Konversation zu beteiligen. Dass sie die Mitglieder sah, die Mitglieder sie aber nicht, brachte sie in eine gewisse Machtposition, aber es war die Macht des erbärmlichen Wichts hinter dem Loch im Gartenzaun, und war ein erbärmlicher Wicht nicht auch ein Opfer? – So etwas muss Daniel gedacht haben.

Mit dem Wissen über die Frauen wuchs außerdem ihre Verbundenheit. Und dass diese Verbundenheit nicht wechselseitig war, schmerzte sie, eine Empfindung, die sie selbst vielleicht nicht gut in Worte fassen konnte, aber der Gedanke, dass Daisy, die Initiatorin der Liste, sie vielleicht immer noch für eine zweifelhafte Gestalt hielt, nagte an ihr, genau wie die Vermutung, dass Lotte, Alicia und Marion sie mit Allard assoziierten (*was für ein Creep*, schrieben sie über ihn, *ein Arschloch*, der keinen blassen Schimmer hatte – nein, sie kannten ihn nicht, aber jeder von ihnen hatte schon mal mit einem Allard zu tun gehabt, mit so einem Arzt, der ihnen sagte, sie müssten sich mit ihren Beschwerden abfinden, auch – nein, gerade weil es keine Erklärung dafür gab; sie müssten lernen, mit ihren Schmerzen zu leben, bevor sie sich an den ganzen Hokuspokusmittelchen vergriffen; sie verabscheuten ihre Allards genauso sehr, wie sie sie fürchteten, und dabei waren ihre eigenen Allards nicht einmal Schwindler wie dieser Mann, nein, sie hatten noch nie jemanden getroffen, der einer anderen praktizierenden Person dermaßen mutwillig die Worte im Mund verdrehte, um irgendetwas zu beweisen, *dieser Schuft, dieser Arsch; unglaublich, dass Milayla ihn nicht angezeigt hatte*; je öfter Daniel das las, desto einfacher wurde es, den Impuls zu unterdrücken, ihn zu verteidigen, auch wenn der wahrscheinlich nie ganz verschwunden ist, wie ich vermute) – sie war jedenfalls nicht so, das wollte sie den Frauen erklären. Aber, hatte sie sich nachmittags im Badezimmer gefragt, war das Grund genug, um auf Daisys Feier aufzukreuzen?

Und dann hatte sie an Barbara gedacht.

Sie hatten sich zuletzt vor einem Monat gesehen, Daniel kam für einen Abstrich in Barbaras Praxis, das gehörte anscheinend dazu, wenn man dreißig war. »Soll ich fragen, ob ein Assistent die Probe entnimmt?«, hatte Barbara gefragt. Vielleicht war es ihr unangenehm, ein Spekulum in eine Vagina zu schieben, in der mal ihre Zunge gesteckt hatte, oder vielleicht dachte Barbara, dass Daniel es unangenehm finden könnte; dabei hatte die extra ihre Schamhaare getrimmt. »Nein, nein«, hatte Daniel gesagt. »Ist nicht nötig.«

Das Spekulum ließ sich enttäuschend ungeschmeidig einführen. Um sie abzulenken, stellte Barbara ihr ein paar oberflächliche Fragen: Wie ging es ihr gerade, gefiel ihr die neue Wohnung – »warte, ich wärme es kurz auf«.

Die Untersuchung war schon wieder vorbei, als Barbara die eine Frage stellte. Daniel zog gerade ihre Jacke an, als Barbara sich nach ihrem Sozialleben erkundigte: »Siehst du ab und zu ein paar Leute?«, fragte sie.

Vielleicht dachte sie sich nichts dabei, hatte Daniel sich später eingeredet. Hatte sie Barbara nicht gerade erst erzählt, dass sie noch keine neue Arbeit gefunden hatte, und war das dann nicht eine logische Anschlussfrage? »Ja klar«, hatte sie jedenfalls geantwortet: »Natürlich treffe ich Menschen, dauernd!«, und am selben Abend hatte sie vor der Tür ihres Nachbarn gestanden, der unter ihr wohnte. Sie konnte hören, dass er Besuch hatte, mindestens vier Leute, vielleicht eine Party, sie roch Marihuana, vielleicht konnte sie sich dazugesellen. Daniel legte ihren Zeigefinger auf die Klingel. Aber sie drückte sie nicht.

Siehst du ab und zu ein paar Leute?, hatte sie Barbara fragen hören, als sie sich nachmittags das schwarze T-Shirt über den Kopf zog.

Ja klar, dachte sie, als sie bei Daisy klingelte. *Natürlich treffe ich Menschen, dauernd!*

3

Drei Tage nach Daisys Feier klingelte Daniels Telefon. Es war schon spät am Vormittag, etwa elf Uhr, aber Daniel saß noch beim Frühstück. Seit sie tagsüber nirgendwo erwartet wurde, ging sie immer später ins Bett, und dadurch verschob sich auch die Uhrzeit, zu der ihr Wecker klingelte. Aber was konnte sie dagegen machen? Das war ihre biologische Uhr: Wenn sie abends gegessen hatte, wurde sie immer noch mal richtig munter, und dann schaute sie einen Film im Fernsehen oder surfte noch ein bisschen durchs Internet, las amerikanische Nachrichten oder ihr Horoskop, schaute sich die neuen Fotos vom Hubbleteleskop an; so schaffte sie es nur selten vor zwei Uhr ins Bett, aber was machte das schon. In jener Zeit unternahm sie tagsüber nur wenig. Sie hatte ein paar Wochen lang bei einem Unternehmen gearbeitet, das Haushaltshilfe anbot – unter der Bedingung, dass sie nichts heben oder tragen müsste: Kein Problem, sagten sie, als sie ihren Vertrag unterschrieb. Aber in der Praxis erwarteten die Kunden dann doch, dass sie die Einkäufe die Treppe hochtrug, den Puff beim Staubsaugen umstellte und die Stühle zurück in die Waschküche brachte, wenn Besuch da gewesen war. »Ich darf eigentlich nichts heben«, hatte sie die ersten Male gesagt, »das steht in meinem Vertrag.« Doch dann hatten die Senioren sie angeschaut, als hätte sie ihnen einen Strafzettel verpasst. »Aber die letzte Haushaltshilfe hat Sachen gehoben«, sagten sie, oder sie wandten sich in ihrem Beisein an ihren Partner: »Eine Haushaltshilfe, die nichts hebt, hast du das schon mal gehört, Cor?« Nach ein paar Wochen kündigte sie.

Zurzeit verbrachte sie ihre Tage damit, immer wieder die gleichen Schritte abzuarbeiten. Das Frühstück: eine Schüssel Haferbrei, mit der sie so viel Zeit wie möglich verbrachte. Der Gang zum Supermarkt, einkaufen. Ein Schwätzchen mit dem Nachbarn von gegenüber halten, der einen Klappstuhl vor seine Tür stellte, sobald die Temperatur über fünfzehn Grad stieg. Zu Hause ein paar Kreuzworträtsel lösen oder ein Rennspiel am Computer spielen, Mittagessen, Mittagsschlaf, und sobald es vier Uhr war, ein Glas Wein oder zwei Gläser und manchmal auch Whiskey zum Abendessen, und danach doch immer wieder das Gefühl der Erlösung, wenn sie den schmutzigen Teller unter den Wasserstrahl hielt, als würde sie mit dem letzten Rest Nudelsoße auch noch etwas anderes wegspülen: Sie hatte an dem Tag nichts gemacht, zu nichts etwas beigetragen, aber sie hatte ihn zu Ende gebracht, und wenn die Sonne fast untergegangen war, fühlte sie sich befreit, auch wenn sie nicht genau wusste, wovon; vielleicht nur von dem Drang, sich nicht einfach ins Bett zu legen.

»Habe ich dich geweckt?«, fragte eine Frauenstimme am anderen Ende der Leitung.

»Nein, nein«, sagte Daniel. »Ich frühstücke gerade.«

»Ach, dann ist ja gut, hier ist Kayla. Von Daisys Party, weißt du noch?«

Daniel brauchte einen Moment.

»Hast du das ernst gemeint, was du Freitag gesagt hast, in der Küche?«, fragte Kayla. »Da hast du davon gesprochen, mitzugehen.«

»Wohin mitgehen?« – Daniel hatte die Frage noch nicht ganz ausgesprochen, da fiel ihr wieder ein, was sie versprochen hatte: Die Erinnerung schoss heran wie ein Dachs, der unerwartet die Straße überqueren wollte und den Fuß auf die Bremse zwang, aber es war schon zu spät.

»Zu meiner Hausärztin«, sagte Kayla tatsächlich. »Du hast gesagt, dass du ihr mal erklären würdest, was Sache ist. Und du hast gesagt, ich sollte dich anrufen, dass wir es zusammen hinkriegen, eine Überweisung zu bekommen. Hast du das ernst gemeint?«

Kayla wohnte im Süden der Niederlande. Daniel nahm den Zug, sah Bäume und Wiesen an sich vorbeiziehen und dachte an die Zeit – wie lange das schon wieder her war –, in der sie einfach zum Spaß losgezogen war. Zum Utrechter Hügelrücken, in die Wälder oder Dünen, wo sie morgens unter der Woche nur selten jemandem begegnete, und da erinnerte sie sich an den Dünenmann. Einen Mann, der genau wie sie gerne durch die Dünen marschierte, mit Wanderschuhen, einem hellblauen Bodywarmer, der ihm auf den ersten Blick den Look eines Hobbywanderers verpasste, jemand aus der oberen Mittelschicht, der irgendwo in der Nähe eine Villa besaß. Aber der Mann trug nie etwas anderes als diesen Bodywarmer, fiel ihr auf, nachdem sie ihm ein paarmal begegnet war. Er war zu jung, um Rentner zu sein, und zu alt, um noch zu studieren, wie sie damals. Wenn sie ihn grüßte, konnte sie nicht anders, als sich ein bisschen überlegen zu fühlen: ein Mann in seinen Dreißigern, an einem Werktag unterwegs, immer in den gleichen Klamotten, da stimmte wahrscheinlich irgendwas nicht. Sie glaubte, in seinem »Guten Morgen« eine Spur Scham zu hören, woraufhin sie dem Mann ermutigend zunickte, was ihr eigenes Überlegenheitsgefühl befeuerte.

Wenn sie jetzt an einem Dienstagmorgen in die Dünen ginge, oder in den Wald oder durch die Wiesen, dann wäre sie dieser Mann, wurde ihr klar. Vielleicht stieg sie deswegen nie in den Zug: Erst wenn jemand sie an einem Morgen unter der Woche in den Dünen ertappen würde, müsste sie sich selbst eingestehen, dass sie zu einer Person geworden war, der ihr jüngeres Ich ermutigend zugenickt hatte, ohne wirklich etwas loben oder initiieren zu wollen – aber heute war das natürlich anders. Heute hatte sie – zum ersten Mal seit Langem – eine klare Mission, ja, heute hatte sie ein festes Ziel.

Sie habe Daniel nicht angekündigt, sagte Kayla im Bus, der sie in die Innenstadt brachte. Sie habe ihre Hausärztin schon gefragt, ob sie jemanden mitbringen dürfe, aber nicht verraten, an wen sie dabei dachte, sagte sie mit einer Miene, die Daniel schon auf Daisys Party als ihren »Hostessenblick« eingestuft hatte, ein so breites Lächeln, dass etwas Zwanghaftes davon ausging: *Das hier ist Ihr Tisch für den heutigen Abend, leider neben den Toiletten, ja* – Kaylas Lächeln war der Punkt hinter jeder aufkeimenden Diskussion.

Am Telefon hatte sie von ihren Beschwerden erzählt. Soweit Daniel das beurteilen konnte, stimmten sie wirklich mehr oder weniger mit den Symptomen von Endometriose überein, aber Kaylas Hausärztin hatte ihr die Pille verschrieben und als ihre Unterleibsschmerzen danach etwas besser wurden, hatte sie nicht verstanden, warum ihre Patientin immer noch überwiesen werden wollte, die Darmkrämpfe hatten bestimmt mit Stress zu tun, weil sie sich so viele unnötige Sorgen um ihre Gebärmutter gemacht hatte. Aber Kayla wollte zu dem Gynäkologen, von dem sie im E-Mail-Verteiler gelesen hatte, dem Arzt von Marion und Alicia: Doktor Elias Fazeli vom Noordervaart-Krankenhaus. Wenn der ihr erzählen würde, dass ihr wirklich nichts fehlte, würde sie sich damit abfinden, erzählte Kayla. »Dann mache ich mir jeden Monat eine Wärmflasche, sogar gerne« – aber zuerst wollte sie Gewissheit: »My body is my temple«, spottete sie und gab sich oberflächlich. Kayla war klug, bemerkte Daniel. Und Kayla war wortgewandt. Aber Kayla war hinter ihrem Hostessenlächeln auch verzweifelt.

»Ich habe heute jemanden mitgebracht«, sagte Kayla, als sie zusammen im Behandlungsraum standen.

»Das ist schön«, antwortete ihre Hausärztin, eine junge Frau (anscheinend hatte sie inzwischen ein Alter erreicht, in dem es nicht mehr selbstverständlich war, dass Ärzte älter waren als sie, dachte Daniel), und sie zeigte auf die beiden Stühle vor ihrem Schreibtisch.

Natürlich hatte Daniel darüber nachgedacht, wie sie sich selbst vorstellen sollte. Als gute Freundin, war ihr ursprünglicher Plan. Aber im Zug hatte sie an all die Patienten denken müssen, die im Dunker angerufen und von Ärzten berichtet hatten, die ihr Missfallen über den »guten Freund« offen zur Schau gestellt hatten. Natürlich ging es bei der Bezeichnung »guter Freund« in diesen Fällen oft um einen Euphemismus für etwas, wovon viele Leute damals nichts wissen wollten, aber Daniel befürchtete, dass es auch zu Kaylas Nachteil sein könnte, wenn sie sich als »gute Freundin« vorstellte. »Ich bin ihre Cousine«, sagte sie deshalb, und aus den Augenwinkeln sah sie Kayla nicken. Die Hausärztin wirkte misstrauisch. Cousinen, konnte man sie fast denken hören, die sehen sich aber nicht gerade ähnlich. Die eine groß und dunkel, etwas schluderig, aber mit Jochbeinen wie Autotürgriffe, das Gesicht der anderen stattdessen offen und rund, »gepflegt«, wie man das heute nannte, so eine Frau, die ihre Wimpern nach dem Auftragen der Mascara mit dem Ende einer Sicherheitsnadel voneinander trennt. Die einzige Ähnlichkeit, die diese beiden Frauen hatten, war der Blick in ihren Augen, der fragend, aber geringschätzig war, so wie Katzen schauen, wenn sie schon eine Weile auf ihr Futter warten.

»Meine Beschwerden sind in letzter Zeit wieder schlimmer geworden«, sagte Kayla. »Ich hätte deshalb wirklich gerne eine Überweisung zu Doktor Elias Fazeli vom Noordervaart-Krankenhaus.«

»Ich weiß nicht, wie sinnvoll das ist«, antwortete die Frau, die ihnen gegenübersaß.

»Wir dachten an Endometriose«, sagte Daniel.

»Das ist eine sehr seltene Krankheit.«

»Na ja, das stimmt nicht ganz!« – Daniel improvisierte, und plötzlich kam die Cousine ihr sehr gelegen: »Unsere halbe Familie leidet darunter.«

»Oh, wirklich?« Die Hausärztin sah Kayla an.

»Meine Mutter hat es«, sagte Daniel, und Kayla spielte jetzt auch mit: »Meine Tante, ich wusste es selbst lange gar nicht.«

»Bei ihr ist alles verklebt«, fuhr Daniel fort. »Sie wurde schon dreimal operiert, aber in ihrer Blase wächst immer noch ein großer Herd, jetzt denken sie über eine Hysterektomie nach.«

Kaylas Hausärztin nickte langsam, und kurz schien es sie zu beeindrucken, dass Daniel die Terminologie kannte. Doch dann sagte sie: »Ich bin mir nicht so sicher, dass eine Hysterektomie bei einer Blasenhalsobstruktion hilft«, und ihr Ton verriet eine gewisse Überheblichkeit.

Später würden Ärztinnen und Ärzte öfter so mit Daniel reden. In einem Tonfall, bei dem sie es mit ihrer zweifellos aufrechten Verwunderung dermaßen übertrieben, dass ihre Worte eher herablassend als fragend klangen; das konnte Daniel zur Weißglut treiben, auch wenn sie oder er recht hatten.

»Verharmlosen Sie gerade die Beschwerden meiner Mutter?«, fragte sie, und sogar Kayla zuckte kurz zusammen, als Daniels Stimme nicht in die Höhe schoss, wie ihre eigene Stimme eben noch, sondern tiefer wurde, mit einer Artikulation, die so ruhig und bestimmt war, dass eine gewisse Drohung davon ausging. »Meine Mutter hat Schmerzen, seit sie Teenagerin ist«, log Daniel. »Jahrelang wusste niemand, was los ist, und die ganze Zeit hat sie umsonst gelitten. Mit Medikamenten geht es jetzt endlich. Sie kann wieder rausgehen, trifft wieder Menschen, dabei hat sie sich vor ein paar Jahren noch gefragt, welchen Sinn das Leben überhaupt noch hat. Denn worauf soll man sich noch freuen, wenn man immerzu Schmerzen hat; und wenn es nichts gibt, auf das man sich freuen kann, wofür lebt man dann überhaupt? Und jetzt erlebe ich das Gleiche bei meiner Cousine. Ich kenne sie schon mein ganzes Leben lang, und sie hat ihre Beschwerden lange für sich behalten, wir sehen uns meistens auf Familienfeiern, und beim Weihnachtsessen spricht man nicht so schnell über Unterleibsschmerzen, richtig? Aber meine Cousine verliert Blut, altes Blut, dunkelbraune Klumpen, tagelang. Und wenn es doch so deutlich ist, was da los ist, verstehe ich wirklich nicht, warum Sie sie nicht überweisen wollen. Warum gönnen Sie ihr die Hilfe nicht, die meine Mutter bekommen hat? Wenn Doktor Fazeli sagt, dass alles in Ordnung ist, dann wird sie sich damit abfinden –«

»Dann mache ich mir wie jetzt auch eine Wärmflasche«, sagte Kayla, »aber dann kann ich es loslassen.«

Wieder sahen Daniel und Kayla die Hausärztin an. Diesmal verrieten ihre Blicke nicht nur Geringschätzung, sondern auch einen Zerstörungstrieb, als wäre die Frau hinter dem Schreibtisch ein grünes, schleimiges Wesen, das sie in eine Kiste bekommen würden, wenn sie die Laserstrahlen aus ihren Augen nur effizient genug bündelten.

Kayla bekam ihre Überweisung. Aber nicht für Doktor Fazeli, das Noordervaart-Krankenhaus war zu weit weg, befand die Hausärztin, im Kreiskrankenhaus würden sie das auch hinbekommen.

Trotzdem verließen Daniel und Kayla das Behandlungszimmer in bester Laune.

»Danke schön!«, sagte Kayla, als sie draußen standen.

Daniel nickte, und bevor sie antworten konnte, fragte Kayla: »Sollen wir uns ein Eis holen?«

Sechs Wochen später rief Kayla wieder an.

»Ich habe schlechte Neuigkeiten«, sagte sie direkt. »Die Gynäkologin hat ihre Sache nicht gut gemacht, also hat sie auch nichts gefunden. Ich befürchte, wir müssen noch mal zu meiner Hausärztin, ich will wirklich zu Doktor Fazeli.«

Die Ärztin im Krankenhaus hatte ihren Unterleib abgetastet, erzählte Kayla. Sie hatte gefragt, wo sie Schmerzen habe, benutzte ein Spekulum. »Nichts zu sehen«, sagte sie anschließend.

»Was bedeutet nichts?«, hatte Kayla gefragt.

»Nichts Beunruhigendes.«

»Und was ist für Sie beunruhigend?«

»Nichts Merkwürdiges.«

»Aber was ist für Sie merkwürdig, ein Tumor?«

»Zum Beispiel.«

»Was denn noch?«

»Ein Myom«, hatte die Ärztin schließlich zugegeben, aber auch nur widerwillig. »So was sehe ich nicht. Keinen Tumor, kein Myom, keine Polypen, nichts, was auf eine ernsthafte Erkrankung hinweist.«

»Sie meint, es gebe keinen Anlass für eine Endoskopie«, sagte Kayla. »Dabei sagen alle vom E-Mail-Verteiler, dass man die wirklich braucht, um Verklebungen sehen zu können.«

»Bist du dir sicher –«, setzte Daniel an, und plötzlich hörte sie Gemurmel. »Erbsenprinzessin«, flüsterte Allard Dubois, »das ist alles nur in ihrem Kopf!« Wer weiß, dachte Daniel, wer weiß, ja. Trotzdem schluckte sie den letzten Teil des Satzes herunter. »Ich habe da vielleicht eine Idee«, sagte sie.

Es war nicht ganz regelkonform, aber als Daniel sagte, wie wichtig es ihr sei, hatte sich Barbara überreden lassen: Sie konnten in ihrer regulären Sprechzeit vorbeikommen.

Als sie dort waren, merkte Daniel, dass Barbaras Behandlungszimmer sich gar nicht so sehr von dem von Kaylas eigener Hausärztin unterschied: ein Schreibtisch an der Wand, die Liege vor der anderen, zwei Stühle etwas verloren und wie zwei Rettungsboote in der Mitte des Raums platziert, die in beide Richtungen treiben könnten, so wie dieses Behandlungszimmer waren alle Behandlungszimmer, sollte sie in den darauffolgenden Jahren feststellen.

»Ich muss zu Doktor Elias Fazeli«, sagte Kayla, und Daniel nickte. Denn obwohl sie sich nicht mehr traute, vollkommen überzeugt zu behaupten, dass Kayla wirklich krank war, wollte sie sie auf keinen Fall enttäuschen. In den letzten Tagen hatte sie öfter, als sie wollte, daran gedacht, wie sie mit ihr in der Eisdiele gestanden hatte, mit wie viel Schneid Kayla nicht zwei, nicht drei, sondern vier Kugeln bestellt hatte. »Wir haben etwas zu feiern!«, hatte sie gerufen, und ihre Freude war ansteckend gewesen, Daniel hatte die Menschen in der Schlange hinter sich warten lassen, während sie vier Sorten aussuchte; die Leute schienen das nicht weiter schlimm zu finden, lächelten ihnen zu, während sie sich natürlich insgeheim fragten, was diese beiden Frauen so Großartiges erlebt hatten, was für ein Erfolg Malaga, Melone, Pistazie und Erdbeere rechtfertigte. Mittlerweile wünschte Daniel sich, sie hätte sich nicht von Kayla einladen lassen. Der Gedanke, dass Kayla sich umsonst Hoffnungen gemacht hatte und ihr Respekt für sie unangebracht war, löste in ihr ein nagendes Gefühl der Reue aus.

»Ich bin natürlich nicht deine Hausärztin«, sagte Barbara, und Daniel traute sich nicht, sie oder Kayla länger anzusehen. Sie konzentrierte sich auf Barbaras Wollpulli, anscheinend Kaschmir, der musste teuer gewesen sein, Barbara würde nie ein billiges Imitat tragen.

»Aber wir können diese Konsultation als zweite Meinung betrachten, dann schicke ich deiner Ärztin einen Bericht mit meinen Befunden. Oder wir stufen es als akut ein, das geht vielleicht auch, dann stelle ich dir sofort eine Überweisung aus.«

Die Warteliste für Doktor Fazeli war noch länger als die für das Kreiskrankenhaus, aber nach ungefähr drei Monaten klingelte Daniels Telefon schließlich.

»Ich hatte recht«, sagte Kayla, und sie klang überglücklich, als hätte sie gerade mithilfe komplizierter Koordinaten eine Schatzkiste ausgegraben.

Es war endlich eine Endoskopie durchgeführt worden, erzählte sie. Doktor Fazeli habe einen kleinen Schnitt in ihre Bauchwand gemacht und sofort gesehen, dass ihr Darm mit ihrem Gebärmutterhals verklebt war.

»Du meine Güte«, antwortete Daniel, die nach all den Wochen nicht mehr daran geglaubt hatte, dass sie etwas finden würden. Sie hatte sich selbst eingeredet, sich vor allem für Kaylas Seelenheil eingesetzt zu haben, und jetzt, da sie anscheinend eine ernsthafte Krankheit hatte, gratulierte sie Kayla.

4

Mitten im Frühling des frisch angebrochenen Millenniums beschloss Daniel, doch ein paar extra Vasen zu kaufen. Sie besaß immer noch nur eine einzige, aber kämpfte mittlerweile mit mehr Sträußen, als in eine Vase passten. Sie stellte Blumen in Eimer, verteilte Tulpen auf Weinflaschen, hatte noch einen Bierkrug aus Österreich, in den sie einen dritten Strauß stellen konnte, aber immer öfter sah sie sich dazu gezwungen, Blumen wegzuschmeißen, um neuen Sträußen Platz zu machen, manchmal schon nach drei Tagen. Es schmerzte sie, eine kräftig blühende Nelke zu zerknicken, als würde sie einem Küken den Hals umdrehen, damit sie in den Abfalleimer passte. Andere hatten Geld für die Blumen ausgegeben, es brachte bestimmt Unglück, so unachtsam mit dieser Geste umzugehen. Trotzdem hatte Daniel die Anschaffung einer zusätzlichen Vase möglichst lange hinausgezögert. Eine Vase war ein Luxusprodukt, genau wie Blumen, also würde sie Verschwendung durch Verschwendung unterstützen, wer garantierte ihr denn, dass noch mehr Blumen kämen, war das nicht eine arrogante Annahme?

Aber es wurden weiterhin Sträuße geliefert. Und so stand sie eines Morgens in einem Haushaltswarenladen mit mehr oder weniger moderaten Preisen und drehte eine Vase nach der anderen auf den Kopf, um die Preisschilder auf dem Boden zu vergleichen. Brauchte sie eine oder zwei?

Wenn Janna (Myom) bald mit Rosen ankäme, konnten die auch problemlos im Eimer stehen. Der Feldblumenstrauß, der gerade darin stand, der von Wendelien (Endometriose), war mittlerweile verblüht. Und ja, der Eimer sah in ihrer Wohnzimmerecke etwas plump aus, aber das sah ja sowieso niemand: Sie kaufte die Vase nur für sich selbst, um die eigenen vier Wände aufzuhübschen, aber eigentlich konnten ihr die ja völlig egal sein! Doch dann hatte Daniel auf einmal die Nase voll. Dieser Laden, dieses ganze Vasen-Bohei, die anderen Kunden, die Frau, die schon mehrmals in ihren Nacken geatmet hatte, das eigene Grübeln, vor allem das störte sie, und Daniel schnappte sich drei identische Glasvasen aus dem Regal – vielleicht eher zur Strafe als zur Belohnung.

Es stellte sich heraus, dass die Vasen keine unnütze Anschaffung waren. Für den Rest des Jahres blieben sie selten leer, denn es meldeten sich immer mehr Frauen bei Daniel. Anfangs waren es vor allem Mitglieder von Daisys E-Mail-Verteiler, aber schon bald riefen auch deren Familienmitglieder und Bekannte an und deren Bekannte und Frauen, die sich bei der Atemtherapie oder im Wartezimmer begegnet waren: »Ich habe deine Nummer über Umwege bekommen, ich habe gehört, du könntest mir vielleicht helfen.« Es folgte dann immer eine erwartungsvolle Stille, woraufhin Daniel es nicht mehr übers Herz brachte, die Anruferin abzuwimmeln. Es war überwältigend und gleichzeitig zum Verzweifeln, wie viele es von ihnen gab – wie konnte es sein, dass sich sonst niemand um diese Frauen kümmerte?

Sie zählten auf sie. Ja, das spürte Daniel, die Frauen, die sie anriefen, wurden benachteiligt und brauchten sie. Dieser Gedanke, vermute ich, schmeichelte ihr, aber jagte ihr auch Angst ein. Sie konnte sie ja wohl kaum alle im Stich lassen. Und auch wenn sie die ganzen Blumen in ihrem Wohnzimmer manchmal nervös machten, hing sie doch auch an diesem Anblick, die Blätter und Dornen erinnerten sie an kleine jubelnde Ärmchen, die Blütenkelche an kleine Münder, die ihren Namen riefen.

Blutungen, Schmerzen im gesamten Bauchbereich, wenn der Darm auch betroffen war, manchmal bis zum Anus: Im ersten Jahr ähnelten sich die Beschwerden der Frauen größtenteils, die Daniels Hilfe beanspruchten. Die meisten hatten noch keine Diagnose, und diejenigen, die eine hatten, bezweifelten ihre Richtigkeit, denn wieso half die vorgeschriebene Ruhe nicht, warum besiegte der ausgeklügelte Joggingplan die Krämpfe nicht, wie vom Physiotherapeuten versprochen? Daniel begleitete sie zu ihren Hausärztinnen und Hausärzten, so wie sie es auch bei Kayla getan hatte. Und genau wie beim ersten Mal behauptete sie dann, sie sei ihre Cousine. Jedes Mal wenn die Cousine erzählte, dass die beschriebenen Beschwerden in der Familie verbreitet waren, straffte der Arzt vor ihr den Rücken. Anscheinend ging es hier um eine genetische Veranlagung, und Gene waren glaubwürdig, das Platin unter medizinischer Diagnostik, abstrakt und greifbar zugleich, verloren sie nie ihren Wert, auch wenn es Ärzte gab, die sich fragten, ob sie es hier nicht mit einer Veranlagung zur Anstelleritis zu tun hatten. Manchmal überwiesen die Hausärzte ihre Patienten trotzdem, ohne zu murren, an Doktor Fazeli. Aber meistens schickten sie sie zu anderen Gynäkologinnen oder Gynäkologen, und das war nicht immer schlecht, auch dort wurden Myome entfernt und Endometrioseherde verödet. Trotzdem beschlich Daniel manchmal das Gefühl, dass die Frauen, die sie anriefen, am liebsten direkt bei Barbara vorbeigegangen wären. Sie hatten das Vertrauen in ihre eigenen Hausärzte verloren und sahen Barbaras Sprechzimmer nach den Geschichten, die sie gehört hatten, als Eldorado an, als Smaragdstadt, in der sie die heiß begehrte Überweisung, das goldene Zertifikat, direkt bekommen konnten – aber so lief das nicht, betonte Daniel in diesen Fällen. »Es ist von größter Wichtigkeit, dass das Band mit dem eigenen Arzt nicht zerstört wird« – eine Aussage, die auf Erfahrung oder Wissen zu fußen schien, aber so war das gar nicht, Daniel wollte Barbara nur nicht zu viele Patienten aufhalsen. Und, na ja, vielleicht störte es sie auch, dass einige Frauen sie, die Cousine, vor allem als Hindernis betrachteten, eine Hürde, die sie nehmen mussten, um zu der großen Zauberin Barbara zu gelangen (oder im besten Fall als Esel, der sie dorthin brachte), aber in Wirklichkeit tat die Cousine viel mehr als Barbara. Die Cousine unterstützte, die Cousine dachte mit, und die Cousine passte ihre Strategie spontan an jede Situation im Behandlungszimmer an.

War der Arzt wohlwollend oder unwissend oder doch einfach nur ein pedantisches Arschloch? Musste sie Mitleid erzeugen (»sie hat schon so lange Schmerzen«) oder an das Ehrgefühl des Arztes appellieren (»daran wollen Sie ja wohl nicht schuld sein, oder?«). War es nötig, zu drohen (»wenn sie dann doch etwas Ernstes haben sollte …«), oder waren Fakten und Zahlen wichtiger (»wussten Sie, dass drei Prozent aller Frauen …«). Manchmal waren die Ärzte letzten Endes gar nicht so starrköpfig, wie sie von den Patientinnen beschrieben worden waren. Es konnte aber auch sein, dass sie wegen Daniels Anwesenheit so schnell einknickten. Weil das Mitbringen einer anderen Person zeigte, dass es ihren Patienten ernst war – woraufhin sie mit einem gewissen Schamgefühl feststellten, dass sie ihnen tatsächlich nie richtig zugehört hatten –, oder wegen Daniels Auftreten: Bei dem ersten Arztbesuch mit Kayla hatte sie ihre Lederjacke anbehalten, und jetzt glaubte sie, sie sei ein Glücksbringer, auch wenn sie gewusst haben muss, dass die Jacke vor allem eine recht einschüchternde Wirkung hatte, etwas zu groß, ein Loch unter der Achsel, das einen Hinweis darauf geben konnte, dass diese Frau sich nichts aus Anstand machte, vielleicht nicht einmal wusste, was das war.

So perfektionierte Daniel über die Jahre ihre Arbeitsweise. Aber Daniel war keine Ärztin und verlangte kein Geld für ihre Dienste. Ihr Verhältnis zu den Patientinnen, den »Hilfsbedürftigen«, wie sie sie im Stillen nannte, war weder geschäftlich noch hierarchisch. Wenn ihr also jemand nach einem Arztbesuch vorschlug, einen Kaffee zu trinken oder eine Kneipe aufzusuchen, ging sie meistens mit. Sie hatte sich an diese klar abgegrenzte Form des Kontakts gewöhnt (Kennenlernen, Arztbesuch, danach Eis), sie blühte dabei sogar auf. Freundschaften unterhielt Daniel damals nicht, mehr als die Cousine hatte sie anderen auch nicht zu bieten, fand sie, und das Konzept der Cousine funktionierte ja gerade dank einmaliger Treffen, bei denen Daniel übrigens nur selten etwas über sich preisgab. Es gab zwei, drei Anekdoten über die Cousine, und die perfektionierte sie; den ersten Erfolg mit Kayla, wie sie sich die Cousine damals mehr oder weniger an Ort und Stelle ausgedacht hatte (das fanden die Frauen immer lustig und heldenhaft), die Erfolge, die sie erzielt hatte, das eine Mal, als es schiefging und ein Arzt sie fast rausgeschmissen hatte (»das geht ja gar nicht!«, sagten die Frauen dann, und Daniel fühlte sich wie eine wahre Märtyrerin), und dann war es an den Frauen, den Hilfsbedürftigen, die nur allzu gerne über ihre Beschwerden sprachen, das wusste sie mittlerweile. Die meisten hatten schon längst damit aufgehört, ihren Familien und Freunden mit Geschichten über Gerinnsel, Durchfall und merkwürdige neurologische Probleme auf die Nerven zu gehen, aber bei der Cousine mussten sie sich nicht schämen, bei der Cousine mussten sie keine Angst haben, dass sie sich von ihnen trennte, und am Ende waren sie es selbst, die sich von der Cousine verabschiedeten.

Jedenfalls die meisten.

Da gab es aber auch die Nacht mit Cherise, auf dem Papier ein unkomplizierter Fall: Cherise war zweiunddreißig, musste sich schon seit neun Jahren mit Bauchkrämpfen herumschlagen, hatte drei Darmuntersuchungen über sich ergehen lassen und war auch bei einem Gynäkologen gewesen. Nichts gefunden, die Beschwerden wurden schlimmer, vor allem rund um die Periode. Es gab Tage, an denen Cherise nur noch im Bett liegen konnte, auch wenn es fast unmöglich war, eine Position zu finden, in der die Krämpfe auch nur ansatzweise nachließen. Als sie herausfand, dass es ihr half, in etwas hineinzukneifen, wenn die Schmerzen zu stark wurden, hatte sie zwei weiche Hundespielzeuge angeschafft, ein knochenförmiges und ein herzförmiges. Ihre Hausärztin entpuppte sich als aufgeweckte ältere Frau mit viel Erfahrung, und Cherise hatte Daniel anscheinend vor allem deshalb mitgenommen, weil es ihr schwerfiel, diese nette Dame ein weiteres Mal um eine Überweisung zu bitten. Mit Daniel an ihrer Seite schämte sie sich etwas weniger, vermutete Daniel, aber sie musste fast gar nichts sagen, und die Ärztin, die Cherise außergewöhnlich wohlwollend begegnete und sie ohne Umschweife an Doktor Fazeli überwies, schien selbst nicht so ganz zu verstehen, warum diese Cousine überhaupt mitgekommen war. Zum ersten Mal fühlte sich Daniel in einem Behandlungszimmer fehl am Platz. Als bedrohte sie die Dame immer noch mit vorgehaltener Waffe, obwohl die ihre Perlenketten längst abgegeben hatte (nach Cherise passte Daniel ihre Arbeitsweise an, zuerst gab sie den Hilfsbedürftigen eine Liste mit fähigen Gynäkologinnen und Gynäkologen und ging nur noch mit zu Hausärzten, wenn die Frauen das unbedingt wollten). Als Cherise nach der unangenehmen Konsultation vorschlug, in ein Café zu gehen, ging Daniel mit.

Sie habe in einem Forum etwas über sie gelesen, erzählte Cherise, und Daniel nickte lächelnd. Das passierte in der letzten Zeit öfter. War man ihrem Namen bis vor Kurzem vor allem in Mailinglisten begegnet, fanden Frauen sie und einander jetzt über die interaktiven Bereiche von Websites, bei denen es oft um ganz andere Sachen ging. So kursierten Geschichten über die Cousine zum Beispiel in einem Forum, das zu der Website einer Frauenzeitschrift gehörte, in der vor allem über Mode, Sex und Stars berichtet wurde. Aber das Forum verriet, was die Leserinnen wirklich beschäftigte. Untreue Partner, schmutzige Trennungen, Fehlgeburten, anhaltende Niedergeschlagenheit nach der Geburt des ersten Kindes und endlos viele physische Leiden (es gab sogar einen Bereich zu Hämorrhoiden) – kurz gesagt: Schmerzen in all ihren Facetten. Zu Unterleibskrämpfen und Blutungen gab es verschiedene Threads, und Daniel hatte zufrieden festgestellt, dass es in mindestens zwei dieser Gespräche um die Cousine ging. Jemand nannte sie *ein klasse Mädel*, eine andere schrieb *ein Geschenk Gottes*.

»Du bist genau so, wie ich dich mir vorgestellt habe«, sagte Cherise beim ersten Kirschbier. Das Café befand sich ganz in der Nähe der Praxis in einem Neubaugebiet, das vor nicht allzu langer Zeit aus einem sumpfigen Polderstück hochgezogen worden war. Der Raum war so kahl, dass man den Eindruck bekam, das Café müsste noch eingerichtet werden, der Linoleumboden diente nur dazu, den Dreirädern zu trotzen, mit denen die Brut der jungen Familien, die im Viertel wohnten, hier bald herumbrausen würden.

»Wie hattest du dir mich denn vorgestellt?«, fragte Daniel.

Cherise hatte ihre Telefonnummer von Paultje78 bekommen; Paula, eine recht stille Frau in ihren Zwanzigern, der sie ein paar Monate vorher geholfen hatte. Als sie vor ihrer Hausärztin saßen, hatte Paula kaum ein Wort gesagt, sie nickte nur alles ab, was Daniel vorbrachte, und nicht einmal zustimmend – Paulas Nicken glich eher dem Nicken einer Person, die versuchte, zu überspielen, dass sie die Sprache nicht verstand, und kurz verspürte Daniel mehr Sympathie für die Frau, die vor ihr saß, als für die, die neben ihr saß: Kein Wunder, dass die nichts hinbekam, durchfuhr es sie kurz – ihre Ärztin schien zum ersten Mal zu hören, dass Paula litt. Mittlerweile wusste Daniel nicht einmal mehr, wie Paulas Stimme klang, was konnte diese junge Frau also bloß über sie gesagt haben, welches treffende Detail hatte sie Cherise gegenüber erwähnt, dass die sich Daniel genau so vorgestellt hatte?

»Du bist tatsächlich, na ja, wie soll ich es sagen? Du bist ziemlich beeindruckend«, sagte Cherise.

»Fand Paula mich beeindruckend?«

»Ähm, vielleicht fand Paula dich eher einschüchternd.«

Daniel schaute so, als ob Cherise gerade unangekündigt die Kerze auf dem Tisch ausgepustet hätte. »Einschüchternd im positiven Sinne, okay?«, korrigierte sie sich und legte Daniel ihre Hand aufs Knie.

Zu Daniels Erstaunen redete Cherise kaum von ihren Problemen. Nur zweimal fragte sie nach Symptomen und Blutungen – das Schmieröl der Gespräche, die die Cousine ständig führte –, aber immer wieder schüttelte Cherise den Kopf: »Ich werde mich jetzt nicht bei dir ausheulen.«

Aber was machten sie denn dann hier?

»Mein Freund und ich haben schon öfter über einen Dreier nachgedacht«, sagte Cherise nach dem dritten Kriek.

»Ach ja?«, antwortete Daniel und befürchtete, der Freund würde gleich mit seinen Alfa Romeo vorm Café vorfahren.

»Ich stelle mir das sehr sanft vor, mit einer Frau. Zärtlich. Und mein Freund meint immer, dass er das nicht schlimm finden würde, solange er zusehen darf, er würde auch die Finger von der anderen Frau lassen, weil er das ja vor allem für mich machen würde.«

»Und?«, fragte Daniel, immer noch auf der Hut. »Habt ihr es schon ausprobiert?«

»Wir sind nicht mehr zusammen.«

Cherises Wohnung erinnerte an das Café, in dem sie gerade gewesen waren. Im Nachhinein fand Daniel es schwierig, die beiden Orte auseinanderzuhalten, beide waren in ihrer Erinnerung robuste Würfel, ausgestattet mit großen Fenstern und Silikonfugen, die fast blendend weiß waren, Passepartouts um trostlose Gemälde von frisch gepflanzten Bäumen, die von Baumpfählen gehalten wurden. Dass die Wohnung so leer war, lag daran, dass ihr Ex vor Kurzem die Hälfte des Mobiliars mitgenommen hatte, erklärte Cherise. Aber das Bett hatte er dagelassen, schließlich war sie es gewesen, die unbedingt ein Boxspringbett haben wollte. »Fühl mal«, sagte sie. Das Schlafzimmer stellte anscheinend den Abschluss der Wohnungstour dar.

»Ich bin total feucht«, flüsterte Cherise, als sie beide auf dem Bett lagen. Und Daniel, nicht unempfänglich für derlei Talk, fing an, ihr die Hose auszuziehen, während Cherise so laut stöhnte, dass es unmöglich ein authentisches Zeichen des Genusses sein konnte (unnötig, denn wenn es nach Daniel ging, war das Runterzerren der Kleidung kein Bestandteil des Vorspiels, sondern eher ein praktisches Intermezzo), aber was machte es schon aus, diese Frau wollte Sex mit ihr haben, sie hatte schon wirklich lange keinen Sex mehr gehabt, und Cherises Performance befeuerte ihre Erregung nur. Hier gab sich jemand wirklich Mühe. Sie beschloss, Cherises Bemühungen als Verlangen zu deuten, und auch wenn es vor allem das Verlangen war, sie zu verführen, sie genauso zu beeindrucken, wie sie Cherise beeindruckt hatte, war das alles immer noch verdammt geil, wann also schlug Daniels Stimmung um?

»Es fühlte sich einfach nicht richtig an«, erzählte sie mir irgendwann über jene Nacht. »Plötzlich wusste ich, dass ich da wegmusste« – wenn sie es so ausdrückte, klang es, als wäre ihr plötzlich klar geworden, dass es unethisch war, dort zu liegen; als hätte sie den Sirenengesang ihres moralischen Kompasses vernommen und wäre ihm gefolgt. Aber vielleicht war auch Folgendes passiert:

Daniel sah sich plötzlich dort liegen, auf dem noch neu riechenden Boxspringbett, mit dem Gesicht zwischen Cherises Oberschenkeln. Und obwohl diese Frau unaufhörlich stöhnte, sie dazu ermutigte, weiterzumachen, merkte Daniel, dass Cherise immer trockener wurde. Vielleicht war es vor allem die Vorstellung von Sex mit einer Frau gewesen, die ihr gefallen hatte, doch in der Praxis empfand sie jetzt nichts – Daniels *sanfte* Hand in ihrem Nacken, ihre *zärtliche* Zunge zwischen den Beinen. Oder vielleicht war Cherise auch einfach nervös oder zu sehr auf ihr kleines Stöhnkonzert konzentriert, um sich Daniels Bemühungen richtig hingeben zu können, aber immer wenn Daniel kurz aufhörte zu lecken, um sich Cherises Lippen oder Brüsten zu widmen, merkte sie, dass sie untenrum sofort wieder trocken wurde, als wäre es da glühend heiß, wie Kohle in einem Saunaofen. Was sie auch tat, sogar Spucke verdampfte sofort wieder, und ihr Scheitern machte Daniel selbstbewusst: Was machte sie da überhaupt, und warum bemühte sie sich so sehr? Das hier gehörte nicht zum Cousinen-Programm, gehörte nicht zu ihrem Aufgabenpaket. Und trotzdem mühte sie sich ab, um dieser Wildfremden zu einem Orgasmus zu verhelfen, was heute Abend vermutlich nicht mehr klappen würde. Nach dem mühelosen Erfolg bei der Hausärztin heute Nachmittag würde sie sie gleich doch enttäuschen, sie einer lang gehegten Fantasie berauben – und dadurch würde Daniel selbst auch etwas verlieren. Denn Cherise hatte sie beeindruckend genannt. Sie hielten sie im Forum für ein klasse Mädel, ein Geschenk Gottes: einschüchternd, aber im positiven Sinne. Aber wie beeindruckend war sie gerade noch, während sie da nackt, demütig und rot angelaufen eine Klitoris leckte, die welk und trocken wie ein Pfefferkorn blieb?

»Gefällt es dir nicht?«, hörte sie sich zu allem Überfluss auch noch fragen.

»Doch, doch«, sagte Cherise, aber das war offensichtlich eine Lüge.

Ihr blieb nur noch eine Option, spürte Daniel, und sie rappelte sich auf und kletterte vom riesigen Bett.

»Was ist los?«, fragte Cherise, aber Daniel war schon dabei, ihre Klamotten zusammenzusuchen, zu beschäftigt mit der Suche nach ihrem Busticket, um Cherises entsetzten Blick zu sehen. Sie rettete ihre Ehre, sie rettete Cherises Ehre, ja, sagte sie sich selbst, das war für alle das Beste.

»Mir ist gerade eingefallen, dass ich einen Termin habe.«

»Um ein Uhr nachts?«

»Nein, morgen früh.«

»Du lässt mich hier einfach so liegen?«

»Ja, ich nehme den Nachtbus.«

Es war das Beste, aber auch unglaublich grob, das war Daniel bewusst. Und somit beeindruckend: einschüchternd, und wieso sollte sie sich dann überhaupt um die Art und Weise scheren?

5

Wer Daniel in jenen Jahren begegnet ist, hätte sie vielleicht nicht gerade als eine besonders sorgfältige Person eingeschätzt. Damals betonte sie selbst gerne, dass sie »intuitiv« arbeite, und hinterließ manchmal einen etwas unsortierten Eindruck, kam auch mal mit glasigen Augen an, aus denen man sowohl auf einen Kater als auch auf einen Rausch hätte schließen können. Aber Daniel war immer pünktlich. Sie war gut in dem, was sie tat, und sie wollte immer besser werden, vermute ich, denn sie notierte sich nicht nur Namen und Telefonnummern der »Hilfsbedürftigen« in einem Notizbuch, das sie all die Jahre aufheben sollte, sondern auch ihre Beschwerden, welche Untersuchungen bereits durchgeführt worden waren und welche nicht, Alter, Gewicht und die Diagnose, die sie am Ende bekamen – wenn sie eine bekamen.

Letztes Jahr fand ich das Büchlein in einem Schuhkarton. Zwischen 1999 und 2004 hat Daniel einundsechzig Namen notiert, aber nur bei neununddreißig nennt sie auch eine Erkrankung. Bei den anderen Frauen (soweit ich es rekonstruieren kann, waren es damals fast ausschließlich Frauen, ganz egal, was Daniel später behauptete) hat sie manchmal eine Notiz gemacht, wo eigentlich die Diagnose hätte stehen sollen: »Starke Stimmungsschwankungen«, schreibt sie dann. Oder »Ausländerin«, »Mann verloren«, »macht labilen Eindruck«, »sehr trübsinnig«. Ich weiß nicht so recht, was Daniel in diesen Besonderheiten erkennen wollte. Vielleicht dachte sie, darin lägen die Ursachen für die beschriebenen Beschwerden, wie manche Ärzte das damals wahrscheinlich auch gedacht haben werden. Genauso gut kann es sein, dass sie ein Muster erkannte, das Muster, das auch wir Jahre später mit der Stiftung Lucille bemerkten: Für viele Frauen war es schwierig, die Hilfe zu finden, die sie benötigten, aber für einige Frauen war es noch etwas schwieriger als für andere.

Frauen mit dunkler Haut, übergewichtige Frauen, Frauen, die nicht von hier waren, Frauen, deren Sprech- und Verhaltensweise verriet, dass sie keinen höheren Schulabschluss hatten. Diese Gruppe von Informationssuchenden bekam keine Schmerztabletten, wenn sie über Unterleibsbeschwerden klagten, sondern einen Flyer über Atemtechniken. Der Nutzen eines PET-Scans wurde in ihrem Beisein von Spezialisten angezweifelt, in barschem Tonfall wurden die Vorteile bagatellisiert und die Kosten übertrieben hoch dargestellt, als würden diese Frauen das Krankenhaus ausnehmen wollen und schon mit einem Jutebeutel bereitstehen, um alle Kostbarkeiten im Behandlungszimmer einzustecken. Und dann bekamen sie wieder zu hören, dass sie erst mal abwarten sollten, auch wenn wir neben ihnen standen, auch wenn sich der entsprechende Arzt bei früheren ähnlichen Fällen engagiert und kooperativ gezeigt hatte.

»Ich sehe, dass sie in vielen Bereichen Probleme hat«, sagte Doktor Fazeli einmal über Krasimira, eine bulgarische Frau, die über Schmerzen im Hüftbereich klagte. »Sie kann sich nicht ausdrücken, weil sie die Sprache nicht gut genug spricht, und dann stauen sich die Probleme von selbst an, auch im Körper.« Doktor Fazeli konnte bei diesem Thema bestimmt mitreden, dachten wir damals. Denn Elias Fazeli war als Student aus dem Iran geflüchtet, auch er war der Sprache nicht mächtig gewesen und hatte bestimmt selbst Erfahrungen damit gemacht. Als er unsere Bitte für eine weitere Überweisung abschlug, empfahlen wir Krasimira also, sich damit abzufinden. Und so wurde nie eine Ursache für ihre Beschwerden gefunden, außer vielleicht ihre Lebensgeschichte. Ob wir etwas gefunden hätten, wenn wir weitergesucht hätten, kann ich nicht sagen. Aber dafür weiß ich mittlerweile: Bei Frauen wie Krasimira hielt man es für selbstverständlich, dass sie litten. Es war nicht einmal so, dass ihnen nicht geglaubt wurde, es war deutlich, dass sie Schmerzen hatten, aber ihre Beschwerden wurden eher als Resultat ihrer Vorgeschichte betrachtet und nicht als Hinweis auf eine physische Komplikation, ihr Unwohlsein höchstens das Produkt eines Systemfehlers, etwas, das sich nicht von medizinischen Spezialisten beheben ließ, aber ganz vielleicht von einem Psychologen oder Sozialarbeiter ausgebügelt werden konnte.

Wie viele Leute wir durch diesen Ansatz benachteiligt haben, weiß ich nicht. Es werden mit Sicherheit einige gewesen sein, aber ich könnte auch ein paar Fälle nennen, bei denen wir auf weitere Untersuchungen bestanden, weil wir dachten, die Personen würden nicht fair behandelt. Eigentlich war Letzteres natürlich oft der eigentliche Grund dafür, dass sie sich überhaupt bei uns meldeten, aber es gab selten jemanden, der das ansprach, und auch wir taten es nicht. Im ersten Jahrzehnt des neuen Jahrtausends waren wir es noch nicht (oder nicht mehr) gewohnt, die Gesellschaft als Komplex von Machtstrukturen oder als Ergebnis von Systemversagen zu betrachten: Wer ins Hintertreffen geriet, arbeitete nicht hart genug, hatte schlichtweg Pech oder litt, wenn man uns von der Stiftung Lucille danach fragte, unter der Unwissenheit und Arroganz der anderen.

Was ich damals nicht wusste, war, dass es noch eine sehr spezifische Gruppe gab, für die es schwieriger war, eine Diagnose für nur schwer fassbare körperliche Beschwerden zu bekommen. Im Nachhinein betrachtet, finde ich das ziemlich naiv von mir selbst, aber es gibt auch eine Erklärung dafür: Durch Daniels Zutun hatte ich diese Personen fast nie zu Gesicht bekommen, geschweige denn gesprochen.

Wenn ich jetzt ihre Notizen in den festen Druckbuchstaben lese, dann frage ich mich, was ich daraus ableiten muss. *Hat starke Stimmungsschwankungen – macht labilen Eindruck;* oft bietet Daniels Handschrift mir Trost, bei diesem ersten Notizbuch funktioniert das nicht, weil es bei mir angesichts meines heutigen Wissensstands Unbehagen auslöst. Die Notizen warnen vor dem, was später geschehen ist. Und geben vielleicht einen Hinweis auf die Frage, warum meine Geliebte nicht mehr lebt.

6

Barbara sah Daniel in den Hochzeiten der Cousine nur selten. Jedenfalls außerhalb ihres Sprechzimmers, wenn sie nicht mit einer jungen hilfsbedürftigen Frau vor ihr saß. Wenn Barbara ganz ehrlich war, fand sie die Cousine ganz schön merkwürdig. Ein richtiger Job war das natürlich auch nicht, aber solange Daniel anderen half, wollte sie Daniel unterstützen. Gleichzeitig fragte Barbara sich, wie es Daniel ging. Ob sie, na ja, glücklich war oder wenigstens nach ihren eigenen, oft unergründlichen Maßstäben zufrieden. Barbara hatte darauf bestanden, ihr beim Umzug in die neue Wohnung zu helfen, aber nach dem Kistenschleppen hatte Daniel sie nie wieder zu sich eingeladen, und als sie mal wieder bei ihr in der Praxis saß, beschloss Barbara, sich einfach selbst einzuladen.

Daniel hatte an jenem Nachmittag eine junge Frau mitgebracht, die innerhalb kürzester Zeit stark abgenommen hatte (es stellte sich heraus, dass sie Darmkrebs hatte, sie überlebte nur knapp und war auf ein Stoma angewiesen). Bevor sie das Behandlungszimmer verließ, fragte Barbara, ob sie schon Pläne für ihren Geburtstag habe.

»Nein«, sagte Daniel. »Dreiunddreißig ist ja nichts Besonderes.«

»Bist du dir sicher? Ich könnte ja einfach nächste Woche vorbeikommen.«

Kurz blickte Daniel zu ihrer Hilfsbedürftigen, die jetzt im Wartezimmer stand und so tat, als höre sie das Gespräch nicht.

»Nicht nötig«, sagte sie leise, und die Situation schien ihr peinlich zu sein, aber dieses trotzige Verhalten befeuerte Barbaras Entschlossenheit nur: »Was ist denn mit Sjoerd? Wie wäre es, wenn wir zusammen vorbeikommen?«

»Ich habe Sjoerd echt lange nicht mehr gesehen«, antwortete Daniel kurz angebunden und nickte zur wartenden Frau, als versuchte sie, einen Hausierer mit wedelnden Bewegungen abzuwimmeln.

An Daniels Geburtstag fragte Barbara sich, ob sie nicht doch darauf hätte beharren sollen. Der Gedanke, dass Daniel an jenem Abend in dieser nicht besonders schönen Wohnung allein zu Hause war, störte sie irgendwie.

»Schau doch einfach kurz bei ihr vorbei«, sagte Nettie.

»Nein, so einfach ist das nicht.«

Barbara und Nettie kannten sich damals seit drei Jahren. Sie waren kurz davor, zusammenzuziehen, hatten gerade die Schlüssel für ihre erste Eigentumswohnung bekommen, die beiden obersten Etagen eines hübschen Häuschens hinterm Bahnhof, versteckt in einer ruhigen Seitenstraße und mit Aussicht auf ein paar Blütenbäume. Das Gebäude gehörte einem Cousin von Nettie, und Barbara fand, dass sie unglaubliches Glück hatten, auch wenn Nettie es anscheinend ganz normal fand, dass ihnen dieser Luxus zuteilwurde. Wer Geld gewohnt ist, weiß es nicht besser, dachte Barbara. Deshalb schien Nettie manchmal blind zu sein für das unverdiente Glück, das sie ihr ganzes Leben immer wieder gehabt hatte, und vielleicht stimmte es ja auch, vielleicht war Nettie nicht blind, vielleicht gab es für diejenigen, die kein Pech kannten, einfach auch kein unverdientes Glück, und warum sollte sie sich damit nicht abfinden? Netties Begeisterung war ein ständiger Faktor bei all ihren Unternehmungen, und anders als ihre beiden Brüder wusste sie trotz des Reichtums, in dem sie aufgewachsen war, auch die kleinen Freuden des Lebens zu schätzen, mit dem Unterschied, dass sie diese Freuden als Selbstverständlichkeit betrachtete, als Schmetterlinge, die sich erfreulicherweise immer wieder auf ihre Nase setzten, weshalb sie nicht mehr sah, wie andere ihnen keuchend mit Netzen hinterherjagten.

»Ich glaube nicht, dass sie es besonders toll findet, wenn ich einfach so bei ihr auf der Matte stehe«, sagte Barbara.

»Aber zwischen euch ist doch alles in Ordnung?«

»Ich kann den Gedanken nicht ertragen, dass sie an ihrem Geburtstag allein zu Hause sitzt.«

»Barb, dann schau doch einfach bei ihr vorbei.«

»Du hast extra Spargel gekauft.«

»Den können wir auch noch morgen machen, oder ich esse ihn eben allein.«

Nettie verstand es nicht. Sie selbst hätte sich schon längst auf den Sattel geschwungen, sagte sie, und Barbara nickte: Diese Mischung aus Selbstsicherheit und Höflichkeit war eine der Sachen, die Barbara an Nettie von Anfang an geliebt hatte, aber ihre Beziehung zu Daniel sei zurzeit ziemlich kompliziert, murmelte sie.

Es war Nettie, die im Herbst vorschlug, Daniel zur Einweihungsparty einzuladen: »Ich will sie auch mal kennenlernen!«, sagte sie, und das stimmte natürlich, aber es hatte auch damit zu tun, dass sie sich schlecht fühlte, weil ihre Gästeliste so viel länger war als die von Barbara. Schon allein mit den Verbindungsmädels von Veritas, ihren alten Freundinnen aus Baarn, den Frauen aus dem Laden und ihren Ruderkameradinnen kam sie auf fünfunddreißig Leute. Barbaras Freundeskreis, eine Handvoll Ex-Partnerinnen und ehemalige Kolleginnen, fiel dagegen recht dürftig aus. Seit sie zusammen waren, hatte Barbara ihr Sozialleben anscheinend aus der Hand gegeben, so als wäre das Unterhalten von Kontakten eine Tätigkeit wie das Instandhalten des Balkons, etwas, das man in einer Beziehung der Person überlassen konnte, die dafür die größere Affinität hatte. Nicht dass Nettie sich beschweren konnte. Barbara kam gut mit ihren Freundinnen aus, zeigte sich ganz gleich in welcher Gesellschaft von ihrer liebenswürdigsten Seite, denn wenn sie mit Gästen am Tisch saßen, beteiligte Barbara sich immer am Gespräch, hörte aufmerksam zu, stellte Fragen, und es passierte regelmäßig, dass Freundinnen und ihre Partnerinnen Barbara am Ende des Abends ihr Herz ausschütteten und ihr anvertrauten, dass sie von Lohnarbeit und Care-Arbeit überfordert waren, als würden sie in Barbaras Sprechzimmer sitzen. Als sie jetzt zum ersten Mal eine Party in der Wohnung organisierten, die ihnen beiden gehörte, fragte Nettie sich, ob sie es sich selbst und einander in den letzten Jahren nicht zu leicht gemacht hatten. Sie hatten nie versucht, die beiden Freundeskreise zusammenzubringen, Nettie hatte nur selten versucht, ein Treffen mit Barbaras Freundinnen zu planen, manchmal beschlich sie sogar das Gefühl, dass Barbara sie absichtlich vor ihnen abschirmte.

»Ich weiß nicht so recht«, antwortete Barbara auf den Vorschlag, Daniel einzuladen. »Ich weiß nicht, ob sie sich in der Runde wohlfühlen würde.«

»Sie muss die Einladung ja nicht annehmen, oder? Wenn sie keine Lust hat, kommt sie einfach nicht.«

Aber Daniel kam. Sie war sogar früh dran, als Barbara ihr das neue Wohnzimmer zeigte, saßen die anderen frühen Gäste noch auf den paar Stühlen, die Nettie in letzter Sekunde aus dem Arbeitszimmer geholt hatte (Nettie mochte keine Stuhlkreispartys, aber sie befürchtete, die Leute würden sich sonst selbst auf die Suche nach Stühlen machen, und der Gedanke, dass sie im Arbeitszimmer auf die nicht ausgepackten Umzugskartons und die vertrocknete Akazie stoßen würden, gefiel ihr nicht).

Daniel setzte sich zu den anderen Frauen, und Nettie kam extra aus der Küche, um sie besonders herzlich zu begrüßen: »Wie großartig, dass ich dich endlich kennenlerne, ich bin so froh, dass du hier bist, setz dich, komm rein, hach, was bist du hübsch, Mädel!« – Das war alles wirklich so gemeint, wusste Barbara. Trotzdem war ihr das Verhalten ihrer Partnerin einen Moment lang unangenehm. Sie hätten Daniel nicht einladen sollen, dachte sie. Nicht heute Abend, nicht zu dieser Gelegenheit, wie sie da jetzt notgedrungen in diesem albernen Kreis saß. Netties alte Freundinnen aus Baarn waren gerade dabei, sich über ihre Wohnsituationen auszutauschen: Mireille hatte letztens noch mal Eigentum gekauft, genau wie Madeleine, nur Esther wohnte noch zur Miete, aber dafür hatten alle Verständnis, denn Esther trennten nur noch ein oder zwei Beförderungen von einer Stelle in London, und jetzt erzählte Eva, dass sie überlege, sich zu vergrößern, schließlich ginge ihr Großer bald zur weiterführenden Schule und bräuchte wirklich ein eigenes Zimmer, und sie hielt nicht so viel von Neubauten, wirklich nicht, aber sie hatte von einem Projekt gelesen, frei stehende Häuser am Wasser. Obwohl Barbara sonst in solchen Gesprächen aufging – Nettie und sie träumten hin und wieder auch von einem frei stehenden Haus mit Garten, die Pläne anderer Leute der Schleifstein für die eigenen Träume –, betrachtete sie die Frauen jetzt mit Daniels Augen. Wenn man selbst nur wenig Geld hatte, mussten diese Gespräche oberflächlich wirken, ja nahezu verwöhnt. Doch Daniel sagte nichts. Aber sie nickte zu Evas Geschichte über zugelosten Wohnraum, und sie lachte über die gespielt entsetzte Tirade über korrupte Beamte. Inzwischen hatte Daniel genau wie die anderen Frauen die Beine übereinandergeschlagen, und genau wie sie saß sie etwas vorgebeugt da, während sie das Weinglas lässig oberhalb der Schulter hielt, was so aussah, als würde sie damit telefonieren. Sie bemühte sich, sah Barbara. Aber Daniel stellte keinen Fragen und schloss sich dadurch vom Gespräch aus, und Barbara glaubte zu wissen, warum.

»Woher kennst du Barbara und Nettie eigentlich?«, fragte Mabel dann endlich. Gespannt sah Barbara Daniel an, als würde die an einem Buchstabierwettbewerb teilnehmen, bei dem ihr gerade ein schwieriges Wort mit vielen Doppelkonsonanten vorgelegt worden war.

»Barbara ist eine gute Freundin von mir«, antwortete Daniel ruhig. »Und Nettie kenne ich eigentlich erst seit heute Abend.«

Zu dem Zeitpunkt war Nettie in der Küche damit beschäftigt, den Ofen anzustellen. Sie war äußerst zufrieden, die ordentlich gewürzten Hähnchenkeulen würden genau dann gar sein, wenn die Veritas-Mädels ankämen; als Nettie wieder ins Wohnzimmer kam, sah sie, wie Daniel Barbara gekränkt anstarrte.

»Aber es ist keine Firma oder so was«, sagte Daniel. »Ich verdiene damit kein Geld.«

»Nein, nein«, sagte Barbara. »So habe ich das auch nicht gemeint.«

Netties alte Freundinnen aus Baarn hatten aufgehört zu reden und starrten die beiden an.

»Aber es erfüllt dich, oder?«, ließ Barbara nicht locker. »Du machst etwas, das dir am Herzen liegt.«

Jetzt war auch Netties Interesse geweckt. *Etwas, das dir am Herzen liegt* – normalerweise würde Barbara so was nie sagen, ihr Drang, anderen zu gefallen, war nicht groß genug, um solche Klischees zu bemühen.

»Ja schon«, murmelte Daniel. »Klar.«

Nettie fragte sich, was sie da gerade beobachtete.

Später am Abend traf sie in der Küche auf Daniel, die gerade Wodka in ein Teeglas schenkte. »Bisschen viel, oder?«, sagte Daniel, als sie Netties Anwesenheit bemerkte, und grinste ertappt.

»Ach Quatsch«, antwortete Nettie und nahm das letzte übrig gebliebene Teeglas aus dem Küchenschrank. »Gib mir auch was ab! Was nehmen wir zum Mischen, Orangensaft?«

Daniel schenkte Nettie ein, die Hand leicht zittrig. Aber Nettie bewegte ihr Glas passend zum zuckenden Flaschenhals, sodass Daniel kaum etwas verschüttete.

»Wir hätten sie nicht einladen sollen«, sagte Barbara, als sie nachts die Reste aus den letzten Gläsern in die Spüle kippte. Man hätte mühelos einen Vorwurf heraushören können, aber nach diesem herrlichen Abend wollte Nettie sich nicht die Stimmung vermiesen lassen.

»Also ich glaube ja, dass sie eine Menge Spaß hatte«, sagte sie.

»Ich glaube, das waren zu viele Reize für sie.«

»Wieso? Sie ist doch bis zum Ende geblieben!«

»Weil sie sich die Kante gegeben hat, ja. Um die Reize zu dämpfen.«

»Vielleicht trinkt sie auch einfach gerne.«

»Sie hat ja fast keinen geraden Satz mehr rausbekommen!«

»Also ich habe mich gut mit ihr unterhalten.«

Barbara drehte sich um. »Du? Mit Daniel? Worüber denn?«

Sie drehte sich wieder zur Anrichte und nahm das letzte Glas vom Holzbrettchen aus Eiche, das sie in den letzten Wochen behandelt hatte, als handle es sich um die Motorhaube eines weißen Porsche, sie hatte keine Töpfe daraufgestellt, keine Teller drübergeschoben, um es bloß nicht zu beschädigen. Nach dem heutigen Abend zeigte das Brettchen einige hässliche Kratzer, und irgendwie war das eine Erleichterung: Endlich war die Sache erledigt. Barbara drehte das Glas über der Spüle um, aber es kam nichts, sie hatte das Glas bereits ausgeschüttet.

»Ich fand sie sehr einnehmend«, sagte Nettie. Sie schlang ihre Arme von hinten um Barbaras Bauch und zog sie an sich, weg von den Kippen in der Spüle. Barbara gab nach. Sie ließ das Glas los, schmiegte den Kopf an Netties Brust. »Ich weiß nicht«, seufzte sie. »Ich habe das Gefühl, dass sie sich nicht wohlgefühlt hat.«

»Vielleicht«, sagte Nettie sanft, »hatte das damit zu tun, dass du dich nicht wirklich wohlgefühlt hast.«

Barbara nickte.

»Ich finde«, sagte Nettie dann, »dass wir Daniel ruhig öfter einladen können«, und Barbara schloss die Augen.

Für einen Moment sah sie es vor sich: Daniel an ihrem Tisch. Daniel auf ihrer Geburtstagsfeier, Daniel auf einer Kanutour, vielleicht konnten sie mal zu dritt wandern gehen, Nettie wanderte auch so gerne, darin würden die beiden sich bestimmt finden, stimmte es, dass sie sich heute Abend nett unterhalten hatten? Vielleicht konnte Nettie eine neue Wohnung für Daniel finden. Eine echte Wohnung, mit Zentralheizung und Wasserdruck. Vielleicht würde das eine zum anderen führen, vielleicht würde Daniel danach wieder arbeiten, schließlich war sie nicht komplett arbeitsunfähig, oder? Womöglich würde sie ja sogar einen richtigen Job finden, wieder Teil der Gesellschaft sein, etwas beitragen – ja, auch Letzteres dachte Barbara. Wenn sich Daniel nur etwas wohler in ihrer Haut fühlen würde. Weniger trank, ein paar Kilos zunahm, sich etwas mehr Mühe gab – vielleicht, dachte Barbara, ja, vielleicht mussten sie sie wirklich öfter einladen.

Und möglicherweise war es vor allem die Angst, dass Daniel keine dieser Erwartungen jemals erfüllen könnte, die sie schon mehrere Jahre lang daran hinderte. Und die Angst, dass das ihre Schuld war und dass Daniel ihr das für immer nachtragen würde.

7

Zuerst hielt Daniel die Trauerkarte für Weihnachtspost. Für eine dieser vorgedruckten Karten, mit denen ihr Zahnarzt gerne angab, aber in dem blau umrandeten Umschlag steckte kein Neujahrsgruß (*Frohes neues Jahr 2003!*), sondern eine Karte, die ein Foto von Lucille zeigte.

Daniel hatte nicht einmal gewusst, dass sie krank gewesen war.

Zwei Jahre lang hatte sie Sjoerd nicht gesprochen, und niemand hatte sie informiert. Mit der Karte in der Hand sank Daniel auf die splitternde Treppe ihres Wohnhauses. Sie versuchte, sich daran zu erinnern, wann sie Lucille das letzte Mal gesehen hatte. Das musste bei der Schlüsselübergabe gewesen sein, was schon wieder vier Jahre her war. Nachdem Sjoerd ausgezogen war, hatte Lucille ihr Zeit gegeben, um etwas Neues für sich zu finden, aber Daniel war es schwergefallen, ihr dafür dankbar zu sein. Letzten Endes würde sie ja doch auf die Straße gesetzt, und obwohl sie sich vorgenommen hatte, Lucille beim Abschied zu erzählen, wie viel sie ihr bedeutete, dass sie ihr womöglich das Leben gerettet hatte, zählte sie, als es so weit war, nur die Dinge auf, die sie im Haus geputzt und renoviert hatte und was sich alles leider nicht mehr reparieren ließ.

»Danke«, hatte Lucille geantwortet. »Du warst die perfekte Mieterin, weißt du das?« Und da hatte Daniel nur mit den Schultern gezuckt und gesagt, sie habe den Ersatzschlüssel schon vor langer Zeit verloren.

Ich schreibe ihr einen Brief, hatte Daniel gedacht. Einen Brief, in dem sie sich bei Lucille bedanken würde, nicht nur für die Wohnung, sondern auch für alles andere – aber es kam nicht dazu. Sie würde Lucille bestimmt mal wieder über den Weg laufen, redete sie sich damals ein. Bei Sjoerd, oder vielleicht konnte sie Lucille ja auch mal einladen, wenn sie die Wohnung etwas aufgehübscht hatte, endlich ein anständiges Sofa besaß – oder aber sie schaute in ihrer frisch renovierten Praxis vorbei. Vor allem an Letzteres dachte Daniel über die Jahre hinweg regelmäßig. Wenn Stiche durch ihren unteren Rücken schossen, die sich nicht mal mit Rum betäuben ließen, oder wenn sie über sich selbst nachdachte, darüber, wer sie war und wie ihr Leben aussah: In jenen Momenten beruhigte es sie, an Lucilles umgebaute Praxis zu denken.

Die Decke war jetzt bestimmt höher. Der Trainingsraum größer. Der Vinylboden glänzte ohne diese schwarzen Schuhsohlenstreifen, die an bremsende Fahrzeuge erinnerten, an Zusammenstöße und Verletzte. Vielleicht hatte Lucille ja sogar neue Spiegel angebracht. Erst wenn es wirklich nicht mehr geht, rufe ich sie an, sagte sich Daniel jedes Mal aufs Neue (was das anging, musste sie streng mit sich sein, so wie ihre Mutter früher gesagt hatte, sie müsse erst vierhundert Schafe zählen, bevor sie sie nach einem Albtraum wecken durfte), und danach ging es dann meistens wieder.

Lucilles Beerdigung war schon in drei Tagen.

Rein und wieder raus, dachte sie, als sie die Einfahrt des Bestattungsinstituts hochging. Der Komplex bestand aus verschiedenen Räumen und Sälen, entnahm sie der Beschilderung, aber die Trauerfeier für Lucille fand im Hauptgebäude statt, in der größten Aula. Sie würde dem Gottesdienst beiwohnen – dazu war sie schließlich eingeladen worden –, sie würde Sjoerd ihr Beileid aussprechen, ihre Rose auf den Sarg legen und wieder gehen. Die Rose hatte sie in aller Herrgottsfrühe an einem Blumenstand gekauft, dafür war sie extra früher aufgestanden, als der Wecker klingelte, hatte sie das Gefühl, kaum geschlafen zu haben, und vielleicht war das auch so, sie war mal wieder spät im Bett gewesen und hatte sich nur hin- und hergewälzt, weil sie befürchtete, zu verschlafen und die Beerdigung zu verpassen. Aber jetzt, als sie hier stand, pünktlich, allein, fühlte sie sich plötzlich wie ein Eindringling, wie eine Schaulustige, die von der Trauer anderer Leute angezogen wird.

So gut kannte sie Lucille doch auch wieder nicht.

Und als sie in der Aula stand, stellte sie sich vor, dass all die anderen Gäste – der Raum war so voll, dass Nachzügler notgedrungen Reihen in den Gängen bildeten – zur Familie gehörten oder wenigstens sehr gute Freunde waren oder Menschen, die mit Lucille gearbeitet hatten: ihre Nächsten, die in den letzten Wochen regelmäßig an Lucilles Bett gesessen hatten, sie in- und auswendig kannten, aber in den letzten intensiven Gesprächen doch noch zu neuen Einsichten gekommen waren: sowohl über ihre besondere Freundin als auch über das Leben an sich.

Den ganzen Gottesdienst lang bemühte Daniel sich darum, keine Miene zu verziehen. Zu weinen fühlte sich zwischen all den Leuten, die wirklich einen geliebten Menschen verloren hatten, respektlos an, verglichen mit ihrer Trauer, war ihre Traurigkeit nichts, und Daniel kniff sich ein paarmal fest in den Oberschenkel, um sich abzulenken, wenn ihre Augen während der unglaublich rührenden Rede von einer von Lucilles besten Freundinnen brannten.

Die Reihe für die Beileidsbekundungen schien endlos. Sjoerd stand neben seiner Tante, Lucilles jüngerer Schwester, und wäre Daniel ihm unter anderen Umständen begegnet, hätte sie vermutlich gedacht, dass er gut aussah. Sjoerds Wangen waren etwas voller geworden, aber auch sein Brustkorb breiter – anscheinend trainierte er. Daniel schaute sich um. Wo war Gregory, Sjoerds Freund? Sie konnte ihn nirgendwo entdecken – war es etwa aus zwischen den beiden? Wäre Gregory nicht gewesen, wäre Sjoerd trotzdem ohne sie umgezogen, das war ihr schon klar. Dennoch verschaffte ihr der Gedanke, dass die beiden eventuell nicht mehr zusammen waren, insgeheim eine gewisse Genugtuung, als hätte sie recht gehabt, eine Diskussion gewonnen, dabei hatte sie nie eine echte Meinung zu Sjoerds Beziehung gehabt. Und dann stand sie plötzlich direkt vor ihrem alten Freund.

Schnell gab Daniel Sjoerd die Rose.

»Danke schön«, sagte er. »Aber ist die auch wirklich für mich?«

»Ach scheiße. Nein, die ist für den Sarg«, und sie nahm ihm die Rose wieder aus der Hand, woraufhin Sjoerd doch noch seine Arme um sie legte und sie an sich drückte.

Rein und wieder raus, sagte Daniel sich, als sie wieder draußen stand. Links und rechts von ihr brachen die ersten Gäste tatsächlich schon wieder auf, weihevoll holperten ihre Autos über den Kiesweg Richtung Tor. Die meisten Gäste bewegten sich jedoch über die Zierteichbrücke zur angrenzenden Gaststätte, wo es der Einladungskarte nach Kaffee und Tee gab. Da hatte sie nichts zu suchen, fand Daniel. Aber nachdem Sjoerd sie so fest umarmt hatte, fühlte es sich auch nicht richtig an, einfach zu gehen, und so stand Daniel eine Weile auf dem Parkplatz herum, bis sie eine große, breite Hand auf ihrer Schulter spürte.

»Hey, Daan«, sagte Ben. »Kommst du auch noch mit zum Kaffeetrinken?«

Obwohl es noch nicht einmal ein Uhr war, gab es neben Kaffee und Tee auch Wein. Und es gab Brötchen, gute Brötchen, Käsestangen und Ciabatta mit Mozzarella, Daniel nahm sich gleich zwei. Ben arbeitete immer noch beim Verein, erzählte er währenddessen, aber sie waren nicht mehr im Dunker. Letztes Jahr hatten sie den Mietvertrag kündigen müssen, weniger Mitglieder bedeutete auch weniger ehrenamtliche Mitarbeiter. »Dass immer weniger Leute beitreten, ist natürlich ein gutes Zeichen«, sagte er. »Aber die Mitgliederzahl sinkt auch einfach deshalb, weil ein Teil von ihnen mittlerweile tot ist.«

Daniel nickte, wusste nicht genau, ob Ben erwartete, dass sie darüber lachte. »Und die Leute suchen jetzt natürlich im Internet nach Informationen«, redete Ben weiter. »Da sind wir jetzt am aktivsten.«

Dank neuer Hemmer ging es Ben mittlerweile ein ganzes Stück besser, erzählte er. Er konnte wieder mehr unterrichten, es gab sogar eine neue Liebe in seinem Leben.

»Und die anderen?«, wollte Daniel wissen.

Roelie lebte nicht mehr. »Oh nein«, seufzte Daniel. »Doch noch?« Aber Ben schüttelte den Kopf: »Krebs, Leberkrebs, hatte schon gestreut, bis sie es herausgefunden hatten. Anscheinend kann einen auch noch so was erwischen« – als er Daniels Gesichtsausdruck sah, legte er wieder seine Hand auf ihre Schulter und drückte sanft zu. »Ich weiß«, sagte er. »Es ist einfach verdammt scheiße.«

Aber dem Rest ging es ausgezeichnet, sagte Ben schnell. Sjarl malte wieder, bald würde er seine erste Ausstellung seit Jahren eröffnen. Jeroen war seinem Freund nach Amerika gefolgt – Ben hatte ihn vor Kurzem noch besucht, die beiden hatten ein wunderschönes Haus in den Catskills, ja, bei Jeroen lief es gut, wirklich. Mit Raffa hatte Ben im Moment nicht so viel Kontakt, aber Jeroen hatte ihm erzählt, dass der in der Werbebranche arbeite – anscheinend hatte er kürzlich sogar einen großen Preis gewonnen, aber den Namen müsste er erst raussuchen. »Und wie geht es dir?«, fragte Ben. »Dir und Sjoerd?«

Daniel biss schnell in ihr zweites Brötchen. Als sie Bens erwartungsvollen Blick sah, fiel ihr das Schlucken plötzlich schwer. Sjoerd und ich sehen uns in letzter Zeit nicht mehr so viel, sie bekam es nicht über die Lippen, irgendwie fühlte es sich so an, als würde sie damit das Wesen des Dunker verraten, ein gewisses Vermächtnis beschmutzen: »Sjoerd wohnt jetzt in Amersfoort«, sagte sie nur. »Er hat eine Stelle als Softwareentwickler.«

»Hey, ihr seid ja noch da!«

Daniel sah dabei zu, wie Sjoerd und Ben sich gegenseitig auf den Rücken klopften. Und als Sjoerd sie genauso ausgelassen begrüßte – eigentlich zum zweiten Mal an diesem Tag –, fühlte es sich nicht mehr so an, als müsste sie etwas verschleiern. Wie ging es ihr und Sjoerd? Nun ja, er blieb für den Rest des Kaffeetrinkens bei ihr an der Bar stehen, bestellte immer wieder neuen Wein, bis er fand, nun sei es an der Zeit für etwas Stärkeres (denn warum schenkten sie den Wein in Südweingläsern aus, so knauserig hatte das Ganze im Katalog gar nicht ausgesehen!), und er stieß mit Anislikör auf seine Mutter an, die es seiner Meinung nach so gewollt hätte, woraufhin Daniel überzeugt nickte: Ja, ja klar, Lucille hätte sowieso gewollt, dass sie den Anislikör öffnen – und Daniel sah Sjoerd und sich selbst durch Bens Augen, der sie zufrieden und nicht ganz ungerührt beobachtete und anlächelte, was sie wiederum rührte, weshalb sie Sjoerd schnell ein Küsschen auf die Wange drückte. »Pff, pass mal auf«, sagte der, mittlerweile ziemlich angetrunken. »Guck mal, da kommt meine Großtante Geraldine schon wieder an; nie was von ihr gehört, weißt du, die ganzen letzten

Monate nicht, die hat nicht einmal angerufen, ist nicht ein einziges Mal vorbeigekommen, die Frau hat nicht ein einziges Laken gewaschen oder das Wasser in der Schüssel ausgetauscht, aber heute, ausgerechnet heute kommt sie an. Sie klebt schon den ganzen Tag wie eine Klette an mir, will mich dauernd umarmen, als wäre sie meine beste Freundin – hey, wollt ihr nicht mal kurz mit ihr quatschen?«, und während Ben gespielt missbilligend den Kopf schüttelte, mussten Daniel und Sjoerd sich zusammenreißen, um nicht in schallendes Gelächter auszubrechen.

8

Drei Monate nach Lucilles Beerdigung versuchte Barbara, Daniel anzurufen. Sie ging nicht ran, Barbara versuchte es noch mal, aber wieder ohne Erfolg.

Nettie und sie hatten Daniel letzte Woche zum Essen eingeladen, und der Abend hatte ein merkwürdiges Ende genommen. »Lass sie einfach, sie trauert gerade«, hatte Nettie danach gesagt, aber Barbara verstand es nicht, das Essen hatte so vielversprechend angefangen: Daniel war pünktlich gekommen und hatte Pralinen von einer Konditorei mitgebracht, von der sie wusste, dass Nettie dort gerne einkaufte. »Zum Espresso«, sagte Daniel, und sie war gesprächig, fast schon aufgedreht, wahrscheinlich auch, weil Nettie sie immer weiter über Lucille ausfragte. Es war deutlich, dass Daniel gern über sie sprach. Und so wie manche Menschen nicht aufhören können, von ihrer ersten Liebe oder einer dramatischen Geburt zu erzählen, so redete Daniel immer weiter über die Beerdigung, darüber, wer eine Rede gehalten hatte, was sie gesagt hatten, wie beeindruckend das alles gewesen war, wie viel Lucille den Leuten bedeutet hatte. Barbara war es schwergefallen, Daniels Hagiografie mit dem Bild in Einklang zu bringen, das sie selbst von Lucille hatte – eher der Typ resolute Barfrau als die Heilige, die gerade aus ihr gemacht wurde –, aber Nettie hatte natürlich recht, Daniel trauerte, und reden war an sich eine gesunde Art und Weise, damit umzugehen. Doch das verhinderte nicht, dass Barbara kurz die Worte fehlten, als Daniel behauptete, Lucille habe ihr das Leben gerettet. Sobald sie merkte, dass Nettie sah, was sie dachte, fasste sie sich wieder und fragte, wie es Sjoerd ginge.

Beim Hauptgericht war es dann aber doch schiefgegangen. Während Daniel erst noch wild gestikulierend geredet hatte, beantwortete sie die Fragen auf einmal nur noch mit einem matten Nicken. »Ich muss jetzt los«, sagte sie und stocherte in den restlichen Drillingen herum. »Ich muss den Bus kriegen.«

»Willst du nicht noch den Nachtisch mitessen?«, fragte Nettie. »Und wir haben auch noch deine Pralinen, du meintest doch, die könnten wir zum Espresso probieren?«

»Die Pralinen sind für euch«, hatte Daniel gesagt und dann gemurmelt, sie müsse morgen früh raus, um eine Hilfsbedürftige zu einem Neurologen in eine andere Stadt zu begleiten.

Eigentlich hatte Barbara sie schon am nächsten Tag anrufen wollen, aber Nettie hielt sie davon ab. »Ich würde ihr nicht so im Nacken sitzen.«

»Ich sitze ihr doch nicht *im Nacken*, wenn ich frage, warum sie ihr Essen stehen gelassen hat?«

Irgendwas stimmte nicht, das spürte Barbara. Sie hatten irgendetwas falsch gemacht oder etwas Falsches gesagt, und das störte sie, denn sie konnte sich nicht vorstellen, dass ihr Fehltritt, woraus auch immer er bestanden haben sollte, Daniels unhöflichen Aufbruch rechtfertigte.

Heute wollte sie Rechenschaft einfordern – na gut, das klang zu anklagend, sie wollte vor allem wissen, wie es Daniel ging, als besorgte Freundin, notfalls auch als engagierte Hausärztin. Abermals hörte sie einen Rufton.

Barbara, las Daniel auf dem Bildschirm ihres Nokia, und kurz darauf klingelte auch ihr Festnetztelefon. Sie ging nicht ran, denn sie wusste, was Barbara sagen würde, sie würde über den Abend letzte Woche sprechen wollen. Der Abend bei ihnen hatte ausgesprochen gut angefangen. Sie mochte Nettie wirklich gerne, und gerade deshalb war es ihr schwergefallen, das Angebot abzulehnen: Sie suchten eine Telefonistin, hatte Nettie beim Hauptgericht erzählt – und vielleicht täuschte sie sich auch, aber sie glaubte, dass Nettie und Barbara in dem Moment einen schnellen Blick gewechselt hatten: Mission gestartet! Eine Telefonistin für das Ladenlokal, erzählte Nettie weiter, Barbara habe ihr erzählt, dass sie auf dem Gebiet viel Erfahrung hätte?

»Für wie viele Tage?«, hatte Daniel gefragt.

»Wie es dir passt.«

»Aber an wie vielen Tagen braucht ihr jemanden?«, versuchte sie es noch mal. »Für wie viele Stunden, was steht in der Stellenausschreibung?«

»Teilzeit«, hatte Nettie gesagt, aber Daniel merkte, dass das improvisiert war, und als sie begriff, was da gerade gespielt wurde, hatte sie auf einen Schlag keine Lust mehr auf die Kartoffeln gehabt.

Vielleicht, hatte sie im Nachhinein gedacht, hätte sie einfach sitzen bleiben sollen. Ja, das hätte sie tun sollen, wenn auch nur Nettie zuliebe, die es ja nicht besser wissen konnte – wahrscheinlich war die Telefonistin Barbaras Idee gewesen –, aber sie hatte es einfach nicht geschafft. Sie war nicht sauer geworden oder so was, es war eher eine instinktive Reaktion. Vielleicht genauso wie damals, vor Jahren, an jenem Nachmittag, als sie ziellos, aber gleichzeitig voller Überzeugung in das unwegsame Waldstück marschierte. Netties Angebot erinnerte sie an jenen Tag, daran, was davor passiert war, und bevor sie wusste, wie ihr geschah, war sie schwitzend und mit Herzrasen (was passierte gerade mit ihr?) vom Küchentisch aufgestanden, abgehauen und in den erstbesten Bus gestiegen – den falschen Bus, wie sie schon bald bemerkte, und eine Haltestelle später stand sie wieder draußen und zog endlich den Reißverschluss ihrer Jacke hoch.

Zu Hause hatte sie ihr Heft genommen, das Heft mit den Notizen, die sie gemacht hatte, als sie jede Woche zu Lucille ging. Sie hatte die Notizen die ganze Zeit über aufbewahrt, aber seit ein paar Wochen las sie fast jeden Tag darin, die Seiten spröde und gewellt wie geschmolzenes Plastik, seit sie ein Glas Wasser darüber verschüttet hatte, aber ihre eigenen Druckbuchstaben waren immer noch gut lesbar. Es waren nicht nur die Abschnitte über Atemtechniken, die sie zurzeit immer wieder las. Die Punkte zu Gleichgewicht und Tragfähigkeit, die Beschreibungen von Ausfallschritten und Kniebeugen, die eigenen Zeichnungen von kleinen Strichmännchen zur Veranschaulichung – eigentlich war es egal, was da stand, es beruhigte sie, vielleicht, weil sie dadurch zu den Nachmittagen zurückreiste, an denen sie die Notizen gemacht hatte, Momente, in denen sie geglaubt hatte, wirklich in guten Händen zu sein.

Natürlich würde sie sich bald mit Nettie und Barbara vertragen. Vielleicht konnte sie sie mal zu sich einladen (nein, das würde sie nicht tun, das wusste sie selbst), sie würde Barbara auf jeden Fall zurückrufen, aber bitte nicht heute.

Als Sjoerd Daniels Namen auf dem Display seines neuen Blackberry sah, beschloss er, es einfach klingeln zu lassen. Er würde sie auf jeden Fall zurückrufen, aber bitte nicht heute. Nach der Beerdigung hatte er sie einmal gesehen. Sie hatte ihn zum Essen eingeladen, und er war schockiert darüber gewesen, wie sie hauste, ihre Unterkunft hatte nichts mit den Standards gemein, die er mittlerweile gewohnt war, und als er seine Jacke im Flur auf den Boden legte (eine Garderobe besaß Daniel nicht), hatte er Gewissensbisse, auch wenn er für all das natürlich nichts konnte. Er hatte sich gefreut, mal wieder etwas Zeit mit ihr zu verbringen, so wie er sich auch darüber gefreut hatte, dass Daniel nach der Beerdigung noch so lange geblieben war. Und nach ein paar Dosen Billigbier stimmte ihn ihre studentische Unterkunft auch etwas nostalgisch, auf eine tröstliche Art und Weise – kurz fühlte es sich so an, als würden sie beide wieder sechs Jahre jünger sein und in seinem alten Zimmer sitzen, auf einmal sehnte er sich nach dieser Zeit, nach den Tagen, die ihm jetzt so unbeschwert vorkamen. Natürlich hatte er damals auch so seine Probleme gehabt, aber er war immerhin noch keine Waise gewesen, nur ein Junge ohne Vater, und sein Leid schwappte noch nicht über die Türschwelle dessen, was man als normal oder erträglich oder vielleicht sogar angemessen erachtete. Ja, irgendwann einmal war er nur auf eine gewöhnliche Art und Weise bemitleidenswert gewesen. Es gab eine Menge Menschen, die nur einen Elternteil hatten, und nur die wenigsten hatten einen Vater, der wirklich für sie da war, wenn ihm also Leute sagten, es täte ihnen echt leid, dass er ohne klarkommen musste, sprachen sie wenigstens teilweise aus eigener Erfahrung. Seit auch seine Mutter tot war, kam es ihm jedoch so vor, als würden die Leute – und vor allem seine Kollegen – ihn meiden, nicht aus Angst vor seiner Trauer, sondern eher wegen des Unbehagens, das sich notgedrungen einstellte, wenn sie vergeblich versuchten, etwas Tröstliches zu sagen – denn wer wurde schon mit fünfunddreißig zur Waise? Manchmal wirkte es fast so, als würden sie es ihm übelnehmen, als hätte er zur Provokation die Fahne eines Landes auf seinen Schreibtisch gestellt, das in einen komplizierten Konflikt verwickelt war. Und manchmal, wenn er abends allein zu Hause war und ihm die Kraft fehlte, zu weinen oder zu viele Paprikachips in sich hineinzustopfen, nahm er es seiner Mutter übel, dass sie gestorben war. Sie hatte ihm eine hässliche Narbe verpasst, einen Schmiss über der Stirn, aus dem die Fäden hervorragten, jeder konnte ihn sehen, so schien es, und das gefährdete nicht nur sein Sozialleben, sondern auch sein Liebesleben.

Darüber hätte er vielleicht gerne mit Daniel gesprochen. Er hatte jedenfalls mit dem Vorhaben geklingelt, ihr sein Herz auszuschütten, aber dazu kam er dann kaum, denn Daniel wollte vor allem über seine Mutter sprechen.

Zuerst hatte er noch geglaubt, sie wollte ihm irgendwie emotional zur Seite stehen. Wie seine Tante, die in der letzten Zeit ständig eine Anekdote nach der anderen von früher erzählte (»wusstest du, dass deine Mutter …?«) – ihre persönlichen Erinnerungen an seine Mutter als Geschenk anbot, Souvenirs für den Setzkasten zu Hause, und meistens nahm er sie dankbar an. Aber Daniel redete vor allem darüber, dass Lucille für sie da gewesen war. Geschichten über Geduld, Vertrauen und Ermutigungen (waren das nicht einfach die Grundpfeiler ihres Berufs gewesen?), die ihn im Laufe des Abends langweilten. Außerdem schien Daniel im Gegensatz zu seiner Tante für ihre Anekdoten auch etwas zurückhaben zu wollen: »Hat Lucille eigentlich auch mal über mich gesprochen?«, fragte sie beim Spülen, während er wie früher das Abtrocknen übernahm.

Obwohl Daniel sich bemühte, lässig zu klingen, hörte Sjoerd sofort heraus, dass sie die Frage vorbereitet hatte. War das der Grund für die Einladung gewesen, fragte er sich kurz, konnte den Gedanken aber beiseiteschieben und erzählte Daniel, dass sich seine Mutter, bevor sie krank wurde, tatsächlich nach ihr erkundigt hatte: Wie geht es eigentlich Daniel, gefällt ihr die neue Wohnung einigermaßen?

»Und später?«, fragte Daniel, diesmal ohne Sjoerd anzusehen. »Wie war es, als sie krank war?«

Danach hatte seine Mutter nie wieder über sie gesprochen, und er vermutete, dass sie auch nicht mehr an sie gedacht hatte, aber er sagte: »Später war sie vor allem sehr müde, glaube ich.«

Daniel nickte, reichte ihm eine tropfende Tasse. »Und wie waren die, ähm, die letzten Wochen so?«

Sjoerd wusste, was er zu tun hatte. Als hätte Daniel einen Knopf auf seiner Brust gedrückt, ratterte er wie ein elektrisches Spielzeug los, das nur ein paar vorgegebene Sätze im Repertoire hatte. Er erzählte, dass er und seine Tante bei seiner Mutter eingezogen wären: Sie waren ein großartiges Tandem! Alte Freundinnen standen plötzlich wieder vor der Tür, brachten Aufläufe, jeden Tag Lasagne oder Quiche. Er hatte es schon so oft erzählt, dass es sich nicht mehr so anfühlte, als hätte er es selbst erlebt, Quiches waren seit der Beerdigung seine sichere Antwort auf die Frage, wie das alles für ihn gewesen war, und obwohl er sich manchmal wünschte, dass es jemand durchschauen und weiterfragen würde (aber Junge, wie geht es dir wirklich?), wusste er, dass er nicht so bald, vielleicht nie erzählen würde, wie er diese letzten Wochen wirklich erlebt hatte. Wie er seine Mutter manchmal in Positionen angetroffen hatte, von denen er nicht einmal wusste, dass ein menschlicher Körper sie einnehmen konnte. Der Ekel, die Erschöpfung und das Unbehagen wegen der Dinge, die er gesehen und gerochen hatte, seine Wut, weil alles einfach weiterging, seine Wut, weil bald alles aufhören würde – »Das mit Gregory ist vorbei«, hörte er sich selbst zu Daniel sagen. »Er konnte nicht gut damit umgehen, dass meine Mutter krank war«, und zu seiner Genugtuung schüttelte Daniel missbilligend den Kopf. »Wow«, sagte sie. »Was für ein Arschloch.«

Sjoerd erzählte an jenem Abend jedoch nicht, dass er seinem Partner kaum die Gelegenheit dazu gegeben hatte, ihm beizustehen. Bevor sie krank wurde, hatte Gregory seine Mutter nur dreimal getroffen (ganz ehrlich: Er hatte sie selbst auch nicht mehr oft besucht, seit er in eine andere Stadt gezogen war), und er erwartete keineswegs, dass Gregory bei der Pflege half. Er bat ihn nicht, mit ins Krankenhaus zu kommen, und wenn seine Mutter zu Hause war, ging er immer allein zu ihr: »Ich will dich damit nicht belasten«, sagte er ihm dann, und das war nicht gelogen, aber eigentlich wollte er vor allem verhindern, dass seine Mutter mit dem Gedanken starb, Gregory sei seine große Liebe. Als er sich selbst bei diesem Gedanken ertappt hatte, gelang es ihm nicht mehr, diese Wahrheit, die im Licht der Krankheit seiner Mutter unendlich tiefsinnig und bedeutend wirkte, wieder von sich abzuschütteln, und er fing an, Gregory zu meiden, was ganz schön kompliziert war, weil sie gerade erst zusammengezogen waren. Überstunden, spontan was mit Kollegen trinken gehen, noch eine Nacht bei seiner Mutter schlafen: Am Ende war es Gregory, der vorschlug, einen Schlussstrich zu ziehen. Danach hatten sie sich kaum noch gesehen, Sjoerd schämte sich zu sehr. Es fühlte sich an, als hätte er ihn ausgeräuchert, das Schlafzimmer mit giftigen Gasen gefüllt, bis Gregory nichts anderes übrigblieb, als zu gehen.

»Ich vermisse ihn so sehr«, sagte er zu Daniel.

»Kann ich verstehen«, antwortete sie, aber er merkte, dass sie ihm nicht so richtig glaubte, und das ärgerte ihn. Nein, Gregory hatte sich nicht als die Liebe seines Lebens entpuppt, aber er war jetzt verdammt noch mal eine Waise. Eine frisch getrennte Waise, und vor allem für Letzteres erwartete er ein gewisses Maß an Empathie, vielleicht, weil er nur diese Art des Mitleids ertragen konnte und das Bedürfnis verspürte, sich darin zu suhlen, als wäre es ein Solebad mit Rosenblättern, und damit er nicht in einer kälteren, viel tieferen Trauer ertrank. Aber Daniel fragte nicht weiter nach Gregory. Nein, Daniel fing schon wieder mit Lucille an. »Das Foto auf der Trauerkarte«, hatte sie gesagt. »Hast du davon vielleicht das Negativ?«

Sjoerds Handy klingelte abermals, er vermutete, dass sie ihn heute auch wegen so was anrief. Und, ja, er hatte sie vermisst, wünschte sich durchaus, dass sie wieder ein Teil seines Lebens wurde. Aber jetzt legte er sein Handy in eine Schublade, um es den restlichen Nachmittag nicht mehr beachten zu müssen.

Vielleicht war er noch arbeiten, dachte Daniel. Vielleicht ging er deswegen nicht ran, aber ihr Freund hatte etwas, das sie haben wollte. Und sie brauchte es nicht unbedingt jetzt sofort, aber sie hatte Angst, dass er es wegwerfen würde, wenn sie ihr Interesse daran nicht so schnell wie möglich bekundete, wurde geplagt von Visionen, in denen Sjoerd Kisten voller Archivmaterial in den Altpapiercontainer warf, denn was sollte er mit Notizen über Patienten anfangen?

Mit dem Handy in der Tasche der Jogginghose ging Daniel nach oben. Auf halbem Wege nickte sie kurz Lucille zu. Das Foto war schön geworden, überhaupt nicht verpixelt. Als Sjoerd ihr das Negativ endlich geschickt hatte, war sie schon längst im Fotogeschäft gewesen, dort hatten sie das Foto mithilfe der Trauerkarte vergrößern können.

Oben holte Daniel eine grüne Mappe aus der Kommode, die, abgesehen vom Bett, das einzige Möbelstück in ihrem Schlafzimmer war. Dadurch war dieser Raum der beste Ort in der Wohnung, um ihre Übungen zu machen. Erst waren es die Trainingspläne gewesen, die sie zusammen mit Lucille aufgestellt hatte, seit ein paar Tagen die Pläne, die sie, darauf basierend, entwickelt hatte, unter jedem Tag standen mehrere Übungen, neben jeder Übung gab es ein Kästchen zum Abhaken. Ein paar Tage nach Lucilles Beerdigung war sie in den Zug gestiegen. Plötzlich stand sie wieder auf der Weide hinter ihrem alten Dorf. Sie hatte sie überqueren wollen, quer darüber rennen, aber auf der Hälfte des Feldes hatte sie Seitenstiche bekommen. Nachts hatte sie in den noch nicht ausgepackten Umzugskartons nach der grünen Mappe gesucht, und dabei hatte sie auch ihr Notizheft wiedergefunden, das Heft mit den Zeichnungen von Strichmännchen. Seitdem ging sie zweimal pro Tag ins Schlafzimmer, einmal um halb zwölf und noch mal nach dem Abendessen. Sie hatte sich eine Matte gekauft, die sie unter dem einzigen Fenster ausrollte, die kurze Seite parallel zur Fensterbank.

An jenem Abend rief Daniel nach der zweiten Trainingsrunde wieder bei Sjoerd an. Diesmal sprach sie auf seine Mailbox.

»Ich kann sie sonst auch gerne selbst raussuchen«, sagte sie. »Ich weiß ungefähr, wie ihre Notizblöcke damals aussahen. Ich habe natürlich auch meine eigenen Aufzeichnungen, aber ich würde sehr gerne lesen, was sie, na ja, über mich geschrieben hat.« Danach stellte sie sich noch mal auf ihren Balancetrainer, eine große blaue Kunststoffscheibe mit einem Gummiball in der Mitte. Ein richtig teures Ding. Aber sie hatte dafür gespart, ein paar Wochen lang keine Nüsse gekauft und den Rum stehen lassen, nur noch Tetrapack-Wein getrunken. Jetzt ging sie leicht in die Knie, damit das Brett nicht kippte, und streckte die Arme aus, spannte die Bauchmuskeln an, so wie sie es vor Jahren für Lucille gemacht hatte: In dieser Position blieb sie sechzig Sekunden lang stehen und starrte dabei auf die nicht gestrichene Wand ihres Schlafzimmers, fragte sich, wie sie ihre Tage einmal mit Kreuzworträtseln und Mittagsschläfchen hatte vergeuden können.

Daniels Kondition wurde besser. Ihre Arme und Oberschenkel wurden breiter, muskulöser, Nettie und Barbara machten ihr beim Osterbrunch Komplimente (sie habe eine gesunde Gesichtsfarbe, sagten sie und wussten nicht, dass Daniel zu Hause noch hundert Sit-ups gemacht hatte), aber darum ging es ihr nicht. Es ging nicht um Komplimente oder wie ihr Körper aussah. Und dass sie es die Treppe wieder hoch schaffte, ohne zu keuchen, war ein netter Nebeneffekt, aber eigentlich ging es um Folgendes: Wenn Daniel keine Häkchen machte, wenn sie keine Trainingspläne aufstellte, wenn sie nicht jeden Tag auf der blauen Plastikscheibe stünde, dann würde alles schiefgehen. Was genau passieren würde, wusste sie nicht, aber jedes Mal wenn sie eine Übung abhakte, fühlte es sich an, als würde sie einen Kletterhaken in eine riesige Felswand schlagen. So zog sie sich hoch, kletterte langsam aufwärts, und so würde sie weitermachen, nicht weil sie den Gipfel erreichen wollte (es gab keinen Gipfel, der Felsen reichte über den Himmel hinaus), sondern weil sie schon so lange unterwegs war. Wenn sie jetzt aufhörte, würde sie einfach dort hängen, an den Haken, weit oben an der Felswand, und sie wusste nicht, wie lange sie das durchhalten würde. Denn natürlich würde sie nach unten schauen, in den tiefen Abgrund, und dann würde ihr bestimmt schwindelig, sie würde einfrieren. Zu Tode stürzen, wenn sie nicht schnell wieder in Bewegung kam.

9

2003, ein Sommerabend: Ich bin neunzehn Jahre alt und sitze am Computer im Flur. Ich nutze Suchbegriffe, die ich schon öfter verwendet habe, aber diesmal füge ich neue Wörter hinzu, ich teste verschiedene Kombinationen, als wollte ich einen Code knacken, und im Schein des Monitors beuge ich mich vor.

Es ist spät, meine Mutter schläft schon, und mein Bruder wahrscheinlich auch, aber der wohnt hier nicht mehr. Vor drei Wochen ist er ans andere Ende des Landes gezogen. Weil die Hotelfachschule dort einen besseren Ruf hat als die bei uns in der Nähe, behauptet er. Er wollte weg, wir haben ihn ziehen lassen, und jetzt sitze ich hier fest, so fühlt es sich manchmal an. Denn ich kann meine Mutter doch nicht alleinlassen. Würde ich die Wäsche nicht machen, hätten wir nie saubere Klamotten. Würde ich nicht kochen, äßen wir jeden Tag Fischstäbchen oder Hühnchen-Saté, das meine Mutter mit der Packung und allem Drum und Dran in einem Topf mit kochendem Wasser aufwärmt (»au bain-marie«, sagt sie dann, und ich muss zugeben, dass der Verweis auf die kulinarische Erfindungsgabe der Franzosen meine Abscheu vor diesem Produkt deutlich abschwächt).

Meine Mutter weiß immer noch nicht genau, woher ihre Beschwerden kommen. Seit wir Internet haben, gebe ich deshalb regelmäßig ihre Symptome ein. Dabei kommt dann alles Mögliche heraus, meistens Krebs, aber darauf wurde meine Mutter schon untersucht.

»Was ist mit Hepatitis C?«, fragte ich den zweiten Gynäkologen. »Oder MS, oder vielleicht Aids?«

Der Arzt schüttelte den Kopf: »Ich sehe gerade keinen Anlass, weitere Untersuchungen durchführen zu lassen«. Meine Mutter verpasste mir einen leichten Tritt. »Ich habe doch kein Aids!«, flüsterte sie.

Was, wenn meine Mutter nicht krank wäre, frage ich mich immer wieder.

Wie würde mein Leben dann aussehen? Dann würde ich bestimmt in einer WG wohnen. Vielleicht hätte ich Freundinnen, ein paar Mädels, die ich freitagabends zum Weintrinken einladen könnte. Ich würde eine Käseplatte servieren, Oliven in ein Schälchen kippen, Zahnstocher daneben. Florence vom Studium, die würde ich auf jeden Fall einladen. In den Seminaren sitze ich immer neben ihr, und als sie mitten im Semester eine Woche in Italien verbrachte, ertappte ich mich dabei, wie ich extra ordentlich mitschrieb, damit sie die Notizen vielleicht abschreiben konnte. Letzten Endes machte ich ungefragt Kopien für sie. »Das ist ja toll!«, sagte sie, als ich sie ihr gab. »Hui, ich überleg mir was für dich!«, und für einen Augenblick dachte ich, sie würde mich zum Essen einladen oder so was, aber das tat sie nicht.

Wenn meine Mutter nicht krank wäre, würde ich Florence zu mir einladen. Ja, wenn meine Mutter nicht japsend durchs Haus schleichen würde, auf der Suche nach Ruhe oder Krach, dann hätte ich bestimmt ein Sozialleben, aber heute Nachmittag war es mal wieder so weit.

Ich saß lesend auf dem Sofa, als meine Mutter von der Arbeit kam. Daran, wie sie ihre Jacke aufhängte, merkte ich, dass sie schlecht gelaunt war. Sie schimpfte über die überquellende Garderobe, ihre Jacke fiel mit einem Plumps auf den Boden, und sie hob sie nicht auf. Mit rot angelaufenem Gesicht kam sie ins Wohnzimmer. Sie wollte sich aufs Sofa legen, sagte ihr Blick. Aber da saß ich schon, und bevor sie etwas sagen konnte, stöhnte ich laut.

»Was gibt's da zu stöhnen?«

»Ich stöhne gar nicht, aber du guckst so.«

»Wie gucke ich?«

»Du guckst böse, weil ich hier liege.«

»Das ist keine nette Begrüßung.«

»Ich gehe ja schon!«

»Mädchen, jetzt stell dich mal nicht so an« – wir gingen beide in unsere eigenen Schlafzimmer, und für den Rest des Nachmittags lag niemand mehr auf dem Sofa.

Verrückterweise wirkte unsere Wohnung seit dem Auszug meines Bruders kleiner. Als hätten sich unsere Körper zur Kompensation des einen fehlenden Körpers ausgedehnt, Osmose zwischen Fleisch und Leere, wodurch wir plötzlich beide mehr Raum einnehmen. Wenn wir uns gleichzeitig im Badezimmer aufhalten, meine Mutter, um sich die Zähne zu putzen, ich zum Beinerasieren, dann können wir uns nicht mehr umdrehen, ohne den anderen gegen die Fliesen zu drängen. Und wenn wir zusammen in der Küche stehen, meine Mutter auf der Suche nach einem Glas, ich damit beschäftigt, für uns beide Reis zu kochen, dann schieben wir einander mit unseren aufgequollenen Hintern zur Seite, groß und wabbelig wie Wasserbetten – so fühlt es sich jedenfalls an. Denn irgendetwas wurde aus dem Gleichgewicht gebracht, ohne meinen Bruder als kritischen Zuschauer zeigen wir uns beide nur noch von unserer grotesken, theatralischen Seite, wir schreien uns an oder reden nicht miteinander, so wie heute Abend: Schweigend sitzen wir vor den Hacksteaks, meine Mutter vermutlich müde und betäubt von den Schmerzmitteln, ich immer noch wütend, auch wenn meine Wut sich schon lange nicht mehr auf einen bestimmten Vorfall zurückführen lässt.

Irgendetwas musste passieren.

Also sitze ich abends mal wieder vorm Computer, gebe die Suchwörter Unterleibsschmerzen und Schmerzmittel ein, Unterleibsschmerzen und Operation, Unterleibsschmerzen und Wechseljahre, Unterleibsschmerzen und Menstruation; ach wieso nicht – Unterleibsschmerzen und Angelhaken, und dann stoße ich auf eine Seite, auf der ich noch nicht war. Es ist das Forum einer Zeitschrift, von der ich als Teenagerin mal ein Probeabo hatte, ich finde eine Nachricht, die genau so von meiner Mutter hätte stammen können: *Starke Stiche, die in den Schritt und die Oberschenkel ausstrahlen, die Gynäkologin hat nichts gefunden, es fühlt sich an wie Angelhaken* – ja, ich sehe richtig – Angelhaken!

Und dann lese ich das erste Mal etwas über Daniel.

Ein klasse Mädel, steht da. Ein Geschenk Gottes, wirklich. *Schickt mir für weitere Informationen eine PN*, schreibt Daisy.

Die letzte Nachricht ist zwei Jahre alt, trotzdem erstelle ich ein Profil, hastig, als wollte Daisy Lorée gerade losfahren, als würde ich sie nur noch in der Ferne auf einem Parkplatz stehen sehen und sie davon abhalten, ins Auto zu steigen. Ich schreibe meine eigene E-Mail-Adresse zweimal falsch und vergesse sofort mein Passwort, während ich strauchelnd auf sie zurenne, meine Arme nach ihr ausstrecke und ihren Namen schreie.

»Ach, das weiß ich gar nicht mehr«, sagte Daisy diesen Winter. Es war das zweite Mal, dass ich sie sprach, aber diesmal sah ich auch ihr Gesicht. Ich glaubte es von Daniels Beerdigung wiederzuerkennen, hatte ich Daisy nicht mit einer Gruppe von Frauen an einem Tisch sitzen sehen?

»Das Forum gibt es übrigens nicht mehr«, sagte sie. »Schon seit Jahren nicht mehr, all meine Nachrichten von damals sind weg – warte mal eben.«

Ich hatte sie kurz zuvor auf einer Social-Media-Plattform gefunden. Daisy hatte einem Videocall zugestimmt, und jetzt saß ich an meinem Laptop, während sie versuchte, ihr Tablet irgendwo anzulehnen. Sie unterrichtete immer noch, hatte ich schon durch ihr Profil erfahren. Außerdem, dass sie einen Freund hatte, aber nicht mit ihm zusammenwohnte, vor Kurzem einen Fjordtrip gemacht hatte und gerade ein Gartenmöbelset verkaufte. Um nicht unhöflich zu wirken, fragte ich sie trotzdem nach ihrem derzeitigen Job, wodurch ich, befürchte ich, genau das Gegenteil bewirkte und einen unvorbereiteten Eindruck machte.

»Ich erinnere mich doch dunkel daran«, sagte Daisy, als ich ihr noch mal erzählte, dass wir vor gut zwanzig Jahren schon mal telefoniert hatten. »Aber ich habe Daniel damals mit so vielen Frauen in Kontakt gebracht, da habe ich etliche Geschichten auf Lager. Was genau möchtest du wissen?«

»Ich möchte mich vor allem bei dir bedanken«, sagte ich, und das stimmte, auch wenn ich natürlich noch viel mehr als nur das wollte. Mit meinem neu erworbenen Wissen wollte ich herausfinden, was ich noch nicht wusste. Daisy lächelte gerührt – bis wir beide ihre Türklingel hörten.

»Merkwürdig, ich habe gar nichts bestellt!«

Während ich hörte, wie Daisy mit ihrem Nachbarn über Blätter in der Dachrinne redete, betrachtete ich ihr Wohnzimmer. Ein heller Raum, in dem das weiße Bücherregal die ganze Wand in Beschlag nahm. Davor stand ein cremefarbenes Sofa mit flauschigen beigen Kissen, auf der Fensterbank eine Reihe von Pflanzen, die die Sicht nach drinnen und nach draußen einschränkten. Daisy wohnte im Erdgeschoss, und plötzlich fragte ich mich, ob Daniel wohl mal in diesem Zimmer gestanden hatte. Sie wird nicht auf dem Sofa gesessen haben, dazu sah es zu neu aus, aber vielleicht stand dort mal ein anderes Exemplar, ja, vielleicht hatte Daniel dort mal mit dem Rücken zum Bücherregal gesessen, die Ellbogen auf den Knien, die Füße weit auseinander, und ich dachte daran, wie ich Daniel vor gut zwei Jahrzehnten in die Wohnung meiner Mutter gebeten hatte.

Ja, ich sitze neben meiner Mutter auf unserem durchgesessenen Ecksofa und starre Daniels Oberarme an.

»Möchten Sie ein Stück Apfelkuchen?«, frage ich. »Und vielleicht eine Tasse Kaffee?«

»Ach, du kannst mich ruhig duzen.«

Ich schwebe in die Küche, denn in unserem Wohnzimmer sitzt Daniel de Koster. Ich hatte so sehr gehofft, dass sie Zeit hatte, mir so sehr gewünscht, dass sie kam, aber dann, plötzlich, kamen mir Zweifel. Ich habe eine Fremde in die Wohnung gelassen, denke ich, während ich einen Filter mit Kaffeesatz wegwerfe. Wer sagt denn, dass man Daisy vertrauen kann, sind die Frauen in den Foren denn vertrauenswürdig, ist das hier überhaupt okay? Was muss meine Mutter hier eigentlich mitmachen?

Aber dann komme ich zurück ins Wohnzimmer. Und meine Mutter sieht mich entzückt an, so begeistert habe ich sie seit Ewigkeiten nicht mehr gesehen. »Sie sagt, dass es ihr bekannt vorkommt!«, sagt meine Mutter. »Sie glaubt, sie weiß, was ich habe.«

Daniel nickt und bedankt sich höflich bei mir für den Kaffee: »Hoffentlich habe ich keine Umstände gemacht?«

»Nein, gar nicht«, stammle ich. »Nein, nein, gar kein Problem!«

Als Daniel mich daraufhin zum ersten Mal anlächelt, wende ich vor Schreck meinen Blick ab.

SIEHST DU EIGENTLICH, WER ICH BIN?

1

Das Praktikum war meine Idee, so wie die meisten Sachen meine Ideen waren (jedenfalls glaubte ich das damals, und manchmal glaube ich es immer noch). Ich studierte Jura. Es gab kein verpflichtendes Praktikum, aber trotzdem schickte ich Daniel, wenige Wochen nachdem wir zu dritt beim Hausarzt meiner Mutter gewesen waren, eine Mail. Es würde sie kaum Zeit kosten, flunkerte ich. Nur ein Gespräch mit meinem Praktikumsbetreuer, ein paar Unterschriften. *Es tut mir leid,* schrieb Daniel noch am selben Abend zurück, *aber ich arbeite ehrenamtlich, ich habe keine Firma. Deshalb nehme ich auch keine Praktikanten an.*

Das ist egal, antwortete ich, ohne nachzudenken. *Ich kenne etliche Studenten, die ihr Praktikum bei einem gemeinnützigen Verein gemacht haben!*

Das stimmte nicht. Ich wusste nur von Linda, einer Freundin von Florence, die drei Monate lang alte Korrespondenzen für irgendeinen »Thinktank« eingescannt hatte, um Arbeitserfahrung zu sammeln, aber diese Organisation ließ sich in keiner Weise mit Daniels Tätigkeit vergleichen, und wieder bekam ich einen Zweizeiler von ihr zurück: *Du verstehst mich nicht richtig, ich bin kein gemeinnütziger Verein. Ich bin gar kein Verein, ich bin überhaupt nichts.*

Lass es ruhen, sagte ich mir und bedauerte, dass ich Daniel so vorschnell angeschrieben hatte. Ich musste mich mit der Absage abfinden, aber das war gar nicht so einfach, denn in den letzten Tagen hatte ich mir schon ganz genau ausgemalt, wie mein Praktikum aussehen würde. Wenn ich im nächsten Jahr meine letzten Semesterprüfungen abgelegt hatte, könnte ich anfangen. Ich würde Daniel bei den Hausbesuchen unterstützen, bei der Administration helfen, vielleicht ein bisschen für eine Hausarbeit oder eine Abschlussarbeit recherchieren – dank meiner Mutter war ich natürlich sowieso im Vorteil.

Schließlich hatte ich aus nächster Nähe miterlebt, was es bedeutete, krank zu sein; nicht nur für die kranke Person, sondern auch für ihre Umgebung. Ich könnte Hilfesuchenden und ihren Angehörigen auf eine ganz eigene und persönliche Art und Weise beistehen, und ich glaube auch heute noch, dass es mir wenigstens teilweise wirklich um diese Menschen ging. Ich war Daniel jedenfalls unendlich dankbar für alles, was sie für meine Mutter getan hatte, und durch die Unterstützung ihrer Arbeit würde ich mich zweifellos für eine bessere Welt einsetzen, eine Welt, in der es etwas weniger Leid gab.

Gleichzeitig malte ich mir auch Folgendes in meiner lebhaften Praktikumsfantasie aus: Daniel und ich, wie wir uns den ganzen Tag am Schreibtisch gegenübersitzen, gemeinsam zu Mittag essen, uns gegenseitig Brote schmieren. Patienten durchgehen, Strategien besprechen, Daniel wäre von meiner Effizienz, meinen Ambitionen und meinem Wissen beeindruckt, auch wenn ich nicht ansatzweise an ihr Können heranreichte. Ich würde ihr Komplimente machen und mich an ihren laben; wenn wir zusammen Hausbesuche machten, würden wir dicht nebeneinandersitzen, vielleicht sogar so dicht, dass sich unsere Oberarme berührten.

Wann wurde mir klar, dass ich ihr folgen musste? Die Idee, der konkrete Gedanke, muss mir nach unserem zweiten Treffen gekommen sein – nach dem Termin bei der Hausärztin meiner Mutter. Aber in dem Moment, in dem sich ein Verlangen meldet, ist es selten neu, es existierte bereits, hielt sich höchstens versteckt, in meinem Fall schon seit Jahren, lange bevor ich Daniel kannte.

Marjet trug immer T-Shirts, auch im Winter – logisch, Marjet war Sportlehrerin. Aber obwohl ihre T-Shirts nahezu identisch aussahen (grauweiß, rau vom vielen Waschen) und somit nicht gerade von Kreativität zeugten, machte sie auf mich einen deutlich autonomeren Eindruck als all die anderen Lehrerinnen in ihren Wollpullis und engen Blazern. Gemessen an den damaligen Maßstäben war Marjet nicht besonders attraktiv. Sie war nicht groß, hatte einen Bauch, kurze Haare, die an die Frisur unseres damaligen Ministerpräsidenten erinnerten, und außerhalb der Turnhalle trug sie eine kleine, runde Brille, die sie albern wirken ließ, eine Kreuzung aus Burschenschaftler und Comicfigur. Sie unterrichtete nachlässig, ja fast gleichgültig: »Wenn ihr mal kurz alle euren Mund haltet, erkläre ich, was das Ganze soll«, bellte sie. »Vier Jungs, vier Mädels, bitte« – und Lieve durfte zuerst ein Team wählen, denn Marjet hatte ihre Lieblinge. Auf der Klassenfahrt setzte sie sich zu uns ans Lagerfeuer. Ein paar Jungs hatten heimlich Bier gekauft, ein grünes Sixpack schaute aus der Plastiktüte hervor. »Wenn ihr was trinkt, müsst ihr aber teilen«, sagte Marjet und zwinkerte Lieve und Winnie zu, die ihr kichernd ein Bier reichten. »Nicht mehr als zwei, okay?«, sagte Marjet und redete den Rest des ziemlich frischen Sommerabends mit Winnie und Lieve über die Nationalmannschaft. Ich interessierte mich nicht für Fußball. Ich war auch alles andere als sportlich und hatte keine Ahnung, wie ich mich an ihrer angeregten Unterhaltung beteiligen sollte. Als ich kurz im Zelt war, um mir einen Pullover zu holen, beschloss ich, nicht mehr ans Lagerfeuer zurückzukehren, und als ich den Reißverschluss meines Schlafsacks hochzog, kochte in mir eine Wut hoch, die in den nächsten Jahren jedes Mal brodeln sollte, wenn Marjet Winnie oder Lieve (oder Sara) zu Mannschaftskapitänen machte oder wenn ich Marjet und Lieve hinten in der Turnhalle zwischen Matten und Geräten tuscheln sah; bestimmt ging es mal wieder um Lieves »Situation zu Hause« (Gerüchte über einen Alkoholikervater machten die Runde), woraufhin mein Gerechtigkeitsempfinden mir sagte, dass das unfair sei. Wieso durfte Lieve ihre Geschichte erzählen, warum hörte Marjet ihr so gerne zu? Mich fand sie uninteressant, mich wollte sie nicht kennenlernen – vor allem Letzteres konnte mich damals ziemlich runterziehen.

Marjets Sympathie für Mädchen wie Lieve war völlig unberechtigt. Sie waren gut in Sport, ja, sie waren hübsch und sozial, trotzdem erschien es mir vollkommen unlogisch, dass Marjets Trost und Aufmerksamkeit nicht mir galten, obwohl ich sie doch viel mehr verdiente, viel mehr dafür getan hatte, weil ich genauso litt (von wegen Situation zu Hause), aber vor allem: weil ich Marjet viel ähnlicher war als Lieve.

Siehst du eigentlich, wer ich bin? Weißt du überhaupt, was ich bin? Die ganze Mittelstufe lang bei jedem Hallenfußballturnier wurde ich diesen Gedanken nicht los, und ich dachte es auch an jenem Morgen wieder, als wir mit Daniel zur Hausärztin gingen.

Sie hatte meine Mutter und mich zu Hause abgeholt, weil die Praxis fußläufig erreichbar war, unterwegs wechselten wir nur wenige Worte. Natürlich war mir klar, dass die Leute auf der Straße vermutlich keine Ahnung hatten, welche Lobeshymnen online über die Frau neben mir verfasst wurden, aber trotzdem fühlte es sich so an, als wüssten alle, wer Daniel war, als drehten sich die Leute noch einmal um, sobald wir vorbeigegangen waren, ein bisschen eifersüchtig, weil sie nicht neben ihr hergingen. Meine Mutter und ich gingen schneller, um mit ihr Schritt halten zu können, aber auch – so stellte ich es mir jedenfalls vor –, um sicher zu sein, dass alle Passanten sahen: Wir gehörten zu ihr.

»Hast du eigentlich deine Patientenakte angefragt?«, fragte Daniel meine Mutter. »Das ist dein gutes Recht, wusstest du das?«

Den ganzen Weg lang hoffte ich, dass Daniel mich auch etwas fragen würde. Zur Not, was ich studierte, oder etwas Dummes über unsere Herkunft – vergeblich, Daniel beschränkte die Unterhaltung auf das Nötigste; ich kann nicht ausschließen, dass meine Ehrfurcht dadurch zunahm.

Der Besuch bei der Hausärztin verlief recht unspektakulär.

Die Praxis wurde damals noch von zwei Frauen geführt, und wir erwischten die ältere, die am erfahrensten und empathischsten war, auch wenn ich mittlerweile weiß, dass das eine nicht zwangsläufig mit dem anderen einhergeht (in den Jahren danach stellte ich oft das Gegenteil fest: Je mehr ein Arzt erlebt hatte, desto weniger Empathie brachte er für Schmerzen auf, die nicht von einem tödlichen und rapide wachsenden Tumor verursacht wurden – und wer konnte es ihnen schon verübeln?). Daniel hielt ihren Vortrag, meine Mutter nickte, und ich saß auf einem Hocker und fühlte mich vor allem überflüssig. Ich hätte im Wartezimmer bleiben sollen, dachte ich. Jetzt waren es drei gegen eine, ein Überfall, gleich würde die Ärztin sagen, sie ließe sich nicht unter Druck setzen. Was Daniel genau sagte, bekam ich deshalb auch gar nicht mit, und wenn ich an diesen Tag zurückdenke, dann erinnere ich mich vor allem an einen Vorfall danach.

Es war eine Kleinigkeit, man könnte sogar sagen, eine Nichtigkeit; meine Mutter erinnert sich bestimmt nicht mehr daran. Aber mich hat es beeindruckt, und sogar nach all den Jahren, nach allem, was ich über Daniel weiß und was wir zusammen erlebt haben, bin ich heute noch genauso aufgeregt wie damals, wenn ich vor mir sehe, wie sie dort auf der Straße steht.

Ihr Fahrrad stand noch vor unserem Wohnhaus, also gingen wir zu dritt zurück. Daniel war etwas gesprächiger als auf dem Hinweg, aufgedrehter, und ungefragt erzählte sie uns gestenreich, wie die Cousine entstanden war – erleichtert, vermute ich mittlerweile, weil es an diesem Vormittag wieder mal geklappt hatte.

Wir sahen den Mann schon aus der Ferne. Seine mageren Knöchel steckten in viel zu weiten Hosenbeinen, er trug zwei Jacken übereinander, aber wirkte trotzdem verfroren und steif, als könnte er seine Gliedmaßen nicht richtig beugen, die Beine zwei Stelzen, auf denen er wackelig auf Passanten zuging. Wir beobachteten, wie Leute den Kopf schüttelten, einer nach dem anderen, alle, und ich ging davon aus, dass der Mann bettelte. Ohne darüber nachzudenken, drehte ich den Kopf von ihm weg, sobald er auf uns zukam, aber so einfach ließ er sich nicht abschütteln. »Habt ihr ein Handy?«, fragte er. Sein Bart machte ihn älter, als er wahrscheinlich war, seine Augen waren klar, wachsam, und erst jetzt sah ich, dass er etwas in der Hand hielt: einen Zettel mit einer Telefonnummer.

»Nur ein paar Minuten, ich muss jemanden anrufen.«

Ein Dealer, ein Handlanger, ein Betrüger, würde ich mir im Nachhinein einreden. Denn reflexartig schüttelte ich den Kopf, so wie wir es auch bei all den anderen Leuten gesehen hatten, und obwohl ein Handy in meiner Umhängetasche steckte, sagte ich: »Sorry, hab keins.« Meine Mutter tat es mir gleich, und der Mann wollte schon weiterziehen, kaum überrascht, aber trotzdem erbost, als Daniel ein Nokia aus ihrer Gesäßtasche zog. »Wie lautet die Nummer?«, fragte sie. »Ich gebe sie für dich ein, und dann warten wir da«, sagte sie und zeigte auf ein Tor. »Zwei Minuten, abgemacht? Mehr nicht.«

Vom Tor aus beobachteten wir den Mann beim Telefonieren. Wenn man uns da so zu dritt stehen sah, hätte man denken können, dass es regnete, aber wir gaben ihm nur etwas Privatsphäre und versteckten uns vor dem Leid, das er ins Telefon klagte. Wir sahen den Mann ein paarmal mit seinem Arm abwinken, als würde sein Gesprächspartner direkt vor ihm stehen, und was genau er sagte, verstanden wir nicht, aber es war deutlich, dass das Gespräch nicht wie erhofft verlief.

»Das war nett von dir«, sagte meine Mutter, als sich Daniel das Telefon wieder in die Hosentasche steckte. Der Mann hatte sich brav an die Absprache gehalten, nach exakt zwei Minuten hatte er abrupt die Verbindung unterbrochen und Daniel das Gerät zurückgegeben, fast etwas feierlich, als handle es sich um ein teures Taschenmesser. »Ja«, bestätigte ich, denn es war wirklich nett, natürlich, auch wenn ich mittlerweile vermute, dass Daniel dem Mann auch deshalb half, um uns zu imponieren oder wenigstens dem Bild zu entsprechen, das wir, ihre Hilfsbedürftigen, von ihr hatten. Der Arztbesuch am Vormittag hatte zweifellos ihr Selbstvertrauen gestärkt, Adrenalin nährte ihren Übermut, brachte sie zu der Annahme, dass der Mann tun würde, was sie verlangte, statt mit dem Handy abzuhauen, wie mein Instinkt es mir weismachen wollte. Und ich glaube, dass ich gar nicht so sehr von der guten Tat an sich beeindruckt war (wenn ich ehrlich bin, war Daniels Wohltätigkeit anfangs eher eine willkommene Entschuldigung, mich ihr aufzuzwängen), sondern von ihrer Tatkraft – dass sie anscheinend genau gewusst hatte, was in dieser Situation zu tun ist, als folgte sie einem Protokoll, das wir Normalsterblichen nicht kannten. Schon den ganzen Vormittag über hatte Daniel die Kontrolle gehabt. So wirkte es jedenfalls (damals wusste ich noch nicht, dass sie immer noch vor jedem Arztbesuch nervös war). Meine Mutter und ich hatten ihr nur folgen müssen, und das wollte ich gerne weiterhin tun, so einfach war das, befürchte ich: Nimm mich mit! Ich weiß noch, dass ich das dachte, als sie davonradelte.

Nimm mich mit, bring mir alles bei, was du weißt, *siehst du eigentlich, wer ich bin*? Und während meine Mutter ihre Schlüssel suchte, schaute ich Daniel nach, aber sie fuhr einfach die Straße runter, ohne sich noch mal umzudrehen, ohne uns zuzuwinken, und plötzlich wurden die vier Wände der Turnhalle um mich herum aufgezogen, und da stand ich, am Mittelpunkt, wütend darüber, wie unfair es war, dass ich hier ganz allein zurückblieb.

Warum hast du eigentlich noch keine Stiftung gegründet?, schrieb ich Daniel, eine Woche nachdem sie mich als Praktikantin abgelehnt hatte. Es war spät, ich war mit ein paar Kommilitonen in einer Kneipe versackt, um die Weihnachtsferien einzuläuten, und als Florence verkündet hatte, nur ein Bier mitzutrinken, weil sie danach noch ein Date hatte, konnte ich meine Enttäuschung kaum verbergen. Allerdings wollte ich mich nicht sofort danach verabschieden, um mich nicht zu verraten. Also saß ich jetzt – fünf Johannisbeer-Genever später – am Computer.

Wenn du eine Stiftung hättest, könntest du mit allem, was du machst, Geld verdienen – so was in der Art hatte ich im Verwaltungsrecht gelernt. *Würdest du nicht gerne etwas für die ganze investierte Zeit und Energie zurückbekommen? Wenn du eine Stiftung hättest, könntest du Ausgaben geltend machen, Leute anstellen.*

Mich anstellen – den Satz löschte ich sofort wieder. *Soll ich dir dabei helfen, eine Stiftung zu gründen?* – Auch das schrieb ich nicht. Ich glaube, ich wollte mit meiner nächtlichen Mail vor allem erreichen, dass Daniel sich dumm vorkam. Genauso dumm, wie ich mich fühlte, weil sie mich zweimal abgewiesen hatte.

Meiner Meinung nach ist das eine verpasste Chance, beendete ich meine Nachricht, und als Daniel mir am nächsten Nachmittag immer noch nicht geantwortet hatte, wich das Triumphgefühl einer Scham, die wiederum in Missfallen umschlug, als ich eine Woche später immer noch nichts von ihr gehört hatte. Als Daniel endlich zurückschrieb, ungefähr drei Monate später, dachte ich nur noch selten an meinen nächtlichen Ausrutscher. Zwar hatte ich nach der ersten Operation meiner Mutter das Bedürfnis, Daniel davon zu berichten, aber das ging eben nicht, weil ich ihr diese lächerlich besserwisserische E-Mail geschickt hatte, wegen der sie bestimmt nichts mehr mit mir zu tun haben wollte.

Hi, Jodie, schrieb Daniel mir im neuen Jahr, ein paar Monate nach meinem zwanzigsten Geburtstag. *Bist du immer noch daran interessiert, ein Praktikum bei mir zu machen?*

Warum Daniel ihre Meinung geändert hatte, wusste ich damals noch nicht. In dem Moment begriff ich nicht mal, dass sie ihre Meinung geändert hatte, ich schob ihre späte Antwort lieber auf die Charaktereigenschaften, die ich ihr inzwischen zugeschrieben hatte: Daniel machte einen recht chaotischen Eindruck (denn Genie und Chaos, ging das nicht oft Hand in Hand?). Sie war introvertiert, unabhängig, eine Frau, die niemanden brauchte, und dass sie mich trotzdem einlud, interpretierte ich als Zeichen, als persönliches Verdienst. Ich war es, die die Nuss geknackt hatte, ich war es, der es als Erster und Einziger gelungen war, Daniel davon zu überzeugen, ihre Tage und ihr Wissen zu teilen. Ab jetzt würden wir regelmäßig mehrere Stunden am Stück miteinander verbringen, ich würde sie kennenlernen und sie mich, ja, sie würde alles über mich herausfinden – als ich an meinem ersten Praktikumstag vor der ziemlich heruntergekommenen Wohnung stand, erschrak ich vom Geräusch der Klingel, weil ich auf einmal unglaublich nervös war.

Denn wie sollte ich den Erwartungen, die sie offensichtlich an mich hatte, jemals gerecht werden?

2

»Was ist das für eine Tasche?«, fragte meine Mutter an einem Sonntagnachmittag. »Und was hast du mit den Gläsern vor?«

Na ja, ich suchte nach Weingläsern, um sie mit in Daniels Wohnung zu nehmen. Und in der Reisetasche neben der Garderobe steckten ein T-Shirt, eine Zahnbürste und meine Kontaktlinsen. »Ich räume nur ein bisschen auf«, sagte ich, und meine Mutter, die seit ihrer Operation Medikamente nahm, von denen sie schnell müde wurde, schien genau wie ich keine Lust auf eine Auseinandersetzung zu haben.

Zu dem Zeitpunkt war ich seit ungefähr drei Monaten Daniels Praktikantin. Meine Praktikumsfantasien waren alle wahr geworden, und noch dazu entsprach mein Idealbild von Daniel immer wieder der Realität. Sie war wirklich eigensinnig, introvertiert, gelegentlich brillant (na ja, gelegentlich eben auch nicht) – sie war lediglich etwas weniger chaotisch als gedacht: Daniel notierte alle Informationen über Patienten, denen sie geholfen hatte, in säuberlich beschrifteten Heften. Und wir waren ein gutes Team. Das Gründen einer Stiftung fiel uns erstaunlich leicht, und immer wieder arbeitete ich bis in die späten Abendstunden. Ich schrieb Briefe an Institutionen, die ich auch eins zu eins hätte übernehmen können, aber stattdessen personalisierte ich sie und argumentierte, warum gerade unsere Stiftung so perfekt zu ihrem spezifischen Fonds passte. Das vergrößerte die Wahrscheinlichkeit, dass die Institution anbeißen würde, was mir wiederum einen Grund lieferte, noch etwas länger zu arbeiten, noch später nach Hause zu gehen.

Gar nicht mehr nach Hause zu gehen.

»Ich finde es eigentlich ein bisschen unheimlich, gleich noch durch den Park zu müssen« – hatte ich eines Abends gesagt.

»Unheimlich?«, hatte Daniel gefragt, und ich sah, wie sich ihr Blick veränderte – plötzlich schien ihr klar zu werden, dass sie mich schon mehrmals im Dunkeln allein nach Hause hatte fahren lassen.

»Mann, ja klar«, sagte sie. »Ich begleite dich!«

»Wäre eine Option«, sagte ich und hob gespielt unbeteiligt meine Schultern.

»Oder möchtest du …«, sagte Daniel, und ich hielt die Luft an. »Oder möchtest du hier übernachten?«

Seitdem fragte Daniel immer, wenn der kleine Zeiger auf der Zehn stand, ob sie die Matratze vorbereiten sollte. Beim ersten Mal musste sie sie vom Dachboden holen, ein Riesenteil, ziemlich verschlissen, aber bequem. Erst Jahre später begriff ich, dass sie mal Barbara gehört hatte, dass Daniel die Matratze von dem WG-Zimmer in Lucilles Mietwohnung und danach auch noch in diese Wohnung mitgeschleppt hatte, obwohl sie da längst eine neue Matratze gekauft hatte, ein Exemplar ohne Kuhlen und mit einem Härtegrad, der für ihren angeschlagenen Körper optimal war. Doch die alte Matratze hatte sie nie weggeworfen. Und nach meiner ersten Übernachtung hatte sie Barbaras Matratze nie wieder zurück auf den Dachboden verfrachtet.

Dass es nach der ersten Nacht immer öfter »zu spät« wurde, um noch nach Hause zu radeln, hatte nicht nur mit den freiwilligen Überstunden zu tun. Wenn wir gemeinsam zu Abend aßen, zog ich die Zeit am Tisch in die Länge, indem ich noch mehr Pasta auftat, mehr Wein einschenkte, praktische Fragen über bestimmte Patienten oder Krankheiten stellte und so tat, als bräuchte ich diese Details für meine Formulare und Förderanträge.

Daniel erkundigte sich in dieser ersten Phase vor allem nach meiner Mutter. Schlugen die Medikamente an, war die erste Operation erfolgreich, stand sie jetzt doch auf der Warteliste für die Hysterektomie? Und nahm sie Danazol oder Gestrinon? Wie sah es mit den Zwischenblutungen aus? – »Keine Ahnung«, antwortete ich, nachdem sie Letzteres zum x-ten Mal gefragt hatte. »Ich weiß echt nicht, wie oft meine Mutter blutet.«

»Sorry«, sagte Daniel schnell.

Sie wird gedacht haben, dass die Frage zu persönlich war, aber meiner Meinung nach war das Gegenteil der Fall. Eine Fachidiotin, tröstete ich mich damals. Daniel wollte natürlich anhand des Falls meiner Mutter etwas lernen und alles in einem ihrer Hefte notieren – oder aber sie hatte nach all den Jahren, in denen sie über Krankheiten gesprochen hatte, verlernt, wie man ein normales Gespräch führte. Denn wenn wir nicht über meine Mutter sprachen, sprachen wir über die Cousine. Oder besser gesagt: Daniel erzählte, was sie als Cousine alles bewerkstelligt hatte, aber schämte sich auch nicht, von ihren Fehlschlägen zu berichten – von dem Nachmittag, als sie fast rausgeschmissen worden war, von den Arztbesuchen, bei denen sie eigentlich vollkommen überflüssig war, von den ganzen Leuten, die keine Diagnose bekamen! Obwohl die Geschichten ihren Erfolg etwas schmälerten, stellten sie Daniel nicht gerade in einem bescheidenen Licht dar, denn sie konnte sie äußerst unterhaltsam rüberbringen und am Ende waren auch die kleineren Misserfolge ein weiterer Beweis für ihre Heldenhaftigkeit.

Aber ich hörte ihr gerne zu. Ich erfreute mich an ihrer Mimik (»Der Typ hatte keine Ahnung!« – hochgezogene Augenbraue), den Gesten (»Ich habe gesagt: Wir lassen uns nicht einfach wegschicken, nein, auf keinen Fall!« – ein sich hin- und herbewegender Zeigefinger). Manchmal schmückte Daniel ihre Abenteuer dermaßen lebendig aus, dass ich dachte, ich wäre selbst dabei gewesen, und dann fühlte sich meine Existenz plötzlich wertvoll und relevant an. Und wenn ich mitbekam, wie sie anderen Jahre später genau die gleichen Geschichten erzählte, stellte ich zufrieden fest, dass sie sich nicht ganz so sehr bemühte und viel weniger Details einbaute als damals in den ersten Monaten meines Praktikums, wenn sie an dem wackeligen Küchentisch alles gab.

Wirklich persönlich wurden unsere Gespräche erst, als wir auch Rum tranken. In den ersten Praktikumsmonaten hatte Daniel sparen müssen – aus Gründen, von denen ich erst später erfuhr. Deshalb hatten wir anfangs vor allem Wein aus dem Tetrapack getrunken (erst aus Tassen, bis ich die Gläser meiner Mutter mitbrachte), aber als die

Arbeit voranschritt und die Gründung der Stiftung näher rückte, traute sie sich, wieder etwas mehr auszugeben. Am Ende des Arbeitstages standen Nüsse auf dem Tisch. Und immer öfter gab sie mir was von ihrem Havana Club ab. Während mich billiger Wein meistens träge machte, wurde ich vom Rum selbstbewusst, und so plapperte ich plötzlich wild drauflos – Daniel muss sich über meine naiven Ansichten zu Vergangenheit und Zukunft amüsiert haben und befeuerte meine Träume, indem sie mich mit Fragen löcherte: Was wollte ich nach meinem Studium genau machen? Meistens murmelte ich dann so was wie: Anwältin für Leute, die sich keinen Anwalt leisten können, pro bono, staatliche Rechtshilfe, ich wollte meine Talente einsetzen, um Menschen zu helfen. Und ich glaube, damals meinte ich das wirklich so, auch wenn ich nie so richtig darüber nachgedacht hatte, was das eigentlich genau bedeutete. Aber es war eine moralisch vertretbare Berufswahl, der richtige Weg, und deshalb redete ich mir selbst und anderen ein, dass ich ihn beschreiten wollte, auch wenn er nur wenig mit meinen wirklichen Beweggründen zu tun hatte. Ich glaube, ich hätte meine wahren Wünsche damals gar nicht formulieren können – dabei waren sie alles andere als außergewöhnlich.

»Warst du schon mal in einer Beziehung?«, fragte ich Daniel, während wir den Tisch abräumten.

Als sie nicht sofort antwortete, befürchtete ich kurz, zu weit gegangen zu sein – Daniel war immer noch meine Chefin, natürlich, aber wir hatten beim Essen über eine Hilfsbedürftige gesprochen, die von ihrem Mann kaum unterstützt wurde – also war meine Frage nicht komplett aus der Luft gegriffen. Das war einfach nur etwas, das ich schon sehr lange wissen wollte, und ich vermute, dass man mir mein Verlangen vom Gesicht ablesen konnte.

»Du musst nicht antworten! Ich habe mich nur gefragt –«

»Natürlich«, unterbrach Daniel mich. »Natürlich war ich schon mal in einer Beziehung, ich bin fünfunddreißig, das ist dir schon klar, oder? Dann kommt das durchaus mal vor.«

»Mit einer Frau, oder?«, hörte ich mich fragen.

»Ja« sagte Daniel. »Mit einer Frau.«

Sie antwortete lässig, wie eine Politikerin, die über etwas hinwegredete: *Was war noch mal genau die Frage?*

»Das finde ich richtig gut, weißt du«, sagte ich schnell.

»Wie schön«, sagte Daniel jetzt etwas höhnisch. »Wie schön, dass du das richtig gut findest«, und ich hoffte inständig, dass Daniel zurückfragen würde: *Und du, hast du auch schon … mit jemandem?* – denn ich war bereit, ihr eine Lüge aufzutischen, bereit, der Wahrheit Gewalt anzutun, um mein Geheimnis beichten zu können (*Ja klar, sie heißt Florence!*). Aber Daniel fragte mich nicht, sondern räumte schweigend unsere Teller ab.

»Soll ich abtrocknen?«, fragte ich deshalb nur.

3

An dem Tag, an dem die Stiftung Lucille zum ersten Mal auf der Website der Handelskammer gelistet war, beschloss ich, Champagner zu kaufen. Ich wählte die zweitteuerste Flasche im Spirituosenladen – ab jetzt konnte ich die Ausgaben deklarieren –, und als es beim Bäcker nur noch Windbeutel in der Auslage gab, beschloss ich, eine Torte zu besorgen, eine Sahnetorte mit fröhlichen Kiwischeiben und kleinen Schokoladen, die wie Spitzen aussahen – ich glaube, es war die Torte, die mich in eine übermütige Stimmung versetzte. Denn nach meinem Einkauf beim Bäcker schaute ich auch noch beim Blumenladen und in zwei Geschäften mit Haushaltsartikeln vorbei. Daniel machte einen Hausbesuch bei einer Hilfsbedürftigen, was mir die nötige Zeit verschaffte, mir das Wohnzimmer vorzunehmen – unser Büro –, allerdings musste ich mich beeilen, weil sie vor ein Uhr zurück sein würde, was mich anstachelte und dafür sorgte, dass ich kaum noch darüber nachdachte, was ich da gerade machte, und als Daniel nach Hause kam, hing eine lange Girlande von der einen Ecke des Zimmers bis zur anderen. Auf dem Tisch stand ein großer Rosenstrauß, daneben prangte die Torte mit brennenden Kerzen, und ich selbst schüttelte die Champagnerflasche, als hätte Daniel gerade den Grand Prix gewonnen.

»Was ist los?«, fragte Daniel. Sie wirkte irritiert.

»Wir existieren!«, kreischte ich.

Nach dem Champagner war es spät geworden und als ich nachts neben Daniels Bett auf Barbaras alter Matratze lag, schämte ich mich.

Na gut, Daniel hatte meine Überraschung amüsant gefunden. Sie hatte sich gierig ein Glas und dann noch eins einschenken lassen (wie schnell ich auch trank, Daniel würde immer schneller trinken). Aber sie hatte meine übermütige Art nicht einordnen können: *Was ist los?*, hörte ich sie in meinem Kopf wieder fragen. Ich lauschte auf Daniels Atmung.

Bis zum Winter, hatten wir gesagt. Danach wäre mein Praktikum vorbei. Aber ich wollte mit ihr weiterreiten, mit der Wange an ihrem Rücken – und kurz überlegte ich, sie zu wecken. Darf ich bleiben?, würde ich fragen.

Aber dann hörte ich Daniel leise schnarchen. Ich brachte es nicht übers Herz, ihre Nachtruhe zu stören. Außerdem hatte ich vielleicht auch Angst davor, dass sie mich wieder völlig irritiert anschauen würde.

Bald darauf hatte ich Prüfungen und sah Daniel ungefähr zwei Wochen lang nicht. Sie fehlte mir, aber nicht auf die befriedigende Art, auf die man jemanden vermissen kann, von dem man weiß, dass man ihn bald wiedersieht. Nein, mein Verlangen erzeugte vor allem Unruhe: Würde ich doch nur auf dieser abgenutzten Matratze liegen, dachte ich, wenn ich nachts lernte (ich musste noch ziemlich viel Stoff nachholen). Würde ich doch nur neben Daniel auf dem Boden schlafen, dann wüsste ich wenigstens, dass niemand anderes bei ihr im Bett lag.

Als ich in jenem außergewöhnlich kalten Herbst zurück ins Büro kam, hatte der Gasheizer anscheinend den Geist aufgegeben. Es war die einzige Wärmequelle in der Wohnung, die Daniel vor dem Zubettgehen immer bis zum Anschlag aufdrehte, damit die warme Luft aufstieg – so versuchte sie, auch ihr Schlafzimmer im Obergeschoss zu heizen. Jetzt saß sie vor einem kleinen Heizstrahler. »Gut, dass du wieder da bist«, sagte sie. »Der Monteur kommt morgen früh, aber da habe ich mit Aziz in Nimwegen einen Arzttermin. Könntest du schon um acht Uhr hier sein? Du kannst natürlich auch hier übernachten, der Monteur kommt irgendwann zwischen sieben und fünfzehn Uhr, ganz schön unpraktisch, oder?«

Am nächsten Tag fand ich beim Warten auf den Heizungsmonteur etwas, das meine Ängste rund um meine Zukunft mit Daniel (eine Zukunft ohne Daniel) nur verstärkte. In der Hoffnung, dadurch weniger zu frieren, räumte ich auf, ich heftete ein paar Papiere ab, wischte den Tisch und fand dabei einen Brief, den ich immer wieder woandershin legte: auf einen Stuhl, bis ich mich dorthin setzte, um mir ein Butterbrot zu schmieren; auf die Anrichte, bis ich beschloss, die Anrichte zu putzen. Der Brief war an Daniel persönlich adressiert, nicht an unsere Stiftung. Er stammte vom Sozialamt, der Umschlag war schon offen: Wenn ich den Brief jetzt lesen würde, käme Daniel nie dahinter.

Es wäre doch gut zu wissen, was das für ein Brief war, oder? Wie sollte ich sonst herausfinden, ob ich das Ding wegwerfen konnte?

Und so kam ich dahinter, warum Daniel trotz ihrer Zweifel vor einem halben Jahr doch plötzlich eine Stiftung gründen wollte. Sie brauchte Geld. Ja, so einfach war das, konstatierte ich angewidert. Anfang des Jahres hatte sie zu einer versorgungsärztlichen Begutachtung gemusst, die sie nicht bestanden hatte, schloss ich aus dem Brief in meinen Händen. Wie bereits mitgeteilt, würde sie ab diesem Monat keine Beihilfe mehr bekommen.

Es war, als wäre der Brief an mich gerichtet, so ausgenutzt fühlte ich mich. Daniel hatte ein Problem gehabt, und die Stiftung war anscheinend die Lösung für dieses Problem gewesen – aber was war ich denn dann?

Der Monteur tauchte an dem Tag nicht mehr auf. Am nächsten Morgen log ich, ich müsse zwei Prüfungen wiederholen – ich schaffte es einfach nicht, noch mal für Daniel in der Kälte zu sitzen.

Natürlich ging es Daniel ums Geld, versuchte ich mich zu trösten. Waren es nicht auch bei mir finanzielle Gründe gewesen, als ich sie zum ersten Mal von der Stiftung überzeugen wollte? Warum sollte ich ihr das jetzt übelnehmen?

Weil sie mir nie von der Begutachtung erzählt hatte, entgegnete eine aufgebrachte Stimme in mir. Sie hatte ihre Geldprobleme vor mir geheim gehalten, und deshalb fühlte ich mich betrogen.

Nimm dir alle Zeit, die du brauchst!, schrieb sie mir per Mail, als ich länger als die vereinbarte Woche wegblieb. *Du sollst ja gute Noten schreiben.*

Da hast du's, dachte ich. Jetzt, wo sie mich nicht mehr brauchte, wollte sie mich loswerden, und bald darauf bekam ich tatsächlich eine SMS von Daniel: *Kannst du diese Woche vorbeikommen? Wir müssen reden.*

Abends ging ich mit meiner Mutter zur Eröffnung von Rohans erster Kneipe. Gegen zwölf Uhr setzte ich meine Mutter in ein Taxi und bestellte Shots für die Freunde meines Bruders, von denen ich an diesem Abend, zu seinem Missfallen, mit dreien rumknutschte.

Ich werde nicht ohne Praktikumsvergütung gehen, sagte ich mir, als ich die dreckige Treppe zur abrissgefährdeten Wohnung erklomm. Wir hatten blöderweise nie über einen bestimmten Betrag gesprochen, aber ich wusste, wie viel Geld inzwischen in die Kasse gespült worden war: Eine großzügige Praktikumsvergütung, eine gute Beurteilung und ein Empfehlungsschreiben, mit weniger würde ich mich nicht zufriedengeben, wenn ich gleich abgesägt würde.

»Lange nicht gesehen«, sagte Daniel, als ich ins Wohnzimmer kam (ich versuchte, es nicht länger als Büro oder als Ort anzusehen, über den wir beide bestimmen konnten). Die Begrüßung klang einstudiert, so redeten wir nie miteinander. Sie nimmt schon Abstand, stellte ich fest. Aber was sie konnte, konnte ich auch: Dreihundert Euro, übte ich noch mal im Kopf. Rückwirkend, für jeden Monat, den ich hier gearbeitet hatte, plus Überstunden!

»Möchtest du was trinken?« – stammelte Daniel. Ach, jetzt war sie plötzlich nervös. Ich nickte, schob mich an ihr vorbei in die Küche, um mir ein Glas Wasser zu holen.

»Und?«, sagte ich. Ich lehnte an der Anrichte, hatte die Hände auf die Kante gelegt. Um mich selbst breiter zu machen, hatte ich sie etwas weiter auseinander platziert. »Worüber wolltest du reden?«, fragte ich so sachlich wie möglich.

Daniel war mir in die Küche gefolgt. Sie sah verwundert aus, so hatte sie sich dieses Gespräch nicht vorgestellt, und ihr Unbehagen erheiterte mich. Gleichzeitig bereitete ich mich auf ihren Schlag vor (dreihundert Euro, rückwirkend!).

»Also«, fing Daniel an. Sie starrte das Glas an, das ich mir gerade selbst eingeschenkt hatte. Abwesend nahm sie einen Schluck daraus. »Ich wollte dich etwas fragen. Ich habe lange darüber nachgedacht, weil ich weiß, wie wichtig dir dein Studium ist. Aber ich dachte, ich sollte keine Entscheidung für dich treffen, und du bist ja auch fast fertig, oder? Hat es mit den Wiederholungsprüfungen geklappt?«

Ich nickte, ließ die Anrichte los.

»Wir haben ja immer noch keine Geschäftsführerin?«, sprach sie weiter. »Ich dachte, vielleicht möchtest du das machen. Wir haben letztens zwar darüber gesprochen, die Stelle auszuschreiben, aber eigentlich kann ich mir keine bessere Kandidatin als dich vorstellen. Und ich habe mir den Haushaltsplan angesehen, wenn mein Gehalt etwas geringer ausfällt, könnten wir das Gleiche verdienen, vielleicht könntest du mit drei Tagen pro Woche anfangen, denn dein Studium geht natürlich vor, dein Studium ist mir auch am wichtigsten, also nur, wenn du das unter einen Hut bekommst …«

»Das schaffe ich«, sagte ich, noch bevor Daniel ihren Satz beendet hatte. »Das ist gar kein Problem.«

»Ja?«, fragte Daniel begeistert. »Wirklich?«

»Ja!«, rief ich, »ja, ja!« – und plötzlich präsentierte Daniel eine Flasche Champagner. Und aus dem Kühlschrank zauberte sie eine Sahnetorte, mit Mandarinen und Ananas, mit fröhlichen Kiwischeiben und kleinen Schokoladen, die wie Spitzen aussahen. Und einer halben Erdbeere in der Mitte.

4

Es wurde ein zweiter Computer angeschafft, ein zweiter verstellbarer Bürostuhl, und aus den drei Tagen pro Woche wurden bald vier. Schon in den ersten Wochen als Geschäftsführerin hatte ich aufgehört, meine Seminare zu besuchen. Obwohl ich mich noch eine Weile der Illusion hingab, das Semester bestehen zu können, wenn ich einfach zu Hause lernte, entschied ich mich kurz vor den ersten Prüfungen dafür, mich zu exmatrikulieren und dadurch vielleicht einen Teil meiner Studiengebühren zurückzubekommen. Daniel hatte ich davon nichts erzählt. Vielleicht aus Angst davor, dass sie mich mit ihrem schlechten Gewissen wieder in den Hörsaal jagen würde. Aber je weniger ich über mein Studium redete, desto seltener fragte sie danach, und die Stiftung wuchs rapide und beanspruchte unsere volle Aufmerksamkeit und Konzentration.

Es gingen immer mehr Anmeldungen ein. Unsere Website zog viel mehr Besucher an als erwartet; der Link wurde in Foren geteilt, die sich – und das war neu – immer öfter mit einer bestimmten Krankheit auseinandersetzten. Ansonsten gelangten viele Leute über sogenannte Weblogs zu uns, verrieten uns die Daten.

Wenn ich mal kurz nichts zu tun hatte, las ich die Blogs von Patienten. Oder ich schaute mir Forenbeiträge über Krankheiten an, von denen ich noch nie gehört hatte. Mich faszinierte die ganz eigene Sprache, die man an diesen Orten benutzte. Die speziellen Wörter und die auffällige Nutzung von Satzzeichen – je länger ich mich damit beschäftigte, desto besser verstand ich, was eine Anhäufung von Fragezeichen eigentlich ausdrücken sollte, warum jemand fünf Ausrufezeichen hintereinander machte.

Ich las etwas über ein Mädchen mit Schmerzen in den Beinen. Vielleicht solltest du nicht so enge Hosen tragen, hatte ein Facharzt zu ihr gesagt. Inzwischen wusste sie, dass sie unter einer spezifischen Form von Rheuma litt, und hätte den Mann am liebsten gewürgt (!!!!!). Ich las etwas über einen Jungen, der immer wieder Stiche in der Schulter spürte. Sein Hausarzt empfahl ihm, weniger zu zocken, aber so oft saß er gar nicht am Computer, seit er studierte. Mittlerweile habe die sehr seltene Tumorart gestreut, schrieb er, ob jemand einen guten Onkologen kenne (????). Ich las von Frauen, immer wieder von Frauen, bei denen alles Mögliche verklebt war – aber die Geschichten kannte ich schon.

Wenn Daniel in jener Zeit von einem Arzt- oder Hausbesuch zurückkam, wollte ich immer sofort wissen, wie es gewesen war. »Oh mein Gott«, sagte ich, wenn sie wieder erzählte, dass irgendein Arzt völlig uninformiert war. »Da wird einem ja ganz anders.«

Obwohl meine Wut damals aufrichtig war, empfand ich diese Art von Empörung auch nicht als unangenehm – glaube ich jedenfalls. Während Daniel manchmal nur kurz von einem Fall erzählte, wollte ich meine Verärgerung noch weiter schüren; Daniels Anekdoten waren meine Kaminanzünder. Mir persönlich war nur wenig Unrecht widerfahren, aber indirekt hatte auch ich mit »medizinischer Unwissenheit« zu tun gehabt (so nannten wir das damals, und auch wenn der Begriff äußerst zutreffend war, dachten wir in jener Zeit nur selten darüber nach, warum es diesen Wissensrückstand bei bestimmten Körpern gab), weil meine Mutter so lange darunter gelitten hatte, und nach einem Arbeitstag war ich manchmal so aufgeregt wegen all der Sachen, die ich gehört und gelesen hatte, dass ich nicht schlafen konnte. Mein Körper sagte mir dann, ich müsse handeln, etwas geraderücken, etwas wiedergutmachen. Wenn ich zu Hause schlief, knipste ich manchmal um halb drei nachts das Flurlicht an, um mich an den Computer zu setzen und wildfremde Forumsbesucher auf ihre Patientenrechte hinzuweisen, allerdings konnte ich danach erst recht nicht mehr schlafen.

Ich muss gerade an Rohan denken, der manchmal ein schwieriges Kind war. Er war anstrengend, hatte Probleme, sich zu artikulieren, und immer wieder führte seine Frustration zu Wutausbrüchen oder

Heulanfällen. Es gab bestimmte Auslöser, die die Chance auf einen solchen Anfall erhöhten. Hunger, Müdigkeit, zu viele Reize: volle Supermärkte, laute Musik oder Zucker in Süßigkeiten und Cola. Wenn mein Bruder erst mal überreizt war, trank er oft noch mehr Limo, und wenn er erst mal anfing zu weinen, hörte er nicht mehr auf. »Du steigerst dich da rein!«, stöhnte meine Mutter dann, und manchmal denke ich: Diese Foren waren meine Limo. Wenn ich zu lange darin las, verlor ich die Fassung und spürte den Rest des Abends das Unrecht in meiner Brust pochen, und was tat ich dagegen? Ich fragte Daniel, was sie tagsüber erlebt habe und ob sie das schon mal erlebt habe und ob sie das nicht verrückt mache, immer wieder die gleichen Geschichten.

»Du darfst nicht zu viel Zeit im Internet verbringen«, sagte Daniel. »Lass dich nicht so mitreißen« – ja, ich steigerte mich da rein, aber warum?

Ich glaube, es motivierte mich. Es sorgte dafür, dass ich meine Aufgaben mit einem Engagement ausführte, auf das wohl so mancher Arbeitnehmer eifersüchtig gewesen wäre. Gleichzeitig war es der Versuch, eine Verbindung zu Daniel herzustellen. Wir waren damals faktisch nur Kolleginnen. Aber dieser exklusive Einblick in die defekte Maschinerie, die Frustration über all das, was falsch lief, war etwas, das wir ausschließlich miteinander teilten, die Wut war eine Insel, die ich an einem Mittwochnachmittag nur allzu gerne mit Daniel besuchte, um dort eine Weile zu verschnaufen, wir, nur zu zweit, zwischen den Palmen unseres Unmuts, bis Daniel eines Tages fragte: »Sollen wir nicht mal über etwas anderes reden?«

Ich weiß gar nicht mehr, worüber wir geredet hatten, vielleicht über leckende Silikonimplantate oder so was. »Warum?«, fragte ich.

»Wir können gerade sowieso nichts daran ändern.«

Mittlerweile vermute ich, dass Daniel außerhalb der Sprechzimmer gar nicht so ein großer Fan von Wut und Entrüstung war, weil das bei ihr nach so vielen Jahren mit einem Gefühl der Machtlosigkeit einherging, mit der Angst vor etwas, für das sie keinen Namen hatte. Aber ich war noch lange auf meine Wut angewiesen. Denn ich hatte mein Studium für die Stiftung geschmissen, und der Gedanke, dass wir etwas zurechtrücken mussten, zurechtrücken konnten, dass wir das, was schiefgegangen war, rückgängig machen mussten, bestätigte mir, dass meine mehr oder weniger impulsive Entscheidung, diesen Job anzunehmen, auch aus moralischer Sicht die richtige gewesen war.

5

»Wohnst du hier eigentlich noch?«, fragte meine Mutter, als ich ausnahmsweise mal mit ihr zusammen aß. Sie hatte für mich gekocht, es ging ihr etwas besser, und ich merkte, dass sie sich bemühte, nicht vorwurfsvoll zu klingen. Wahrscheinlich wollte sie einfach nur wissen, wie der Stand der Dinge war – in Bezug auf meine Wohnsituation, aber auch in Bezug auf Daniel und mich. Mein Bruder hatte auch schon nachgebohrt: »Eine ganz schön hübsche Frau, oder nicht? Mama hat erzählt, dass du manchmal bei ihr übernachtest? Timo hat letztens gesagt …«

»Ja, was hat Timo gesagt?«

Mein Bruder grinste – aus Unbehagen, das war mir schon bewusst, aber trotzdem nahm ich ihm das, was er danach sagte, noch lange übel, und auch er entschuldige sich noch zigmal dafür, dabei waren es genau genommen gar nicht seine Worte gewesen, sondern die seines besten Freundes: »Sind halt Lesben, oder nicht?«

»Natürlich wohne ich hier noch«, antwortete ich schroff.

Das war ziemlich albern, denn mittlerweile war ich tatsächlich öfter in Daniels Wohnung als bei ihr. Manchmal verbrachten Daniel und ich fünf Tage am Stück zusammen, auch wenn wir uns entgegen Timos Vorstellungen nicht berührten. Damals traute ich mich nicht mal, sie länger anzusehen, weil ich befürchtete, sie würde merken, wie gerne ich sie anfassen würde. Wenn sie mal wieder in einem ihrer blütenweißen, nach Waschmittel duftenden, ärmellosen T-Shirts vor mir saß, quälte mich der Impuls, ihr mit dem Handrücken über die Wange zu streichen. Und je öfter wir zusammen waren, desto mehr gefielen mir Daniels Eigenheiten, auch wenn es mir immer noch schwerfiel, ihr Verhalten zu deuten: Waren die vielen strikten Routinen ein Zeichen beneidenswerter Disziplin, oder wiesen sie doch eher auf einen latenten Wahnsinn hin?

Vor dem Mittagessen verschwand Daniel in jener Zeit ständig im Schlafzimmer. Dann knarzte im Wohnzimmer der Boden über mir. Nach dem Abendessen ging sie wieder hoch, und ich konnte es an den Geräuschen erkennen, wenn sie zu viel getrunken hatte, dann quietschten die Dielen unregelmäßiger, und zwischen den Sit-ups rumste es hin und wieder laut. Sie trug auch nur ein einziges Paar Schuhe, obwohl sie eine ganze Reihe von Sneakern besaß. An der Garderobe lehnte ein Gehstock, den sie nie benutzte, aber als ich das Ding woandershin stellte, um Platz für meine Gummistiefel zu schaffen, war die Panik in ihrer Stimme deutlich zu hören, als sie rief, ihr Stock sei verschwunden. Oft machten wir alles so, wie sie es gewohnt war, ganz nach ihrem Schema. Schließlich war es ihre Wohnung, leiteten wir ihre Stiftung – wobei sich das nicht so anfühlte, Lucille gehörte uns beiden, betonte Daniel oft genug. Ich fühlte mich beim Beobachten von Daniels Neurosen merkwürdig mächtig, obwohl ich sie nicht als Schwächen ansah, sondern eher als Verletzlichkeit (geht es bei Zuneigung nicht vor allem um die Fähigkeit, die Macken einer Person als Verletzlichkeit zu interpretieren?). Gleichzeitig fühlte ich mich geehrt, dass sie mich an ihrem Alltag teilhaben ließ, und ich wünschte mir so sehr, dass sie auch meine Eigenarten sehen und schätzen würde.

»Wie schneidest du denn die Banane«, rief Daniel eines Nachmittags.

»Was meinst du?«

Ich hatte eine ungeschälte Banane, die noch an der Bananenhand hing, durchgeschnitten, weil ich nur eine Hälfte essen wollte. Und tatsächlich, die Bananenhand bekam dadurch etwas Irritierendes, ein Finger war am ersten Glied amputiert worden – aber meine Mutter hatte es auch immer so gemacht, also schälte ich die Banane ganz gelassen.

»Das habe ich ja noch nie gesehen«, sagte Daniel, und ich glaube, dass ich rot anlief, aber eben nicht vor Scham. »Ich finde das einfach megapraktisch«, sagte ich in einem übertrieben feierlichen Tonfall, und ich werde nie vergessen, wie Daniel mich ansah. Es war ein Blick, von dem ich insgeheim noch jahrelang zehren sollte: Er sollte Abscheu ausdrücken, aber offenbarte stattdessen eine Faszination, die der Situation kaum angemessen war.

Die Stiftung existierte schon seit vier Monaten, als ich zum ersten Mal unsere Vorstandsvorsitzende traf. Barbaras Benennung war schriftlich erfolgt, sie hatte mir eine Kopie ihres Ausweises geschickt und ich ihr das Formular der Handelskammer, und obwohl wir offiziell mindestens zwei Vorstandssitzungen pro Jahr mit Daniel (Direktorin) und Sjoerd (Schatzmeister) abhalten mussten, hatten wir dahingehend noch absolut nichts unternommen, als Daniel mich zu Barbaras einundvierzigstem Geburtstag einlud.

Es war das erste Mal, dass ich eine von Daniels Freundinnen traf. Ich wusste mittlerweile, dass es nur wenige Menschen gab, die Daniel als enge Freunde ansah, und ich fühlte mich durch die Einladung außerordentlich geschmeichelt. Endlich würde sie mich Leuten vorstellen, die ihr wichtig waren, es fühlte sich wie der nächste Schritt an, wie eine neue Phase – als besiegelten wir etwas. Und so wurde Barbaras Geburtstagsfeier in meinem Kopf zu einer Art Übergangsritus, und am Morgen der Party schleppte ich meine Reisetasche in Daniels Wohnung.

»Was hast du denn da alles mitgebracht?«, fragte Daniel.

»Nur ein paar Klamotten«, antwortete ich. »Dann kann ich mich nachher für die Party umziehen.«

In meiner Tasche befanden sich drei Hosen und zwei Tops, für die ich jeweils einen anderen BH brauchte. Ich entschied mich für eine Jeans mit einem schwarzen, leicht durchsichtigen Oberteil, das ich irgendwann für meinen Abschlussball gekauft hatte. Am Ende hatte ich mich nicht getraut, es auf der Feier zu tragen: Ich hatte nicht nur Sorge, dass die Jungs über meine Brüste tuscheln könnten, sondern vor allem, dass die Mädchen mich auslachen würden (»Was macht Jodie denn da in dem bauchfreien Teil?«).

»Wow«, sagte Daniel, als ich abends die Treppe herunterkam. »Das Shirt kenne ich noch gar nicht.«

Hier wohnte also die Frau, die irgendwann mal das Bett mit Daniel geteilt hatte, dachte ich, als ich die großzügige Wohnung von Barbara und Nettie betrat. Mal sehen, wie hübsch sie ist.

Eigentlich war es gar keine richtige Party. Zehn, fünfzehn Gäste nippten an ihren Proseccogläsern, während Nettie selbst gebackenen Karottenkuchen herumreichte, aber seit ich nicht mehr zur Uni ging, war ich keine Gruppen mehr gewohnt, und dann stand da auf einmal Barbara, die mich ziemlich formell begrüßte, ja fast professionell: »Herzlich willkommen«, sagte sie. »Schön, dich kennenzulernen, Jodie.« – Als wären wir hier, um den unabwendbaren, aber schmerzhaften Verkauf eines Firmenanteils zu besprechen. Doch als Nettie mich ausgelassen umarmte, irritierte mich das genauso: »Hey, Darling!«, sagte sie. »Wie schön, dass du gekommen bist!«

Während Nettie uns mitteilte, dass auf der Küchenanrichte Wein und Cocktails bereitstünden, musterte ich Barbara. Ich wusste, dass sie neunzehn Jahre älter war als ich. Aber nur sechs Jahre älter als Daniel. In ihrem kurzen, taillierten Rollkragenpullover erinnerte sie mich an meine ehemalige Dozentin für Juristische Recherche, sie trug auch genau die Art Hose, in der Dr. Andriessen gerne vor den Studierenden stand, eine mit Reißverschluss an der Hüfte, für einen vorteilhaften Sitz. Ja, das hier war eine erwachsene Frau, und ich konnte mir kaum vorstellen, dass Barbara noch vor ein paar Jahren so alt wie Daniel gewesen war (das lag vermutlich auch an Daniel, die damals am liebsten wie ein Teenager herumlief). Barbara war nichtsdestotrotz verdammt hübsch. Einen Kopf größer als ich, fast genauso groß wie Daniel, ähnliches braunes Haar, aber dunklere Augen. Sie mussten ein attraktives Paar gewesen sein. Ein Paar, das sich ähnelte, und ich merkte, wie ich sie dafür verurteilte: Ja, sie waren ein hübsches Pärchen, aber auch ein vorhersehbares, schön, groß, schlank, fast gleich alt – attraktiv, unkompliziert, lauteten die Worte, die sich mir aufdrängten, als ich später im Badezimmer ein Foto von Barbaras jüngerem Ich entdeckte. Ich schaute ihr direkt in die Augen, während ich auf der Toilette saß, ich starrte sie die ganze Zeit an, als bereitete ich mich auf etwas vor: das lärmende Wohnzimmer der Kriegsschauplatz, auf dem ich für irgendwas kämpfen musste, und bevor ich mich wieder zu Daniel gesellte, schenkte ich mir in der Küche ein drittes Glas Prosecco ein.

»Das hier ist Welmoed!«, sagte Daniel, als ich wieder den Raum betrat. Sie zeigte auf ihre neue Gesprächspartnerin: »Eine alte Freundin von mir«, und die beiden lächelten, offensichtlich erfreut darüber, sich wiederzusehen. »Und das hier ist Jodie«, sagte Daniel. »Die Geschäftsführerin meiner Stiftung.«

Es war, als würde Daniel mir ihr Glas in den Ausschnitt kippen. Geschäftsführerin, war das alles, was ich für sie war? Und wieso war es jetzt plötzlich doch ihre Stiftung?

»Woher kennt ihr euch?«, fragte ich.

»Die da hat mir mal meine Freundin ausgespannt«, sagte Welmoed und zwinkerte Daniel zu.

»Ho, ho!«, parierte die. »Daran würde ich mich aber erinnern.«

Oh, wie mich diese beiden Frauen plötzlich nervten. Alte Weiber, mit Altweiberhumor: Ho, ho! – das hatte ich Daniel noch nie sagen hören, und ich schämte mich stellvertretend für Welmoeds Bemerkung – über Sex oder was auch immer sich da irgendwann zwischen Daniel und Barbara und ihr abgespielt hatte, als wäre es meine Mutter, die vor Fremden ihre intimsten Eskapaden auspackte.

»Wie schön, dass es dir so gut geht«, sagte Welmoed und tätschelte Daniels Arm. »Hey, wusstest du, dass Annemieke gleich vielleicht auch noch kommt?«

Annemieke kam mit ihrer neuen Freundin. Und Welmoeds Partnerin kam, denn das war anscheinend eine ehemalige Kommilitonin von Nettie – was für ein Zufall, die Welt ist klein: Ho, ho! –, zwei Cocktails später gaben sich die Frauen kaum noch Mühe, mich in ihre Gespräche einzubeziehen. Ich selbst hatte auch keine Lust mehr, Fragen zu stellen – war mir doch egal, woher sich diese Leute alle kannten. Außerdem wollte ich kein Klotz an Daniels Bein sein, ich kam auch ohne sie zurecht; und so redete ich bei dem x-ten Ausflug in die Küche viel länger als nötig mit einem pensionierten Hausarzt, der sich selbst als Barbaras früherer Mentor vorstellte. Sein stolzer Tonfall suggerierte, dass Barbara selbst mittlerweile ganz schön erfolgreich war, und das machte mich nur noch durstiger.

In der Küche schenkte ich mir ein siebtes und ein achtes Glas Prosecco ein. Ich sah es mittlerweile als eine Herausforderung, als Aufgabe, so lange wie möglich allein zu operieren, Abstand zu Daniel zu halten, um zu zeigen, dass ich problemlos ohne sie zurechtkam, und ich entschied mich, mein Getränk einfach in der Küche auszutrinken.

»Amüsierst du dich ein bisschen?«, hörte ich jemanden neben mir fragen.

Nettie kramte im Kühlschrank herum und wuchtete einen Beutel mit Austern auf die Arbeitsplatte.

»Ja klar«, sagte ich und sah dabei zu, wie Nettie eine verschlossene Muschel in die Hand nahm und ein Messer an den Rand setzte. Die Auster sprang fast sofort auf. »Ta-daa!«, rief Nettie entzückt und legte die Muschel auf einen großen runden Teller, den sie zuvor mit Zitronenscheiben präpariert hatte.

»Echt toll, dass Daniel dich auch wirklich mitgebracht hat«, sagte Nettie. Sie sah mich immer noch nicht an, wurde voll und ganz von den Schalentieren beansprucht. »Sie redet ständig von dir.«

»Ach, echt?«, sagte ich und nippte prätentiös an meinem Prosecco. »Ist sie mit mir als Geschäftsführerin zufrieden?« – Der Zynismus in meiner Stimme wird Nettie nicht entgangen sein, aber sie konzentrierte sich stoisch auf ihre Austern.

»Das auch«, sagte sie. »Aber abgesehen davon ist es ziemlich offensichtlich, dass sie verrückt nach dir ist.«

Die Muschel in ihrer Hand sprang auf. »Geht doch!«, rief Nettie wieder und klang angenehm überrascht.

Verrückt nach mir, dachte ich währenddessen, und Nettie hatte die dritte Muschel noch nicht geöffnet, da war ich schon nicht mehr missmutig, sondern aufgekratzt. »Ist das schwierig?«, fragte ich und deutete auf das Austernmesser in Netties Hand.

»Na ja, genau genommen schon«, sagte Nettie. »Es ist ein Trick, man muss einfach den Dreh raushaben. Ich war nie gut darin, aber heute Morgen habe ich mit dem Fischhändler geübt.« Nettie reichte mir das Werkzeug. »Versuch es mal.«

Verrückt nach mir, dachte ich, während Nettie und ich die Austern anboten. Sie trug den Teller, ich verteilte Servietten. »Ach!«, rief Welmoed, als wir das Wohnzimmer betraten. »Wie herrlich!«

»Die Vinaigrette ist wirklich köstlich«, sagte ich selbstbewusst.

Erst als ich alle Servietten verteilt hatte, stellte ich mich wieder zu Daniel. Ich rückte immer näher an sie heran. Sie hatte genauso viel getrunken wie ich, wahrscheinlich sogar etwas mehr (ich hatte Netties Bloody Marys abgelehnt, weil der Geruch mich an den »Nudelsalat« erinnerte, den meine Mutter früher immer mit Dosentomatenstücken zubereitet hat), und während Daniel mit Annemieke über irgendeine Frauenkneipe redete, die zugemacht hatte, spürte ich, wie sich unsere Finger berührten.

»Hattest du einen schönen Abend?«, fragte Daniel, als wir nachts unsere Fahrräder aufschlossen.

»Ja«, sagte ich. »Ich fand Nettie wirklich sympathisch.«

Daniel nickte. »Ja, Nettie ist echt sympathisch.« – Wir hörten, wie mein Schlüsselbund auf den Gehsteig fiel.

»Mist«, murmelte ich, weil ich ihn zwischen all den Reifen nicht so schnell entdeckte, und als ich den Ring endlich glänzen sah, griff Daniel auch gerade danach: Wir bückten uns gleichzeitig, und stießen um ein Haar mit den Köpfen zusammen.

»Ich hab ihn schon«, sagte ich und plötzlich stand ich direkt vor ihr.

Ja, das hier war auf jeden Fall der richtige Moment, und ich machte einen kleinen Schritt nach vorne, streckte meine Hand nach Daniels Gesicht aus und strich ihr mit dem Handrücken über die Wange.

Ich sah, wie Daniel mich in der Dunkelheit anschaute. Und als sie sich nicht vorbeugte, legte ich meine Arme um ihren Rücken. Sie machte das Gleiche bei mir, und kurz standen wir ineinander verschlungen auf dem Gehsteig, wie zwei Menschen, die sich verabschieden (oder gleich mit einem Gummiband an den Beinen von einem Kran springen), und als nichts geschah, küsste ich Daniels Nacken.

Es war ein kurzer Kuss, ein Versuch. Der Kopfstoß eines Welpen, der herausfinden will, ob sein Bruder mit ihm spielen will. Aber Daniel ließ die Arme sacken. Und machte einen Schritt zurück.

»Nein«, sagte sie nur.

Auf dem Weg bis zur Ampel, an der sich in dieser Nacht unsere Wege trennen sollten, redete ich ununterbrochen über die Aufgaben, die wir am nächsten Tag erledigen mussten. Sollte ich Aziz noch mal anrufen?, wir sollten unsere Belege besser sortieren, wusste sie schon, welchen Zug sie mittags nehmen würde? Und als wir vor einer roten Ampel an einer verlassenen Kreuzung warteten, verkündete ich, dass ich mich jetzt wirklich um unsere Jahresabrechnung kümmern würde.

6

Wir würden einfach nicht mehr darüber reden, beschloss ich. Ich würde so tun, als wäre nichts passiert, ich wollte nichts forcieren oder kaputtmachen, denn ich war immer noch froh um das, was ich hatte: einen guten Job, einen guten Lohn (ich bekam deutlich mehr Gehalt, als mein Alter und meine Erfahrung rechtfertigten), eine tolle Chefin – ich hatte sogar das Gefühl, dass Daniel nach dem Fiasko auf Barbaras Gehsteig freundlicher zu mir war.

»Arbeitest du auch nicht zu viel?«, fragte sie plötzlich regelmäßig. Sie kaufte frische Brötchen, wollte wissen, ob ich nicht zu müde war, erkundigte sich sogar nach den geschäftlichen Angelegenheiten meines Bruders – und ich solle bloß nicht vergessen, meine Urlaubstage vom letzten Jahr aufzubrauchen! Ihre übertriebene Zuwendung untermauerte meine Überzeugung, dass meine Fantasien über Daniel nichts weiter als das gewesen waren: Illusionen, Hirngespinste, und Daniel hatte das durchschaut, warum sonst sollte sie mich trösten wollen? So wurden ihre frischen Brötchen Symbole der Abweisung, und bei jedem Bissen dachte ich daran, wie wir bei Barbara und Nettie auf dem Gehweg gestanden hatten, sodass der manchmal sogar noch warme Teig so zäh und schal schmeckte, als wäre er nie im Ofen gewesen: Reiß dich zusammen, Jodie, ermahnte ich mich.

Und das machte ich. Ich beschloss sogar, die Situation zu meinem Vorteil zu nutzen. Ich übernahm immer mehr Verantwortung, bat Daniel um Aufgaben, die sie mir unter anderen Umständen nie übertragen hätte: »Darf ich auch ein paar Mails von Patienten lesen?«

Nach längerem Drängen durfte ich Daniel sogar zum ersten Mal bei einem Hausbesuch begleiten. Die Person hieß Mitchell, hatte Probleme mit der Hüfte, und obwohl ich mich frage, ob Daniel eingeknickt wäre, wenn sie in dem Moment gewusst hätte, was unser Besuch bei Mitchell auslösen würde, war ich hinterher froh, so lange gebettelt zu haben, bis ich mitdurfte.

Er war vierundzwanzig Jahre alt und wohnte nur ein paar Haltestellen von Daniels Wohnung entfernt. Unterwegs nahmen Daniel und ich seinen Fall noch mal durch. Vor zwei Jahren war Mitchell auf einem Bahnhof gestürzt, er wollte einen Zug kriegen, war in einer Lache von Kaffee ausgerutscht und ziemlich unglücklich gelandet. Er litt immer noch jeden Tag unter intensiven Stichen am Hüftknochen, aber Röntgenbilder zeigten keine Verletzung. Er ging regelmäßig zur Physiotherapie, bis seine Krankenkasse die Behandlung für das laufende Jahr nicht mehr übernehmen wollte. Im neuen Jahr hatte er sich direkt wieder angemeldet, aber die Schmerzen wurden nach den Behandlungen nur noch schlimmer. Weil er nachts meistens wach lag – es gab keine Position, in der die Schmerzen besser wurden –, nahm seine Konzentration tagsüber ab. Mitchell hatte sein Studium abbrechen müssen, er verlor seinen Anspruch auf Ausbildungsförderung, aber Beihilfe bekam er auch nicht, denn seinem Arzt zufolge konnte es gar nicht sein, dass er noch Beschwerden hatte. Die Röntgenbilder zeigten immer noch keine Verletzungen, also musste es an etwas anderem liegen. Mitchells Vater war vor Kurzem gestorben, das könne zu Schlaflosigkeit führen, sagte der Arzt; der Hausarzt übernahm die Diagnose, und als Mitchell aus dem Studentenwohnheim ausziehen musste, kam er bei seinem Onkel unter.

»Wusstest du, dass du Anrecht auf eine zweite Meinung hast?«, fragte Daniel den jungen Mann. Wir saßen mit ihm am Küchentisch, sein Onkel wohnte in einem etwas heruntergekommenen Reihenhaus, dessen ansehnlicher Garten einen mittlerweile altmodisch anmutenden Planungsoptimismus hinsichtlich des »grünen Außenbezirks« verriet.

Mitchell nickte: »Ja, ich spreche das schon seit einem halben Jahr an. Aber mein Arzt will immer selbst jemanden bestimmen, und das will ich nicht, denn in dem Krankenhaus glauben sie mir ja sowieso nicht.«

Ich merkte, dass das, was Mitchell erzählte, Daniel wütend machte, aber bei Hausbesuchen blieb sie immer ruhig: »Es ist gut, dass du standhaft geblieben bist«, sagte sie. »Ich werde gleich mal ein paar Anrufe machen, dann kann ich dir danach hoffentlich ein paar Optionen nennen.«

Daniel ging in den Garten, um Barbara anzurufen. Wahrscheinlich müsse eine andere Röntgenaufnahme gemacht werden, vermutete die, sie kannte vier Praxen, in denen das möglich war. Während ich drinnen mit Mitchell Kaffee trank, rief Daniel Barbaras Liste mit den Krankenhäusern an, um sich zu erkundigen, wie lang die Wartelisten waren. »Erledigt«, sagte sie, als sie wieder in die Küche kam, und überreichte unserem Hilfesuchenden einen Zettel mit zwei Telefonnummern: »Versuch es erst selbst bei deinem Hausarzt. Wenn der dich nicht überweist, gehen wir noch mal zusammen hin, okay?«

Fünf Wochen später rief Mitchell die Stiftung an. Es gehe ihm gut, sagte er. Daniel war gerade mit einer jungen Frau bei Barbara, aber ich war neugierig, wie es ihm ergangen war, und hörte mir seine Geschichte an. Man hatte Kontrastmittel in seine Hüfte gespritzt und tatsächlich eine andere Aufnahme gemacht: Mitchell musste operiert werden, und sie hatten ihm gesagt, dass eine vollständige Heilung im Bereich des Möglichen lag.

»Das sind ja großartige Neuigkeiten!«, antwortete ich und bat Mitchell darum, Daniel den Bericht zu mailen.

»Mache ich«, sagte er. »Aber ich dachte, vielleicht könnten wir auch mal was trinken gehen? Um darauf anzustoßen, sozusagen.«

»Ich werde sie fragen«, versprach ich, dabei wusste ich eigentlich schon, dass Daniel sein Angebot ablehnen würde.

»Nein!«, rief Mitchell, bevor ich auflegen konnte. »Ich meinte: wir beide.«

Reflexartig sagte ich Nein. Und Mitchell entschuldigte sich: Sorry, wie dumm von ihm, so was mache er sonst nie, aber ich sei eine tolle Frau, es hätte so schön geklickt zwischen uns und er freue sich so sehr über seine Hüfte, die ganze Euphorie …

Danach ging ich im Kopf immer wieder den Hausbesuch bei Mitchell durch. Hatte es zwischen uns geklickt? Daniel hatte meistens das Wort geführt, ich hatte neben ihr gesessen, der Form halber ein paar Notizen gemacht, aber als sie im Garten stand und herumtelefonierte, hatten Mitchell und ich uns unterhalten. Das war tatsächlich ein nettes Gespräch gewesen. Mitchell erzählte von seinem Onkel, der auf dem Bau arbeitete, und dass er hoffte, irgendwann wieder studieren zu können, er war der Erste in der Familie, der zur Universität ging. Und er erzählte von seinem Vater, der vier Jahre lang krank gewesen war, bevor er starb, und ich sagte, ich wisse, wie das mit einem kranken Elternteil zu Hause sei, auch wenn ich nicht weiter ins Detail ging. Insgesamt war es kein langes Gespräch, und ich hatte auch nicht mehr an Mitchells Geschichte gedacht, aber als er jetzt meinte, dass es zwischen uns geklickt habe, wusste ich den gemeinsamen Moment am Küchentisch plötzlich viel mehr zu schätzen. So oft redete ich auch nicht über meine Mutter. Mit Daniel, ja, aber die Gespräche beschränkten sich immer auf medizinische Besonderheiten. Meinen Kommilitonen gegenüber hatte ich nie etwas erwähnt, aber bei Mitchell hatte ich mich anscheinend sicher gefühlt. Dass ich nicht bemerkt hatte, wie außergewöhnlich intim unser Gespräch eigentlich gewesen war, lag wahrscheinlich daran, dass ich kein Gespür mehr dafür hatte – für intime Gespräche, für andere Menschen.

Drei Tage nach dem Telefonat schickte ich Mitchell doch noch eine SMS.

Ich hatte mich für das Treffen nicht allzu sehr herausgeputzt. Ein etwas altmodischer Pulli mit U-Boot-Ausschnitt, ein einfacher Jeansrock, ich wollte ihm keine falschen Hoffnungen machen – allein schon weil ich die Einladung angenommen hatte, fühlte es sich an, als würde ich Mitchell hinters Licht führen. Die Cocktailbar war meine Idee. Ich fuhr regelmäßig an dem neuen Laden in der Stadt vorbei, aber hatte ihn noch nie betreten, und wenn ich die Leute im Sommer draußen stehen, herumbrüllen und rauchen sah, stellte ich mir ein Leben vor, das ich auch hätte führen können, ein Leben mit lauter Aktivitäten, denen andere Menschen in meinem Alter nachgingen, wahrscheinlich sogar die meisten Einundzwanzigjährigen.

»Wir haben reserviert!«, sagte ich zu dem Mädchen an der Tür.

»Oh«, antwortete die. »Das ist hier gar nicht nötig, ihr könnt euch einfach einen Tisch aussuchen.« Ich glaubte, einen Hauch Mitleid in ihrem Lächeln zu erkennen (wie konnte man nur so einfältig sein!), und kurz fühlte ich mich ertappt. Jetzt würde Mitchell bestimmt merken, dass das hier nicht meine natürliche Umgebung war.

Drinnen mussten wir uns anschreien, um einander verstehen zu können.

»Gefällt es dir hier?«, rief ich, als Mitchell immer weiter die Cocktailkarte anstarrte. Wir hatten schon einen Mojito getrunken, jetzt schien er sich zu fragen, ob wir eine zweite Runde bestellen sollten.

»Ja, schon!«, sagte er. »Aber ich würde einfach so gerne mit dir reden«, und wieder schämte ich mich, weil ihm inzwischen klar sein musste, dass ich mich nicht auskannte und deshalb eine ungeeignete Bar ausgesucht hatte.

Der Außenbereich war zum Glück komplett leer. Der Frühling hatte gerade erst begonnen, es war eigentlich noch zu frisch, um abends draußen zu sitzen. Mitchell zog seinen Pullover aus und gab ihn mir: Lammwolle, er hatte zu diesem Anlass sein teuerstes Kleidungsstück angezogen, und als wir einander endlich verstehen konnten, nahmen wir das Gespräch wieder auf, das wir am Küchentisch angefangen hatten. Mitchell erzählte von seinem Vater, Lungenkrebs, wie schwierig er es manchmal gefunden hatte, ihn zu pflegen, wie sehr er ihn vermisste. Er war ein sensibler Junge.

Manchmal setzte sich jemand an den Nebentisch, um zu rauchen. Junge Männer und Frauen saugten mit einem Fanatismus an ihren Zigaretten, der von einer enormen Gehetztheit zeugte, mittlerweile war es aber auch verdammt kalt, und schnell verschwanden sie zitternd wieder in die Bar. So herrschte um uns herum ein Kommen und Gehen, aber wir blieben sitzen – wir kümmerten uns nicht mehr um die Cocktailkarte, vertieften uns nicht mehr in die neonfarbenen Versprechen. Diese Beschäftigung hatte ihren Reiz verloren, seit wir ein intensives Gespräch führten und vom Alkohol und von der Situation heiter gestimmt waren – Mitchell und ich, zwei Tannenbäume in einem Zeitraffervideo, in dem die Wolken und Sterne über die Erde gespült werden –, und ich erzählte, wie es bei uns zu Hause gewesen war, woraufhin Mitchell wissen wollte, wie ich damit umgegangen war, wie mein Bruder damit umgegangen war und was meine Pläne für später waren.

»Was hast du nach deinem Praktikum vor?«

»Oh, meine Arbeit für Daniel ist kein Praktikum. Das ist mein Job.«

»Ach, wirklich?« Mitchell hatte mich den ganzen Abend über angesehen, doch jetzt starrte er verlegen die Minzblätter in seinem Mojito an. »Also«, fasste er sich wieder. »Das ist doch ein großartiger Job, oder nicht? Wusstest du eigentlich, dass ich fast so blöd gewesen wäre, mich nicht bei euch zu melden?«

Er hatte das Gefühl, eine Hürde überwinden zu müssen, beichtete Mitchell mir. Vielleicht liege es am Namen der Stiftung – er habe gedacht, sie sei nur für Frauen –, aber eigentlich störe ihn vor allem ein bestimmtes Wort auf unserer Website: »Immer dieses Hilfsbedürftige hier, Hilfsbedürftige da, davon fühle ich mich gar nicht angesprochen.«

»Ach, nicht?«

»Ich hatte das Gefühl, dass meine Ärzte mich so sehen. Als jemanden, der immer nur jammert, sich beschwert, nie genug Hilfe und Aufmerksamkeit kriegen kann und dadurch alle verfügbaren Mittel und die vorhandene Zeit aufsaugt« – Mitchell sog kurz am Strohhalm und grinste über seinen eigenen Witz. »Aber mal im Ernst, ich würde das Wort vielleicht ändern. Ich wollte keine Hilfe, ich war vor allem auf der Suche nach Informationen über meinen Körper, darüber, was da los war.«

»Welches Wort wäre denn dann besser?«, fragte ich.

Mitchell dachte nach. »Informationsbedürftige«, sagte er dann. »Oder nein: Informationssuchende, dann steckt da das Negative von bedürftig nicht mehr drin.«

Erst am Ende des Abends traute Mitchell sich, mich zu fragen, ob er mich küssen dürfe. Wir standen am Fahrradständer, und ich nickte.

Ich hatte erst einmal Sex gehabt, und damals war es nicht zur Penetration gekommen. Gijs aus der Abschlussklasse, auf dem siebzehnten Geburtstag von Rosa Wijmieder: Ich hatte ihm einen geblasen und es keine Sekunde genossen, trotzdem war ich an jenem Abend absolut zufrieden gewesen, denn Gijs hatte es definitiv gefallen, anscheinend fand er mich attraktiv, und am nächsten Tag ging ich mit einem Triumphgefühl durch die Schulflure und dachte daran, wie steif sein Penis gewesen war, immer noch ein bisschen überrascht darüber, dass ich es gewesen war, die das verursacht hatte (ich war wie ein Kleinkind, wenn es um Sex ging: ein Wesen, das sich wundert, dass die Katze faucht, wenn man an ihrem Schwanz zieht) – aber als Gijs mich nachmittags zu sich nach Hause einlud, log ich, dass ich einen Freund im Amerika hätte.

Mitchell war zärtlich. Sobald er merkte, dass ich Schmerzen hatte, legte er sich neben mich und fragte, was ich denn mögen würde, und dann fing er an, mich zu lecken. Ich schloss die Augen, hörte ihn leise schmatzen, und wurde erst richtig feucht, als ich mir vorstellte, dass Daniel da unten zugange war.

»Vielleicht müssen wir was auf unserer Website anpassen«, sagte ich ein paar Tage später zu Daniel. »Ich glaube, wir sollten statt Hilfsbedürftige lieber das Wort Informationssuchende verwenden.«

Es war Montag, wir saßen uns an Daniels einzigem Tisch gegenüber, jede hinter ihrem eigenen Bildschirm.

»Wieso das?«, fragte Daniel, ohne vom Monitor aufzublicken.

»Ach«, antwortete ich. »Das hat Mitchell letztens vorgeschlagen.«

Ich hatte ihr noch nicht von unserem Treffen erzählt. Und obwohl es mir einleuchtete, dass wir in Zukunft von Informationssuchenden sprechen sollten, wollte ich auf diese Weise vor allem auf letzten Freitag zu sprechen kommen.

»Mitchell Makatula?« – Daniel hatte angebissen. »Der mit der Hüfte?«

Ich nickte, und kurz schien Daniel unentschlossen, ob sie überhaupt weiterfragen sollte. Ihre Irritation brachte mich zum Kichern.

»Wann hast du den denn gesprochen?«, fragte Daniel schließlich doch.

»Freitag«, sagte ich und konzentrierte mich weiter auf den Bildschirm, aber aus dem Augenwinkel sah ich, dass Daniel mittlerweile an ihrem vorbeischaute, den Kontakt suchte: Ich spürte, wie sich ihr Blick in den Monitorrücken bohrte.

»Wir waren im Corsica.«

»In dem hippen Laden?«

»Cocktailbar. Zwischen uns hat's geklickt, glaube ich« – auf der anderen Tischseite blieb es still.

»Was ist?«, fragte ich.

»Nichts«, sagte Daniel, und plötzlich fing sie an zu tippen, für ihre Verhältnisse rasend schnell, als hätte ein Vorgesetzter sie beim Faulenzen erwischt.

»Ich habe mich nur gefragt«, sagte sie und tippte dabei weiter, »ob es so klug ist, wenn du oder ich etwas mit Hilfsbedürftigen trinken gehen, wenn ihr Fall eigentlich abgeschlossen ist.«

»Informationssuchende«, sagte ich.

»Was?«

»Ich glaube, wir sollten sie ab jetzt Informationssuchende nennen. Und ich habe mich für Donnerstag wieder mit Mitchell verabredet, soll ich das jetzt absagen?«

Wir starrten jetzt wieder beide geradeaus, aber Daniel vergaß, weiterzutippen.

»Nein«, hörte ich sie murmeln. »Absagen muss jetzt auch nicht sein. Aber ich glaube schon, dass unsere Beziehung zu Hilfsbedürftigen –«

»Informationssuchende«, unterbrach ich sie. »Das ist weniger passiv, weniger anklagend –«

»Das ist doch kein schönes Wort!«

Als ich jetzt doch vorsichtig an meinem Monitor vorbeiblickte, um Daniels Gefühlslage besser einschätzen zu können, sah ich nur ihren langen Körper auf diesem hohen Stuhl, hinter dem Bildschirm auf einer Orangenkiste, damit sie ihre Nackenmuskulatur nicht zu sehr anspannen musste. Der Fuß des Monitors begann genau da, wo sich ihr Hals befand, ihr Gesicht war eine große schwarze Fläche.

Danach sprachen wir nicht mehr über Mitchell, und kurz dachte ich, Daniel hätte ihn vergessen, aber am Donnerstag fing sie beim Mittagessen doch wieder von ihm an: »Triffst du dich heute Abend dann mit dem Jungen?«

Sie sagte es in einem Tonfall, als ginge es um Besorgungen beim Supermarkt – *könntest du dann vielleicht auch eine Flasche Abflussreiniger mitbringen?*

»Im 't Hoedje«, sagte ich. »Da haben wir uns verabredet, ja.«

Daniel nickte, biss von ihrem Brötchen ab und klopfte sich ein paar Krümel vom Schoß.

Als ich mich abends umzog und daran dachte, wie übel gelaunt Daniel den Rest ihres Salamibrötchens verschlungen hatte, konnte ich nicht anders, als mich im Spiegel anzugrinsen. Ich hatte zu Hause mit meiner Mutter gegessen, ich wollte, dass auch sie wusste, dass ich endlich ein Date hatte. Aber mein zweites Treffen mit Mitchell verlief etwas weniger geschmeidig als das erste. Unsere Gespräche fühlten sich wie eine Wiederholung an – wie ging es meiner Mutter, wie ging es meinem Bruder, hatte ich mich früher manchmal auch schuldig gefühlt, wenn ich nicht für sie da sein konnte? Es gab wenig Neues zu erzählen und als ich merkte, dass ich müde wurde, bestellte ich einen doppelten Havana Club. Es half nichts. Ich wurde erst munter, als Mitchell fragte, wie es war, mit jemandem wie Daniel zusammenzuarbeiten, und so redeten wir für den Rest des Abends über sie, darüber, wie sie war und was sie schon alles gemacht hatte, und unaufgefordert erzählte ich, wie die Cousine entstanden war.

Er fragt bestimmt wieder, ob ich mit ihm nach Hause gehe, dachte ich, wenn ich kurz allein war, mir auf der Toilette der Kneipe die Hände wusch. Er fragte mich tatsächlich, und ich traute mich nicht, Nein zu sagen. Und als ich schließlich bei ihm im Bett lag, seinen Penis in den Mund nahm, weil ich das beim letzten Mal versäumt hatte, wurde ich plötzlich von einem Gefühl übermannt, für das mir kein besseres Wort als »Heimweh« einfällt – und zwar ein rührseliges Heimweh: ein Verlangen nach einem anderen Ort, gepaart mit Kummer, weil ich nicht dort war – mein Herz ein Medaillon mit dem Foto einer verschlissenen Matratze, die auf dem Boden lag.

Daniel wartete bis zum Mittagessen, bevor sie sich nach dem Treffen erkundigte.

»Und?«, fragte sie. Wir standen in der Küche, sie machte gerade Kaffee. Ich zuckte mit den Schultern. »Ganz nett«, murmelte ich, aber Daniel merkte anscheinend nicht, wie matt ich klang, schien in Gedanken schon mit dem Formulieren ihrer nächsten Antwort beschäftigt zu sein.

»Schön!«, sagte sie und schüttete heißes Wasser über den Filter. »Du hast bei ihm übernachtet, oder?« – Sie gab sich alle Mühe, einen heiteren Eindruck zu machen.

Ich nickte. Ich hätte morgens noch nach Hause gehen können, bevor ich zu Daniel ging, dann hätte ich saubere Klamotten anziehen können. Aber das hatte ich absichtlich nicht gemacht.

»Weißt du«, sagte Daniel, »vielleicht ist es gar nicht so schlimm, wenn du einen Hilfsbedürftigen magst. Informationssuchenden, meine ich natürlich, auch darüber habe ich nachgedacht. Lass uns das auf der Website anpassen, Mitchell hat recht, Informationssuchende passen besser zu unserer Philosophie, zu uns. Und wenn es zwischen euch geklickt hat, dann wäre es doch verdammt schade, das zu ignorieren, nur weil ihr kurz über die Arbeit miteinander zu tun hattet. Und was mir auch noch eingefallen ist: Eigentlich habe nur ich ihn betreut, wenn wir an unsere offiziellen Funktionen denken – dass du bei dem Hausbesuch dabei warst, war eine Ausnahme, es hätte genauso gut sein können, dass du nicht mitgekommen wärst, und dann wärt ihr euch eben in einer Kneipe über den Weg gelaufen, wer weiß das schon …« Ich starrte Daniel an, wie sie da in der Küche stand.

Wie sie da ohne Punkt und Komma vor sich hin plapperte, den

Kaffee mit viel zu viel heißem Wasser aufgoss. Ich konnte es nicht länger mitansehen.

»Wenn du ihn also wirklich magst –«

Ich ging in die Küche. Ich schob die Kaffeekanne zur Seite, stellte mich direkt vor Daniel und küsste sie auf den Mund.

In den paar Sekunden, in denen Daniel mich nicht zurückküsste, war es, als würden ein paar Krähen in meine Brust hacken. Über uns öffnete sich ein riesiges, saugendes Maul mit vier Reihen Schneidezähnen, und ich wollte nichts lieber, als dass dieses Wesen uns am Stück verschlang: happ, schluck, für immer verschwunden – da spürte ich, wie Daniel ihre Arme um mich legte, ihre Lippen doch noch auf meine drückte.

»Bist du dir sicher?«, fragte sie, als wir zusammen die Treppe hochgingen, ich vor ihr, sie mit einer Hand an meiner Hüfte, eine recht unbeholfene Geste der Zuneigung, als könnte sie sonst den Weg im Dunkeln nicht finden.

»Ganz sicher?«, wiederholte sie, als wir im Bett lagen. Aber ich war schon damit beschäftigt, ihr die Jeans auszuziehen und dabei einen kleinen, aber unübersehbaren feuchten Fleck in ihrem Slip zu entdecken.

Sie war beim ersten Mal vorsichtig, ich fand erst später heraus, dass sie sich zurückgehalten hatte. Darf ich dies, soll ich das? Wenn ich jetzt daran zurückdenke, rührt es mich, wie zögerlich sie war, wie unsicher, aber in der Situation selbst machte es mich verdammt nervös. Ich hatte im Internet recherchiert, wie man es machte, und betrachtete mein Wissen als Trumpf, als hätte ich eine gewisse Macht über Daniel, weil ich schon mehr oder weniger wusste, was kommen würde. Und tatsächlich schob sie meine Beine auseinander. Aber dann fragte sie: »Darf ich dich hier küssen?« Der Euphemismus brachte mich zum Lachen, das klang so süß, und ich musste mindestens eine Viertelstunde lang jedes Mal grinsen, wenn Daniel mein Geschlecht berührte – ich konnte nichts dagegen tun. Aber Daniel lachte nicht. Sie küsste mich überall, meine Brüste, meinen Bauch, meinen Venushügel –

leidenschaftlich, als stünde etwas auf dem Spiel, als wetteiferte sie mit jemandem oder etwas, und es funktionierte: Ich hörte auf zu lachen. Und als Daniel und ich einander fingerten, gleichzeitig, sodass es sich anfühlte, als würde ich nicht jemand anderes anfassen, sondern mich selbst, kam ich mit einer solchen Wucht, dass ich die Tränen nicht zurückhalten konnte. Ich drückte Daniels Hand zwischen meinen Beinen weg, und sie hielt mich, küsste meine nassen Wangen, während sie mit ihrem Schambein über meinen nackten Oberschenkel rieb.

Nach jenem Nachmittag landeten wir immer öfter miteinander im Bett. Tagsüber, abends, ich fand es immer besser, wurde immer versierter. Und es machte mir Spaß, Daniel zum Stöhnen zu bringen – ich wusste, dass sie Angst hatte, ihre Nachbarin würde uns hören, und grinste triumphierend, wenn ich es doch geschafft hatte, ihr ein Geräusch zu entlocken. Als sie einmal, kurz nachdem sie gekommen war, einen Hustenanfall bekam, weil sie versucht hatte, ihr Stöhnen zu unterdrücken, war ich besonders zufrieden.

Meistens ergriff ich die Initiative. Nach dem Mittagessen stellte ich mich hinter ihren Stuhl, um ihr sanft in den Nacken zu beißen. Ich lauerte ihr auf, wenn sie von der Toilette kam, um sie zurück ins Badezimmer zu schieben. Nach dem Essen öffnete ich den Reißverschluss meiner Hose, um mich selbst zu fingern, während sie vor mir saß – dass sie das anmachte, wusste ich, weil ich mittlerweile nachts bei ihr im Bett schlief. An einem Abend war nicht gerade viel passiert, ich bekam meine Tage und meine Brüste spannten und taten weh, außerdem war Daniel direkt eingeschlafen. Das dachte ich jedenfalls, denn als ich von der Toilette zurückkam, erwischte ich sie mit der Hand in der Unterhose. »Soll ich das machen?«, fragte ich lachend, aber Daniel schüttelte den Kopf: »Darf ich bei dir zusehen?«

Meine neue Superkraft konnte auf verschiedene Weise zum Einsatz kommen. Ich machte einen Sport daraus, meine Hand in den überraschendsten Momenten an meinem Körper herabgleiten zu lassen. Am Tisch, beim Frühstück, draußen vor der Tür, während sie nach dem Schlüssel suchte: Manchmal machte es Daniel an, manchmal brachte ich sie damit zum Lachen, ich selbst fand es vor allem dann lustig, wenn ich sie damit in Verlegenheit brachte: »Mensch, Jo, doch nicht in der Öffentlichkeit!«

Ich fühlte mich wie eine Magierin. Ich hatte das Gefühl, Daniel zu jeder Zeit, an jedem Ort – ja sogar aus der Ferne einen Orgasmus bescheren zu können. Sie schien es auch nie leid zu sein, ich durfte sie immer anfassen; wenn ich ihr mit der einen Hand über die Brüste rieb, konnte ich mit der anderen Hand schon fühlen, wie sie feucht wurde, aber sie bat mich nie selbst darum, sie anzufassen, und die Male, dass sie mich mit einem Kuss aufs Ohrläppchen oder einer Hand zwischen meinen Beinen überraschte, waren selten. Manchmal hatte sie fast etwas Gefügiges an sich, wenn ich ihren feuchten Slip runterzog. Als wollte sie es gar nicht, als läge es nicht in ihrer Macht, aber, tja, ich mit meinen dunklen Kräften, was? – Es machte mir nichts aus, ihr hilfloses Auftreten stachelte meine Begierde nur an, sorgte dafür, dass ich Dinge tat, die ich noch nie zuvor getan hatte, von denen niemand, der mich damals kannte, je vermutet hätte, dass ich dazu imstande war, und ich weiß noch, dass ich regelmäßig dachte: Sieh dich nur an. Da war ich, Jodie Barda, auf den Knien vor einem Bürostuhl, und fühlte mich schöner und mächtiger denn je.

7

Ich hätte so gerne mit jemandem über all das gesprochen, was ich gerade erlebte. Manchmal, wenn ich im Supermarkt hinter einer Person in meinem Alter stand oder wenn sich im Bus jemand neben mich setzte, spürte ich den Impuls, den Fremden einfach anzusprechen, zu erzählen, was ich gerade mit Daniel gemacht hatte. Einmal überlegte ich sogar, Mitchell anzurufen. Um ihm zu erklären, warum ich unser letztes Treffen abgesagt hatte, denn das hatte er ja wohl verdient, oder? Und dann war es nur fair, ihm auch gleich von mir und Daniel zu berichten – vielleicht würde er sich ja sogar für mich freuen?

Vielleicht aber auch nicht. Er stammte aus einer konservativen Familie; und es graute mir schon davor, meiner Mutter davon zu erzählen.

»Ich schlafe mit Daniel«, sagte ich zu Rohan. Ich saß in seiner Kneipe an der Bar, er stand am Zapfhahn. Es war ein Mittwochabend, weswegen nicht übermäßig viel los war, aber es war auch nicht leer, und eigentlich fand ich es sogar nett, dass unser Gespräch zwischendurch von Leuten unterbrochen wurde, die ein Bier bestellten.

»Ei, ei, ei«, sagte mein Bruder. »Ich hatte mir schon so was gedacht, aber jetzt, wo du es so sagst …« – er zeigte einer Frau, wo sich die Toilette befand.

»Wie oft?«, fragte er. »Ich meine, regelmäßig oder war es eine einmalige Sache?«

»Nein«, sagte ich. Ich redete plötzlich etwas leiser. »Definitiv öfter.«

Hatte ich die Sache falsch eingeschätzt? In den letzten Wochen war alles so selbstverständlich gewesen, hatte sich alles so natürlich angefühlt. Aber als mein Bruder jetzt herumstotterte, konnte ich mir beim besten Willen nicht erklären, warum ich gedacht hatte, es könnte eine gute Idee sein, ihn ins Vertrauen zu ziehen.

»Hey!«, sagte mein Bruder dann. »Überrascht mich eigentlich auch nicht.« Er drückte ein Glas auf eine Spülbürste. »Wenn es das jetzt für dich ist.«

»Rohan will wissen, ob wir zusammen sind«, sagte ich am nächsten Abend, als ich wieder bei Daniel im Bett lag. Sie hatte sich auf den Rücken gedreht, ich lag mit meinem Kopf auf ihrer Brust.

»Was hast du ihm denn erzählt?«

»Nicht gerade viel. Dass wir hin und wieder miteinander schlafen.«

»Ach so«, sagte Daniel und schloss wieder die Augen, aber so einfach ließ ich sie nicht davonkommen.

»Was hätte ich denn antworten sollen?«, fragte ich.

»Was hast du denn gesagt?«

»Ich meinte, ich wüsste nicht, ob wir zusammen sind.«

»Das weiß ich auch nicht.«

Ich ließ Daniel los. Drehte mich von ihr weg.

»Hey, bist du jetzt sauer?«

»Nein«, brummte ich. »Ich verstehe nur nicht, warum du mir nicht einfach antwortest.«

»Ich bin deine Chefin, okay?«, sagte Daniel plötzlich. »Ich bin deine Arbeitgeberin, das macht die Sache kompliziert.«

»Ich bin deine Chefin, okay?«, wiederholte ich in den nächsten Tagen immer wieder. Und ich sprach besonders tief: »Das macht die Sache kompliziert.«

»Meine Güte«, antwortete Daniel dann. »Ich habe doch schon gesagt, dass es mir leidtut.«

Endlich war sie meine feste Freundin. Ich war nicht stolz darauf, dass ich das praktisch erzwungen hatte, indem ich an jenem Abend weitergeschmollt hatte, aber es hatte sich gelohnt: Nachts hatte Daniel mich gefragt, ob ich mit ihr zusammen sein wollte, sie hatte sogar gebettelt, bis ich mich wieder normal neben sie gelegt hatte. Und jetzt konnte ich nicht damit aufhören, ihre dämliche Antwort zu wiederholen.

»Ich bin deine Chefin, okay?«, äffte ich sie nach und stellte einen Teller mit Curry auf den Tisch. »Ich bin deine Chefin, okay?«, sagte ich vor dem Einschlafen. »Ich bin deine Chefin, okay?«, musste sie sich anhören, sobald sie die Augen öffnete.

Da wir einander jetzt kaum noch von der Seite wichen (nur wenn Daniel einen Hausbesuch machte oder mit zu einem Arzt ging, blieb ich allein in der Wohnung zurück), kam mir Daniels anfängliche Zurückhaltung absurd vor. Ihre übertriebene Sorge hatte mich außerdem beleidigt, und ich glaube, dass ich ihre Bedenken entkräften wollte, indem ich sie ständig wiederholte, als könnte ich sie homöopathisch verdünnen, indem ich sie Sauerstoff aussetzte, und als die Worte nach ein paar Tagen tatsächlich ihre Wirkung verloren hatten, servierte mein Gehirn den Satz einfach weiter, wie ein Füllwort, das plötzlich bei jeder Gelegenheit die richtige Entgegnung darstellt: *Ich bin deine Chefin, okay?* – bis es Daniel reichte.

Es war kurz nach sechs, sie wird Hunger und Schmerzen gehabt haben. »Ich bin deine Chefin, okay?«, sagte ich, als ich aufstand, um zur Toilette zu gehen, und Daniel entfuhr ein gereiztes Stöhnen: »So abwegig ist es auch wieder nicht, dass ich das gesagt habe. Wenn das hier ein anderes Unternehmen wäre –«

»Aber das ist es nicht, oder?«

»Okay, aber was, wenn du morgen mit mir Schluss machst, und ich bin dann so wütend, dass ich dir kündige, und dann stehst du ohne Arbeit und Geld oder was auch immer auf der Straße?«

Ich zuckte zusammen. Wegen des Gesagten, aber auch wegen ihres Tonfalls. Doch ich fasste mich wieder.

»Ist das eine Drohung?«, fragte ich und zog meine Augenbrauen so weit hoch, dass es lustig aussah. Und Daniel lächelte matt, ich gab ihr einen Kuss auf die Wange und verschwand dann im Badezimmer.

Ich bin deine Chefin, okay?, dachte ich.

Später fand ich heraus, dass es auch noch andere Gründe dafür gegeben hatte, dass Daniel meine Avancen ignoriert hatte. Einer davon war mein Alter. Uns trennten vierzehn Jahre und vier Monate, aber ich hatte das nie als Hindernis betrachtet. An dem Tag meiner Geburt stand sie vielleicht hinter der Kasse eines Supermarkts, überlegte ich manchmal laut. Und als sie ihren Schulabschluss machte, fuhr ich auf einem Dreirad. Man stelle sich mal vor, dass sie mich damals in einem Sandkasten sitzen gesehen hätte, und jemand hätte ihr gesagt, dass sie und das Kleinkind da … »Hör auf!«, schrie Daniel dann, sowohl flehend als auch belustigt, als hätte ich sie im Schwitzkasten und würde ihr mit meinen Fingerknöcheln über den Kopf reiben.

Unsere Beziehung fühlte sich so selbstverständlich an, dass ich die Tatsache, dass sie so viel älter war, höchstens als komische, nicht besonders hervorstechende Nebensächlichkeit betrachtete. Wenn unsere Liebe ein Kätzchen war, schielte sie vielleicht ein bisschen, aber das fiel gar nicht weiter auf, so was war mal wieder typisch für uns – es war etwas, worüber ich mich wunderte, aber kein Grund, die Katze zu ertränken. Und ich sollte immer das Gefühl behalten, als Jüngere im Vorteil zu sein. Natürlich, Daniel hatte auf fast allen Ebenen mehr Erfahrung, und gerade in den ersten Monaten schaute ich zu ihr auf. Aber ich hatte noch so viel zu erleben, noch so viele ungelebte Jahre in petto, weshalb es sich so anfühlte, als wäre meine Schatzkiste voller als ihre. Außerdem merkte ich nur selten, dass uns fast anderthalb Jahrzehnte trennten. Ich machte mich ab und an über sie lustig, wenn sie einen Song oder eine Fernsehsendung nicht kannte, aber Daniel sah sowieso fast nie fern und hatte nichts mit Musik am Hut. Wie sie lebte, erinnerte mich in vielerlei Hinsicht an meine früheren Kommilitonen: Bei Daniel fühlte ich mich etwas weniger erwachsen als zu Hause beim Wäschemachen. Allerdings hieß das nicht, dass ich sie nicht manchmal mit ihrem Alter aufzog. Meistens lachte sie dann, denn meine Witze verwiesen auf Tatsachen, sagten jedoch nichts darüber aus, wie ich unseren Altersunterschied wirklich erfuhr. Erst als unser Schatzmeister auch versuchte, einen Witz darüber zu machen, wurde mir klar, dass die vierzehn Jahre und vier Monate für Daniel wirklich ein Problem waren – vor allem dann, wenn sie den Unterschied durch die Augen anderer betrachtete.

Eigentlich wollte sie allein zu Sjoerd fahren, erst im letzten Augenblick hatte sie gefragt, ob ich mit nach Amersfoort kommen wolle. Sjoerd war gerade in eine neue Wohnung gezogen, die er inspiriert vom aktuellen Jargon (aber auch nicht ohne Spott) sein »Bachelor Pad« getauft hatte. Das Loft hatte eine offene Küche im Betonlook und war mit Küchengeräten vollgestellt, die wegen ihres Retrodesigns an ein amerikanisches Diner erinnerten – auch wenn der runde rote Deckel seines Standmixers etwas zu makellos glänzte, um einen tatsächlich nostalgisch stimmen zu können. Sjoerd erzählte, dass er seine neuen Geräte nur selten benutzte: »Ich bestelle meistens was«, sagte er, und es war als mea culpa gemeint – wie faul konnte man sein, da konnte man ja gleich das Geld zum Fenster rauswerfen! –, aber gleichzeitig klang der Stolz einer Person mit, die so erfolgreich ist, dass sie sich den Alltagsbeschäftigungen Normalsterblicher entziehen kann. Für uns hatte er indisches Essen bestellt.

Was auf jeden Fall gesagt werden muss: Ich liebe diesen Mann. Er war immer für mich da, wenn ich ihn brauchte, ist immer rangegangen, wenn ich angerufen habe, und als Daniel gerade gestorben war, stand er fast jeden Tag mit einem Auflauf vor meiner Tür. Aber nach diesem ersten Essen konnte ich ihn nicht ausstehen. Sogar oder vielleicht erst recht, als ich hörte, dass er Daniel dazu überredet hatte, mich mitzubringen, obwohl sie eigentlich lieber allein gekommen wäre. Dabei bemühte er sich wirklich sehr. Er hatte ordentlich aufgetischt, viel mehr Saag Paneer bestellt, als wir essen konnten; er interessierte sich für die wesentlichen Stationen meiner Lebensgeschichte; er sprach kaum von den alten Zeiten, bei denen ich nicht hätte mitreden können, wie die Frauen auf Barbaras Geburtstag es die ganze Zeit gemacht hatten. Es war auch offensichtlich, dass er unsere Beziehung nicht verurteilte, aber das war für mich eine Selbstverständlichkeit, da gerade er die Tatsache, dass ich eine Frau war, wohl kaum problematisch finden konnte. Und als das Gespräch etwas zäher verlief, als ich es nach Daniels lobenden Geschichten über ihren alten Freund erwartet hatte, war ich genauso enttäuscht wie überrascht.

»Ich habe gehört, dass du Jura studierst«, sagte Sjoerd. »Gefällt dir das Studium?«

»Ja, schon«, sagte ich, obwohl ich schon längst nicht mehr eingeschrieben war.

»Klasse«, antwortete Sjoerd, und er musste über seine eigene Antwort lachen. »Oh Gott, *klasse*: Das klingt ja fast so, als wäre ich dein Vater!« – Er zwinkerte Daniel zu.

Das sollte Sjoerd an jenem Abend noch öfter machen. Als ich ihn nach der gemeinsamen Zeit mit Daniel im Dunker fragte: »Ach, Aids«, seufzte er, »sagt das deiner Generation noch was?« – Und er zwinkerte Daniel zu. Als ich erzählte, dass ich noch zu Hause wohnte: »Ach, ja klar, du bist ja erst einundzwanzig.« »In drei Monaten zweiundzwanzig«, wehrte ich noch ab, doch vergeblich, Sjoerd zwinkerte Daniel schon wieder zu.

Da ich mittlerweile selbst über vierzig bin, weiß ich, dass Sjoerd vor allem sich selbst auf die Schippe nahm – aus einer vagen, aber gar nicht so falschen Annahme heraus, wie Zwanzigjährige über Menschen wie ihn dachten. Aber weil er nicht mir, sondern Daniel zuzwinkerte, fühlte es sich so an, als wäre ich die Zielscheibe seines Spotts, obwohl ich fand, dass sie das sein müsste. Das hier läuft völlig falsch, dachte ich, schließlich war ich so großzügig gewesen, eine ältere Frau als Partnerin zu akzeptieren – und außerdem war ich doch gar nicht so jung. Sjoerd war zwar schon Ende dreißig (alter Sack), aber ich war bestimmt nicht das junge Mädchen, das er in mir sah, und zum Glück schien auch Daniel das so zu sehen. Sie antwortete auf Sjoerds Scherze mit dem typischen müden Lächeln, das immer verriet, dass sie keine Lust auf etwas hatte: Wenn ich sie darum bat, mir die Quittungen der letzten beiden Monate zu geben, schaute sie genau so. Aber als ich an jenem Abend zugab, dass Sjoerd mir nicht wirklich sympathisch war, reagierte sie trotzdem leicht gereizt: »Er muss sich ja auch erst mal an dich gewöhnen«, sagte sie.

»Auch?«

»Was auch?«

»Du hast ›auch‹ gesagt. Wer muss sich noch an mich gewöhnen?«

Ich musste in den darauffolgenden Tagen oft an unsere ungelenke Umarmung auf dem Gehsteig vor Barbaras und Netties Haus denken. Mir wurde klar, dass Daniel vermutlich Angst gehabt hatte, dass jemand am Fenster stehen könnte, und plötzlich verachtete ich sie für ihre damalige Zurückhaltung, die ich jetzt als Feigheit und Scham interpretierte – wenn es darum ging, die Initiative zu ergreifen, stand es schon zwei zu null für mich! Aber was ich nicht sah, was ich nicht sehen wollte, war, dass Daniels Zurückhaltung die Realität würdigte. Und zwar nicht nur was unsere komplizierte Arbeitsbeziehung anging oder die vierzehn Jahre Fernsehgeschichte und Top-40-Hits, die zwischen uns lagen. Es gab noch etwas, das Daniel abschreckte, als sie merkte, dass ihre Gefühle – Gefühle, die sie schon sehr früh für mich entwickelt hatte, wie sie viel später zugab – auf Gegenseitigkeit beruhten.

Seit meinem ersten Besuch in ihrer Wohnung hatte sie befürchtet, dass sie versagen könnte. Als Praktikumsbetreuerin, als Arbeitgeberin und vor allem als Geliebte. Denn sie war nicht nur älter als ich, sondern befand sich auch rein körperlich in einem viel schlechteren Zustand, als ich es ahnen konnte – und als sie sich selbst eingestehen wollte. Sie würde mich enttäuschen, befürchtete sie, und damit hatte sie recht. Ja, es stellte sich heraus, dass ihre Zweifel begründet waren: In der Phase, in der es zwischen uns wirklich schlecht lief, war eine Zusammenarbeit kaum noch möglich, und als ich auf die dreißig zuging, verlor ich mich manchmal darin, alles, was mir unsere Beziehung gegeben hatte, gegen das aufzurechnen, was ich dafür hatte aufgeben müssen.

Also ja, Daniel sollte mich enttäuschen, mehrmals, und längst nicht nur aufgrund ihrer physischen Gebrechen. Aber sie war und ist die Liebe meines Lebens, und ich bereue die Entscheidungen, die ich mit einundzwanzig getroffen habe, in keiner Weise. Denn ich glaube, dass wir die Dinge damals gar nicht anders hätten angehen können.

Nur eine Frage raubt mir nachts immer noch den Schlaf: Würde sie, wenn sie mir nie begegnet wäre, noch leben?

Es ist kein wirkliches Schuldgefühl, eher ein sadistisches Spiel, die Provokation eines grausamen Harlekins, das mich straft, wenn ich wach liege, vielleicht sogar, weil ich wach liege. Wenn du dies und das gelassen hättest, würde sie jetzt vielleicht … – ja, wenn ich nicht gewesen wäre, würde sie noch leben, aber hey, Witzbold, Kopfkobold, dann möchte ich dir auch eine Frage stellen: Was hätte uns das gebracht? Und wer kann mit Sicherheit sagen, dass die siebzehn Jahre mit mir nicht auch die besten in Daniels Leben waren?

8

»Ich muss dir noch was sagen«, sagte ich zu meiner Mutter. Wir schauten uns zum ersten Mal seit Wochen zusammen eine Quizshow im Fernsehen an: Menschen standen in einem Halbkreis und mussten abwechselnd Fragen beantworten; meine Mutter hatte sichtlich ihren Spaß daran, wie sich die Moderatorin über Kandidaten lustig machte, aber versuchte, nicht zu lachen, »ganz schön albern, oder?«, murmelte sie – ich stellte den Ton aus.

»Was ist los?«, fragte meine Mutter, und plötzlich sah sie besorgt aus. »Bist du auch krank?«

Die Frage überraschte mich. Machte sie sich darüber Gedanken?

»Was? Nein!«, sagte ich. »Ich habe doch nicht mal Unterleibsschmerzen!«

Als meine Mutter vor Erleichterung laut aufatmete, war mir plötzlich schwer ums Herz, und ich befürchtete, dass sie das, was ich ihr gleich sagen würde, doch beunruhigen würde.

»Es geht um meine Arbeit«, sagte ich. »Oder, na ja, eigentlich geht es um Daan.«

Meine Mutter sah mich fragend an.

Meine Tante Ines hatte eine gute Freundin, Bessie, die ihren Mann für eine Frau verlassen hatte. Bessie hatte ihre neue Partnerin mit zur Hochzeit meiner Tante gebracht, und meine Mutter hatte die ganze Zeit mit ihnen gequatscht, während ich danebenstand. Mich interessierte das Gespräch nicht sonderlich. Und ich weiß noch, dass ich Bessie und Loes für ihr Outfit verachtete – warum mussten sie bloß Anzüge tragen, warum mussten sie das, was sie waren, so sehr zur Schau stellen? Meine Mutter hingegen wich diesen Frauen nicht von der Seite, sie gesellte sich immer wieder mit neuen Piña coladas zu ihnen, als wären sie die beliebtesten Kinder des Schulhofs. Und das muss ich ihr lassen – was Humor, Intelligenz und ihre Outfits anging, waren die

Frauen in Anzügen den anderen Freundinnen meiner Tante auf ihren Pfennigabsätzen haushoch überlegen, aber als ich jetzt neben meiner Mutter auf dem Sofa saß, ihre besorgte Miene sah und mir klar wurde, dass meine Annahme, wie sie auf meine Mitteilung reagieren würde, vollständig auf diesem einen Abend fußte, machte ich mir Sorgen. Vielleicht hatte meine Mutter Loes und Bessie interessant gefunden, *obwohl* sie sich so offen zu ihrer Homosexualität bekannten. Wer sagte denn, dass sie immer noch so munter mit Piña coladas anstoßen würde, wenn ihre eigene Tochter ihr erzählte, dass sie nie einen Schwiegersohn bekäme und vielleicht auch keine Enkelkinder?

»Ich bin mit Daniel zusammen«, sagte ich, mein Ton etwas zu sachlich für das, was ich ihr da gerade offenbarte. »Ich möchte bei ihr einziehen.«

Jetzt starrten wir beide den tonlosen Fernseher an.

»Ich hatte schon so was vermutet«, sagte meine Mutter, während wir dabei zusahen, wie die Quizmasterin einem Kandidaten hinterherwinkte. Obwohl wir nicht hören konnten, was gesagt wurde, wussten wir, dass es etwas Gemeines war, denn die Moderatorin zog vor der Kamera eine Augenbraue hoch, was uns zu Komplizinnen machte.

Sie findet es abstoßend, dachte ich, als ich abends in meinem alten Bett lag. Meine Mutter wollte offensichtlich nichts davon wissen, denn sie hatte keine einzige Frage gestellt. »Du musst wohnen, wo du wohnen willst«, hatte sie gesagt, und wir hatten das Quiz zu Ende geschaut und waren dann ins Bett gegangen – kein Wort mehr über Daniel. Also fand sie es eklig und komisch, und obwohl mich diese Vermutung wütend machte, sagte eine Stimme in mir, dass meine Mutter nicht ganz unrecht hatte. Ich dachte wieder an die beiden Frauen auf der Hochzeit meiner Tante. Bessie hatte sich gehen lassen und einen kleinen Bauch bekommen, und gerade sie hatte sich für Hosenträger entschieden, als wollte sie den Bauch extra betonen, als wäre sie stolz auf ihren neuen, schwerfälligen Körper – ich hatte sie dafür gehasst und hasste sie immer noch dafür. Und ich hasste Loes, und ich hasste meine Mutter, weil sie anscheinend einen grundlegenden Teil meiner Identität ablehnte, aber am meisten hasste ich mich selbst, weil ich so naiv gewesen war, diesen Teil von mir in der letzten Zeit zu schätzen, statt ihn in Ketten zu legen, so wie ich es die Jahre zuvor getan hatte, und während ich die Wand anstarrte, fragte ich mich, ob ich noch zurückkonnte, was passieren würde, wenn ich Daniel morgen verließe.

Eigentlich wäre es leicht. Sorry, würde ich sagen, ich habe vorschnell gehandelt, und dann würde ich wieder studieren. So schwierig konnte es doch nicht sein, ein Zimmer zu finden, ich würde meinen Abschluss machen, Anwältin werden; und hatte ich Mitchell nicht irgendwie gemocht, war ich nicht fast gekommen? Vielleicht musste ich es einfach noch mal mit Männern versuchen – oder auch nicht, denn ich könnte auch einfach viel Geld verdienen, ich müsste nicht pro bono arbeiten, ich könnte in einer Kanzlei anfangen, Partner werden, ich brauchte überhaupt keine Geliebte, Menschen müssen keine Beziehung führen. Ich könnte mir auch einfach ein teures Haus kaufen, mit Auffahrt und Sonnenuhr im Garten, Hecken, die ich im Frühling kegel- oder kubusförmig schneiden ließe, und dann würde ich ab und zu eine Frau kommen lassen, um mich zu lecken, um sie zu lecken, übers Internet ging das mittlerweile alles ganz einfach – und bei diesem tröstlichen Gedanken schlief ich ein.

Meine Mutter weckte mich erst um halb zwölf mittags. Ich hatte vergessen, mir einen Wecker zu stellen, mein Motorola lag noch auf dem Küchentisch, meine Mutter hatte es klingeln hören und legte das Teil jetzt vorsichtig auf mein Nachtschränkchen: »Ich glaube, Daniel hat versucht, dich anzurufen.«

»Wie spät ist es?«, rief ich und sprang auf. »Ich muss zur Arbeit, warum hast du mich nicht geweckt?«

Meine Mutter zuckte mit den Schultern. »Ich dachte«, sagte sie und fummelte an einem Zipfel meiner Decke herum, »du hättest heute vielleicht frei.«

»Ich habe nicht frei, Mama! Und musst du nicht selbst zur Arbeit, meine Güte!?«

»Entschuldigung«, sagte meine Mutter. »Ich hätte dich wecken sollen.«

Meine Mutter hatte sich auf einen viel zu kleinen Hocker neben mein Bett gesetzt, der Rücken krumm, die Knie angezogen. Sie betrachtete meine Bettwäsche, verwaschener Stoff von früher, mit Mäusen in blauen Nachthemden. »Sorry«, murmelte sie noch mal.

»Na ja ...« – bei dem Anblick meiner Mutter auf diesem Hocker tat es mir plötzlich leid, dass ich so laut geworden war. »Ich könnte mir natürlich freinehmen. Soll ich?«

Meine Mutter schüttelte schnell den Kopf. »Nein, nein«, sagte sie, »tu einfach, was du tun musst.«

Wir schwiegen einen Moment lang. Ich folgte dem Blick meiner Mutter, mit dem Zeigefinger strich sie eine der Mäuse glatt.

»Aber«, sagte sie dann, »vielleicht kannst du demnächst ja trotzdem ab und zu hier vorbeischauen?«

Für den Umzug hatte mein Bruder einen Bulli gemietet, und auf dem Weg zu uns wollte er Daniel einsammeln. Sie waren spät dran, und meine Mutter stand neben mir am Fenster und meckerte.

»Bestimmt sind sie dann doch erst zur Mittagszeit da, und dann haben sie Hunger. Ich habe Rohan extra gefragt, ob ich was besorgen soll, aber er meinte: Nein, nicht nötig.«

»Jetzt hör auf«, brummte ich. »Wenn sie Hunger haben, holen sie sich einfach unterwegs was« – ich hatte morgens beschlossen, mich nicht von der Nervosität meiner Mutter anstecken zu lassen, und scheitere jetzt grandios.

Ich hatte Daniel gesagt, sie müsse nicht helfen. Ich wusste, dass sie nicht schwer heben konnte, aber sie hatte darauf bestanden: »Ich lasse mein Mädchen doch nicht allein den Umzug machen!«

Und da waren sie auch schon, wir hörten die beiden, noch bevor sie um die Ecke gebogen kamen, denn mein Bruder hatte das Autoradio voll aufgedreht, und ich hörte Daniel etwas machen, das ich sie noch nie hatte machen hören: Zusammen mit Rohan sang sie eine Popballade in einer Tonhöhe, die weit außerhalb ihrer stimmlichen Möglichkeiten lag: »Love youu-uuu«, kreischten Daniel und Rohan, und vielleicht ist das völliger Quatsch, aber wenn ich an jenen Tag zurückdenke, sehe ich vor mir, wie der Hund auf dem Balkon der Nachbarn den Kopf in den Nacken warf, um mitzujaulen.

»Ach«, sagte meine Mutter. »Da sind sie ja endlich.«

Es war natürlich nicht das erste Mal, dass meine Mutter und Daniel sich die Hand gaben. Aber es war das erste Mal, dass sie sich sahen, seit Daniel und ich zusammen waren, und diesmal traute ich mich gar nicht, hinzusehen, als würden sie ein Trapezkunststück aufführen, bei dem sie zusammen durch die Luft flogen – ein Griff ins Leere hätte fatale Konsequenzen. Doch alles ging gut, Daniel und meine Mutter lächelten sich an, auch wenn es diesmal – anders als beim ersten Treffen – vor allem Daniel war, die einen nervösen Eindruck machte.

Ich hatte viel mehr eingepackt, als ich in Daniels Wohnung benötigen würde. Aber ich wollte meine alten Schulbücher nicht wegwerfen – die ganzen Notizen, die gewissenhaften Zusammenfassungen, die ich angefertigt hatte! –, und auch meine Hefte und Klassenarbeiten hatte ich aufbewahrt, weil ich befürchtete, es könnte Unglück bringen, den Beweis meiner herausragenden schulischen Leistungen dem Papiermüll zu überlassen. Und dann waren da auch noch die Bücher vom Studium. Reader, Gesetzbücher, *Grundbegriffe des Privatrechts II*: Ich glaube nicht, dass an jenem Mittag jemand in meinem Zimmer stand, der glaubte, ich würde noch zur Uni gehen. Weder meine Mutter noch mein Bruder und Daniel erst recht nicht. Es war auch schon längst nicht mehr die Lüge, die peinlich war, sondern die Tatsache, dass ich sie so lange aufrechterhielt, auch wenn Daniel und meine Familie damals wahrscheinlich fälschlicherweise dachten, ich würde vor allem mir selbst in die Tasche lügen, was sie milde stimmte und ihr Mitleid weckte. Trotzdem war ich bester Laune, als Rohan mit lautem Stöhnen eine der bleischweren Bücherkisten hochhob: »Meine Güte, ist die schwer!«

»Stehen lassen!«, schrie ich, als Daniel in die Hocke ging, um die nächste Kiste zu heben. »Die nehme ich« – aber ich bekam das Ding kaum die Treppe runter.

»Wir müssen eine Kette bilden«, sagte Daniel, und zu meiner Überraschung nickte meine Mutter entschlossen, als hätte sie gerade einen Befehl ihres Majors erhalten, und sofort stellten sich beide auf die Treppe.

»Ist das so klug, Mama?«, fragte Rohan, als er sah, dass sie mitanpacken wollte.

»Ich bin doch nicht aus Zucker«, antwortete meine Mutter. »Und die Fäden sind schon lange raus.«

»Und du?«, fragte ich Daniel leise, aber sie tat so, als hörte sie mich nicht.

Und so bildeten wir zu viert eine Kette: Ich stand oben an der Treppe, um die Kisten zu übergeben, mein Bruder unten, um sie in den Bulli zu laden, und obwohl ich mir in dem Moment ziemliche Sorgen machte – würde meine Mutter abends noch für sich kochen können; würde Daniel heute Nacht Rückenschmerzen haben? –, war ich unglaublich glücklich. Als meine Mutter wenig später dem Bulli vom Gehweg aus hinterherwinkte, kletterte ich unter lautstarkem Protest von Rohan über die Sitze in den Laderaum, um durch das Fenster der Heckklappe zurückzuwinken, bis wir abgebogen waren.

MOLENSTRAAT
(II)

1

31. Dezember 2009: Es ist schon wieder drei Jahre her, dass wir die baufällige Wohnung gegen unser Mietshaus in der Molenstraat eingetauscht haben. Daniel ist vierzig, ich bin sechsundzwanzig, und hätten wir nicht so eine starke Abneigung gegen Rührseligkeiten, würden wir vielleicht zugeben, dass wir stolz auf das sind, was wir aufgebaut haben. Eine gut laufende Stiftung, mit der wir mittlerweile Hunderten von Informationssuchenden geholfen haben, einen exzellenten Ruf, ein einfaches, aber erfüllendes gemeinsames Leben mit einem geschmackvoll eingerichteten Haus, einer Mitgliedschaft beim Naturschutzbund, einem gebrauchten Opel und zwei Kanus im Schuppen; Daniel kümmert sich um mich und ich mich um sie, wir haben sogar immer noch regelmäßig Sex, und letztes Jahr hat Daniel endlich den Felsspringbrunnen zum Laufen gebracht.

Heute Abend ist Silvester. Daniel hat sich zum ersten Mal seit Jahren ein Kleid angezogen, und in der Küche steht eine Mokkatorte. Sollte die Zimmertemperatur haben, oder sollten wir sie besser noch kurz in den Kühlschrank stellen? Daniel fragt sich plötzlich, ob Mokka nicht ordinär ist, ob sie nicht eine andere Torte hätte kaufen sollen.

Ich führe ihre Nervosität auf den Besuch von Nettie und Barbara zurück. Wir haben sie eingeladen, um das neue Jahr einzuläuten, und obwohl sie es nie so gesagt hat, glaube ich immer noch, dass Daniel Angst hat, ihren Standards nicht gerecht zu werden, ihren Ansprüchen und dem guten Geschmack – eine Sorge, die ich nicht richtig einordnen kann, denn die beiden Frauen sind ganz offensichtlich verrückt nach ihr.

Es ist ein gemütlicher Abend, auch wenn Daniel immer wieder das Kleid über die Knie zieht. Ein Tick, denke ich, und als Nettie uns zu unseren Höhepunkten des Jahres befragt, benimmt Daniel sich plötzlich ziemlich komisch. Wir verstehen es nicht, versuchen, es uns nicht zu Herzen zu nehmen. Barbara sagt, das Jubiläum ihrer Praxis sei ihr Höhepunkt gewesen, Nettie erzählt von einer großen Übernahme ihrer Firma, aber Daniel zupft schlecht gelaunt an ihrer Apfeltasche herum, fragt, warum es uns allen nur um Erfolg gehe: Genau hier halte ich die Zeit an, friere ich das Bild ein.

Daniel und ich waren damals auch erfolgreich. Für unsere Stiftung konnten wir mehr Fördergelder verzeichnen als je zuvor, wir verhalfen Dutzenden von Informationssuchenden zu einer Diagnose, warum wollte Daniel also nicht mit uns anstoßen? Wenn ich uns vier dort an unserem alten Küchentisch betrachte, dann verstehe ich, warum Barbara, Nettie und ich dem neuen Jahr freudig entgegenblickten, warum wir hohe Erwartungen hatten, an größere Erfolge, Wachstum und Entwicklung auf persönlicher und beruflicher Ebene glaubten.

Aber mittlerweile erkenne ich auch, dass Daniel vor allem Angst vor der Zukunft hatte.

Sie hatte mir nicht erzählt, was los war. Als wir an jenem Abend die Mokkatorte anschnitten, hatte ich keine Ahnung, dass Daniel seit ein paar Tagen Panik hatte. Kurz vor Weihnachten war etwas passiert, und weil Daniel das verheimlicht hatte – aus Stolz, aus Scham –, konnte ich nicht wissen, dass Daniel das Schlimmste befürchtete – dass es so schlimm war, dass auch ich mir Sorgen machen sollte.

An jenem Silvesterabend stehe ich nichts ahnend neben Daniel und bestaune das Feuerwerk. Ich habe ihr den Arm um die Hüfte gelegt. »Schau mal!«, sagt Daniel. »Eine blaue Rakete! Die findest du doch immer so schön, oder?«

Ja«, sage ich und drücke meine Geliebte noch etwas fester an mich. »Die finde ich immer so schön.«

2

2010, in der zweiten Kalenderwoche des Jahres, lernten wir ein Baby kennen. Der kleine Junge hieß Ilyas, er war gerade acht Monate alt und sollte unser Katastrophenjahr einläuten. Seine Mutter hatte das Kontaktformular auf unserer Website ausgefüllt und so landete ihre Nachricht bei Daniel, die sie wiederum an mich weiterleitete: »Was meinst du?«, schrieb sie.

Unsere Arbeitszimmer in der Molenstraat lagen nebeneinander. Obwohl wir neue Fälle meistens beim Mittagessen besprachen, mailte Daniel mir damals manchmal schon vorher ein paar Fakten über die Informationssuchenden, was meistens bedeutete, dass sie eigentlich schon entschieden hatte, ihnen zu helfen. Wir konnten nicht allen beistehen. Daniel wählte nur die »ernsthaften Anfragen« aus, so hatte sie es mal formuliert, und ich ging davon aus, dass die nicht ernst zu nehmenden Anfragen von Kindern oder irgendwelchen Trollen stammten – digitale Klingelstreiche quasi – oder aber von Leuten, die unsere Arbeit nicht verstanden. *Was meinst du?* hatte also nichts mit der Frage zu tun, ob wir jemandem helfen sollten, nein, Daniel wollte wissen, was der Person fehlen könnte, auch wenn sie auch dazu meistens schon eine klare Meinung hatte.

Klingt ziemlich kompliziert, schrieb ich, nachdem ich die ausführliche Nachricht von Frau Salhi gelesen hatte. *Hast du Erfahrung mit Babys?*

Als wir bei ihr klingelten, hatte Maryam bei ihrem Sohn gerade mal wieder kontrolliert, ob er zahnte. Es war eine tägliche Routine, bei der sie mit ihrem Zeigefinger über seinen Gaumen strich und nach einer Spitze oder einer harten Stelle suchte. Jeden Tag hoffte Maryam aufs Neue, etwas zu erfühlen, erzählte sie uns, als wir auf dem Ecksofa Platz genommen hatten, und jeden Tag wurde sie aufs Neue enttäuscht.

Maryams Hausarzt, Herr Meier, dachte, dass Milchzähne die Beschwerden ihres Sohnes erklären würden. »Er ist jetzt fast sechs Monate alt«, hatte er bei ihrem ersten Termin gesagt, »seine Milchzähne werden bald kommen, da sind Babys in seinem Alter immer etwas energielos.«

Maryams Schwester Sara hatte den Kopf geschüttelt, als sie das hörte. Bei ihrer Tochter waren die Zähne erst nach neun Monaten gekommen, und schlapp wurde sie erst, als die ersten durchbrachen, nicht davor. Das Verhalten, das ihre Tochter danach an den Tag legte, hatte sowieso kaum etwas mit dem von Ilyas gemein. Während ihre Tochter vor allem geweint und empfindlich reagiert hatte, wenn sie geweckt oder hochgehoben wurde, war Ilyas vor allem teilnahmslos.

»Ich spüre, dass da irgendwas nicht stimmt«, sagte Maryam jetzt zu uns, und sie deutete zu ihrem Sohn, der mehr oder weniger vor unseren Füßen auf dem Bauch auf einer Spielmatte lag. Sie war mit einem Straßennetz bedruckt, inklusive Kreisverkehr, Ampeln und allem Drum und Dran. Ilyas schien unsere Anwesenheit bemerkt zu haben und hob den Kopf vom Autobahnkreuz, auf dem er gerade lag.

Auf die Schnelle fiel mir nichts Merkwürdiges an dem Jungen auf. Aber ich kam auch nicht besonders oft mit Babys in Kontakt – und das galt auch für Daniel, die fragte, ob Ilyas schon laufen könne.

»Damit fangen die meisten Babys erst mit circa zehn Monaten an«, sagte Maryam, und vielleicht interpretierte ich es auch nur aus meiner eigenen Unsicherheit heraus so, aber ich meinte, ein Misstrauen aus ihrer Antwort herauszuhören.

»Stimmt«, sagte ich schnell. Und um zu beweisen, dass wir die Akte genau gelesen hatten: »Er ist jetzt acht Monate und zwei Wochen alt, oder?«

Ilyas sei von Anfang an ein fröhliches Baby gewesen, erzählte Maryam. Lebendig, neugierig: »Wenn man gerade einen Teebeutel aus einer Tasse holte, während er bei einem auf dem Schoß saß, dann griffen seine Finger sofort nach dem nassen Ding. Er wollte alles spüren, alles erleben.« – Als Ilyas fünf Monate alt war, änderte sich das. Er wurde immer teilnahmsloser, vielleicht auch müder. Und er wirkte oft abwesend, ja fast apathisch. Der Hund der Nachbarin, der sei ein guter Gradmesser, sagte Maryam: Wenn ihnen Sjakie, der Zwergpudel, auf der Galerie begegnete, habe sie Ilyas immer kurz runtergelassen, damit er sich den Hund ansehen könnte. Bis vor drei Monaten hätte er dann laut gegurrt und versucht, nach dem bellenden Tier zu greifen. Und wenn er das weiche Pudelfell spürte, die Hundehaare zwischen den kleinen Fingern, hätte er ein paar kurze, hohe Schreie ausgestoßen, weil ihn die Empfindung so sehr erregte.

Zuletzt schien er nicht einmal mehr zu bemerken, dass der Zwergpudel vor seiner Nase stand und mit dem Schwanz wedelte.

Teilnahmslos hatte Ilyas zugelassen, dass Sjakie ihm übers Gesicht leckte; als das Hündchen ihn neckisch in die Nase zwicken wollte, hatte Maryam ihr Kind schnell weggezogen.

Zurzeit schlief ihr Sohn ganze Nächte durch, erzählte sie. Aber nicht auf eine beruhigende Art und Weise, sie musste ihn wach rütteln, um ihm die Brust zu geben. Das Trinken kostete Ilyas anscheinend unglaublich viel Energie, manchmal hörte er schon nach ein paar Minuten wieder auf.

»Versuchen Sie es mit dem Fläschchen«, hatten die Frauen von der Beratungsstelle für Mütter gesagt. »Er ist sowieso alt genug, um abgestillt zu werden, mit dem Fläschchen ist es für alle entspannter.« Sie folgte dem Ratschlag, doch Ilyas wollte nichts von dem Milchpulver wissen. Von sich aus trank er nichts davon, Maryam spritzte ihm die Milch direkt in den Rachen, woraufhin er reflexartig schluckte, wahrscheinlich, um nicht zu ersticken: »Als würde ich eine Gans mästen, das ist doch nicht normal?«

Maryam ging wieder zum Hausarzt. »Er zahnt immer noch nicht«, sagte sie. Aber als sie sich selbst dabei zuhörte, wie sie von dem Zwergpudel der Nachbarin erzählte, ahnte sie schon, dass Doktor Meier ihr nicht helfen würde.

»Was glauben Sie selbst, woran es liegen könnte?«, fragte er und klang dabei nicht gleichgültig. Aber Maryam wusste nicht, was sie antworten sollte, und der Arzt sprach weiter: »Wenn ich ihn mir so ansehe, wächst er ordentlich.«

Weil ich ihn mäste!, dachte Maryam, aber wie sollte sie das diesem Mann erklären? Ich gebe ihm das Fläschchen, weil er zu müde zum Trinken ist, obwohl er die ganze Nacht durchschläft – der Satz kam ihr auf einmal unglaublich kompliziert vor. Herr Meier, achtundsechzig, kurz vor der Rente, verstand sie nicht, vielleicht hatte er selbst keine Kinder, vielleicht lag es an ihr, vielleicht konnte sie die Dringlichkeit, die sie verspürte, nicht gut in Worte fassen, und kurz war es wie in einem Traum, den sie immer wieder hatte, ein Albtraum, in dem sie ihre Abiturprüfung im Fach Deutsch wiederholen musste: Welche Art Verb war das, und wie musste man es konjugieren? – *Mache, machst, macht, machtet,* sie wusste es nicht, aber die Uhr tickte erbarmungslos. Herr Meier schlug vor, Ilyas erst einmal weiter zu beobachten.

Als Maryams Sohn kurz darauf beim Fläschchentrinken einschlief, überzeugte ihre Schwester sie, aktiv zu werden, und nach der Onlinerecherche waren sie bei uns gelandet.

»Wir werden euch helfen!«, sagte Daniel. »Wir sorgen dafür, dass die nötigen Untersuchungen gemacht werden – das ist euer gutes Recht!«

Ich hatte sie das schon so oft sagen hören – immer genauso überzeugt. Trotzdem kamen mir diese Worte diesmal komisch vor, *mache, machst, machtest, machtet,* und gemeinsam betrachteten wir Ilyas wieder. Das Baby starrte vor sich hin, der Blick ruhte auf meinen Turnschuhen. Vorsichtig, als machte ich etwas Unerlaubtes, hob ich meine Ferse an. Kurz ließ ich meinen Fuß auf den Zehen stehen, um meine Ferse danach mit einem leichten Plumps auf dem Boden abzusetzen. Als Ilyas nicht reagierte, wiederholte ich die Bewegung unauffällig, als wollte ich die Durchblutung in meinem Fuß anregen, weil wir schon eine Weile saßen und Tee tranken – aber das Kind blinzelte nicht einmal.

»Was, meinst du, stimmt mit ihm nicht?«, fragte ich Daniel, als wir aus Maryams Straße kamen. Wir waren auf dem Weg zum Auto, das auf einem Parkplatz am Rand des Wohngebiets stand.

»Vielleicht was mit dem Herzen.«

»Wie kommst du darauf?«

»Die Müdigkeit, die Mattheit.«

»Werden Babys nicht blau, wenn sie etwas am Herzen haben?«

»Manchmal schon, manchmal nicht« – Daniel war kurz angebunden, und ich wusste, dass ich besser nicht weiterfragte.

Sie war damals oft schlecht gelaunt. Eigentlich schon seit Ende Dezember, und nach dem komischen Silvesterabend hatte sich ihre Stimmung nicht mehr richtig gebessert. Es lag an der Dunkelheit, redete ich mir ein. Winterzeit, Kälte, Januar, Montagsblues. Aber Daniel blieb missmutig, war verhältnismäßig wortkarg. Wenn sie von einer Intervention nach Hause kam, musste ich sie fragen, wie es gelaufen war – bisher war immer sofort alles aus ihr herausgesprudelt. »Was ist denn los?«, sagte ich, als wir um die Ecke bogen.

»Was meinst du?«

»Irgendwas ist mit dir, schon seit Tagen.«

»Stimmt nicht.«

Daniel wandte sich von mir ab, starrte in irgendeinen Vorgarten.

»Ich sehe doch, dass irgendwas nicht stimmt, Daan.«

»Es ist nichts.«

»Ach komm schon!«

»Okay!«, antwortete Daniel plötzlich. Sie blieb mit erhobenen Händen stehen. »Wenn du es unbedingt wissen willst: Sie reden miteinander.«

»Wer?«, fragte ich vorsichtig. »Wer redet miteinander?«

Daniel stöhnte, bevor sie anfing zu erzählen. Es war am letzten Tag vor den Weihnachtsferien passiert. Daniel hatte Laurie zu ihrer Hausärztin begleitet, eine junge Frau mit Magenbeschwerden. Sie hatten im Wartezimmer gesessen, aber als Laurie aufgerufen wurde und Daniel ebenfalls aufstand, hatte die Hausärztin sie mit einer abweisenden Geste aufgehalten. »Ich weiß, wer Sie sind«, hatte die Frau gesagt. »Mir wäre es lieber, wenn Sie hier warten würden.« Laurie hatte Daniel angesehen. Fragend und etwas misstrauisch. »Ich wäre aber sehr gerne dabei«, hatte Daniel insistiert. Woraufhin die Ärztin ihre Assistentin darum bat, sie nach draußen zu begleiten.

»Aber das ist doch nicht okay!«, rief ich. »Ein Patient darf immer jemanden mitnehmen.«

»Ja«, antwortete Daniel und ging mit großen Schritten weiter. »Aber ein Arzt kann von seinem Hausrecht Gebrauch machen. Und was jetzt, hm? Was, wenn sie das bald alle so machen?«

Ich schüttelte den Kopf. Sagte, so weit würde es nicht kommen: »Das wird schon, Daan«, versuchte ich sie zu trösten. Die meisten Ärzte kooperieren gerne, also erst mal ruhig bleiben, kein Grund zur Panik, das passiert bestimmt nicht noch mal – aber Daniel, das weiß ich jetzt, hörte mir schon nicht mehr zu.

Daniel suchte Maryams Hausarzt auf. Ich ging nicht mit, weil ich mittags jemanden zu Barbara fahren musste. Es war schon dunkel, als ich nach Hause kam, eine helle Januarnacht. Ich parkte das Auto hinten, und als ich vom Gartenpfad zum Haus blickte, wusste ich, dass Daniels Nachmittag nicht wie erhofft verlaufen war. Drinnen waren alle Lichter aus, bis auf Daniels Schreibtischlampe. Das bedeutete, dass sie schon eine ganze Weile oben saß und nicht wie sonst alle vierzig Minuten in die Küche gegangen war, um Tee zu kochen, die Beine auszustrecken, ihrem Nacken und Steißbein eine Pause zu gönnen. Daniel trotzte ihrem Körper, um durcharbeiten zu können, und ich verspürte eine leichte Verärgerung: Es war schon über vier Wochen her, dass wir miteinander geschlafen hatten, und im Auto hatte ich mir vorgestellt, was für Annäherungsversuche ich starten könnte, um die unerwartete Sackgasse in unserem Sexleben zu durchbrechen. Aber wenn Daniel heute Abend Schmerzen hatte – und die würde sie haben, wenn sie jetzt immer noch arbeitete –, würde ich es aus Angst, ihre physischen Grenzen zu überschreiten, nicht wagen, sie anzufassen, weil sie so schlecht darin war, sie selbst aufzuzeigen.

Ich betrat unser Haus, knipste das Licht an, sammelte Daniels Rucksack vom Boden auf und schloss die Gardinen – als handle es sich bei unserem Wohnzimmer um ein vernachlässigtes Haustier, das erst mal mit Wasser versorgt werden musste, bevor ich mich um irgendetwas anderes kümmern konnte.

»Und?«, fragte ich, als ich schließlich in der Tür von Daniels Arbeitszimmer stand.

»Herr Meier ist ein Arschloch«, erklang es hinter ihrem Monitor.

So undifferenziert äußerte sich Daniel damals selten. Schwierige Ärzte waren höchstens »einfach ziemlich alt« oder eben »ziemlich jung« – »in den Sechzigerjahren ausgebildet worden, dann weiß man ja schon, was Sache ist«, oder »ein bisschen dumm«.

»Er wusste schon, wer ich war«, sagte Daniel.

»Hat er das gesagt?«

»Nein, aber er war voreingenommen, ich habe doch gesagt, dass sie miteinander reden! Ich habe es sofort gespürt, als ich reingegangen bin – der Typ hat mich kaum angesehen!«

»Hast du denn gesagt, dass du nur helfen willst?«

Daniel hatte in den letzten Jahren Hunderte Interventionen gemacht. Sie wusste eigentlich immer, was sie besser nicht und was sie sehr wohl sagen sollte, doch wenn ich sie mir jetzt so ansah, konnte ich mir gut vorstellen, dass sie nicht unbedingt einen kooperativen Eindruck gemacht hatte.

»Das war gar nicht nötig«, wetterte sie. »Ilyas geht es offensichtlich nicht gut, und was hat der Mann gemacht? Er hat angefangen, mit einer Lampe in seine Augen zu leuchten: Vielleicht sieht er nicht so gut, das hat er gesagt!«

Daniel erzählte, dass Maryam daraufhin gesagt hatte: »Wir denken, es ist etwas anderes. Meine Freundin glaubt, er könnte einen Herzfehler haben«, und Daniel hatte genickt: »Ich möchte Sie darum bitten, dieses Kind zu einem Kardiologen zu überweisen, auf dieser Karte stehen ein paar Vorschläge.«

Aber Doktor Meier hatte gesagt, für eine Überweisung gäbe es keinen Anlass.

»Wenn Sie Ilyas jetzt nicht zu einem Kardiologen überweisen«, hatte Daniel gedroht, »dann geht das hier vielleicht so richtig schief.«

Daraufhin hatte Meier das Baby doch noch überwiesen, allerdings nicht zu einem der Fachärzte auf Daniels Karte, sondern an ein großes Uniklinikum mit viel längeren Wartelisten. Er hatte sich auch geweigert, dafür zu sorgen, dass Ilyas als Notfall behandelt wurde, was Daniel unmittelbar in Rage gebracht hatte. »Wenn man dermaßen eingeschüchtert wird«, würde Meier später erklären, »kann man auch nicht mehr klar denken!«

»Ilyas muss unbedingt als Notfall behandelt werden!«, sagte Daniel jetzt zu mir, und sie deutete zum Bildschirm. Kurz dachte ich, auf eine halbe Paprika zu schauen, bis ich begriff, dass es die schematische Darstellung eines Babyherzens war.

Erst drei Wochen später wurden Ilyas etliche Elektroden auf Beine und Brust geklebt. Sein Herz schlug regelmäßig, zeigte keine Verwachsungen, die Herzklappen arbeiteten gut, in den Kammern befanden sich keine Löcher. Sein Blutdruck war höchstens etwas zu niedrig, aber soweit sie es beurteilen könne, gäbe es nichts, worum sich Maryam Sorgen machen müsse, sagte die Kardiologin zu ihr.

Am folgenden Wochenende schwoll der Körper des Jungen an. Direkt zur Notaufnahme, sagten die Frauen von der Beratungsstelle für Mütter, als sie das runde Bäuchlein sahen, und während sie mit dem Krankenwagen zum Krankenhaus gebracht wurden, fühlte sich Maryam plötzlich ruhiger als in den vergangenen Wochen. Endlich fiel ihr Gefühlsleben mit den Ereignissen zusammen. Die quietschenden Reifen und heulenden Sirenen drückten genau das aus, was sie die ganze Zeit zu erklären versucht hatte, und die Hand, die ihr Herz in den letzten Wochen zusammengedrückt hatte, lockerte den Griff etwas.

Ein maligner Rhabdoidtumor, Stadium 4, bis in die Lunge gestreut. »So ein Baby wächst schnell«, entfuhr es einer Krankenschwester, »und der Krebs wächst dann genauso schnell mit.«

Daniel leitete mir Maryams E-Mail ohne Vorwarnung weiter. Ein Foto von Ilyas mit einem Schlauch in der Nase und einem abwesenden Blick. In wenigen Sätzen beschrieb Maryam, was die Ärzte über die Überlebenschancen ihres Sohnes gesagt hatten – ich stand sofort vom Schreibtisch auf.

Daniel saß in ihrem Arbeitszimmer immer noch vor dem Computer. »Ich versuche, die Prognose zu überprüfen«, sagte sie, als sie mich hereinkommen hörte.

»Wie?«, fragte ich, und sie zuckte mit den Schultern. »Über das Internet.«

Ich ging zu ihr, stellte mich hinter sie und gab mir Mühe, ihren Stuhl nicht zu berühren, als ich von hinten meine Arme um sie legte. Daniel entspannte sich. Sie ließ die Maus los und lehnte sich zurück, ich küsste ihren Schopf.

»Das ist nicht deine Schuld«, flüsterte ich.

»Wieso sollte es meine Schuld sein?«

Daniel setzte sich wieder aufrecht, was dazu führte, dass meine Umarmung unnatürlich wirkte und ich sie loslassen musste.

»Ich habe doch gerade gesagt, dass es nicht deine Schuld ist.«

»Aber damit suggerierst du etwas anderes.«

»Nein, tue ich nicht.«

»Ich habe diesem voreingenommenen Arschloch gesagt, dass irgendwas nicht stimmt, und er hat mir nicht zugehört.«

»Eben«, sagte ich entschieden. »Du hast getan, was du konntest!«

Einen Monat später war Ilyas tot. Am Tag nach seiner Beerdigung stellte Maryams Schwester einen langen Beitrag auf eine damals sehr beliebte Onlineplattform. Sara Salhi hatte uns getaggt, sah ich morgens. In ihrem Post war unsere Stiftungswebsite verlinkt, und weil ich mich vor dem Inhalt fürchtete, klickte ich ihn nur widerwillig an.

Sara beschrieb, was in den letzten Monaten mit ihrem Neffen passiert war. Wie sie dabei zusehen musste, wie er immer weiter abbaute, welche Fehler gemacht worden waren – Fehler, so schrieb sie, die hätten verhindert werden können und schließlich zu seinem Tod geführt hätten. Doktor Meier wurde als Hauptverantwortlicher ausgemacht, aber auch die Beratungsstelle für Mütter wurde beschuldigt und die wenig empathischen Pflegerinnen im Krankenhaus. Ich überflog die Zeilen hastig, suchte nach bestimmten Wörtern oder Anschuldigungen. Aber da stand nichts über Daniel, Sara nannte lediglich die Stiftung: *Meine Schwester hat sogar eine professionelle*

Stiftung eingeschaltet, um Doktor Meier dazu zu bewegen, endlich etwas zu unternehmen, aber er hat uns trotzdem nicht geglaubt! Trunken vor Erleichterung, schickte ich Daniel einen Screenshot von Saras Post.

»Warum schickst du mir das?«, mailte sie mir sofort zurück. »Da steht nichts, was wir nicht schon wussten, oder?«

3

Ich mied das Thema Baby Ilyas das ganze Frühjahr, und je länger es draußen hell war, desto mehr hellte sich auch Daniels Gemüt auf. Ich bekam von einer Stiftung eine Zusage für Fördergelder, mit der ich nicht gerechnet hatte, weil es der dritte bewilligte Antrag in Folge war, und Daniel konnte eine Reihe äußerst erfolgreicher Arztbesuche verzeichnen, woraufhin der Strom an Karten und Blumensträußen wieder in Schwung kam, nachdem er während des Jahreswechsels etwas ins Stocken geraten war (eine junge Frau schickte uns einen Gutschein für ein Abendessen, was wir etwas unangenehm fanden, obwohl es uns auch aufmunterte, weil wir glaubten, dass sie möglicherweise auf Frauen stand und mit dem komischen Gutschein eine Form der Dankbarkeit ausdrückte, die sich vielleicht nicht in Worte fassen ließ), wir feierten Daniels Geburtstag mit einem Ausflug zum Wattenmeer, und manchmal machte es den Anschein, als hätten wir den vertrauten Rhythmus der letzten Jahre wiedergefunden.

Es waren Kleinigkeiten, die verrieten, dass das nicht stimmte.

Daniel zog sich wieder zweimal pro Tag in unser Schlafzimmer zurück. In den letzten Jahren hatte sie die Übungen etwas schleifen lassen, sie machte sie nur noch vor dem Mittagessen und übersprang auch mal einen Tag. Jetzt hielt sie sich wieder mit einer Disziplin an ihre Trainingspläne, die mich stellvertretend erschöpfte. Sie machte sich nicht einmal mehr die Mühe, die Matte am Wochenende aufgerollt in den Kleiderschrank zu stellen, obwohl sie wusste, dass mir das lieber war – weil ich insgeheim hoffte, dass sie dann vergessen würde, die Kurzhanteln zu bemühen, aber auch, weil ich mich dann kurz der Fantasie hingeben könnte, ein stilvoll eingerichtetes Schlafzimmer zu haben, das nicht auch als Kulisse zur Selbstgeißelung diente.

Außerdem erzählte Daniel hin und wieder, dass ein Arzt sie erkannt hatte und sie eigentlich nicht in den Behandlungsraum lassen wollte – inwieweit das stimmt, kann ich immer noch nicht genau einschätzen, und damals hatte ich keine Energie dafür, sie davon zu überzeugen, dass das nur Hirngespinste waren. Gleichzeitig machte ihr Körper Rückschritte. Sie musste mir nicht einmal erzählen, dass die Beschwerden schlimmer geworden waren, ich merkte es, wenn sie mal wieder beim Essen aufstand, um sich »kurz zu strecken« (in den letzten fünf Jahren war sie während des Essens nur selten aufgestanden); die Tatsache, dass sie immer seltener über Schmerzen klagte, war auch kein gutes Zeichen, gerade wenn es ernst war, redete sie nur wenig darüber, vielleicht, weil sie wusste, dass sich meine Sorge auf sie übertragen würde. Manchmal fragte ich mich, ob nicht die extra Trainingseinheiten das Problem waren. Vielleicht waren Lucilles Übungen zu anspruchsvoll geworden, schaffte ihr Körper weniger als vor achtzehn Jahren. Aber genauso gut konnte es sein, dass ihr Gemütszustand diese Beschwerden verschlimmerte, und ihr einziges Mittel gegen Stress waren eben diese Übungen – die konnte ich ihr ja wohl kaum nehmen?

Viel größere Sorgen bereitete mir mittlerweile unser Sexleben. Seit dem Jahreswechsel hatten wir nur zweimal Sex gehabt. Ich war nicht stolz darauf, dass ich mitzählte, fand es neurotisch, albern, aber da es so selten stattfand, hatten die beiden Male etwas Mystisches bekommen, und ich versuchte, alles Mögliche hineinzulesen. Das eine Mal war ein Samstagmorgen Ende Januar gewesen. So wie fast immer am Wochenende war ich etwas früher wach geworden als Daniel. Ich hätte schon aufstehen können, um beim Bäcker unser Lieblingsbrot zu kaufen (das herzhafte mit Kürbiskernen), aber ich wusste, dass ich Daniel einen größeren Gefallen tun würde, wenn ich sie nachher gehen lassen würde – als Person, die genau wie ich Discounter gewohnt war, stellte Brot vom Bäcker für sie einen enormen Luxus dar, und es erfüllte sie mit Stolz und Genugtuung, unseren Haushalt persönlich an diesem Luxus teilhaben zu lassen. Als ich im Bett lag und mir vorstellte, wie Daniel bald gut gelaunt losgehen und anschließend äußerst zufrieden das Brot schneiden würde (»Man kann es auch schneiden lassen, das weißt du, oder?«, hatte ich mal gesagt, aber davon wollte Daniel nichts wissen. »Was, wenn wir nur eine dünne Scheibe wollen?«, sagte sie, um anschließend ein paar gleich dicke Scheiben abzuschneiden. Doch ich verstand, was sie meinte, ein vorgeschnittenes Brot würde etwas kaputt machen, auch wenn es nur die Vorstellung war, dieses Vollkornbrot selbst gebacken zu haben – inklusive all der damit verbundenen idyllischen Konnotationen), rührte mich der Gedanke. Das geschah damals regelmäßig und passiert bis heute, wenn ich an sie denke, daran, wie sie sich bemühte, eine gute Partnerin zu sein, eine richtige Lebensgefährtin – eine Rolle, die sie, bevor sie mich kennenlernte, schon für sich abgeschrieben hatte. Und obwohl ihre Bemühungen oft erfolgreich waren – meistens war sie eine gute Partnerin, eine richtige Lebensgefährtin –, sagte ich ihr das zu selten. Natürlich zeigte ich, dass ich sie liebte, aber ich sagte ihr nie, wie sehr ich ihr Bemühen schätzte. Vielleicht, weil ich dieses Bemühen zu sehr genoss und Angst hatte, dass sie damit aufhören würde, sobald sie wüsste, dass sie mich überzeugt hatte.

Auch wenn die Rührung an jenem Morgen nicht sofort in Erregung umschlug, vergrößerte sie mein Bedürfnis nach Nähe, einer bestimmten Art der Nähe, die ich schon länger vermisste, und ich küsste Daniels Nacken, und noch mal, bis sie wach wurde – über ihr mein lächelndes Gesicht.

Ich fingerte sie, bis sie kam. Mittlerweile wusste ich genau, in welcher Reihenfolge ich welchen Körperteil berühren musste (sie kam höchstens nicht mehr ganz so schnell, wie am Anfang unserer Beziehung), aber das machte unseren Sex nicht weniger intim, und ganz bestimmt nicht langweilig, wie Jacky es Jahre später andeutete, als ich ihr angetrunken von meinem früheren Sexleben erzählte. Der Gedanke, dass ich als Einzige auf der Welt (abgesehen von Barbara) die dafür richtige Kombination aus Berührungen, Bewegungen und Geschwindigkeiten kannte, dass Daniel als Einzige wusste, wie man meinen Körper auf Temperatur brachte, erfüllte mich mit einer enormen Genugtuung, die mich in meine Grundschulzeit zurückkatapultierte, zu meiner besten Freundin Shirley, zu dem goldenen Herzen, von dem wir jeweils eine Hälfte an unserem Schlüsselbund trugen, um es aneinanderzuklicken, sobald wir wieder zusammen waren.

Das nächste Mal ließ vier Monate auf sich warten. Unser Trip zum Wattenmeer, ein Häuschen auf Ameland: Es war ein schöner Urlaub. Das Wetter war gut, und wir kamen kurz nach der Hauptsaison an, weshalb die Cafés nicht so überfüllt waren und wir ganz in Ruhe unsere Mietfahrräder aussuchen konnten. Mit Daniels kompliziertem Körper war das immer eine echte Herausforderung, aber der Besitzer des Fahrradverleihs nahm sich die nötige Zeit und verstellte Daniels Sattel dreimal, womit er uns nichts ahnend einen besonders guten Start in den Urlaub bescherte. Die Stimmung zwischen Daniel und mir war entspannt, vielleicht sogar zu entspannt, unsere Gespräche kultiviert, fast schon höflich (»Ich habe gehört, hier gibt es Bunker.« – »Möchtest du sie dir ansehen?« – »An sich gerne, möchtest du das auch?«). Irgendwas stimmte nicht: Meistens hatte Daniel sehr konkrete Vorstellungen von Wanderrouten, wenn wir zusammen im Urlaub waren, aber jetzt ließ sie mich den Weg aussuchen. Ich vermutete, dass sie mit den Gedanken woanders war. Bei Baby Ilyas vielleicht, das vor einem Monat gestorben war. Bei abweisenden Ärzten, die »genug von ihr« hatten, von unserer Stiftung.

»Das hier war im Krieg ein Küchenbunker, jetzt gibt es dort ein Diorama.«

»Ach, wirklich?«

»Ja, im Zweiten Weltkrieg wurden hier hundertfünf Bunker und andere Objekte gebaut, zum Beispiel Scheinwerfer, Stromaggregate und Ringstände.«

»Hm-hm.«

»Einer der Bunker wurde jahrelang als Ferienwohnung genutzt, aber im Krieg war dort das Hauptquartier des Inselkommandanten.«

»Interessant.«

Es war, als steckten wir fest, als würde uns ein dickflüssiger Strom aus Schlamm mitschleifen, in Plattitüden gefangen halten, ich musste uns daraus befreien, schräg auf die Strömung zuschwimmen, um das Ufer zu erreichen, wo wir uns wieder ungezwungen bewegen könnten. Mir kam eine Idee.

Am ersten Abend fing ein Topf bei der Zubereitung unserer Paella Feuer, weshalb unser Häuschen die ganze Nacht nach Rauch stank. Am zweiten Abend waren wir von unserer Dünenwanderung dermaßen erschöpft, dass wir noch vor zehn Uhr einschliefen. Aber am dritten Abend hatten wir Wein im Supermarkt gekauft und etwas zu wenig gegessen (aus Angst vor dem Gasherd hatten wir uns mit Salat begnügt), und angetrunken stellte ich mich vor Daniel. Je länger wir keinen Sex hatten, desto unangenehmer war es – das merkte ich auch in den Jahren danach –, das Ganze anzuzetteln. Ich konnte mir nur allzu gut vorstellen, dass es Pärchen gab, die es einfach komplett aufgaben, von dem Gedanken geleitet, dass Sex ein Produkt der Lust sein, dass alles wie von selbst gehen musste, ungezwungen und selbstverständlich und nicht entgegen den Vorschriften von Mutter Natur, aber als Lesben hielten wir uns ja sowieso nicht an ihre Regeln. Jetzt muss es also passieren, werden wir beide an jenem Abend auf Ameland gedacht haben, kein sonderlich romantischer Gedanke, aber dagegen tranken wir einfach noch einen ordentlichen Schluck Wein, und als wir beide gekommen waren, war der Strom aus Schlamm, der uns in Geiselhaft genommen hatte, schwerfällig weitergeschwappt, hinter dem Horizont verschwunden, er ließ uns auf dem Trockenen zurück, wo wir einander endlich mal richtig festhalten konnten, auch wenn wir dort nur kurz verweilen sollten.

Zurück in der Molenstraat, fing ich wieder an zu zählen. Ein Wochenende kein Sex, zwei Wochenenden, drei, vier. Daniel zog eine Mauer um sich herum hoch. Entweder sie war müde, oder ich war müde, oder Daniel hatte Schmerzen, oder aber sie wollte »noch kurz« vorm Schlafengehen trainieren. Wenn ich sie auf dem Sofa umarmte, gab sie mir sofort ein Küsschen auf den Schopf, liebevoll, aber reflexartig, wie eine Mutter, die den Rotz aus dem Gesicht ihres Kindes wischt. In der ganzen Zeit unternahm Daniel selbst keinen einzigen Versuch. Als wir ein oder zwei Jahre zusammen gewesen waren, hatte sie mir mal gesagt, dass sie anfangs zurückhaltend gewesen sei, damit sie sich sicher sein konnte, meine Grenzen nicht zu überschreiten – schließlich hatte sie viel mehr Erfahrung als ich. Aber mittlerweile teilten wir schon seit fünf Jahren das Bett, und manchmal vermutete ich, dass es sie einfach anmachte, wenn ich die Initiative ergriff, dass ich, wenn ich sie unerwartet anfasste, eine Rolle in irgendeiner Fantasie spielte, die sie nicht mit mir geteilt hatte. Für mich war das nie ein Problem gewesen, aber da meine Vorstöße inzwischen nicht mehr automatisch zu dem gewünschten Ergebnis führten, fiel es mir schwer, ihre Zurückhaltung nicht als Gleichgültigkeit zu interpretieren, und immer öfter war ich ihr gegenüber kurz angebunden oder nahm sofort ein Buch zur Hand, wenn wir abends im Bett lagen – ich glaube, dass ich hoffte, sie würde darin eine Karikatur ihrer eigenen Apathie erkennen und sich dann dafür schämen und alles besser machen wollen. Aber so funktionierte das nicht bei Daniel, die sich, sobald ich ein Buch aufschlug, auf die Seite drehte und anscheinend ahnungslos und zufrieden einschlief.

Es war nicht einmal der Akt selbst, den ich vermisste, das physische Empfinden, die körperliche Erregung – dafür brauchte ich Daniel nicht. Ich verlangte vielmehr nach der Leichtigkeit und der Entspannung im Anschluss, unsere Tendenz, zu relativieren, die manchmal in unseren Körpern eingesperrt war, aber nach einem Orgasmus freikam – und so sehnte ich mich immer mehr nach dem nächsten gemeinsamen Urlaub.

Im Juli würden wir genau fünf Jahre zusammen sein. Normalerweise gingen wir unser Jubiläum ganz bescheiden an. Im Jahr davor waren wir griechisch essen gewesen, hatten uns mit den Portionen verschätzt und uns dermaßen vollgegessen, dass wir uns zu Hause sofort hinlegen mussten. Aber fünf Jahre waren ein Meilenstein. Und deshalb hatten wir diesmal ein schickes Hotel inklusive Fünfgangmenü im hauseigenen Lokal gebucht. In der Brasserie, nicht im Sternerestaurant, für das die meisten Leute in dieses Viertel kamen – anscheinend blieben sie aber nicht oft über Nacht oder jedenfalls nicht oft genug, um das Hotel am Laufen zu halten, denn wir konnten ein günstiges Angebot ergattern.

Als ich an jenem Nachmittag zum Hotel fuhr, war ich positiv gespannt. Daniel würde allein zum renovierten Gehöft kommen, hatte für den Tag eine Intervention in einer nahe gelegenen Stadt geplant, und als ich ins Hotelzimmer kam, hörte ich sie im Badezimmer singen.

Ich hatte Daniel noch nie im Badezimmer singen gehört.

In meinem Kopf entspann sich ein Szenario, in dem ich das falsche Zimmer betreten hatte, die Jeans auf dem Bett nicht von Daniel, sondern von irgendeiner drallen Ehefrau, die seit Ewigkeiten endlich mal allein unterwegs war (denn wenn ihr Mann Bert dabei gewesen wäre, hätte sie bestimmt nicht so fröhlich geklungen) und sich auf die Führung in den Kalkgruben freute; und im Gegensatz zu mir dank der selbst geschmierten Butterbrote, die sie im Zug aus dem Rucksack geholt hatte, vor Energie nur so strotzte. Aber nein: Unter dem einzigen Stuhl im Zimmer (viel zu niedrig für Daniel, um darauf sitzen zu können, nörgelte mein sechster Sinn, den sie mir in den letzten Jahren unwillentlich aufgehalst hatte) lagen wirklich die abgetretenen Turnschuhe meiner Geliebten.

Ich legte mein Ohr an die Badezimmertür. Es war schwierig, zu verstehen, welche Wörter Daniel da genau produzierte. Genauso schwierig war es, sich vorzustellen, dass Daniel den Text des ganzen Songs auswendig kannte, und als ich endlich verstand, was sie sang, musste ich lachen, denn sie kannte den Text tatsächlich nicht. »Don't Let Go« von En Vogue, sie wiederholte den Refrain immer wieder, wie ein Kind, das Lieder sowieso nur phonetisch wiedergeben kann – war das hier etwas, das Daniel öfter machte, wenn sie allein war? Oder war sie einfach nur besonders gut gelaunt?

Letzteres, beschloss ich, als sie im Bademantel ins Zimmer kam. Sie hatte sich ein Handtuch um den Kopf gewickelt und machte keineswegs einen ertappten Eindruck, war nicht einmal überrascht, dass ich da war: »Dann habe ich die Tür ja doch gehört«, sagte sie lächelnd.

Daniel war an jenem Abend in der Brasserie aufgedreht, ja fast hyperaktiv. Wegen uns, dachte ich. Und, na ja, wegen des Kurztrips, der neuen Umgebung, sauberen Servietten, frischen Laken, den Shampoofläschchen für den einmaligen Gebrauch (Verschwendung und Privileg), die in unserem Badezimmer blitzten und an denen jetzt Duschtropfen wie Tau auf den fettigen Blättern einer Butterblume glänzten: »Wie schön es hier ist«, wiederholte sie immer wieder. »Bist du auf dem Hinweg an dem Wald vorbeigekommen? Ich habe ihn heute Mittag vom Zug aus gesehen, wir sollten morgen den ganzen Tag wandern gehen, dann soll es, glaube ich, auch nicht mehr regnen!«

Daniels Laune war ansteckend, ich lächelte ganz von selbst mit ihr mit, stimmte ihrem Vorschlag, Champagner zu bestellen, nur allzu gerne zu; kein Sekt, kein Prosecco, nein, echter Champagner musste es sein! »Wie hast du das hier nur gefunden, wo hast du das entdeckt, schau nur, Jodie, es gibt Thunfischsteak, das magst du doch so gerne!«

Ich nickte. »Ja«, sagte ich. »Das mag ich wirklich gerne«, und ich schob meinen Arm über den Tisch, um meine Hand auf Daniels zu legen, etwas, das wir nur selten machten, aber die Geste, die ich wahrscheinlich unbewusst aus Werbespots kopierte, fühlte sich in dieser Umgebung sehr passend an. Kerzen, Serviettenringe, Dessertbesteck, fein angerichtete und mit Papier abgedeckte Butter, wie umgedrehte Kokosmakronen (das Abziehen war genauso befriedigend wie das Lösen der Schutzfolie eines neuen Handys), und ich drückte Daniels Hand. Fünf Jahre, das war schon was. Fast ein Fünftel meines Lebens, und es lief richtig rund – mit jedem Schluck Champagner, den ich trank, mit jedem Freudenschrei, den Daniel ausstieß, wenn eine neue Köstlichkeit serviert wurde, erfüllte mich all das, was wir zusammen erreicht hatten, wir beide, zu zweit, mit maßloser Zufriedenheit, und zum ersten Mal seit längerer Zeit erwischte ich mich mal wieder dabei, wie ich dachte: Sieh dich nur an.

Sieh dich nur an, wie du da vor einer winzigen Portion Gazpacho sitzt, die in einem Reagenzglas serviert wurde, wie du am teuersten Getränk auf der Karte nippst; sieh dich nur an, wie du da vor dieser bildhübschen Frau sitzt, die jetzt ein kleines Mohnbrötchen für dich mit Butter bestreicht: Sie stellte sich ungeschickt an, hielt das Buttermesser falsch, und es hätte mit Sicherheit Situationen gegeben, in denen mich das gestört hätte, doch wenn ich Daniel an diesem Abend das Messer aus der Hand reißen würde, dann nur, um ihre Finger zu küssen.

»Gönnen wir uns etwa noch ein Glas?«, fragte ich mit gespielter Überraschung.

»Ich glaube schon, oder?«, sagte Daniel und winkte den jungen Mann, der uns bediente, herbei: »Noch eins hiervon bitte, auch für meine Frau« – ich nahm einen viel größeren Bissen als geplant.

Daniel hatte mich noch nie als ihre Frau bezeichnet. Und plötzlich ahnte ich etwas. War das hier ein Vorbote, ein Versprecher, vielleicht sogar beides? War sie deshalb so aufgedreht, war sie vor lauter Nervosität und Aufgeregtheit so überschwänglich? Wir hatten schon mal über das Heiraten geredet, aber eher allgemein. Natürlich war es romantisch, darin waren wir uns einig, aber ich hatte als kleines Mädchen nie davon geträumt (und auch danach nicht), und Daniel fand, dass es eine ganz schön teure Angelegenheit war, für die man nur wenig zurückbekam: eine Feier, von der man anschließend nur noch wenig wusste, und eine Menge Ärger, falls es dann doch schiefging. Damit spielte sie vermutlich auf Welmoed an, die gerade in einem hässlichen Scheidungsprozess steckte, bei dem beide Frauen um das Haus kämpften und immer höhere Abfindungen boten, als handle es sich nicht um die Reliquie ihrer vergangenen Liebe, sondern um elegantes chinesisches Porzellan auf einer Nachlassversteigerung – was sollte ich sagen, wenn Daniel gleich tatsächlich vor mir auf die Knie gehen würde?

Wahrscheinlich »Ja«.

Und auch wenn es nicht unbedingt einem aktiven Verlangen entspräche, würde ich es nie übers Herz bringen, eine Geste wie diese zurückzuweisen, und meine Augen wurden bei dem Gedanken, dass Daniel das alles geplant hatte, fast schon feucht: Saßen wir deswegen an einem ruhigen Tisch in der Ecke? Und den Blazer, den sie trug, hatte sie sonst nie an – steckte da vielleicht etwas in der Innentasche?

»Ich muss dir noch etwas erzählen«, sagte Daniel.

Etwas fragen, hörte ich, und mir wurde ganz warm, mein Kopf wurde ganz leicht, als hätte ich gerade mein Glas in mein Ohr geleert – kleine Kohlensäurebläschen platzten hinter meinen Augen.

»Ich habe gute Neuigkeiten«, redete Daniel weiter, »habe ich erst vorhin erfahren« – bestimmt irgendwas mit dem Ring, übersetzte ich, vielleicht war er gerade noch rechtzeitig fertig geworden?

»Unsere Beschwerde wurde als berechtigt erachtet«, sagte Daniel und sah mich strahlend an.

»Beschwerde?«, hörte ich mich selbst nachplappern. Sie hatte mir natürlich davon erzählt. Aber das war mehrere Wochen her, wir hatten den Esstisch abgeräumt, als Daniel damit angefangen hatte. »Übrigens«, hatte sie gesagt, während ich den Streichkäse auf den Selleriesalat stapelte. »Ich helfe Maryam dabei, ein Disziplinarverfahren gegen ihren Hausarzt einzuleiten.«

Damals wusste ich noch nicht besonders viel über Disziplinarverfahren. Aber zufällig hatte ich kurz zuvor auf einem Blog über Brustkrebs gelesen, dass das Einreichen einer offiziellen Beschwerde eine komplexe und energieraubende Angelegenheit war. Das sei nicht sonderlich förderlich für den Genesungsprozess, behauptete die Bloggerin, außerdem würden diese Verfahren nur selten zu einem befriedigenden Ergebnis führen, weil Fehler nicht wiedergutgemacht werden könnten: »Ist das nicht ein Riesenaufwand?«, hatte ich mein neues Wissen zusammengefasst, woraufhin Daniel mit den Schultern zuckte. »Meiner Meinung nach ist das ein vielversprechender Fall«, sagte sie, und seitdem hatten wir nicht mehr darüber gesprochen.

»Die Disziplinarbehörde hat beschlossen, dass ein Verfahren eröffnet wird«, sagte Daniel jetzt. »Maryam hat mich heute Mittag angerufen, aber da saß ich noch im Zug, ich habe ihre Mailboxnachricht erst vorhin im Zimmer abgehört.«

»Als ich dabei war?«, fragte ich sinnloserweise.

»Nee, davor. Maryam ist so erleichtert, dass unsere Beschwerde die Abstimmung überstanden hat!«

Und das war Daniel auch, wurde mir jetzt klar. *Hold me tight and don't let go-ho*, kein Sekt, kein Prosecco, sondern Champagner: »Gibt's was zu feiern? «, fragte der Kellner, als er uns einschenkte. Sein Lächeln hatte etwas Verschwörerisches. Mir wurde klar, dass er uns als Gleichgesinnte erkannte und jetzt eine vertrauliche Antwort erwartete, Klubmitglieder untereinander, vielleicht hoffte er sogar, dass wir uns nach seinem Freund erkundigen würden, aber das Timing des armen Jungen war miserabel.

»Unser Jubiläum«, sagte ich kurz angebunden. »Fünf Jahre.«

»Die fünf besten Jahre meines Lebens«, sagte Daniel, während sie freundschaftlich ihr Glas hob. Der Junge sah verwirrt aus – erforderte diese Situation jetzt Herzlichkeit oder Diskretion? –, und obwohl ich wusste, dass Daniel meinte, was sie sagte, schaffte ich es nicht mehr, den Kellner anzusehen – denn die Heiterkeit, mit der Daniel die Worte ausgesprochenhatte, hatte schließlich nichts mit der Botschaft selbst zu tun.

In jener Nacht ergriff Daniel endlich die Initiative – genau, wie ich es mir in den Tagen zuvor ausgemalt hatte. Sobald sie die Tür hinter uns mit dem Fuß zugeschoben hatte (Hoteltüren sind immer so schwer und träge, hatten wir abends mäkelnd festgestellt – vermutlich, damit keine Kinder eingeklemmt werden konnten), küsste sie mich leidenschaftlich. Ich ließ mich gegen die Wand drücken, mich in den Nacken küssen, fühlte schon bald Daniels Fingerspitze über meine Schamlippen streichen: Sie war behutsam, streichelte meine Vulva wie die Flaumhärchen einer Raupe. Es erregte mich, dass sie die dominante Rolle einnahm. Außerdem hatte ich irgendwann beschlossen, dass Abwechslung – in Bezug auf die Rolle, aber auch in Bezug auf den Ort und die Stellung – ein wichtiger Pfeiler eines gesunden Sexlebens war, also stimmten mich Daniels Handlungen auch auf einer rationalen Ebene zufrieden. Trotzdem genoss ich die Nacht nicht so sehr, wie ich es erhofft hatte. Es hatte mit ihrem Eifer zu tun, damit, wie leidenschaftlich sie in mich eindrang; ich wurde zwar verdammt feucht – mein Körper ein Allerweltsfreund, eine Hündin, die für jeden Passanten mit dem Schwanz wedelte –, aber es dauerte lange, bis ich kam. Die Konzentration, die dafür nötig ist, konnte ich in jener

Nacht nur mit Mühe und Not aufbringen, weil ich, während mich Daniel leckte, während ich Daniel leckte, die ganze Zeit über fragte, ob sie vielleicht an Maryam dachte, an ihre offizielle Beschwerde; stöhnend vor Freude wegen der kühnen Formulierungen, die sie sich zusammen ausgedacht hatten, bebend vor Genuss, weil sich Doktor Meier bald verantworten müsste und weil nicht sie, sondern er von einer Instanz zurechtgewiesen würde, die mehr Macht hatte, als sie jemals über eine andere Person würde ausüben können.

4

31. Dezember 2010: Wir lassen das Jahr bei Barbara und Nettie ausklingen. Diesmal haben sie uns zu sich eingeladen, in das Haus, in das sie vor vier Jahren gezogen sind, eine frei stehende Villa mit Reetdach und einem Garten voller Stockrosen. Es sind noch ein paar andere Gäste da. Netties Ruderkollege, sein Freund, zwei Freundinnen aus ihrer alten Studentenverbindung und Welmoed, deren Freundeskreis sich nach der Scheidung größtenteils verflüchtigt hat. Sie will ihre Geschichte umschreiben, um die aktuelle Wirklichkeit erträglicher zu machen, und wiederholt deshalb immer wieder, dass wir ihre wahren Freunde sind, und noch vor dem Hauptgericht spricht sie einen Toast aus: auf Barbara, auf Nettie und Daniel, die sie besser kannten als alle anderen und immer für sie da gewesen seien.

»Machen wir noch eine Runde Höhepunkte?«, fragt Nettie, als die Zeiger sich langsam der Zwölf nähern.

»Was ist das?«, fragt Welmoed, und alle Blicke richten sich auf Nettie, aber stattdessen beantwortet Daniel die Frage. »Ganz einfach«, sagt sie von ihrem Tischende aus – ein massives Teil aus Eichenholz, in dem die Linien der Bäume, die dafür ihr Leben gegeben haben, noch gut sichtbar sind. »Wir nennen alle unseren Höhepunkt des letzten Jahres und heben unser Glas.«

Ich sehe, wie Barbara Daniel anstarrt. Nach dem Debakel des letzten Jahres versucht sie wahrscheinlich, einzuschätzen, ob Daniels Begeisterung echt ist. Aber Daniel ist nie sarkastisch, das sollte sie wissen (Sarkasmus bedeutet, zu lügen, um zu lachen, und für Daniel ist Lügen eine ernste Angelegenheit); anscheinend hat sie sich wirklich auf die Tradition gefreut, und Nettie lächelt zufrieden, als Daniel diesmal sogar als Erste das Glas hebt.

»Mein Höhepunkt ist das, was wir mit unserer Stiftung erreicht haben«, sagt Daniel und wiederholt damit im Grunde meine Worte vom letzten Jahr. »Wie vielen Menschen wir geholfen haben«, auch das habe ich letztes Jahr gesagt. »Die neuen Wege, die wir eingeschlagen haben« – mein Gesichtsausdruck wirkt verzweifelt. Als Daniel meinen Blick sieht, sagt sie schnell: »Und natürlich meine Partnerin!«

Letzteres kommt zu spät, da hilft auch das gerührte Gemurmel der anderen nicht mehr (Netties Ruderkumpel und sein Partner klingen, als hätten sie gerade einen Löffel gutes Mousse au Chocolat gekostet), aber als ich an der Reihe bin, wiederhole ich Daniels Worte einfach: »Auf meine Partnerin, auf unsere Stiftung, auf neue Wege!« – als könnte ich die Worte so zurückgewinnen, ihr entreißen, in eine Reisekiste stopfen und mich draufsetzen, um im neuen Jahr nicht mehr von meinem schäbigen Thron zu steigen.

5

Für diese Sachen kann ein Arzt von einer medizinischen Disziplinarbehörde sanktioniert werden: grenzüberschreitendes Verhalten, Missachtung der ärztlichen Schweigepflicht, Verstöße gegen die ärztliche Sorgfaltspflicht, Verschreibung falscher Medikamente, falsche Behandlung, ungerechtfertigte Verweigerung einer Überweisung und außerdem einer der häufigsten Vorwürfe von Patienten, die Beschwerden einreichen: Fahrlässigkeit. Damit meinen die Geschädigten meistens, dass ihr Arzt falsche Diagnosen gestellt oder zu lange mit der passenden Behandlung gewartet hat, aber genau das sind Punkte, für die ein Dienstleister im medizinischen Bereich nicht allzu schnell verurteilt wird. Ein Arzt ist auch nur ein Mensch, und Menschen, die keine Fehler machen, gibt es nicht, das erkennt das Disziplinarrecht an. Stattdessen wird kontrolliert, ob die Ärzte die Protokolle befolgt haben. Die Richtlinien des Hausärzteverbands, die Leitlinien der Gesellschaft für Gynäkologie, Praxisprotokolle, Patientenrechte, die Gesetzgebungen der medizinischen Berufe, die aktuellsten Behandlungsrichtlinien für bestimmte Krankheiten (inklusive möglicher Addenda). Erst, wenn ein behandelnder Arzt von einer Regel abgewichen ist – egal, von welcher Regel –, wird er sanktioniert. Denn der Fehltritt muss feststellbar sein, nachweisbar: ein sichtbarer Fußabdruck außerhalb der vereinbarten Richtlinien des Fachgebiets.

So kommt es immer wieder vor, dass die, die medizinischen Beistand anbieten, für ganz andere Dinge ermahnt werden als vom Geschädigten beabsichtigt. Ein Beispiel dafür ist Govert Meier, der Hausarzt von Maryam und Ilyas. Maryam, die »Klägerin«, warf ihm Fahrlässigkeit vor, weil er ihren Sohn nicht sofort an die Onkologie überwiesen hatte. Aber das Baby hatte Symptome, die auf alles Mögliche hätten deuten können – darin gab die regionale Disziplinarbehörde Herrn Meier recht. Dass der erfahrene Hausarzt nicht sofort an einen aggressiven Tumor dachte, konnte ihm rechtlich gesehen nicht vorgehalten werden. Aber! – entdeckte die Behörde. Aber. Die Art und Weise, wie Herr Meier seine Befunde notiert hatte, war vollkommen unzureichend. So hatte er es beispielsweise versäumt, eine »Differenzialdiagnose« zu stellen: eine Todsünde innerhalb der vier Wände des Sitzungssaals. Wenn ein Arzt einen Patienten untersucht, muss er zumindest aufschreiben, welche Erkrankungen zu den vorgetragenen Beschwerden passen könnten (Dokumentationspflicht!), also verschiedene Möglichkeiten, und ganz oben die zentrale Vermutung. Doktor Meier hatte es bei einer einzigen Vermutung belassen: *Schneidezähne kommen durch,* hatte er aufgeschrieben. Todsünde Nummer zwei: Bei Maryams zweitem Termin hatte er es versäumt, das Baby körperlich zu untersuchen, etwas, wozu er verpflichtet gewesen wäre, auch wenn er vor sieben Wochen den Blutdruck des Babys gemessen hatte. Ob Herrn Meier auch eine unangebrachte Ausdrucksweise vorgeworfen werden konnte (»unprofessionelles Verhalten«), konnte nicht abschließend geklärt werden. Maryam und Daniel zufolge hatte er mindestens zweimal geäußert, dass es »grober Unfug« sei, dass Ilyas etwas fehlte, aber das leugnete der Arzt, der – wahrscheinlich auf Anraten seines ansonsten hilflosen Anwalts – behauptete, er habe sich viel nuancierter ausgedrückt – was das angeht, ähnelt das Disziplinarrecht dem Zivilrecht. Dabei steht Aussage gegen Aussage, und weltliche Dinge wie Moral oder Intentionen sind dem Gesetz und den Regeln untergeordnet (den Richtlinien, den Protokollen, den Methoden): Verfahrensfehler sind das Flittergold der Kläger, auch wenn sie das noch nicht wissen, wenn sie eine Beschwerde einreichen. Auch für sie kann es also sinnvoll sein, einen Anwalt zu engagieren. Oder, wenn sie das nicht wollen oder ihnen die Mittel dazu fehlen, ein Familienmitglied, einen guten Freund, jemanden, der ein flinkes Mundwerk hat, emotionalen Beistand leisten kann, Selbstvertrauen ausstrahlt und, wenn möglich, ein bisschen Ahnung vom Disziplinarrecht hat.

Kurzum: jemanden wie Daniel.

2011, in unserem Katastrophenjahr, stand Daniel neunzehn Klägern beim Führen eines Disziplinarverfahrens bei, vom Einreichen der Beschwerde bis zum Tag des Verfahrens. Schon im Frühjahr wusste Daniel genau, was es brauchte, damit ein Arzt verurteilt wurde. Hatte der Gynäkologe sich mit Kollegen beraten? War der Hausarzt überhaupt in der Position, das Rezept auszustellen? Hatte der Krankenpfleger den Blutdruck gemessen, wie es die neuesten Vorschriften vorschrieben? Warum hatte der Chirurg die Risiken mit dem Patienten nicht vorab besprochen? – Eine Denkweise, die auch meinen Blick für immer prägen sollte.

Wenn ich jetzt mit meiner Mutter beim Rheumatologen sitze, dann achte ich unbewusst darauf, wann der Mann sich eine Notiz macht, ob seine Finger im richtigen Moment über die Tastatur huschen. Als bei mir ein Abstrich gemacht werden musste, fiel mir auf, dass mir vorab nicht erklärt worden war, welche Handlungen jetzt ausgeführt werden würden. *Ich kann dich jetzt verklagen,* dachte ich, als mir meine Psychologin kürzlich ihre Privatnummer aufschrieb. Falls ich sie bräuchte, während sie im Urlaub war, sagte sie – grenzüberschreitendes Verhalten, übersetzte ich. Als meine Psychologin die Nummer notierte, fühlte ich mich für den Bruchteil einer Sekunde allmächtig. Und sehr unwohl, weil ihr Schicksal jetzt in meinen Händen lag. Mach das nicht, dachte ich, ich wollte diese Macht nicht haben, und so verwandelte sich ihre Geste in das Gegenteil, und ich nahm es ihr übel, dass sie etwas Nettes für mich tat (auch wenn es nicht wirklich nötig war und ich sie nicht darum gebeten hatte). *Bald droht dir ein Disziplinarverfahren,* schoss es mir durch den Kopf, als sie mir den Zettel überreichte.

Natürlich gab es kein Disziplinarverfahren. Warum sollte ich die arme Frau verklagen? Vielleicht hatte ich Angst, mich selbst nicht im Griff zu haben, so wie ich manchmal befürchtete, das Baby aus dem Fenster zu werfen, wenn ich einen Wochenbettbesuch machte – oder im Zug die Notbremse zu ziehen. Ich weiß natürlich auch: Dass diese Vorstellungen mir dermaßen viel Angst machen, bedeutet, dass ich genau das nicht tun würde (es sei denn, irgendwelche Psychologiezeitschriften behaupten das nur, um Psychopathen zu beruhigen). Anscheinend finde ich den Gedanken an ein Disziplinarverfahren genauso abschreckend wie den Gedanken an ein Baby, das mit dem Kopf voran auf den Asphalt zurast – dabei habe ich im Prinzip nichts gegen Disziplinarrecht, das meiner Meinung nach ein wichtiges demokratisches Instrument ist. Wenn ich also bei dem Gedanken an ein Disziplinarverfahren erschaudere, dann erschaudere ich vermutlich noch immer wegen etwas anderem.

6

»Ich glaube, wir müssen Limburg erst mal verschieben«, sagte Daniel. Inzwischen war es April, der April unseres Katastrophenjahres: Nichts ahnend machten wir wie so oft einen Abendspaziergang durch das Viertel. Mit »Limburg« meinte Daniel den Kurzurlaub, den wir geplant hatten. Zwei Nächte in einer Waldhütte, um ihren Geburtstag zu feiern – mittlerweile war es eine unausgesprochene Tradition, dass wir in dem Zeitraum dorthin fuhren: »Ich finde das auch superschade«, sagte sie. »Aber ich begleite an dem Freitag ein Verfahren.«

Freitag! An ihrem Geburtstag!

»Um welchen Fall geht es?«, fragte ich. »Den gegen den Psychologen, der seine Patientin als Dramaqueen bezeichnet hat?«

»Nein!«, sagte Daniel streng. »Und da gibt es auch gar nichts zu lachen, der Mann hat sich auch davor schon einige Male unglaublich unprofessionell geäußert.« An der Art, wie sie ihre Augen zusammenkniff, erkannte ich, dass sie den Fall selbst ebenfalls ein kleines bisschen komisch fand.

»Ich habe dir davon noch nicht erzählt«, erklärte sie. »Meine Klientin musste sich zwei Zehen amputieren lassen, aber hat dabei ihren ganzen Fuß verloren.«

Wir bogen um die Ecke, verließen unsere Straße: *Klientin*, dachte ich. Das hatte ich Daniel noch nie sagen hören. Davor hatte sie immer von »Patienten« gesprochen, wenn es um ihre Disziplinarfälle ging. Ich hatte ihr verboten, das Wort »Informationssuchende« zu verwenden, weil sie diesen Leuten nicht im Namen der Stiftung Lucille half – ich hatte ihr schon mehrmals gesagt, dass das wirklich nicht gehe, und jedes Mal hatte sie zur Beruhigung den Kopf geschüttelt: »Nein, Jo, das mache ich wirklich unter meinem Namen.« Aber die Mails ihrer neuen »Klienten« landeten trotzdem über die Website unserer Stiftung bei ihr. Sie hatten in der Zeitung oder auf Newswebsites von

Daniel gelesen; Nachrichten, die die Leute wiederum über die sozialen Medien teilten, und das, obwohl Daniel zu dem Zeitpunkt erst ein einziges Interview gegeben hatte. Die Journalistin, die bei dem Verfahren zu Baby Ilyas anwesend gewesen war, hatte Maryam nach einem Statement gefragt. Die hatte sie an ihre Schwester Sara verwiesen, die ihr ausführlich Rede und Antwort stand, und an Daniel, die es bei ein paar allgemeinen Kommentaren zum Urteil beließ, aber dennoch genauso viel Platz wie Sara im Artikel bekam, weil sie als »Expertin« angeführt wurde. In jenem Text wurde auch unsere Stiftung genannt, und wenige Stunden später mailte uns die Mutter eines Babys mit Hirnhautentzündung, die vom zuständigen Notarzt zu Unrecht nach Hause geschickt worden war: Stimme es, dass Daniel Opfern von Behandlungsfehlern beistehe? Na ja, nicht direkt, hatte Daniel der Frau zurückgeschrieben (und auch allen Menschen, die ihr danach mailten): Aber wenn sie das so lese, dann sei eine Beschwerde ziemlich aussichtsreich, sie könne ihnen also eventuell …

»Wie viele Fälle begleitest du gerade eigentlich?«, fragte ich an jenem Abend im April, und Daniel schaute in den Himmel. Es dämmerte inzwischen, wir verließen gleich das Wohngebiet und gingen, ohne darüber nachzudenken, Richtung Bolzplatz, der ein fester Bestandteil unserer Runde war. »Tja, gute Frage«, antwortete sie. »Wie viele sind es wohl, vielleicht sieben?«

»Du begleitest sieben Klienten?«

»Na ja, es wird auf jeden Fall sieben Verfahren geben. Aber es gibt auch noch ein paar Beschwerden, die erst von den regionalen Disziplinarbehörden begutachtet werden müssen, glaube ich.«

Glaube ich – damit verriet Daniel sich selbst. Solange ich sie kannte, war sie in Bezug auf ihre Arbeit immer äußerst genau gewesen, sogar, als sie die Arbeit freiwillig machte, wie in der Cousinen-Phase. Daniel wusste ganz genau, bei wie vielen Beschwerden sie half, dass sie die Zahl für sich behielt, bedeutete wahrscheinlich, dass sie mehr Zeit investierte, als sie zugeben wollte – aber was sollte ich schon dagegen sagen? Ich versuchte, Daniels plötzliches Interesse am Disziplinarrecht als Hobby zu betrachten, als eine etwas ungewöhnliche

Art der Freizeitgestaltung, denn jeder Mensch brauchte ein Hobby, oder? Außerdem ging es Daniel viel besser als im letzten Jahr. Ich hatte sie schon lange nicht mehr so tatkräftig erlebt, sie redete mehr, beschwerte sich weniger, ihre Matte blieb immer öfter zusammengerollt im Kleiderschrank, unser Sexleben konnte wieder als ein solches bezeichnet werden (manchmal hatten wir sogar morgens Sex), und ich merkte, dass sie mir unbedingt von den Disziplinarverfahren erzählen wollte, dass sie erfüllt war von den neuen Dingen, die sie erlebte, doch sie fing nie von selbst davon an, immer musste ich sie danach fragen. Anfangs dachte ich, sie hätte vielleicht Angst, dass mich ihre Geschichten langweilen würden. Mittlerweile denke ich, dass sie ahnte, dass ihre Begeisterung mich vielleicht abschrecken könnte – und das tat sie auch. Es nervte mich zunehmend, dass Daniel in ihrer Arbeitszeit »die Fälle« betreute, während ich im Zimmer nebenan unsere Stiftung am Laufen hielt – aber so sah Daniel das nicht: Sie behauptete, sie habe jetzt mehr Zeit, weil sie die Aufgaben für Lucille effizienter gestalte. Wir boten unseren Informationssuchenden nicht mehr an, sie zu Barbara zu fahren; wenn wir sie vorher gut brieften, klappte das mit der Überweisung auch ohne uns. Es war eine gemeinsame Entscheidung gewesen, mit der auch ich zufrieden war, denn ich war diejenige mit dem Führerschein, diejenige, die dadurch Zeit gewann, die ich fortan in andere Aufgaben stecken konnte. Zum Beispiel hatte ich in diesem Jahr zum ersten Mal eine Intervention gemacht – ganz allein.

»Ich habe in zwei Wochen ein Verfahren«, hatte Daniel eines Abends gesagt. Wir lagen schon im Bett, sie auf der Seite, das Gesicht von mir abgewandt, während ich sie von hinten umarmte. »Aber an dem Tag hat Clyde den Termin bei seiner Augenärztin.«

»Was?«, murmelte ich, weil ich eigentlich schon fast eingeschlafen war.

»Der Junge hat solche Kopfschmerzen, ich will nicht, dass er noch länger warten muss, aber ich kann das Verfahren auch nicht absagen. Also dachte ich …«

Ich umarmte Daniel immer noch, aber meine Arme fühlten sich

plötzlich kraftlos und schlapp an – würde sie mich das wirklich fragen?

»Vielleicht könntest du ihn zum Arzt begleiten?«

Die Bitte war aus der Not heraus geboren, das war mir bewusst. »Na klar, mache ich«, murmelte ich deshalb so gleichgültig wie möglich – trotzdem fühlte es sich wie ein großer Moment an, wie ein Durchbruch. Endlich vertraute Daniel mir genug, um mich das machen zu lassen, worum es in unserer Stiftung ging – meine erste Intervention würde eine Art Initiation darstellen, und mit wiedererlangter Kraft drückte ich sie fest an mich, meine Nase in ihren Haaren, ihr Hintern an meinem Schambereich.

Meine Vermittlung zwischen Clyde und der Augenärztin verlief äußerst erfolgreich. Die Frau stimmte zu, Clyde trotz seines skeptischen Hausarztes an einen Neurologen zu überweisen, obwohl sie ihm zuerst gesagt hatte, das liege nicht im Bereich ihrer Möglichkeiten. Ich war außergewöhnlich freundlich geblieben und etwas weniger forsch, als Daniel es sein konnte, und ich war ziemlich stolz darauf, wie diplomatisch ich das Gespräch angegangen war (dass die Augenärztin auf mich hörte, aber nicht auf Clyde, hatte vermutlich damit zu tun, dass ich ihr ähnlicher war als er – aber das begriff ich erst Jahre später). Auf dem Rückweg hatte ich Daniel aus dem Auto angerufen. Sie ging nicht ran, natürlich nicht, sie saß im Verhandlungssaal; das war ja schließlich der Grund dafür gewesen, dass ich mit Clyde mitgegangen war, und ich musste über meine eigene Zerstreutheit grinsen. Da ich niemandem davon erzählen konnte, beschloss ich, meinen ersten Erfolg mit Süßigkeiten zu feiern, und hielt an der erstbesten Tankstelle. Im Shop lief ich an den Regalen mit Riegeln, Chips, Weingummis und eingeschweißten Marmorküchlein vorbei: Worauf hatte ich Lust, was hatte ich mir verdient?

Letzten Endes beugte ich mich minutenlang über die Gefriertruhe mit dem Eis. Ich schob den schweren Deckel auf, um das Angebot besser sehen zu können, spürte die Kälte in meinem Gesicht. Ein Wassereis oder doch lieber etwas Gehaltvolleres, Milcheis, irgendwas mit Schokolade? Nicht so lange den Deckel offen lassen, ermahnte ich mich, das war Stromverschwendung, und mit diesem Begriff – Stromverschwendung – schlich sich auch eine bösartige Stimme in meinen Kopf: So beeindruckend war es nun auch wieder nicht, was ich da geschafft hatte. Ich hatte ein einziges Mal das gemacht, was Daniel schon seit Jahren tat, und sie hatte mich noch nicht mal gefragt, wie es gelaufen war (eine kurze Nachricht aus dem Verhandlungssaal, war das zu viel verlangt?), also konnte es nichts Außergewöhnliches sein, sowieso nicht außergewöhnlich genug, um Stromverschwendung zu rechtfertigen, und ich tauschte das Milcheis – eine Packung Butter am Stiel, wenn ich dem Mythos Glauben schenkte – gegen ein Wassereis mit drei Geschmacksrichtungen, aber das Ding hatte schon zu lange in der Truhe gelegen und an der Folie wuchs ihm ein Pelz aus Eiskristallen, bei dessen Anblick es mich schauderte. Ich legte das Eis zurück und schloss die Gefriertruhe. Danach ging ich zum Süßigkeitenregal und kaufte mir eine Packung Weingummis, von denen ich drei im Auto aß.

»Okay«, sagte ich während unseres Abendspaziergangs im April. »Dann storniere ich unser Häuschen.«

»Stornieren ist ein bisschen übertrieben«, sagte Daniel. »Wir können unsere Reise doch einfach verschieben? Ich dachte an Juni, dann ist es etwas ruhiger und auch wärmer.«

»Aber dann hast du nicht Geburtstag.«

»Ja, macht doch nichts?«

Wir gingen über die Wiese, die man irgendwann als Bolzplatz für Jugendliche angelegt hatte, die aber jetzt, da das Viertel vergreist war, vor allem als Hundewiese genutzt wurde. Wenn wir uns auf unsere feste Bank unter einer großen Platane setzten, fantasierten wir darüber, welche Rasse wir uns anschaffen würden, wenn wir uns jemals zu einem Hund entschließen sollten.

»Wir wissen ja gar nicht, ob es dann im Juni klappt, oder?«, sagte ich, während wir zur Bank schlurften.

»Wieso denn nicht?« – Daniel wurde langsam ungeduldig.

»Wer sagt denn, dass du dann nicht wieder zu einem Verfahren musst?«

»Dann machen wir das eben am Wochenende.«

»Das ginge natürlich. Aber Wochenenden sind teurer, wir werden sowieso Geld verlieren.«

»Ich gleiche die Differenz aus, okay? Mit Geld von meinem eigenen Konto.«

»Nein, das möchte ich nicht.«

Daniel ließ sich auf die Bank plumpsen. »Jodie, was willst du dann?«

Gemeinsam blickten wir auf das Feld vor uns. Ein riesiger Bernhardiner hinderte sein Frauchen daran, weiterzugehen, indem er störrisch und unbeweglich im Gras sitzen blieb, ganz gleich, wie stark an der Leine gezerrt wurde. Es war ein ziemlich lustiges Bild, die Frau sah ihren Hund nicht mehr an, stand mit dem Rücken zu ihm und versuchte, weiterzugehen, als gäbe es gar kein Problem, aber der Hund machte nicht mit, die Leine spannte sich diagonal, als wäre sie an einen Betonklotz gebunden, und die Frau wurde ein Stück zurückgezogen, als sie schließlich doch versuchte, einen Schritt weiterzugehen. Hätten wir hier einen Tag früher gesessen, hätten wir uns bestimmt kaputtgelacht. Jetzt beobachteten wir schweigend diese Frau, und ich glaube, dass ich sie insgeheim für ihre Unbeholfenheit verachtete – das hier war nicht der richtige Moment für Slapstickeinlagen, blöde Tussi.

»Ich kann den Verfahrenstermin eben nicht verschieben«, durchbrach Daniel das Schweigen.

»Nein?«, antwortete ich leise. »Warum eigentlich nicht?«

Daniel war plötzlich ganz wach. Die passiv-aggressive 180-Grad-Drehung, die ich hingelegt hatte (damit hatte ich mich selbst überrascht), verärgerte sie, brachte sie vielleicht sogar auf, denn wieso begriff ich nicht, wie wichtig ihr neues Hobby war, für sie, ja, aber vor allem für ihre Klienten: Lisa de Vries brauche sie, sagte sie. Sie habe ihr von Anfang an beigestanden und sie könne sie nächsten Monat nicht einfach im Stich lassen, Lisa vertraue ihr, sie habe ihr versprochen, bei der Verhandlung anwesend zu sein, und dieses Versprechen werde sie jetzt nicht brechen – ich müsse bedenken, dass Lisa immer noch krank sei, und als sie ihr Schicksal das letzte Mal in die Hände einer anderen Person gelegt habe, sei das nicht gerade gut ausgegangen, jetzt verdiene sie Gerechtigkeit und deshalb werde sie ihr helfen. Der Bernhardiner war aufgestanden, machte ein paar langsame Schritte, das Gesicht seines Frauchens heiterte sich auf: Würden sie es nach Hause schaffen? Nein, das Tier setzte sich schon wieder, ließ sich äußerst entschlossen nieder, als wäre es der Meinung, nach einem langen Ausflug eine Pause verdient zu haben. Sein Frauchen pfefferte die Leine auf die Wiese.

»Entschuldigung«, sagte ich und drehte mich zu Daniel. Zu meiner Überraschung sah sie mich erwartungsvoll an: Würde ich es ihr verzeihen, sie freisprechen, hatte ihr Vortrag Wirkung gezeigt?

»Ich finde es einfach nur sehr schade, dass wir nicht nach Limburg fahren.«

»Ich doch auch«, rief Daniel. »Mir wäre es wirklich lieber, wenn es eine andere Lösung gäbe.«

7

Lisa de Vries litt schon seit Jahren an Diabetes. Ihr rechter Fuß hatte sich entzündet, und um den Rest des Fußes zu retten, mussten die beiden äußersten Zehen amputiert werden, erklärte ihr die Gefäßchirurgin. Aber als Lisa aus der Narkose erwachte, waren nicht nur ihre Zehen verschwunden. Der ganze rechte Fuß fehlte. Während der Operation hatte sich herausgestellt, dass sich die Infektion ausgebreitet hatte, erklärte ihr eine Krankenschwester auf der postoperativen Überwachungsstation. Die Chirurgin habe keine andere Möglichkeit gesehen, als das ganze abgestorbene Gewebe zu entfernen – das komme öfter vor. Warum hatte ihr das niemand vorher gesagt, fragte Lisa sich.

Das Verfahren gegen Lisas Gefäßchirurgin sollte an Daniels Geburtstag um zehn Uhr morgens im Gericht von Eindhoven stattfinden. Daniel musste früh aufstehen, um pünktlich da zu sein, und am Vorabend hatte ich mir vorgenommen, noch früher als sie aufzustehen, um sie mit einem Geburtstagsfrühstück zu überraschen, doch als ich wach wurde, war Daniel schon verschwunden.

Der Plan entstand nach und nach, versuchte ich mir später weiszumachen. Ich fand es einfach so schade, dass wir uns an ihrem Geburtstag nicht sehen würden. Und ich wusste von dem einen Mal, als ich dort einen Informationssuchenden abgeholt hatte, dass Eindhoven eine hübsche Stadt war, wenn man ein Auge dafür hatte. Hatte ich es damals nicht bedauert, dass Daniel nicht dabei gewesen war, weil wir uns sonst in eines der Cafés auf dem Platz vor der imposanten Kirche hätten setzen können? Vielleicht könnten wir uns die Kirche heute Mittag kurz von innen ansehen, dachte ich, als ich ins Auto stieg. Uns zusammen in so ein Café setzen, Apfelkuchen und Sekt bestellen, um doch noch auf Daniels zweiundvierzigsten Geburtstag anzustoßen: Nach dem Termin würde ich ihr schreiben, wo ich saß – Überraschung!

Aber auf den Straßen war nicht besonders viel los und ich war früher in Eindhoven als gedacht, sogar noch vor dem Beginn des Verfahrens. Ich drehte eine Runde durch die Innenstadt, aber die meisten Cafés waren noch geschlossen und öffneten erst zur Mittagszeit – plötzlich musste ich ganz schön viel Zeit totschlagen. Ich hatte keine Lust, mich ins Auto zu setzen und einfach zu warten, also machte ich mich auf zu einer kleinen Stadtbesichtigung. Allerdings war das Zentrum nicht besonders groß, wenn man dort eine halbe Stunde lang herumlief, überquerte man früher oder später zwangsläufig den Platz, an den das Gerichtsgebäude grenzte.

Was ich im Nachhinein zu vergessen versuchte, war, dass ich auf dem Weg nach Eindhoven an einer Tankstelle angehalten hatte. Ich hatte mir einen Kaffee und ein pappiges Frikadellenbrötchen gekauft, und auf dem Parkplatz hatte ich auf meinem Handy die Adresse des Gerichts rausgesucht. Außerdem hatte ich nachgeschaut, ob die Verhandlungen tatsächlich öffentlich waren – einfach nur aus Neugier, redete ich mir ein. Mein Entschluss stand auch wirklich noch nicht fest, und wenn mich jemand vor dem Gebäude hätte stehen sehen, hätte die Person bezeugen können, dass ich nur einen kurzen, etwas scheuen Blick zur Tür warf, bevor ich daran vorbeilief. Erst am Rand des Platzes machte ich kehrt, und als ich die Treppe des Gebäudes doch noch erklomm, hielt ich meinen Blick starr auf die Stufen gerichtet, als wäre ich die Angeklagte.

Ich hatte mir Lisa de Vries immer jung vorgestellt, als Frau in den Zwanzigern, höchstens etwas älter als ich, aber hinter dem Mikrofon stand eine Frau mittleren Alters in einem taillierten Blazer mit Zebraprint, und aus irgendeinem Grund nahm mich das sowohl für sie als auch für Daniel ein. Von meinem Sitzplatz aus, ganz hinten im Zuschauerbereich, konnte ich nur Daniels Rücken sehen. Ihre Haltung verriet, dass sie sich konzentrierte, die Schultern nach hinten gezogen, bereit zum Angriff.

Auch wenn die etwas schäbige Fassade des Gebäudes etwas anderes vermuten ließ, war der kleine Gerichtssaal von Format. Ich saß auf einer breiten, überraschend komfortablen Bank, die vor nicht allzu langer Zeit noch neu lackiert worden sein musste, und auch der Rest des Raumes zeugte von guter Instandhaltung. Die Säle in modernen Gerichtsgebäuden, in denen ich als Studentin ein paar Verhandlungen beiwohnen musste, wirkten dagegen kühl.

Auf einer Empore im Saal hatte die Disziplinarbehörde hinter einem langen Holztisch mit abgerundeten Ecken Platz genommen: drei etwas ältere Männer in zu engen Sakkos (das mussten die Mediziner sein) neben einem jungen Mann in spitzen Schuhen und einer Frau, die in Daniels Alter war (die Juristen).

Lisa versuchte, ihre Fragen so ruhig wie möglich zu beantworten. Daniel hatte mir mal erzählt, es hälfe, tiefer zu sprechen, wenn man etwas erreichen wolle, und ihre Klientin schien diesen Ratschlag zu befolgen. »Ich habe gefragt, welche Risiken mit der Operation einhergehen«, sagte sie in tiefem Basston.

»Und das sogar zweimal!«, sprang Daniel ihr bei, und Lisa sah sie dankbar an. »Und das sogar zweimal, richtig.«

Die Mitglieder der Kommission hörten sich ihren Bericht ungerührt an, bis Lisa zum Ende gekommen war und wieder neben Daniel Platz nahm. »Vielen Dank für Ihre Darstellung«, sagte die einzige Frau auf der Empore, und sie nickte Lisa äußerst freundlich zu. »Wir verstehen, dass das für Sie sehr schwierig gewesen sein muss.« Ihr sanfter Gesichtsausdruck verschwand auf der Stelle, als sich Lisas Gefäßchirurgin erhob.

Ob sie den Ernst der Situation vorab richtig eingeschätzt habe, wollte die Kommission wissen. Ein Diabetesfuß sei schließlich eine risikobehaftete Erkrankung, die Spezialistin habe doch wissen müssen, dass Infektionen und Nekrose häufig zur vollständigen Amputation führten – warum habe sie Frau de Vries nicht vorab aufgeklärt, in ihrer Akte finde man keine einzige Notiz über ein derartiges Gespräch, wie solle die Kommission jetzt herausfinden, ob es dem Protokoll gemäß stattgefunden habe?

Die Gefäßchirurgin, eine Frau mit breiten Schultern und einem dicken blonden Pferdeschwanz, hätte gut eine Freundin von Nettie sein können – so jemand, der, ohne zu zögern, den Vorsitz der Studentenverbindung übernahm. Aber an jenem Morgen schien die Kommission Angela Leerse ziemlich einzuschüchtern. Sie redete immer leiser, bis ihr Anwalt das Wort ergriff. »Meine Klientin hat nach bestem Wissen und Gewissen gehandelt«, sagte der Mann. »Sie hatte nur die besten Absichten, es wurde noch nie eine Beschwerde gegen sie eingereicht. Dass Frau de Vries enttäuscht ist, weil ihre Behandlung anders verlaufen ist, als erhofft, ist verständlich, aber ich kann mich des Eindrucks nicht erwehren, dass dieses Verfahren auf unverarbeiteten Emotionen gründet und eigentlich nichts mit der Qualität der Behandlung meiner Klientin zu hat, die seit Jahren gute Arbeit leistet, ohne dass es je Beschwerden gab.«

Die Behörde wirkte nicht besonders beeindruckt von dem Auftritt des Anwalts, und Daniel seufzte so laut, dass es auch hinten im Saal zu hören war. Dann passierte etwas, das ich nicht erwartet hatte. Daniel hatte mir nicht viel darüber erzählt, was sie bei den Verhandlungen genau machte (na gut, ich hatte auch nie nach Details gefragt), und ich war immer davon ausgegangen, dass sie vor allem dabei war, um den Klienten emotional beizustehen, sie höchstens daran zu erinnern, was sie vorher besprochen hatten (*vergiss nicht zu sagen, dass du um eine zweite Meinung gebeten hattest!*), aber jetzt zog Daniel das Tischmikrofon zu sich.

»Wenn die Kommission es mir gestattet«, fing sie an, »würde ich die Gelegenheit gerne nutzen, um noch mal zu betonen, wie sehr Lisa de Vries, eine Person, die mir in kürzester Zeit wirklich ans Herz gewachsen ist, unter dem Versagen von Doktor Leerse gelitten hat. Von Einwilligung nach erfolgter Aufklärung kann hier definitiv nicht die Rede sein, und somit hat Frau Leerse unprofessionell und vorwerfbar gehandelt und ihre Berufsstandards vernachlässigt, und auch jetzt zeigt sie keine Anzeichen von Lernfähigkeit.«

Daniel wirkte überzeugend, eloquent, gestikulierte akzentuiert, manchmal wandte sie sich sogar dem Saal zu. Berufsstandards, Lernfähigkeit, Einwilligung nach erfolgter Aufklärung: Wo und wann hatte sie sich diese Sprache angeeignet? Als sie in meine Richtung sah, schaute ich nach unten. Und auch wenn ich mir ziemlich sicher war, dass sie mich gesehen hatte, machte Daniel unbeirrt weiter, ohne auch nur eine Sekunde zu stocken: »Ich hoffe, dass die Disziplinarbehörde ein weises Urteil fällen wird«, so was in der Art wird sie wohl gesagt haben, aber am Ende ihres Vortrags schaffte ich es nicht mehr, ihr zuzuhören.

Ich hatte vorgehabt, in der großen Vorhalle des Gebäudes auf Daniel zu warten. Dort würde ich sie überraschen, umarmen, vielleicht könnten wir Lisa auch einladen, falls die Verhandlung gut ausging. Stattdessen hastete ich aus dem Saal, sobald die Sitzung vorbei war. Eigentlich musste ich zur Toilette, aber ich ignorierte die WC-Schilder, und draußen eilte ich mit großen Schritten über den Platz: Ich musste hier weg, raus aus dieser Stadt, so schnell wie möglich. Als ich bei der Kirche in der Innenstadt angekommen war, hielt ich es nicht länger aus und ging doch in ein Café, um zu fragen, ob ich die Toilette benutzen dürfe – auf dem Weg nach draußen sah ich, dass sie Kuchen auf der Karte stehen hatten. Vor der Tür war ein Kellner damit beschäftigt, einen Schirm in einen Plastikständer zu stecken: Die Sonne kam raus. Sollte ich Daniel doch eine Nachricht schicken? Sagen, wo ich saß, fragen, ob sie auch kommen wolle? Jetzt war das noch möglich. Aber ich verspürte nicht ansatzweise ein Bedürfnis. Mir war eher danach, dem Kellner den Sonnenschirm aus der Hand zu reißen, um das Ding so weit wie möglich über den Platz zu werfen, wie ein Hooligan, der nach einem enttäuschenden Spiel eine Bushaltestelle zertrümmert, und wenn mich jemand aufgehalten hätte, um zu fragen, was denn um Himmels willen mein Problem sei, dann hätte ich nicht mal eine überzeugende Antwort parat gehabt.

8

Seit ich Daniel hinter dem Tischmikrofon erlebt hatte, war mir klar, warum sie Verhandlungssäle Behandlungszimmern vorzog. Bei einem Disziplinarverfahren waren die Regeln deutlich, die Rollenverteilung klar, auch wenn sie eigentlich genau das tat, was sie all die Jahre zuvor auch getan hatte: Patienten beistehen. Aber in einem Disziplinarverfahren konnte man ihr keine Steine in den Weg legen oder sie gar rausschmeißen, sie musste niemanden unter Druck setzen, Verfahren waren wie Interventionen mit Stützrädern, und die altmodischen Arztbesuche überließ Daniel dann auch regelmäßig mir. Ich wurde immer besser darin, mir gefiel es, Informationssuchenden zu einer Überweisung oder sogar zu einer Diagnose zu verhelfen, und regelmäßig kamen Blumensträuße bei uns an, auf deren Karten nur noch mein Name stand – ich will gar nicht ausschließen, dass mich das ein bisschen überheblich werden ließ. Denn gegen Ende des Sommers fragte ich mich langsam, welche Genugtuung Daniel eigentlich aus den Verfahren zog. Ihre Arbeit war etwas einfacher als meine. Aber wie konnte das genauso befriedigend sein? Ja klar, sie half Menschen. Aber die Menschen waren weiterhin krank, es ging ihnen nicht besser, ich glaubte immer noch, dass der ganze Zirkus rund um ein Disziplinarverfahren vor allem Stress für sie bedeutete. Und sie hatten nichts davon, wurden höchstens von irgendetwas erlöst: von Rachefantasien, Groll. Nein, darum ginge es nicht, hatte Daniel mir mal erklärt. Das Disziplinarrecht sei dazu da, weitere Fehler zu verhindern. Im Wesentlichen arbeite sie somit an der Verbesserung des Systems mit, sagte sie, aber ich glaube, ich betrachtete Daniel vor allem als Händlerin: eine Hausiererin der Vergeltung. Inzwischen warnten praktizierende Ärzte einander vor Daniel, und war es nicht genau das, wovor sie Angst gehabt hatte? Sie lästerten in Kantinen über sie, flüsterten ihren Namen auf Kongressen, teilten ihre Daten im Intranet –

jedenfalls stelle ich es mir so vor. Und dabei wurde anscheinend auch noch einiges vermischt, denn eines Morgens im August wurde auch ich aus einem Sprechzimmer geworfen.

Ich begleitete eine junge Frau in meinem Alter, sie hieß Melody und hatte mit ernsthaft verschleppten Endometriosesymptomen zu kämpfen (wie konnte das nur immer noch passieren?). Es würde ein einfaches Gespräch, dachte ich. Ich würde der Hausärztin von meiner Mutter erzählen, wie ich auch Melody schon von ihr erzählt hatte (persönliches Trauma als Honig und Rammbock), aber als ich der Ärztin die Hand geben wollte, schüttelte sie den Kopf: »Stiftung Lucille, oder?«

Ich stand schon im Behandlungsraum. Melody hatte sich hingesetzt und sah mich fragend an; ich war mir nicht sicher, was ich tun sollte. Musste ich mich einfach unverschämt neben Melody setzen? Das hätte Daniel gemacht: *Stiftung Lucille, ganz richtig, und ich möchte Ihnen gerne ein paar Fragen stellen* – aber ich reagierte zu langsam, und mein Zögern bestärkte die Hausärztin in ihrer Entschlossenheit: »Nein«, sagte sie entschieden, als sie bemerkte, wie ich zum leeren Stuhl neben ihrer Patientin schielte. »Ich bitte Sie, zu gehen.«

»Warum?«, fragte ich.

Anscheinend klang ich überrascht genug, um die Hausärztin zu irritieren, sie blickte zu ihrer Patientin, aber Melody zuckte mit den Schultern und zog die Augenbrauen hoch – als wäre ich ihr von der Bushaltestelle einfach hinterhergelaufen.

»Ihr seid die mit den Disziplinarverfahren, oder?«, sagte die Frau schließlich.

Die Leute im Wartezimmer folgten mir mit ihren Blicken, als ich allein die Praxis verließ. Subtil, ja nahezu arglistig linsten sie über ihre Zeitschriften und Handys, sie hatten mich da drinnen vermutlich stammeln hören. Vom Parkplatz aus schickte ich Melody eine panische Nachricht, in der ich mich entschuldigte und sie darum bat, mich nachher anzurufen, damit ich alles erklären könne! Ich fühlte mich wie eine Schleimerin, als hätte ich ihr einen Gebrauchtwagen mit manipuliertem Kilometerstand angedreht und würde sie jetzt anbetteln, mir online keine schlechte Bewertung zu geben. Ja, jetzt verstand ich, warum Daniel so fassungslos war, als sie das erste Mal aus einer Praxis geworfen wurde. Aber während sich ihre Wut auf die unkooperativen Ärzte gerichtet hatte, richtete sich meine Wut vollständig auf sie.

»Die Leute glauben also doch, dass du die Disziplinarverfahren im Namen der Stiftung begleitest«, sagte ich mittags. Daniel saß im Arbeitszimmer. »Mache ich aber nicht«, sagte sie vom Bürostuhl aus.

»Aber sie denken es, und das schadet uns. So kann ich meine Arbeit nicht machen.«

»Wir konnten unsere Arbeit sowieso nicht mehr machen«, murmelte Daniel, den Blick auf den Bildschirm gerichtet.

»Das stimmt doch nicht, ich wurde in den letzten Wochen nicht ein einziges Mal abgewiesen. Der Frau ging es heute wirklich um die Disziplinarverfahren: Du musst den Journalisten sagen, dass sie die Stiftung nicht nennen sollen, wenn sie über dich schreiben!«

Ich meinte damit die Artikel, die in Lokalzeitungen erschienen waren. Zwei oder drei kleine Texte und ein etwas längeres Interview von Gerichtsreportern, die Daniel gesehen hatten, beeindruckt waren und sie im gesamten Artikel als Gründerin der Stiftung Lucille aufgeführt hatten. »Das geht so nicht«, hatte ich damals direkt gesagt. »Das stiftet nur Verwirrung.« Aber Daniel hatte meine Sorgen einfach beiseitegeschoben (»wer liest das denn schon?«) – und das war jetzt dabei herausgekommen!

»Ich kann nicht beeinflussen, was andere schreiben«, sagte Daniel.

»Natürlich kannst du das, du bekommst die Texte doch vorher?«

»Ja klar, aber wenn sie schreiben, dass ich Lucille gegründet habe, kann ich wohl schlecht behaupten, dass das nicht stimmt.«

Endlich drehte Daniel ihren Stuhl in meine Richtung. Das Ding war so hoch eingestellt, dass sie fast in Augenhöhe vor mir saß. »Was genau ist eigentlich das Problem?«, fragte sie ruhig. Es war eine ernst gemeinte Frage, kein Vorwurf, aber die Verärgerung über das, was morgens im Sprechzimmer passiert war, nagte an meiner Vernunft: »Dafür haben wir keine Fördergelder angefragt!«

Daniel nickte, immer noch vollkommen ruhig – wir hatten mittlerweile gelernt, uns nicht sofort von den Launen der anderen mitreißen zu lassen. Das hatte uns eine Menge Streit erspart, aber an jenem Nachmittag ging mir Daniels Beherrschtheit vor allem auf die Nerven. »Darüber habe ich nachgedacht«, sagte sie. »Und ich glaube, wir müssen damit rechnen, dass es zukünftig immer schwieriger wird, Interventionen zu machen ...«

»Weil du mit deinen Disziplinargeschichten unseren guten Ruf beschmutzt!«

Daniel seufzte. »Jodie, jetzt hör doch mal kurz zu. Was, wenn wir unser Angebot einfach ausweiten? Was, wenn die Disziplinarverfahren demnächst doch über unsere Stiftung laufen?«

Ich schüttelte den Kopf.

»Warum nicht?«

»Dann müssen wir unsere Satzung anpassen, und dafür benötigen wir von unseren Geldgebern erst ein Mandat« – woher plötzlich das Wort Mandat kam, wusste ich auch nicht, aber es klang in meinen Ohren äußerst überzeugend.

»Aber können wir das nicht beantragen?«, fragte Daniel. »Dieses ...« – sie sah mich argwöhnisch an, täuschte ich sie da gerade mit diesem Mandat? Ihr Blick sah genauso aus wie damals, als ich sie dazu zwang, einen Streifen getrocknete Algen zu probieren, und hartnäckig behauptete, das sei Nahrung.

»Ich habe die Förderanträge für dieses Jahr schon verschickt«, log ich. »Die Fristen sind abgelaufen.«

»Alle?«

»Alle.«

»Dann beantragen wir für nächstes Jahr ein Mandat.«

»Das geht nicht einfach so!«

»Warum denn nicht?«

Ich sah Daniel an. Wie grotesk ihr riesiger Stuhl plötzlich wirkte, mit all den Knöpfen und Kurbeln. Als könnte sie damit jeden Augenblick wegfahren, wie der gescheiterte, aber brillante Wissenschaftler aus einem Science-Fiction-Film. »Warum nicht«, wiederholte sie, die Stimme gerade so nicht schrill.

»Wenn wir unsere Satzung ändern wollen«, sagte ich, »dann müssen wir die Änderungen erst unserem Vorstand vorlegen.«

Wir empfingen unsere Vorstandsmitglieder an einem Sonntagnachmittag im August in unserem Garten. Sobald Sjoerd angekommen war, holte Daniel den Wein raus. Einen roten Rioja, eigentlich etwas zu schwer für die Uhrzeit und das warme Spätsommerwetter, aber der Weinhändler hatte ihr versichert, dass die Sorte auch zu einem Mittagessen oder einem Umtrunk passe, und Sjoerd hielt ihr sein Glas sofort hin, vielleicht auch nur um die Mühe seiner Freundin wertzuschätzen. Ich selbst schüttelte den Kopf, als Daniel mir die Flasche anbot. »Gerade noch nicht«, sagte ich, »erst die Sitzung«, und Sjoerd, der mir an unserem etwas klapperigen Gartentisch gegenübersaß, nahm sein Glas wieder runter: »Stimmt, ich trinke lieber auch erst Wasser.«

Als Barbara kurz darauf eintraf, ließ sie sich sofort Wein einschenken, sich keiner Schuld bewusst: »Oder bin ich dann die Einzige, die trinkt?«

Daniel schüttelte den Kopf. »Nein, nein«, sagte sie und nahm sich endlich selbst ein Glas.

Barbara hatte sich neben mich gesetzt, und Daniel stellte ihren Stuhl neben den von Barbara, sodass wir jetzt zu dritt vor Sjoerd saßen, eine Bewerbungskommission, die ihn gleich nach seinen Führungsqualitäten fragen würde: Er habe das ein oder andere recherchiert, erzählte er. Ich hatte auch das ein oder andere recherchiert. Ich wusste also ungefähr, was Sjoerd sagen würde, aber hoffte, dass sein Verantwortungsbewusstsein ihm einflüstern würde, die Regeln besonders streng auszulegen.

»Prinzipiell kann eine Stiftung ihre Satzung jederzeit ändern«, eröffnete er seinen Vortrag tatsächlich. »Allerdings braucht es dafür die Zustimmung des gesamten Vorstands. Darüber hinaus müssen die

Änderungen öffentlich gemacht werden, aber wenn ich es richtig verstehe, würde es in eurem Fall ausreichen, die Texte auf eurer Website anzupassen« – Letzteres sagte er strahlend. Er ging davon aus, gute Neuigkeiten zu überbringen.

»Ja, aber«, setzte ich an. »Kommen dann nicht Notarkosten auf uns zu?«

»Das schon«, sagte Sjoerd. »Aber wenn ich mir so die Zahlen des letzten Jahres anschaue, sollte das für euch ja kein Problem sein …«

»Ja, aber«, unterbrach ich ihn sofort wieder. »In den Förderanträgen für dieses Jahr habe ich Geld für unsere aktuellen Tätigkeiten angefragt« – ich glaube, dass es unserem Schatzmeister in dem Moment langsam dämmerte.

»Ich weiß nicht genau, wie das geregelt ist«, sagte er und drückte sich jetzt etwas zurückhaltender aus, seine Bemerkung klang fast fragend.

»Können wir unsere Anpassungen nicht einfach nachreichen?«, fragte Daniel. »Die neue Satzung und den neuen Haushaltsplan?«

Ja, wusste ich, das war möglich. Aber ich hielt den Mund.

»Das müsste ich nachschauen«, sagte Sjoerd zögerlich. »Aber am wichtigsten ist erst mal, dass wir als Vorstand genehmigen, dass die Stiftung etwas Neues macht.«

Jetzt blickten wir alle zu Barbara, die eingeklemmt zwischen mir und Daniel saß, wie das mittlere Kind auf der Rückbank eines Familienautos, und anscheinend schon länger etwas loswerden wollte. Wahrscheinlich war sie damit so beschäftigt gewesen, dass sie, anders als Sjoerd, immer noch nicht genau verstanden hatte, welche verschiedenen Lager es am Tisch gab. »Ihr wolltet mit uns besprechen, ob es wünschenswert ist, dass die Stiftung Lucille in Zukunft Disziplinarverfahren begleitet«, eröffnete sie ihren Vortrag. »Aus meiner Perspektive als Ärztin möchte ich darauf hinweisen, dass das Disziplinarrecht ein relativ plumpes Instrument ist. Es ist wichtig, dass es Disziplinarbehörden gibt, Quacksalber und Pfuscher müssen bestraft werden können, aber wie das Prozedere zurzeit abläuft, mit dem Fokus auf den Richtlinien und Regeln, ist nicht gerade ideal. Ich habe erlebt, wie verunsichert und ängstlich Kollegen nach einem Verweis waren. Und in letzter Zeit sind wirklich unglaublich viele Regeln dazugekommen; wenn ich alle Protokolle ganz genau befolgen würde, könnte ich das, was ich für euch tue, auf keinen Fall machen ...« – bei diesen Worten nickte Barbara Sjoerd kurz zu, der Protokoll führte: »Den letzten Punkt musst du nicht aufschreiben.«

»Bedeutet so ein Disziplinarverfahren nicht auch eine Menge Stress für die Patienten?«, fragte ich schnell.

»Unsinn«, brummte Daniel, bevor Barbara antworten konnte, »ganz im Gegenteil, ich beobachte immer, wie sie dadurch aufblühen. Außerdem bin ich ja dafür da, ihnen Aufgaben abzunehmen, den Stress zu vermindern.«

»Wir bringen Ärzte gegen uns auf«, meckerte ich links von Barbara.

»Wir sind nicht für die Ärzte da«, parierte Daniel rechts von ihr, »sondern für die Patienten.«

»Barbara hat doch gerade gesagt, dass das nicht ratsam ist«, machte ich weiter.

»Es geht nicht um ratsam, es geht um die Genehmigung!«

Daniel nahm einen Schluck Wein. Was sie danach sagte, klang dermaßen flüssig, dass sie es vorher geübt haben musste. »Die Stiftung Lucille ist für Menschen da, die noch nicht die Behandlung bekommen, die ihnen zusteht«, sagte sie. »Wir beschützen Informationssuchende vor medizinischer Ignoranz, aber ich finde, sie haben genauso gut unseren Beistand verdient, wenn das Übel schon passiert ist und die Fehler nicht mehr rückgängig gemacht werden können. Solche Prozesse sind kompliziert, das Disziplinarrecht ist nicht für alle gleichermaßen zugänglich, und in den letzten Monaten habe ich festgestellt, dass ich manchen Leuten wirklich helfen kann, vor allem Leuten, die sich keinen Anwalt leisten können. Außerdem ...«, Daniel legte eine Pause ein und schien einen weiteren Schluck Wein trinken zu wollen, entschied sich dann aber dagegen und führte Sjoerds Wasserglas zum Mund. »Außerdem mache ich mir wirklich Sorgen um das Fortbestehen unserer Stiftung, wenn wir nicht bald unsere Aktivitäten ausweiten. Erneuerung, Diversifizierung, davon profitiert jede Firma, und meiner Meinung nach auch jede Stiftung. Also, Leute, Vorstandsmitglieder, würdet ihr dem prinzipiell zustimmen?«

Kurz war es in unserem Garten still. Wir lauschten dem Plätschern unseres Springbrunnens. Daniel, Barbara und ich starrten Sjoerd an; weil er nun einmal direkt vor uns saß, aber auch, weil wir uns dann nicht gegenseitig ansehen mussten.

Sjoerd drehte einen Kugelschreiber zwischen den Fingern.

»Und?«, fragte Daniel.

»Ich glaube …«, setzte Sjoerd an. »Ich glaube, dass Barbara noch Zweifel hat, oder?« Wir folgten seinem Blick zur anderen Seite des Tisches, und ich sah, wie Daniel und Barbara sich kurz ansahen, bevor Barbara sich wieder an Sjoerd wandte.

»Ach«, sagte sie. »Zweifel kann man das auch nicht nennen. Aber als Ärztin wollte ich wenigstens anmerken, wie so ein Disziplinarverfahren vonstattengeht. Noch mal: Ich habe nichts gegen die Institution an sich, es geht mir um die Abläufe. Aber gut, daran könnt ihr natürlich auch nichts ändern.«

Daniel schüttelte den Kopf: Nein, daran konnten wir auch nichts ändern.

Darum ging es ihr also, dachte ich. Barbara wollte das nur anmerken. Damit es in unserem Protokoll stand, das jederzeit von Kollegen zur Einsicht angefragt werden konnte, falls die sich fragten, warum sie sich überhaupt mit so einem Verein wie unserem einließ – es ging ihr nicht um irgendwelche »Zweifel«. Wie hatte ich auch jemals glauben können, dass Barbara Daniel etwas abschlagen würde?

»Dann genehmige ich es grundsätzlich auch«, sagte Sjoerd. »Allerdings denke ich, die Mitarbeiterinnen sollten sich untereinander einig werden«, fügte er streng hinzu, und als ich sah, wie er Daniel einen tadelnden Blick zuwarf, verspürte ich plötzlich das Bedürfnis, dem Mann auf der anderen Tischseite auf den Schoß zu klettern.

Später am Nachmittag, als Daniel mit Barbara im Schuppen verschwunden war, um ihr unsere Kanus zu zeigen (mittlerweile vermute ich, dass Daniel mit ihrer Begeisterung für die Boote übertrieb, während Barbara Interesse heuchelte und behauptete, darüber nachzudenken, sich auch eins anzuschaffen; ein Kanu war nichts für sie und eigentlich auch nichts für Daniel, die seit ihrem Unfall nicht mehr gut darin sitzen konnte), machte mir Sjoerd einen Sgroppino, mit Eis, das seine neue Flamme Raoul selbst gemacht hatte. »Daans Wein ist viel zu schwer!«, sagte er, als er sich zu mir an den Gartentisch setzte. »Auch nach siebzehn Jahren kann ich es nicht anders sagen, ihr Geschmack ist, äh …« – wir stießen mit den feinen Gläsern an – »fragwürdig?«

Ich grinste mit ihm mit.

»Hey«, sagte er und fing mit dem Zeigefinger einen Tropfen Sgroppino auf, der am Glas hinunterlief. »Sorry wegen eben, also wegen der Sitzung. Ich wusste nicht, ob …«

»Schon okay.«

Sjoerd wischte sich seine klebrige Hand an der kurzen Hose ab.

»Möchtest du nicht, dass Daniel Disziplinarverfahren begleitet?«

»Sie macht es schon«, antwortete ich. »Es ist eigentlich egal, was ich will« – ich bereute sofort, das gesagt zu haben. Aha!, hatte Sjoerd jetzt mit Sicherheit gedacht. Aha, darum ging es also. Er hatte herausgefunden, was mein Problem war, und bekam sofort Mitleid, denn die Sorge, die er von Anfang an verspürt hatte, schon seit dem ersten Abend, war also doch nicht ganz unbegründet. Ja, ich hatte einen sehr positiven Einfluss auf seine beste Freundin, und ich hatte an ihrer Seite auch immer einen absolut zufriedenen Eindruck gemacht. Und wir gingen als Pärchen äußerst nett miteinander um – wir klebten nicht übermäßig aneinander, aber waren sehr liebevoll; wir würden nie in der Öffentlichkeit aneinander herummäkeln, wie das einige seiner Freunde des Öfteren mit ihren Partnern machten, etwas, das ihm immer unglaublich unangenehm war (sollte er so tun, als hätte er nichts mitbekommen, oder wurde von ihm erwartet, Partei zu ergreifen?), weshalb er es seinen Gästen manchmal sogar übelnahm, wenn sie sich gegenseitig ins Wort fielen. Daniel und ich waren in seinen Augen anders: gute Geliebte, gute Gesellschaft, und in den letzten Jahren war ich ihm ans Herz gewachsen, aber es gab da natürlich immer noch den Altersunterschied, und Daniel hatte jahrelang allein gelebt. Sie traf Entscheidungen allein, hörte nicht auf die Ratschläge anderer, ließ sich nur selten belehren, und jetzt, als ich dort saß und betreten an seinem Sgroppino nippte, sah er sich bestätigt. So etwas vermutete ich jedenfalls.

»Sie weiß schon, wie sie ihren Willen bekommt, was?«, sagte er tatsächlich. »Das war früher auch schon so. Als wir noch zusammengewohnt haben, hat sie immer bestimmt, was wir essen, und das war dann eben ein Kartoffelauflauf mit Fertigsoße oder immer wieder diese Spaghetti – die kennst du bestimmt auch, oder?«

»Klar, die kenne ich.«

Der Vergleich war banal. Und das Bild, das Sjoerd von unserer Beziehung zeichnete, stimmte nicht mit meiner Wahrnehmung unseres gemeinsamen Lebens überein. Natürlich, Daniel hat nie lockergelassen, konnte sich in etwas verbeißen, ohne auf ihre Mitmenschen zu achten, aber mittlerweile war ihr meine Meinung auf jeden Fall wichtig, das wusste ich. Und so einfach ließ ich mich auch nicht überreden. Außerdem ging es mir in dem Moment nicht darum, dass sie immer ihren Willen durchsetzen wollte. Oder besser gesagt, nicht nur. Das Problem war allerdings, dass die wirkliche Ursache für meine Verstimmung dermaßen kleinlich war, dass ich mich nicht traute, sie mit Sjoerd zu teilen.

»Wenn du etwas anderes möchtest als sie«, redete er also weiter, »dann musst du ihr das einfach sagen. Für vernünftige Argumente ist Daniel immer offen« – es war gut gemeint, aber ich wollte lieber nicht darauf eingehen. Sjoerd kannte Daniel vielleicht länger als ich, aber ich kannte sie besser, jedenfalls durfte ich das wohl hoffen, und jetzt gab er mir Ratschläge, wie ich mit ihren fixen Ideen umgehen sollte?

Ich nahm einen Schluck von dem klebrigen Getränk, wir schauten jetzt beide zum Schuppen. Wir konnten hören, wie Daniel mit den Kanus angab.

»Ganz ehrlich?«, fragte Sjoerd. »Benutzt sie das Boot überhaupt?«

Ich schüttelte den Kopf: »Nope.«

Wir grinsten.

»Ich habe mir wirklich Sorgen um sie gemacht, weißt du das?«, redete Sjoerd weiter. Er hatte seinen Sgroppino fast ausgetrunken und musste den Kopf in den Nacken legen, um den Rest aus der Sektflöte zu bekommen; ich beobachtete, wie das letzte bisschen Sorbet, ein schmelzender Gletscher, in seinen Rachen glitt. »Letztes Jahr« – er klang mittlerweile ein bisschen angetrunken –, »die ganze Sache mit diesem armen Baby, da war sie so verdammt niedergeschlagen. Ich hatte echt Angst, dass sie da nicht mehr rauskommt. Ich kann also verstehen, warum sie so gerne im Gerichtssaal steht – mit jedem Plädoyer, das sie dort hält, meint sie eigentlich immer diesen einen Mann, den Arzt, der dem Baby nicht helfen wollte.«

Ich starrte unverwandt die Schuppentür an. Sjoerd redete weiter, aber in meinem Kopf wiederholte sich nur ein einziges Wort. Er hatte es wirklich gesagt, also war ich nicht verrückt, und plötzlich sah ich, wie die Holztür aufging. Grelles Licht in unseren Gesichtern, und da stand Daniel wieder, hinter dem Tischmikrofon des Sitzungssaals in Eindhoven, ganz vorne, redend, wild gestikulierend, argumentierend. Ja, sie hatte dort ein *Plädoyer* gehalten. *Plädiert,* wie eine Anwältin.

Ich hätte das Glas in meiner Hand zerdrücken können.

Denn irgendwo, in einer anderen Welt, in einem Paralleluniversum, in dem meine Mutter nicht krank war, ich Daniel nie getroffen hätte, ausgezogen wäre, mein Studium beendet, mein Diplom gemacht hätte, hätte *ich* dort vorne in dem Saal gestanden. In dem Universum hätte ich ein Plädoyer gehalten, Freude dabei gehabt, mich mit rhetorischen Fragen an mein Publikum zu wenden. Und dann hätten die Anwesenden mich bewundert, wären die dankbaren Klienten anschließend mir um den Hals gefallen und ich hätte ein ordentliches Honorar erhalten – mehr, als ich jetzt verdiente. Und obwohl ich vor meinem Besuch dieser einen Sitzung nicht eine Sekunde bereut hatte, keine Anwältin geworden zu sein, hatte es sich an jenem Morgen doch zutiefst ungerecht angefühlt, dass Daniel dort stand und tat, was ich für sie aufgegeben hatte. Das war kindisch, hatte ich mir seitdem immer wieder gesagt. Blödsinnig, und unfair – aber trotzdem wollte ich, dass Daniel keine Disziplinarverfahren mehr begleitete (und falls sie es doch tat, wenigstens nicht in meinem Namen!), und da Sjoerd jetzt sogar selbst das Wort Plädoyer in den Mund genommen hatte und somit bestätigte, dass Daniel tat, wovon ich dachte, dass sie es tat, fühlte ich meine Missgunst erneut aufkeimen, und in den folgenden Tagen und Wochen sollte es mir nicht mehr wirklich gelingen, den Gedanken aus dem Kopf zu bekommen, dass Daniel mir etwas weggenommen und es, ohne zu fragen, selbst eingesteckt hatte. Achtung, das hier ist keine Entschuldigung. Es ist nur eine Erklärung für das, was danach geschah.

9

Silvester 2011: Ein Hotelzimmer auf Gran Canaria, ich stehe mit meinem Bruder und seiner Freundin Sacha auf dem Balkon. Sacha hatte in diesem Jahr im zweiten Schwangerschaftsmonat eine Fehlgeburt, sie haben es noch niemandem erzählt, aber mir fällt auf, dass sie viel trinkt. Auf jeden Fall mehr als an Weihnachten, an Rohans Geburtstag oder bei der Eröffnung seiner zweiten Bar. An jenem Abend hatte sie die Leute mit einem Glas Rosé in der Hand begrüßt, heute Abend hat sie schon mehrmals die Flasche Bacardi angesetzt. Rohan ist unglaublich lieb zu seiner Freundin. Er sieht, dass Rum auf ihr Kleid tropft, aber sagt nichts, gibt ihr nur ein Küsschen auf die Wange. »Ich liebe dich«, flüstert er ihr ins Ohr.

Ich habe Daniel in diesem Urlaub erst ein paarmal vermisst. Sechsmal, um genau zu sein, jeden Morgen, Mittag und Abend, wenn wir zu dritt vor dem Hotelbuffet standen. Denn Daniel hätte die unendliche Auswahl an Schisch Kebab und Salaten geliebt, die Schüsseln mit gratis Senf- und Ketchuptütchen, in denen man seine Hand wie in einem Champagnerkühler voller halb geschmolzener Eiswürfel verschwinden lassen konnte – aber nein, sagte ich mir selbst, nein: Der Rest des Resorts hätte Daniel nicht gereizt. Sie hätte sich über die unbequemen Liegen am Swimmingpool und die harte Matratze im Hotelzimmer beschwert. Hätte unter dem Mangel an »normalen« Stühlen gelitten und unter nicht vorhandenen hübschen Wanderwegen. Das hier ist nichts für sie, sage ich mir immer wieder. Und solange ich nicht weiß, wo sie ist, muss sie nicht wissen, dass ich mir unendlich viel gegrilltes Gemüse auf den Teller schaufeln kann.

Auf dem Balkon unter uns fangen Leute an, runterzuzählen. Wir können sie nicht sehen, hören nur ihre tiefen Männerstimmen, und wir zählen mit: Acht, sieben, sechs … Ich sehe, wie Rohan vorsichtig die Rumflasche aus Sachas Händen zieht. Er nimmt seine Freundin in den Arm, Sacha legt ihre Stirn an seine Schulter, und ich schaue auf mein Handy, auch wenn ich genau weiß, wie spät es ist: Fünf, vier, drei … Dann umarmt Rohan auch mich, und kurz stehen wir dort auf dem Betonbalkon zu dritt in einer Gruppenumarmung, die Köpfe zusammengesteckt, als wollten wir vor dem Spiel eine Strategie besprechen, und wir hören die Männer unter uns ausgelassen johlen, vielleicht denken sie, es sei eine Leistung, es überhaupt ins neue Jahr geschafft zu haben, und ich sehe, dass Sacha ihre Wangen trocken wischt. »Ich habe Wunderkerzen mitgenommen«, sagt sie, und Rohan und ich nicken so begeistert wie möglich. »Die müssten in der Sporttasche sein«, sagt Rohan und verschwindet mit Sacha im Zimmer.

Ich stelle mich an den Rand des Balkons. Ich lege meine Hände auf die Brüstung, mein Bruder hat ein Zimmer mit Meerblick gebucht. Das war zwar etwas teurer als mein Zimmer, das zum Kinderpool rausgeht, aber ich verstehe, warum er das Geld dafür ausgegeben hat.

Flutlichter beleuchten den Strand, werfen die Schatten tanzender Menschen auf den Sand, aber dahinter, da beginnt das große Nichts. Die Nacht reduziert den Ozean auf eine tiefe, schwarze Fläche, und ich stehe in der ersten Reihe vor der Unendlichkeit. Dann sehe ich am Strand Zündschnüre sprühen.

Pfeifende Raketen, Geknalle, das Zischen von Sachas Wunderkerzen: Am dunklen Himmel formieren sich grüne Funken zu Trauerweiden. Rote Kugeln stieben auseinander, Lichtfischchen schießen davon, und plötzlich regnet es hellblaue Stäbchen.

»Da!«, sage ich zu Rohan und Sacha und zeige in den Himmel. »Eine blaue Rakete!«

»Wo?«, fragt Sacha. »Wo denn?«

»Die finde ich immer so schön«, sage ich nur.

DANIELLE DE KENAU

1

Als Claudia im Alter von achtzehn Jahren ihr Heimatdorf verließ, erwartete sie, dass Maxime ihrem Beispiel folgen würde. Sie waren Schwestern, zusammen aufgewachsen, sie trennte nur ein Jahr, und was Träume und Ambitionen anging, standen sie sich in nichts nach. Als sie Kinder waren, gründeten ihre Barbies eigene Firmen, und es gab mehr als einmal Streit, weil das Reisebüro von Disco-Barbie versuchte, das von Bikini-Barbie zu verdrängen.

Als die Schwestern Daniel 2011 kennenlernten, waren sie in den späten Dreißigern und hatten viele ihrer Träume wahr werden lassen. Beide waren ihre eigenen Chefinnen, beide hatten mehrere Mitarbeiter. Aber während Claudia in der Stadt lebte, in der sie auch studiert hatte, hatte ihre Schwester das Dorf nie verlassen; Maximes kleine Firma, die Artikel für Kostüm-Shops importierte, lag keine Viertelstunde von ihrem Haus entfernt. Sie hatte es nie für nötig befunden, umzuziehen, sagte sie, und das war nach Claudias Empfinden auch der Grund dafür, dass ihre Schwester immer noch allein war. Sie selbst hatte ihren Freund in einer Kneipe getroffen, aber von Maximes letzten Geburtstagsfeiern wusste sie, dass an den Tresen in ihrem Heimatdorf immer noch dieselben Typen standen wie früher. Nicht dass sich ihre große Schwester je beschwerte. Ganz im Gegenteil, sie war sehr zufrieden mit ihrem ruhigen Leben, und aus Männern schien sie sich so wenig zu machen, dass Claudia sich manchmal fragte, ob Maxime vielleicht auf Frauen stand. Bei einer dieser Kneipenfeiern hatte sie ziemlich umständlich versucht, sich danach zu erkundigen, und gefragt, ob sie nicht auch mal *jemanden* kennenlernen wolle – *jemanden* hatte sie gesagt, und nicht »einen Mann« oder »eine Frau« –, sie fand das dermaßen liberal von sich selbst, dass sie sich den anderen Anwesenden gegenüber mit ihren vorhersehbaren Dorfleben den restlichen Abend lang überlegen gefühlt hatte, und vielleicht sogar gegenüber Maxime, ob die nun auf Frauen stand oder nicht.

Aber in den letzten Jahren wandelte sich Claudias Erstaunen darüber, wie ihre ältere Schwester ihr Leben gestaltete. Immer öfter empfand sie Bewunderung, und seit sie Sem bekommen hatte, manchmal sogar Neid. Auf der Hochzeit ihrer alten Schulfreundin Esther hatte sie beobachtet, wie Maxime ein angeregtes Gespräch mit der Frau von Esthers Cousin, einer berühmten Schauspielerin, geführt hatte. Sie selbst war an jenem Nachmittag vor allem damit beschäftigt gewesen, Sem vom Zierteich fernzuhalten; ihr war klar, dass sie sich mit ihren mahnenden Rufen selbst vom Markt der vollwertigen Gesprächspartner nahm – worüber sprachen die beiden wohl?

Ob Claudia ihre Schwester in jener Zeit beneidete oder bewunderte, hing von ihrem eigenen Zustand ab (als sie zwei Mitarbeiter entlassen musste, weil ein wichtiger Kunde abgesprungen war, hätte sie sich nicht ausmalen wollen, nach der Arbeit in ein leeres Haus zu kommen!), aber das änderte sich, als ihre Mutter krank wurde.

Die ersten Symptome hatten sie beide nicht bemerkt. Claudia fand, dass man ihr das nicht anlasten konnte, denn sie sah ihre Mutter nur, wenn die Kinder dabei waren, in Urlauben, an Feier- oder Geburtstagen, und in solchen Situationen waren die Gespräche nicht besonders gehaltvoll. Maxime hingegen wohnte nur wenige Gehminuten von ihrer Mutter entfernt (zumindest, wenn man gerne spazieren ging), aber sie sahen sich anscheinend weniger oft, als man denken könnte. Maxime und Mama gingen ab und zu Mittag essen, wusste Claudia, und dabei war es ihrer Schwester offenbar nie aufgefallen, dass Agnes häufiger Wortfindungsstörungen hatte und Carpaccio mit Cappuccino verwechselte. Das musste ihnen ihre Mutter, vierundsechzig und eine der selbstständigsten Frauen, die sie kannten, selbst erzählen.

Ich fühle mich in letzter Zeit so wirr. Als müssten sich meine Gedanken einen Weg durch eine dicke Scheibe Nebel bahnen. Oder, nein, keine Scheibe, ach komm schon, wie heißt das noch mal, eine dicke Ladung Nebel, eine dicke Wolke – wie sagt man das?

Ein Schleier, ja.

Claudia hatte sofort Informationen rausgesucht. Solange jemand bei sich selbst bemerkt, dass er Dinge vergisst, ist es wahrscheinlich nichts Schlimmes, erklärte sie Maxime. Also beobachteten sie es ein Jahr lang, anderthalb Jahre, bis Agnes nicht zum Geburtstag von Sem kam und mittags auch nicht ans Telefon ging. Maxime war zu ihr gefahren und hatte ihre Mutter im Garten angetroffen, wo sie ganz in Ruhe die Zeitung las; sie erzählte, auf Island sei ein Vulkan ausgebrochen. Doch sie hatte keine Ahnung, dass ihr Enkel fünf geworden war.

Die Prognose war nicht gerade erbaulich. »Ich bin kein Hellseher«, sagte der Neurologe, »aber lassen Sie es mich so formulieren: Das hier ist keine harmlose Variante.« Wie lange ihre Mutter noch für sich selbst sorgen können würde, konnte er nicht sagen, aber Agnes wollte so lange wie möglich in ihrem Zuhause bleiben: »Solange ich meine Schlüssel finden kann, bleibe ich hier!«, sagte sie immer wieder. Aber gerade die Schlüssel wurden schon bald zum Problem. Agnes vergaß, dass die Schale, die Maxime auf das Schränkchen neben der Garderobe gestellt hatte, der feste Platz für die Schlüssel sein sollte. Also schalteten sie einen Pflegedienst ein und stellten einen Plan auf – jeden Tag sollte eine von ihnen bei ihrer Mutter vorbeischauen. »Ich könnte vielleicht mittwochnachmittags«, sagte Claudia. »Und manchmal vielleicht freitags« – sie erschrak darüber, wie unbeteiligt sie klang. Aber was sollte sie machen, das Elternhaus lag anderthalb Autostunden von ihrer Firma entfernt, sie müsste früher Schluss machen, um abends für Agnes da sein zu können, und das ging nur an den Nachmittagen, an denen sie sonst die Kinder von der Schule abholte, und dann müsste sie Harko fragen, ob er sich für ihre Mutter freinehmen könnte. Zum Glück erklärte Maxime sich bereit, Agnes an den anderen fünf Tagen zu besuchen. Und dafür war Claudia ihr unglaublich dankbar, aber gleichzeitig hatte sie auch nicht allzu große Gewissensbisse, denn für Maxime war es eben viel einfacher, abends mit Mama zu essen. Und wenn die Rollen anders verteilt gewesen wären; wenn sie in der Nähe ihrer Mutter wohnen würde, wenn sie keine Familie hätte, dann hätte eben sie die Aufgaben übernommen, redete Claudia sich ein, wenn sie bemerkte, wie erschöpft Maxime wirkte.

So vergingen dreizehn Monate, ein Jahr, in dem Claudia zweimal pro Woche in ihr Heimatdorf fuhr. Es fiel ihr schwer, aber das sagte sie Maxime nicht, weil sie befürchtete, sich dann anhören zu müssen, wie schwer es erst für ihre Schwester war. Und als Maxime sie darum bat, für ein Gespräch mit dem Hausarzt vorbeizukommen, hatte Claudia sich sofort die Zeit dafür genommen, was sie als große Geste erachtete, bis sie mitbekam, dass Maxime dafür ein wichtiges Meeting mit einer internationalen Handelskette hatte absagen müssen. Doch diesmal mussten sie wirklich beide dabei sein, sagte Maxime, Dieter machte nur noch mittags Hausbesuche.

Die Schwestern van Gilse kannten Dieter schon seit ihrer Kindheit. Vor gut zwei Jahrzehnten hatte er ihnen beiden die Antibabypille verschrieben, und ihre Mutter war ihm bis heute treu geblieben. Claudia wusste jedoch nicht, dass Dieter und Maxime sich in den letzten Monaten regelmäßig gesehen hatten. Denn Agnes hatte stark abgenommen, oder sie hatte plötzlich blaue Flecken, mal klagte sie über Nackenschmerzen, Schwindel, schlechte Sicht, dann über Übelkeit. Die Pflegerin erzählte Maxime davon, oder Maxime erzählte der Pflegerin davon, und die war nicht gerade gut darin, andere zu beruhigen, also sah Maxime sich immer wieder dazu gezwungen, Dieter anzurufen. Anfangs war er entgegenkommend gewesen. Er nahm ihrer Mutter Blut ab, kontrollierte ihren Puls, den Blutdruck und die Reflexe. Das gehört dazu, sagte er immer wieder, wenn die Untersuchungen zu keinen konkreten Ergebnissen führten. Demenz verursachte des Öfteren ein Gefühl der Orientierungslosigkeit (oder Schlaflosigkeit, Darmbeschwerden, Stress und somit Kopf- und Nackenschmerzen). »Gut zu wissen«, antwortete Maxime dann, und obwohl sie sich nicht schämte, das war nicht das richtige Wort – woher hätte sie wissen sollen, was »dazu« gehörte? –, fühlte sie sich doch, immer wenn sie Dieters Sprechzimmer verließ, ihre Mutter träge und gebrechlich an ihrem Arm, etwas ratloser als das Mal davor: Er hielt sie für eine

Neurotikerin, das war ihr schon klar. Und mit jedem Termin schien er weniger Geduld für sie und ihre Mutter aufbringen zu können, die selbst übrigens auch sagte, dass sie nicht wisse, wie ernst ihre Beschwerden seien, wie sehr der verspannte Nacken sie wirklich einschränkte (obwohl sie noch am Abend zuvor geklagt hatte, es gebe nicht eine Position, in der sie richtig liegen könne!) – sie durfte es ihrer Mutter nicht übelnehmen, dachte Maxime. Aber sich selbst durfte sie es auch nicht übelnehmen, denn sie war einfach nicht gut in diesen Dingen, war darin nie gut gewesen.

Was brauchte ihre Mutter? Welche Einkäufe, Suppen, Säfte, sollte sie besorgen? Welche Sachen, Salben, Nahrungsergänzungsmittel, musste sie aus der Drogerie mitbringen? Wie wäscht man die Haare einer Person, die auf einem Duschhocker sitzt und jammert, sie würde ertrinken? Wie lange wartet man, bis man zu Hilfe eilt, wenn jemand sich die Schuhe selbst anziehen will, aber die Schleifen zu locker bindet? Wie strahlt man Ruhe aus, wenn man selbst nicht weiß, wo der Handfeger liegt? Und was tut man, wenn eine erwachsene Frau sich weigert, Brokkoli zu essen und deswegen dann kläglich weint? Was sagt man, wenn die eigene Mutter behauptet, es sei besser, wenn sie nicht mehr da wäre?

Claudia, dachte Maxime, die wüsste das wahrscheinlich. Die hatte Talent dafür, hatte es schon immer gehabt; früher war es Claudia, die sie beruhigte, wenn ihr Vater mal wieder nicht nach Hause kam; Claudia, die wusste, dass man auf keinen Fall Zahnpasta auf Pickel schmieren durfte; Claudia, die erklärte, wie man reagieren musste, wenn einem auf dem Schulhof etwas nachgerufen wurde – dabei war Claudia die Jüngere. Deshalb hatte Claudia Harko, Sem und Sterre, und deshalb hatte sie sich nie vorstellen können, ihr Haus mit anderen zu teilen. Jetzt, da sie die volle Verantwortung für ihre Mutter trug, blieb ihr also nichts anderes übrig, als um Hilfe zu bitten. Und obwohl sie Dieter immer nett gefunden hatte, verabscheute sie ihn seit den letzten Monaten regelrecht, weil er nicht verstand, dass sie hierfür nicht gemacht war, nicht darum gebeten hatte, nichts daran ändern konnte, dass sie keine Ahnung hatte, was sie da tat. Aber vor allem warf Maxime ihm vor, dass er nicht einsah, wie erschütternd es war, dabei zusehen zu müssen, wie jemand, den man liebte, jeden Tag abbaute, immer öfter im Bett lag und fragte, ob ihre Töchter heute noch vorbeikämen oder ob ihr Mann – dieser Schuft, den sie vor dreißig Jahren selbst verlassen hatte – heute Abend noch kurz beim Supermarkt vorbeischauen könnte, um Backpapier zu kaufen.

Die Krisensitzung mit Dieter und Claudia hatte sie organisiert, um den nächsten Schritt, eine neue Option zu besprechen, eine Entscheidung, die sie nur zu dritt treffen konnten.

Claudia sagte sofort, ihr gefalle der Gedanke. Ihre Mutter sei anscheinend ganz schön am Ende – Dieter hatte genickt. Maxime fragte sich währenddessen, ob der Hausarzt fand, dass sie ihre Mutter zu früh abschrieben. Musste sie das Stirnrunzeln als Zeichen der Missbilligung interpretieren oder einfach nur als Anteilnahme? Sie hatte zu ihrer Mutter geschaut, die am Kopfende saß. Agnes hatte fast noch nichts gesagt, sie vermutete, dass es daran lag, dass sie dem Gespräch nicht so ganz folgen konnte, bis sie den Blick in den Augen ihrer Mutter bemerkte. Das war ein Blick, den sie von früher kannte, von den Nächten, in denen sich Maxime nach ihrer Schicht im Pfannkuchenrestaurant noch an der Bar verquatscht hatte, während die älteren Kollegen schon gegangen waren – wenn sie dann nach Hause kam, fand sie ihre Mutter am Küchentisch vor, die Erleichterung von Verärgerung abgelöst, weil ihre Sorgen umsonst gewesen waren: »Ruf doch einfach kurz an«, brummte ihre Mutter dann, und ihr Blick war genau so wie jetzt, sichtlich empört, aber zu müde für eine Auseinandersetzung, weshalb sie es widerwillig auf sich beruhen ließ.

Als Dieter weg war, blieben die Schwestern mit ihrer Mutter am Küchentisch. Claudia wischte sich die Wange ab, legte ihre Hand auf die von Agnes und gab ihr einen Kuss auf die Schläfe. Drei Monate: Dann würde es einen freien Platz im Pflegeheim ihrer Wahl geben, dem Heim mit einem etwas größeren Garten.

Drei Monate, sollte Maxime sich danach sagen, dann war ihre Aufgabe vollbracht. Noch drei Monate, in denen sie keine Fehler machen durfte.

Maxime dachte, ihre Mutter habe sich verschluckt, als sie das erste Mal sah, wie Agnes rot anlief. Das gehörte dazu, wusste sie von Dieter, manchmal vergaßen die Patienten zu kauen, mit den logischen Konsequenzen. Aber als ihre Mutter immer noch schwer atmete, nachdem Maxime den Abwasch gemacht hatte, fragte sie sich, ob vielleicht etwas in ihrer Luftröhre festsaß. »Was ist los?«, fragte Maxime. »Steckt da irgendwas fest?«

»Mir ist unglaublich heiß«, murmelte Agnes. »Es ist viel zu warm hier«, und Maxime öffnete ein Fenster.

Am nächsten Tag atmete ihre Mutter immer noch schwer, aber Maxime wollte Dieter nicht anrufen. Keine drei, sondern nur noch zwei Monate, dann würden andere über ihre Mutter wachen, andere, die sich auskannten. Andererseits: Was, wenn wirklich etwas nicht stimmte? Im schlimmsten Fall würde Dieter sie wieder zurechtweisen, aber theoretisch müsste sie ihn danach nie wieder sehen.

Die Arzthelferin fragte, ob sie in die Praxis kommen könnten, das Wartezimmer sei »gerammelt voll« – oder war es ein Notfall?

»Nein«, antwortete Maxime. »Das glaube ich nicht.«

Als sie erneut in Dieters Sprechzimmer saßen und der Arzt das Stethoskop auf die Brust ihrer Mutter legte, dachte Maxime nicht zum ersten Mal an ihre Katze, Kareltje, die sie letztes Jahr einschläfern lassen musste. Kareltje war eine ganze Zeit lang krank gewesen, Lymphdrüsenkrebs, es würde nicht mehr besser werden, die Tierärztin hatte gesagt, sie solle sein Verhalten gut im Blick behalten und sich fragen: Hatte er noch Spaß oder litt er vor allem? Ihrem Entschluss, dass der Moment gekommen war, waren Wochen des Zweifelns vorausgegangen. Wenn Kareltje einen Tag lang nicht unter dem Bücherregal hervorkam, fragte sie sich, ob er noch Spaß hatte. Wenn sie ihm sein Lieblingsspielzeug hinhielt, eine Filzmaus an einer Angel, dann schlug er zwar gelegentlich mit der Pfote dagegen, aber war das ein Ausdruck der Freude oder einfach nur ein Reflex? Als sie Kareltje eines Tages zusammengekauert in der Küche aufgefunden hatte – das Nassfutter war unangerührt –, mit schlaffem Schwanz und matten Augen, hatte sie gedacht, dass es jetzt vorbei sei, aber abends hatte sie ihn zum

Schnurren gebracht, indem sie ihn minutenlang unterm Kinn kraulte. Es hatte eine ganze Weile gedauert, bis das Tier auf seine Lieblingsliebkosung reagiert hatte, aber letzten Endes schien er es wirklich zu genießen, hatte er also doch noch Spaß? Und wie viel Spaß war genug Spaß zum Weiterleben? Wie sollte sie diese Entscheidung bloß für ein anderes Lebewesen treffen? Als Kareltje die zwei Spritzen schließlich bekommen hatte, drückte die Tierärztin noch ein paarmal ihr Stethoskop an den Bauch des leblosen Tieres. Sie müsse sich ganz sicher sein, dass er nicht mehr atmete, hatte sie gesagt, sonst könne sie ihn ihr nicht mitgeben.

Dieter nahm das Stethoskop ab, um den Blutdruck messen zu können, mit Geringschätzung starrte Agnes die Manschette an, die er ihr um den Arm legte.

»Ihr Blutdruck ist etwas hoch«, sagte Dieter.

»Sie ist auch kurzatmig«, sagte Maxime.

»Jetzt gerade auch?«, fragte Dieter.

»Nein«, sagte Maxime, »jetzt gerade nicht.«

Das gehört dazu – Dieter konnte sich gerade noch zurückhalten. »Ich stelle oft fest, dass sich die Kondition bei Patienten wie deiner Mutter rapide verschlechtert«, sagte er. »Sie bewegt sich wahrscheinlich auch weniger, deshalb ist es kein Wunder, dass sie schneller außer Atem ist. Gehst du regelmäßig mit ihr spazieren?«

Maxime fühlte sich ertappt. Anfangs, als sie ihre Mutter nur abends besucht hatte, waren sie regelmäßig eine kleine Runde gegangen, aber im Moment saß sie abends lieber mit Agnes auf dem Sofa, weil sie befürchtete, ihre Mutter könnte ihr draußen unangekündigt von der Seite weichen. »Wir müssen bei Jan vorbeischauen!«, hatte sie vor ein paar Wochen gerufen. Sie hatten an der Ampel einer belebten Kreuzung gestanden. »Welcher Jan?«, hatte Maxime gefragt (ihr Vater hieß Gérard) und sie hatte ihre Mutter an der Jacke zurückziehen müssen, als die plötzlich einfach über die Straße gehen wollte.

»Vielleicht kannst du deiner Mutter helfen, sich wieder mehr zu bewegen«, schlug Dieter vor. »Aber behalte ihre Atmung gut im Blick, wenn es schlimmer wird, kannst du mich jederzeit anrufen!«

Am selben Abend schrieb Maxime ihrer Schwester, dass sie auch an ihren Tagen mit Mama spazieren gehen müsse, und zog Agnes eine Regenjacke an. Untergehakt schlurften sie durch die Straße, es nieselte, aber das schien ihrer Mutter nichts auszumachen, es schien ihr draußen zu gefallen, sie machte zustimmende Geräusche, wenn sie um eine Ecke bogen oder in eine neue Straße gingen. »Hier hat Jan gewohnt!«, rief sie, als sie das Villenviertel betraten. »Nummer hunderteinundfünfzig« – Maxime beschloss, ihre Mutter die Route bestimmen zu lassen. Sie blieben bei einem frei stehenden Bungalow stehen, in dessen Garten eine große Statue stand, eine Frauenfigur mit übertriebenen Oberschenkeln, wie man sie auch oft in Eingangshallen von Gebäuden der Stadtverwaltung fand. Die Initialen auf dem Briefkasten deuteten nicht auf einen Jan hin, aber Maxime sah, dass ihre Mutter unter der Kapuze lächelte, und wartete geduldig, während Agnes eine Hand auf die Hecke legte und die Pflanze vorsichtig zu streicheln schien, als wäre es der Bauch eines Pferdes.

Als Maxime ihrer Mutter zu Hause aufs Sofa half, war sie wieder rot angelaufen. Das war bestimmt die Anstrengung, sagte sie sich, während sie Agnes aus den Kleidern half. Auf dem Sofa ging das einfacher als oben, wusste sie mittlerweile aus Erfahrung – das Bett war so niedrig, dass sie sich fast auf den Boden legen musste, um ihrer Mutter die Hose ausziehen zu können, und dabei musste sie ihr dann direkt in den Schritt schauen. Es war halb elf, als sie das Licht im Haus löschte.

Neun Stunden später wurde Maxime von der Pflegerin angerufen. Die junge Frau war panisch, sie schluchzte, dass sie nicht gewusst habe, wen sie zuerst anrufen solle; Maxime oder doch die 112. Sie hatte sich für Maxime entschieden.

Vier Wochen nach der Einäscherung saßen die Schwestern van Gilse nebeneinander in Dieters Sprechzimmer. Claudia bemerkte, dass er eine Schachtel mit Taschentüchern auf den Tisch gestellt hatte, die Hausmarke des Dorfsupermarkts, und sie verspürte tiefe Verachtung für ihn, weil er oder seine Helferin anscheinend der Meinung war, bei den Taschentüchern sparen zu müssen. Es kam ihr vor, als würde das billige Produkt sie boshaft vom Tisch aus angrinsen, weil sie wusste, dass es die Banalität ihrer Trauer verkörperte – die Schachtel stand da sonst nie, dachte Maxime. Jedenfalls hatte sie sie noch nie gesehen. Heute Nachmittag war das Wartezimmer leer, die Helferin war schon gegangen, so hatten sie »Zeit genug«, wie Dieter sich ausdrückte, »Zeit genug, um ganz in Ruhe zu reden«.

Maxime hoffte inständig, dass er sich entschuldigen würde: Entschuldigung, du hattest doch recht. Du warst nicht neurotisch, du warst nicht verrückt, ich hatte unrecht (und du hast einfach die ganze Zeit unglaublich gut aufgepasst).

Claudia hoffte unterdessen, er würde sich entschuldigen: Ich habe einen Fehler gemacht. Ich, und niemand anderes, es ist meine Schuld, dass eure Mutter nicht mehr da ist, es gibt nichts, was ihr anders hättet machen können (was du anders hättest machen können, wenn du sie öfter besucht hättest).

Aber Dieter entschuldigte sich nicht und nahm auch nicht die Schuld auf sich: »Es tut mir wirklich leid für euch«, sagte er nur. »Wirklich«, das Wort würde er noch ein paarmal wiederholen, und dass er verstehe, warum sie ihn nicht zur Beisetzung eingeladen hatten.

Maxime zog ein Taschentuch aus der Box auf Dieters Schreibtisch. Ein zweites kam direkt mit heraus, das Claudia aufzufangen versuchte, als es Richtung Boden segelte, und da, während sie die Taschentücher auffingen, sagte Dieter: »Sie war aber auch schon ganz schön am Ende, was?«

Maxime zerknüllte ihr Taschentuch. Und sie dachte an ihre Mutter, an ihren letzten gemeinsamen Spaziergang, daran, wie sie zu zweit vor der Hecke des Bungalows gestanden hatten, an das mysteriöse fröhliche Lächeln ihrer Mutter – *sie hatte noch Spaß,* schoss es ihr durch den Kopf.

Claudia war genauso fassungslos. Aber im Gegensatz zu Maxime verstand sie, worauf Dieter sich bezog: auf den Hausbesuch, das Gespräch am Küchentisch: *Sie ist schon ganz schön am Ende,* hatte sie selbst gesagt, ja, das waren ihre Worte gewesen. Triezte dieser Typ sie etwa gerade? Machte er sich über sie lustig, zog er ihre Äußerung ins Ironische, um sie spüren zu lassen, wie nachlässig sie mit der Situation umgegangen war? Aber so hatte sie es doch gar nicht gemeint! Mama war müde, das konnte jeder sehen, manchmal wirkte sie so schlapp, so unerreichbar, dass ein Pflegeheim die sicherste Option war – aber das hier hatte sie nicht gewollt, das hier hatte sie sich nie gewünscht – »Sie war noch voller Lebensfreude!«, rief ihre Schwester, »sie hatte noch Spaß!«, und sofort nickte Dieter. Zustimmend, ein mitfühlender Blick, dem man anmerkte, dass er einstudiert war, dieser scheinheilige Kerl, dieser Pfuscher! – Das waren die Worte, die Claudia ein paar Tage später in ihrer Mail an die Familie verwendete.

Sie schrieb den Brüdern ihrer Mutter und den Nichten und Neffen, dass sie Beschwerde eingereicht hatten. Wegen Fahrlässigkeit, aber vor allem wegen der Art und Weise, wie Dieter mit ihnen umgegangen war – sie hatten einen Anwalt eingeschaltet, und der ging davon aus, dass es zumindest zu einem Disziplinarverfahren kommen würde. Es war Lizet, die Tochter des jüngsten Bruders ihrer Mutter, die als Erste antwortete.

Es gäbe da eine Frau, schrieb sie, die ihnen vielleicht helfen könne. Wenn nicht bei dem Verfahren, dann auf jeden Fall beim Generieren von Aufmerksamkeit. Diese Frau habe in der letzten Zeit einige Male in der Zeitung gestanden, sie selbst habe in den sozialen Medien von ihr erfahren, wenn sie also wirklich wollten, dass dieser Dieter nie wieder praktizieren dürfe, dann sollten sie vielleicht darüber nachdenken, sie anstelle eines Anwalts einzuschalten.

2

An dem Nachmittag, an dem Dieters Fall verhandelt wurde, strich ich mein Arbeitszimmer. Ich hatte mich von einem Einrichtungsmagazin inspirieren lassen, das ich mir mit einer Informationssuchenden im Wartezimmer angesehen hatte und in dem behauptet wurde, es sei gerade total angesagt, nur eine Wand im Zimmer zu streichen. »Cool«, hatte das Mädchen neben mir gemurmelt.

Im Baumarkt hatte ich einen weichen Grünton ausgesucht, der irgendwo zwischen Aquamarin und Minze lag. Ich hatte meine Kommode ausgeräumt, um sie verschieben zu können, wodurch die rechte Hälfte meines Arbeitszimmers, die ich für dieses Projekt zum Kriegsgebiet erklärt hatte, von Akten, alten Jahresberichten, Collegeblöcken mit Notizen und noch nicht verjährten Steuererklärungen übersät war. Hier und da lag eine Wollmaus, die unter der Kommode gelegen und sich auf leisen Sohlen in die Zimmerecken verkrochen hatte. Ich merkte, dass die Malerrolle, die ich gekauft hatte, zu klein war, als ich sie an der Wand ansetzte. Daniel stand in irgendeinem Gerichtssaal im Süden des Landes, und ich hatte gedacht, ich würde fertig sein, bis sie zurückkam, aber mit dieser Minirolle würde das länger dauern als gedacht. Konnte mir aber eigentlich auch egal sein. Wenn Daniel sich einen Nachmittag freinahm, dann hatte ich ja wohl auch etwas Zerstreuung verdient. Und da sie sich kaum noch für meine Tätigkeiten interessierte, fiel es mir ebenfalls schwer, Begeisterung für die Nachbearbeitung, Recherche und Administration aufzubringen, immer diese Administration. Dabei muss ich festhalten: Daniel selbst sah das vermutlich ganz anders. Sie fand nicht, dass sie freihatte, sondern, dass sie etwas Neues aufbaute. Nach unserer Vorstandssitzung im Sommer hatten wir vereinbart, die Entscheidung über eine mögliche Kursänderung erst mal zu vertagen. »Wir können nächstes Jahr noch mal darüber sprechen«, hatte Daniel gesagt, »im Januar« (mittlerweile weiß ich, woher diese Idee kam), und da bald der November anbrach und das neue Jahr immer näher rückte, merkte ich nur allzu deutlich, dass sie hoffte, ich würde meine Meinung ändern. Nicht dass sie mich unter Druck setzte. Ganz im Gegenteil, sie war in jenen Wochen ausgesprochen lieb zu mir, fragte mich immer wieder, ob es nicht zu viel Arbeit sei, fragte nach den Fällen, die sie an mich weitergegeben hatte. Aber jedes Mal wenn sie von einem neuen Disziplinarverfahren erzählte, jedes Mal wenn sie in aller Herrgottsfrühe aufstand, um zu einem Gericht am anderen Ende des Landes zu fahren, jedes Mal wenn sie die Tür ihres Arbeitszimmers schloss, um einem Journalisten Rede und Antwort zu stehen, fiel es mir schwer, nicht an Sjoerds Worte zu denken. *Sie weiß schon, wie sie ihren Willen bekommt, was?*

Natürlich, ich könnte nach dem Jahreswechsel sagen, dass ich dagegen war, unser Angebot auszuweiten. Aber würde ich das auch wirklich machen, wenn Daniel etwas anderes wollte? Und hätte Sjoerd dann nicht irgendwie recht mit seiner Anspielung, dass ich in gewisser Weise immer diejenige bleiben würde, die Zugeständnisse macht? Ich konnte natürlich behaupten, dass das nicht stimmte, aber Sjoerd schien genau das zu denken, wer wusste schon, ob Daniel nicht genauso dachte? Und wenn meine Stimme nicht ebenso viel Gewicht hatte wie ihre, welches Mitspracherecht hatte ich dann überhaupt, wenn es um unsere Stiftung ging, unsere Zeiteinteilung; *unser ganzes Leben* – und da war es wieder.

Ich versuchte, das Gefühl zu verjagen, indem ich der Wand mit meiner unpraktischen Malerrolle zu Leibe rückte, ich drückte etwas zu fest, wodurch dunkelgrüne Streifen auf einem helleren Untergrund entstanden, aber ich wandte nur noch mehr Kraft auf, wollte nicht daran denken, wie Daniel in diesem Moment mit den Armen gestikulierte, ein Plädoyer hielt, hinter einem Rednerpult lächelte.

»Ich bin zu Hause!«, hörte ich sie rufen, als ich drei Viertel der Wand gestrichen hatte.

Ich hatte mich vertikal von links nach rechts vorgearbeitet, es war noch ein ordentliches Stück Wand übrig. Als Daniel ins Zimmer kam, stand ich mit meinem Rücken zu ihr und starrte die weiße Fläche an, als handle es sich um das Portal in eine andere Dimension.

»Hey«, sagte Daniel.

Ich drehte mich um, sah, wie sie lächelnd meine Hose betrachtete. Ja, das war eigentlich ihre. Ich hatte sie mir nach unserem Umzug geliehen, als ich mich mit Rohan um die Küche kümmerte, und von damals waren immer noch weiße Spritzer auf der Jeans. Rohan und ich hatten bestimmt acht Stunden am Stück durchgearbeitet, während Daniel am Tisch Essen für uns zubereitete, Brötchen aufschnitt und mit Makrele belegte, mit ein paar Tropfen Tabasco und einem Zweig Petersilie garnierte. Sie hatte sich wirklich bemüht – verriet ihr Lächeln, dass sie gerade auch an jenen Tag zurückdachte? Und kam ihr der plötzlich auch so idyllisch vor?

Ich fragte sie nicht, wie das Verfahren mit den van-Gilse-Schwestern gelaufen war. »Ich habe die Wand gestrichen«, sagte ich, und Daniel schaute nachdenklich die Fläche an, ihre Wangen gerötet, die Pupillen rund wie kleine Halspastillen – ich musste gar nicht fragen, wie es gelaufen war, ich konnte es ihr ansehen.

»Schön«, sagte sie dann. »Das ist wirklich ein besonderer Farbton.«

3

Es gab Nachmittage, an denen sich Dora über Dieter aufgeregt hatte, wenn sie zusammen auf ihre Enkeltochter aufpassten. Lilly war kein schwieriges Kind (ich bin ihr einmal selbst begegnet, niedliches Wuschelhaar, das in alle Himmelsrichtungen abstand) – nein, Lilly war längst nicht so ein kleiner Hitzkopf wie ihre Mutter früher, für ein Kleinkind war sie eher brav, Doras Empfinden nach sogar fast gefügig. Aber wenn ihr Mann mit Lilly in einem Raum war, ließ er sie keine Sekunde aus den Augen. Wenn Dora zum Beispiel auf dem Klo saß und der Wasserkessel pfiff, wartete Dieter, bis sie zurück war, bevor er in der Küche das Gas ausdrehte, weil er die kleine Lilly nicht allein lassen wollte. Dann hörte sie von der Toilette aus das laute Pfeifen und fragte sich, was da um Gottes willen los war. Spielte sie Hoppe, hoppe, Reiter mit Lilly, kommentierte Dieter das jedes Mal: Nicht zu stark schütteln, das ist nicht gut für sie. Und sonntags, an ihrem festen Tag, suchte Dieter vor Lillys Ankunft auf dem Boden nach herumliegenden Stiften, entwischten Pistazien und erreichbaren Kerzenständern. »Neurotiker!«, hatte sie mal gerufen. Sie hatte dabei neckisch gelacht, aber Dieter musste klar sein, dass sie es eigentlich ernst meinte; er war nicht wütend geworden – Dieter wurde nie wütend –, er hatte nur mit den Schultern gezuckt und noch eine Stiftkappe aufgehoben, wie ein Schiedsrichter darin geschult, sich nicht von Beleidigungen ablenken zu lassen, die Augen immer auf den Ball gerichtet.

Dora konnte auch nicht wirklich böse werden. Sie wusste, woher die Vorsicht ihres Mannes kam. In seiner Praxis hörte er nahezu jede Woche Geschichten über Babys mit Stricknadel im Hals, über Säuglinge, die von der viel zu jungen Babysitterin zu stark geschüttelt worden waren, von Kleinkindern, die aus dem Fenster gekrabbelt sind, während Mama an der Tür ein Paket angenommen hat. Sie verstand es, aber es kränkte sie, dass Dieter früher, bei ihrer eigenen Tochter, eher teilnahmslos gewesen war. Er war kein schlechter Vater, auch kein abwesender Vater, wie man das heutzutage nannte: Er hatte Julie jedes Wochenende zum Turnen oder zum Hirschpark gefahren, aber davor, im Jahr nach Julies Geburt, hatte sie sich hin und wieder ziemlich einsam gefühlt. Dieter hatte die Eröffnung seiner eigenen Praxis dermaßen in Beschlag genommen, dass sie so viel Hoppe, hoppe, Reiter mit Julie spielen konnte, wie sie wollte, er hatte das nie kommentiert, denn er war fast nie dabei gewesen. Natürlich war das alles schon lange her, aber sie merkte, wie sie die Diskrepanz zwischen damals und heute doch verletzte, und wenn sie hörte, wie Dieter über die Gefahr zu schwerer Türen und spitzer Tischecken philosophierte, stand sie manchmal plötzlich am Abgrund dieser Diskrepanz: Es war ein großes Loch im Boden, ihre Zehen berührten schon den Rand – wenn sie nach unten sah, die kleine Lilly an sich gedrückt, entdeckte sie dort, am anderen Ende des Abgrunds, sich selbst auf dem Sofa, dreißig Jahre jünger, mit einem kleinen Kind in den Armen und allein zu Hause. In jenen Momenten verspürte sie so viel Empathie für ihr früheres Ich, dass sie glaubte, mit ihr solidarisch sein zu müssen, mit dieser einsamen Frau, die sie einmal gewesen war, und dann sagte sie zu ihrem Mann, sie werde erst Schutzkappen kaufen, wenn Lilly wirklich laufen könne.

Dora konnte zu dem Zeitpunkt noch nicht ahnen, dass Dieter Lilly und sie schon sehr bald in Frieden lassen würde. Dass ihr die gesteigerte Aufmerksamkeit ihres Mannes, übertrieben oder nicht, noch fehlen würde.

Es fing im September an, als der erste Brief kam. »Eine Beschwerde«, sagte Dieter, den Briefumschlag noch in der Hand, und grinste, so wie er es öfter tat, wenn er nervös war.

Der Brief gebe nur wenig Auskunft über das Prozedere, erklärte er Dora, aber er würde sich gründlich vorbereiten, sich einlesen und auf die Suche nach Präzedenzfällen machen – anfangs machte er das abends, aber abends hatte er auch noch seine Fortbildungen und Notdienste, es gab Fachliteratur, die gelesen werden musste, und dann zwang sie ihn hin und wieder auch noch, mit zu Kulturveranstaltungen zu gehen, die ihre Freundinnen organisierten, also verschwand Dieter im Vorfeld des Verfahrens immer öfter auch sonntags im Dachgeschoss, wo sein Computer stand.

»Nimm dir einfach einen Anwalt!«, hatte Dora mehr als einmal gerufen. »Dann sparst du dir eine Menge Zeit und Ärger.« Aber Dieter wollte davon nichts wissen, er wollte das allein schaffen: Anwälte waren für Kriminelle und außerdem verdammt teuer, und sie sparten doch immer noch für die Reise nach Kanada, jetzt, wo ihre Hüfte so gut verheilt war.

Die Verhandlung war eine herbe Enttäuschung. Dieter hatte sie nicht dabeihaben wollen, ihr mehr oder weniger eingeredet, es sei unglaublich schwierig, Zugang zur Zuschauertribüne zu bekommen, da gäbe es Passkontrollen und Reservierungen – als sie später im Internet las, dass das nicht stimmte, bedauerte sie, nicht einfach mitgegangen zu sein. Denn so, wie ihr Mann abends nach Hause kam, hatte sie ihn seit dem Tod seines Vaters nicht mehr gesehen: Die beiden hatten sich zwar nicht besonders nahegestanden, aber genau wie damals ging er kaum auf ihre Fragen ein, antwortete immer nur »weiß ich nicht«, wenn sie ihn fragte, wie er sich fühle.

Sie hatte gehofft, dass es nach dem Verfahren vorbei sein würde. Nach dem Urteil würde das Leben endlich weitergehen, er würde wieder Zeit für die einfachen Dinge haben, die die Tage angenehm machten. Und Dieter würde sich nicht mehr ins Dachgeschoss zurückziehen und nach obskuren Regeln suchen, die ihn freisprechen könnten, nicht mehr jedes Gespräch in Richtung des »Falls« lenken, sich mal wieder zu einem sozialen Anlass überreden lassen (sein Sträuben fehlte ihr) – aber es kam anders.

Die erste Verfahrenssitzung war erst der Anfang. Das Urteil erschien ihr ziemlich mild – eine offizielle Verwarnung wegen fahrlässigen Handelns und unprofessionellen Verhaltens –, aber danach kamen die Zeitungsartikel (unglaublich viele!), die Fragen von Freunden und die besorgten Mails von Familienmitgliedern, und Dieter verschwand wieder. Auch dann, wenn er bei ihr war, neben ihr im Bett lag, am Tisch oder auf dem Sofa saß, war er nicht wirklich anwesend, sie merkte es am Klang seiner Stimme, wie er ihre Fragen mit einem bestätigenden »hm-hm« beantwortete; er hörte nicht zu und hatte nicht mal die Energie, das zu überspielen, und sie stellte sich vor, wie er immer wieder den Gerichtssaal betrat, den Saal, in dem sie ihn nach seinen Worten »schonungslos« ausgefragt, seine Integrität in Zweifel gezogen und seine Reputation beschädigt hatten.

»Bist du dir sicher?«, hatte sie ihn gefragt, als Dieter ihr eröffnete, das Urteil anfechten zu wollen. »Willst du diesen ganzen Wahnsinn noch mal durchmachen?«

Ich will diesen ganzen Wahnsinn nicht noch mal durchmachen: Der Subtext ihrer Frage konnte ihm nicht entgangen sein, aber Dieter wollte unbedingt in Berufung gehen, sein Name musste wiederhergestellt, der Eintrag im Ärzteregister rückgängig gemacht werden.

»Was hat er bloß getan?« – Sogar ihr stellten die Leute diese Frage. Wildfremde auf der Straße, beim Käsehändler, im Supermarkt: »Ich gehe schon seit Jahren zu Ihrem Mann«, sagten sie. »Aber das passt doch gar nicht zu ihm.« Anfangs verstand sie nicht so ganz, was in solchen Momenten von ihr erwartet wurde. Wollten diese Menschen sie trösten, oder sollte sie sie in Bezug auf die professionellen Qualitäten und den moralischen Kompass ihres Mannes beruhigen? Letzteres, kristallisierte sich mit jedem weiteren Gespräch heraus. In den Augen der anderen spielte sie keine Rolle in diesem Drama, sie war eine Mittlerin, die Botschafterin: ganz bestimmt keine Täterin und nur nach Meinung von wenigen ein Opfer. Zu Beginn hatte sie das Bedürfnis verspürt, die ganze Geschichte zu erzählen, so wie Dieter ihr die Geschichte immer wieder erklärt hatte, unermüdlich die mildernden Umstände wiederholend, als handle es sich um Sicherheitsanweisungen eines klapprigen Flugzeugs, in das sie notgedrungen eingestiegen waren.

Er hatte Maxime van Gilse gesagt, sie solle ihre Mutter gut im Auge behalten. Er hatte Agnes untersucht und einen eindeutigen Vermerk in ihrer Patientenakte gemacht. Außerdem hatte er Maxime deutlich gesagt, sie könne ihn jederzeit anrufen, auch abends. Und, ja, dass Agnes »am Ende« war, hatte er auch gesagt, aber in einem sehr persönlichen Gespräch und einem spezifischen Kontext. – »Man weiß ja, wie das bei den Medien läuft«, sagte Dora zu Dieters Patienten, in der Gemüseabteilung. »Alles wird aufgebauscht und verdreht, da ist kein Platz für Nuancen« – aber darüber hatte sie inzwischen alles gesagt. Sie ließ sich höchstens noch über die gestiegene Arbeitsbelastung von Hausärzten aus. Seit der Einführung des neuen Systems klagte Dieter über ausbremsende Bürokratie und unmögliche Protokollierungsanforderungen. Offiziell hatte er zehn Minuten pro Patienten, aber in diese Zeit fiel auch der Konsultationsbericht: Wo blieb hier noch Platz für Menschlichkeit! Sie hatte gesehen, wie er in den letzten Jahren darunter gelitten hatte, er hatte mehr gearbeitet und schlechter geschlafen, und sie vermutete, dass das Einfluss auf seine Leistungsfähigkeit gehabt hatte. Verrückterweise dachte Dieter anders darüber. Wenn er die Geschichte erzählte, dann erwähnte er nie die Arbeitsbelastung oder Erschöpfung; auf der Geburtstagsfeier seines Bruders, einem der wenigen Anlässe, zu denen sie ihn hatte überreden können, hörte sie, wie er unaufhörlich von Dingen erzählte, die ihrer Meinung nach nur Nebensächlichkeiten waren: »Maxime ist jede Woche mindestens einmal mit ihrer Mutter vorbeigekommen, immer nur harmlose Beschwerden, ich dachte, sie macht das absichtlich, weil sie ihrer Schwester den Rang ablaufen will, aber dass ich damit falschlag, bedeutet nicht, dass ich meiner Aufgabe als Arzt nicht nachgekommen bin, was auch immer diese de Koster behauptet!«

Dora hatte ihre arme Schwägerin nicken sehen. Dieter schien nicht zu bemerken, dass sie seiner Geschichte nicht ganz folgen konnte, woher sollte sie wissen, wer »Maxime« war und dass die van-Gilse-Schwestern Daniel de Koster eingeschaltet hatten?

Menschen, die eine Psychose haben, merken nicht, dass die Zuhörenden ihre Sprache nicht sprechen. Sie verstehen nicht, dass ihr Gegenüber ihre Realität nicht kennt, und Theorien über Spione und geheime Strippenzieher daher nicht einordnen können – es war Dieter selbst gewesen, der ihr das irgendwann mal erklärt hatte. Und, nein, sie glaubte nicht, dass er eine Psychose hatte, aber man konnte sehr wohl von obsessivem Verhalten sprechen, und eines Sonntagnachmittags hatte sie die Nase voll.

Großelterntag: Dora hatte Lilly vorgelesen, die Giraffe über ihren Bauch laufen lassen und sie dazu ermutigt, einen Turm aus Plastikbechern umzuwerfen (das hatte Julie immer unglaublich viel Spaß gemacht!). Draußen regnete es, aber man konnte so ein Kind nicht den ganzen Tag im Haus lassen, und sie selbst brauchte auch etwas frische Luft. Sie hatte nur keine Lust, Lilly in ihre Regenjacke zu zwängen (die war schon wieder etwas zu klein geworden), ihre Füße in die Gummistiefel zu stecken und ihr einen warmen Pulli über den Kopf zu ziehen, wie Julie es gerne wollte. Dieter konnte das besser, nicht zuletzt, weil er den Nutzen davon sah. Aber Dieter saß wieder oben und war damit beschäftigt, seine Berufung vorzubereiten – jedenfalls hatte er das angedeutet, als er Lilly heute Morgen ein Küsschen auf den Kopf gedrückt hatte: »Habe leider noch viel zu tun.« Aber die Berufung stand frühestens nächstes Jahr im Februar an, meldete sich eine beleidigte Stimme in ihr. Und eigentlich würde es sie nicht überraschen, wenn ihr Mann mit etwas ganz anderem beschäftigt war, genau wie letzten Dienstag. Sie hatte ihm Bescheid sagen wollen, dass das Essen fertig wäre, und da hatte er zusammengesunken auf dem Bürostuhl gesessen, der Computer war nicht einmal eingeschaltet: Er starrte den Bildschirm an, als wäre er ein Fenster, eine beruhigende Aussicht auf ein paar Bäume und einen blauen Himmel. »Was machst du da?«, hatte sie gefragt.

»Ich ruhe mich nur kurz aus«, hatte ihr Mann geantwortet. Und sie hatte es verstanden, hoffte, dass es ihm guttat, dass er später etwas fröhlicher am Tisch sitzen würde (was auch so war). Aber der Gedanke, dass er auch heute Nachmittag auf einen ausgeschalteten Bildschirm starrte, während sie vielleicht genauso müde war und auch eine Stunde in einem dunklen Zimmer hätte gebrauchen können, ärgerte sie plötzlich so sehr, dass sie beschloss, ihren Mann zu holen. Das tat sie nicht nur für sich, sondern auch für Lilly – das Kind vermisste ihren Opa! Sie hob das Kleinkind hoch, damit Dieter ihr nicht vorwerfen konnte, sie allein gelassen zu haben, und war schon auf dem Weg zur Treppe, als sie es sich anders überlegte.

Vorsichtig setzte sie Lilly wieder ab. Wenn sie ihren Mann vermisste, vermisste sie auch seinen besorgten Gesichtsausdruck. Die Standpauke, die er ihr halten würde: die Angst um ein Kleinkind, etwas derart Grundlegendes.

Auch an jenem Sonntagnachmittag fand Dieter drei unterschiedliche Arten von E-Mails in seinem Postfach.

Nummer eins: Beifallsbekundungen von Kollegen, die ihm schrieben, das Gleiche durchgemacht zu haben, zu wissen, wie es sich anfühlte, vor Stress und Unrecht nachts wach zu liegen. Wenn die Nachrichten von Frauen stammten, ging es öfter auch um Zweifel und Selbstvorwürfe. Letzten Endes würde alles gut, behauptete eine einzige Person. Die meisten Leidensgenossen berichteten, dass die Disziplinarverfahren sie für immer verändert hätten: Sie waren zwar vorsichtiger geworden, genau, was die Disziplinarbehörde bezwecken wollte, aber sie waren sicherlich keine besseren Ärzte, denn sie handelten aus Angst und nicht mehr aus Leidenschaft für ihren Beruf.

Obwohl ihm diese Nachrichten am Anfang durchaus wichtig gewesen waren, hatte er sich mittlerweile angewöhnt, sie sofort zu löschen, auch wenn es sich so anfühlte, als ignorierte er wichtige Warnschilder auf einer Autobahn – Sackgasse, Bauarbeiten in fünfhundert Metern. Aber er konnte nicht anders, er steuerte auf die Berufung zu und darauf wollte er sich jetzt konzentrieren.

Nummer zwei: Hassmails, unfreundliche Nachrichten, die manchmal nur ein paar Zeilen umfassten und in denen ihm alles Mögliche gewünscht und vorgeworfen wurde, Arschloch, Idiot, aufs Schafott mit dir und so weiter – *Sie sind selbst »am Ende«*! Schwieriger waren die langen Briefe. Wie konnte es sein, dass Menschen, die ihn derart verachteten, sich die Mühe machten, ihm ihre ganze Lebensgeschichte anzuvertrauen? Es waren äußerst bittere Berichte, in denen Leute über ihre geliebten Mütter oder unheilbar kranken Väter schrieben;

wie viel Freude sie noch zusammen gehabt hatten, wie laut sie miteinander hatten lachen können, Szenen unvergesslicher Nachmittage am Meer, ausführliche Wiedergaben von wertvollen Gesprächen, die sie noch geführt hatten, manchmal Wort für Wort. Für diese Nachrichten hatte er inzwischen eine Standardantwort, die er immer wieder kopierte: *Der Verlust Ihrer/Ihres Mutter/Vaters/Opas/Oma tut mir wirklich leid, ich möchte erklären, dass meine Aussage vollkommen aus dem Kontext gerissen wurde, ich gönne allen das Leben, ganz gleich, wie alt oder krank sie sind!*

Doch es gab eine Unterkategorie dieser Mails, bei denen eine Standardantwort nicht ausreichte. Diese Nachrichten kamen von Patienten, oft waren es Männer und Frauen in seinem Alter, die meinten, ihn vom Wert ihres Lebens überzeugen zu müssen.

Sie werden wahrscheinlich anders darüber denken, aber wenn ich morgens meine beiden Meerschweinchen füttere und das aufgeregte Quieken höre und sehe, wie die größere, Bettina, Freudensprünge macht, wenn sie meine Stimme hört, auch wenn ich es nicht mehr schaffe, ihr wie früher nach dem Füttern mit dem Finger über die Wange zu streicheln, weil meine Feinmotorik das nicht mehr zulässt, dann spüre ich ganz intensiv, dass meine Anwesenheit auf Erden noch sinnvoll ist, auch wenn ich in Ihren Worten »am Ende« bin.

Nach dem Lesen dieser Nachricht vor ein paar Tagen hatte er seinen Computer ausgeschaltet und minutenlang auf den erloschenen Bildschirm gestarrt. Seine Hände hatten auf dem Bauch geruht – so wie er es seinen Patienten manchmal riet –, um die Atmung zu kontrollieren und sich selbst zu beruhigen, bis Dora ihn rief, weil das Essen fertig war.

Nummer drei: Anfragen von Journalisten. Ob er ihre Wiedergabe der Geschehnisse auf faktische Unwahrheiten überprüfen wolle und den Text bis heute Nachmittag lesen könne? Sie baten um ein Doppelinterview mit den van-Gilse-Schwestern, allerdings wussten die noch nichts davon, man habe ihn zuerst anfragen wollen. Oder wäre er vielleicht bereit, an einer Rekonstruktion mitzuarbeiten – was brachte einen Arzt zu so einer Aussage? –, und könne er ihr Porträt (Hagiografie traf es eher) von Frau de Koster lesen, um es eventuell zu kommentieren?

Er war auf keine dieser Anfragen eingegangen. Die Reputation einer bestimmten Zeitung passte ihm nicht, der Journalist hatte seinen Nachnamen falsch geschrieben, oder er ahnte schon, dass er sowieso nicht auf seiner Seite war. Doch das hieß nicht, dass er seine Geschichte nicht gerne erzählen wollte. Eigentlich brannte er sogar darauf, seine Version zu erzählen, aber dann durfte man den Sinn seiner Aussage nicht entstellen, wie es die Mitglieder der Disziplinarbehörde und anschließend die Journalisten getan hatten: Aber wie sollte er das angehen? War es üblich, selbst eine Zeitung anzusprechen? Vielleicht, hatte Dieter schon öfter gedacht, könnte er seinen Schwager fragen, Doras Bruder, der immerhin Journalismus studiert hatte. Gleichzeitig war es genauso wichtig, dass andere aufhörten, Falschinformationen zu verbreiten. Claudia und Maxime hatten schon eine Reihe Interviews gegeben, aber ihn wollten die Schwestern nicht sprechen, von Anfang an hatten sie eine Mediation abgelehnt. Er hatte es bei Agnes' anderen Familienmitgliedern versucht, ihren Brüdern, den alten Herren, die beim Verfahren nebeneinander in der ersten Reihe der Zuschauertribüne gesessen hatten (nicht zu glauben, dass dieses rührende Bild nur durch seinen Bußgang zustande gekommen war): Er hatte ihnen vergeblich seine E-Mail-Adresse gegeben, aber ach, was war denn das?

Dieter klickte die Nachricht versehentlich zweimal an. Blöd, jetzt brauchte das E-Mail-Programm länger zum Öffnen. Aber schau mal einer an, doch noch eine Antwort von de Koster, endlich, endlich! – Zu Dieters Enttäuschung beließ Daniel es bei einer Zeile: *Ich verstehe Ihre Verärgerung, aber ein Treffen erscheint mir gerade unangebracht.*

Unangebracht, dachte Dieter, für wen? *Sie* ging doch mit allerlei Behauptungen hausieren, ohne seine Version der Geschichte zu kennen, von wegen unangebracht! Aber Dieter hielt sich zurück. Er durfte jetzt nichts Dummes zurückschreiben, sonst würde er die Frau nie für sich gewinnen, nein, er würde einfach seine Version aufschreiben und sich dafür die nötige Zeit nehmen.

»Dieter?«, schallte es da von unten zu ihm. »Ich würde gerne noch mit Lilly raus, das Kind ist total zappelig, und ich bin auch ziemlich erledigt.«

»Ich komme, ich komme ja schon« – Dieter drehte sich um, sah seine Frau mit geröteten Wangen in der Tür stehen.

»Wo ist Lilly? Du hast sie doch nicht etwa allein unten gelassen?«

Dieter sollte Daniel an jenem Sonntag keine Mail mehr schicken. Er spürte, dass er es Dora nicht noch einmal antun konnte, sich ins Dachgeschoss zurückzuziehen, aber der Fall de Koster nagte an ihm: Dass sie ihn nicht treffen wollte, war unsinnig, dass sie deshalb Unwahrheiten verbreitete, nicht weniger als mutwillige Sabotage.

Auch am nächsten Tag quälte ihn seine Frustration, denn da waren sie wieder, die Patienten mit ihren Fragen: Stimmte es, was sie gelesen hatten, hatte er die Frau ihrem Schicksal überlassen, weil er fand, dass ihr Leben zu Ende war? Weil Dieter auch an jenem Montag keine Zeit dafür fand, seine Version niederzuschreiben, beschloss er, Daniel anzurufen. Er wählte die einzige Nummer, die er finden konnte.

»Guten Tag«, hörte er am anderen Ende der Leitung. »Stiftung Lucille, Sie sprechen mit Jodie.«

4

Ich war überrascht, was Dieter anhatte, als er mich in das renovierte Bauernhaus ließ. Verrückterweise hatte ich einen Hausarzt erwartet, wie ich ihn sonst immer in Sprechzimmern antraf: gebügeltes Hemd, ordentliche Jeans oder Stoffhose, aber Dieter trug eine Jogginghose und darüber einen weißen Pullover mit Zopfmuster, wie sie damals bei beiden Geschlechtern in Mode waren, auch wenn Dieter auf mich wie ein Mann wirkte, der davon keine Ahnung hatte.

»Ich bin so froh, dass du da bist!«, jubelte er, während er mir den Weg in die Wohnküche wies und sagte, dass seine Frau mit ihrer Enkeltochter in der Stube säße. »Brauchst du Hausschuhe?«, fragte er, und als ich den Kopf schüttelte, drehte er sich zum Küchenschrank. »Du kannst mal eben schauen, welchen Tee du möchtest, in manchen Dosen befinden sich mehrere Sorten, glaube ich.«

Sein vertrauter, freundlicher Ton überfiel mich, und kurz fragte ich mich, ob es eine gute Idee gewesen war, hierherzukommen. Aber dann steckte Dieters Frau den Kopf durch die Tür, um zu fragen, ob Kaffee gekocht würde. »Sterenberg«, sagte sie, als sie meine Hand schüttelte. Obwohl sie freundlich lächelte, nannte sie nur ihren Nachnamen, und ihre sachliche Begrüßung beruhigte mich etwas. Ich war hier zu Gast, aber ich war nicht auf ihrer Seite. Ich war auf keiner Seite, ich war nur hier, um das ein oder andere geradezurücken und zu erklären.

Ich kam schnell zu dem Schluss, dass Dieter ein netter Mann war; eigentlich war seine Freude über mein Kommen sehr nachvollziehbar, nach allem, was er in den letzten Wochen durchgemacht hatte. Auch ich hatte die Zeitungsartikel über seinen Fall gelesen, natürlich war er froh, dass endlich mal jemand vor ihm saß, der nicht schon längst sein Urteil gefällt hatte!

Ich war einfach nur zum Zuhören hier, nicht um ihn zurückzuweisen, dachte ich, während Dieter seine Geschichte erzählte, und immer wenn ich nickte oder gleichzeitig mit ihm den Kopf schüttelte, wuchs meine Zufriedenheit darüber, wie empathisch ich war – so viel barmherziger als die Leute, die dem armen Mann Mails geschrieben hatten, auch so viel barmherziger als die Familie van Gilse, die nicht einmal mit ihm sprechen wollte, und barmherziger als Daniel, das dachte ich am häufigsten. Aber über sie wollte ich heute Nachmittag so wenig wie möglich reden. Dafür war ich nicht gekommen.

»Ich kann mir vorstellen, dass das alles sehr schwierig für Sie ist«, sagte ich und verspürte Genugtuung.

»Sag ruhig du!«, rief Dieter.

»Ich bin gekommen, um richtigzustellen, dass Frau de Koster nicht im Namen der Stiftung gehandelt hat. Disziplinarverfahren begleitet sie als Privatperson« – so hatte ich es im Auto geübt. Ich hatte die Worte auf dem Weg zu Dieters Haus laut ausgesprochen, damit ich sie am Nachmittag genau so formulieren würde, vielleicht auch, um mich selbst davon zu überzeugen, dass diese Mission einem höheren Ziel diente: Die Reputation der Stiftung Lucille stand auf dem Spiel.

»Jo?«, hatte Daniel eine Woche zuvor gefragt.

Es war schon spät, wir lagen im Bett, aber ich konnte nicht schlafen und musste sie mit meinem Herumwälzen geweckt haben.

»Hey, möchtest du reden?«, hörte ich hinter mir.

»Was? Jetzt?«

Kurz blieb es still. »Wenn du möchtest«, sagte Daniel leise.

Ich drehte mich zu ihr, aber ihre geschlossenen Augen verrieten, dass sie zu müde für ein Gespräch war, und ich legte meinen Kopf auf ihre Brust, wie ich es schon so lange nicht mehr getan hatte. Daniel schlang ihre Arme um mich, und während ich ihrem Herzen lauschte, das zu meiner Überraschung etwas schneller zu schlagen schien als meins, tat es mir auf einmal leid, dass ich ihr in den letzten Monaten in Gedanken so viele Vorwürfe gemacht hatte. »Nein«, flüsterte ich. »Lass uns bis Januar warten.« In dem Moment glaubte ich, das sei das Beste. Aber das war vor Dieters Anruf.

Als ich Dieters Wohnung an jenem Sonntagnachmittag verlassen hatte, schritt ich zufrieden über den Kieselweg seines Anwesens. Die schwache Dezembersonne ging schon wieder unter, ich würde einen Teil der Fahrt mit Sicherheit über eine unbeleuchtete Landstraße fahren müssen, aber was machte das schon; ich hatte gesagt, was ich sagen wollte, alles Nötige erläutert und geradegerückt. Und dasselbe galt für Dieter, der endlich sein Herz ausschütten konnte – war das nicht alles, dachte ich beim Starten des Autos, was ein Mensch manchmal brauchte, um weiterzumachen?

5

Gestörte Tussi, was für eine Psychopathin – ich versuchte herauszufinden, ob man unsere Social-Media-Konten kurzzeitig deaktivieren konnte –, *völlig gestört, die Alte hat sie doch nicht mehr alle* –, damit ich nicht jede Nachricht einzeln löschen musste – *Nicht ganz richtig im Kopf und auch noch hässlich, traut die sich überhaupt auf die Straße?* –, es klappte nicht, entweder gab es diese Option gar nicht, oder ich konnte sie nicht finden, und ich beschloss, unsere Trolle einzeln zu blockieren. *RonDeJong, RichardTW2, NijboerK* – ich dachte daran, wie ich irgendwann einmal in der Schule gelernt hatte, meine Arme vor der Brust zu verschränken – *RobWieske, Jop44, SanilMubarak* –, eine Einheit »Selbstverteidigung«, die Jungen durften draußen Fußball spielen, während wir lernten, dass wir »Feuer« rufen sollten, wenn jemand uns nachts überfiel – *MarlyvW, ElskeWieringa, FamDeVoer* – wie viele ich auch blockierte, es wurden immer mehr.

Unsere Stiftung hatte zwei Social-Media-Konten, die ich beide betreute. In den letzten Jahren hatten wir insgesamt ungefähr achthundert Follower zusammenbekommen, und ich fragte mich, was los war, als ich morgens zusehen konnte, wie die Zahl rapide anstieg: Beistand, Katastrophentourismus, der unkoordinierte Versuch der Einschüchterung?

Ey, du Schlampe, bei dir müsste mal jemand vorbeischauen! – ich löschte unsere Adresse von der Website –, *auf eine Liege schnallen und abtransportieren, die Irre* –, danach kontrollierte ich, ob sie noch irgendwo anders stand – *Wenn ich dieser Frau begegne …* –, woraufhin ich Webmaster und Moderatoren mailte, um die Molenstraat gelöscht zu bekommen – #DanielleDeKoster #DanielleDeKenau.

Aus dem Zimmer nebenan hörte ich kaum noch etwas. Vielleicht arbeitete Daniel einfach, hoffte ich. Aber es war schon fast elf Uhr, und meistens war sie um diese Uhrzeit schon längst aufgestanden, um die Beine zu strecken, unten eine Tasse Tee zu machen – sie weiß es, spürte ich. Sie musste das Interview mit Dieter gesehen haben, aber hatte sie auch den Blog gelesen?

Ehrlich gesagt würde ich sogar meinen Hund von ihr wegscheuchen, ist ja wohl eher ein umgebauter Kerl, oder?

Ich hatte die entsprechende Seite noch nie besucht, aber ich kannte ihren Ruf, wusste von den kleinen Skandalen und Anzeigen. Von den Unmengen an loyalen Lesern, die zusammen die Seiten von Fernsehsendern und Gemeinden lahmlegten, indem sie alle gleichzeitig darauf zugriffen, und kurz sah ich eine Menschenansammlung vor mir, wie bei diesen verwackelten Kamerabildern von Plündereien oder Protesten: umgeworfene Gitter und eingeschlagene Fenster, junge Männer, die auf einen Fußballplatz, in ein Kauf- oder Gemeindehaus eindringen; Gedränge entsteht, sie zerdrücken sich fast, Kreischen, als ein Arm zwischen zwei großen Körpern hängen bleibt, aber hinter ihnen stehen noch Dutzende Gleichgesinnte, die alle nur in eine Richtung drängen – unter dem Artikel über Daniel gab es schon über dreihundert Kommentare.

Ach, die ist doch schön handlich, bekloppt oder nicht, die würde ich wohl ficken, gefällt ihr insgeheim bestimmt, schön von hinten, mit Sabber am Kinn!

Vielleicht, dachte ich mir, zieht es einfach vorüber.

»Jodie?«, erklang es aus dem Nebenzimmer.

Eine Racheaktion!, rief Daniel, während sie im Arbeitszimmer auf und ab lief. Ein Vergeltungsschlag von Doktor Meier, diesem Hausarzt von Maryam und Ilyas: Er musste sich an Dieter Sterenberg gewandt haben! Oder, sagte Daniel und drehte sich um, vielleicht war es auch andersrum gewesen, vielleicht hatte dieser Dieter versucht, alles über sie in Erfahrung zu bringen und Doktor Meier selbst um Informationen gebeten, bevor er das Interview gegeben hat, aber wie konnte dieses Arschloch alles nur dermaßen verdrehen?

Sie hatte Maryam Salhi angerufen, und auch Maryams Schwester Sara. Sie wussten nicht, was Meier getan oder gelassen hatte, aber standen weiterhin hinter Daniel. Allerdings sagten sie, bekämen auch sie Anrufe von fremden Nummern und würden lieber in Frieden gelassen werden, von der Presse, und, ja, auch von ihr.

Die Schwestern Maxime und Claudia van Gilse glaubten Daniel. Jedenfalls, so formulierten sie es, tendierten sie dazu: Es machten so viele Geschichten die Runde, dass es schwierig sei, herauszufinden, was stimme und was nicht, und ein Mensch könne ja mal danebenliegen, aber der Tod eines Babys, das sei schon eine schwere Anschuldigung, sie würden also gerne in Ruhe abwarten, wie sich das Ganze weiterentwickelte, erst mal die Füße still halten, bis sich die Gemüter wieder beruhigt hatten; für die Berufung des Disziplinarverfahrens hatten sie mittlerweile einen Anwalt eingeschaltet, aber sie bedankten sich für ihren Einsatz.

Daniel tigerte immer noch durchs Zimmer. Von der Tür zum Fenster, wo sie, bevor sie sich umdrehte, kurz die Fensterbank berührte, wie eine Wettkampfschwimmerin vor der Wende die geflieste Wand: Vielleicht versuchte sie auf diese Weise, das Gleichgewicht zu halten, mir wurde schon vom Zusehen ganz schwindelig. »Was denkst du?«, fragte sie. »Hat Sterenberg Meier kontaktiert oder andersrum?«

Ich wusste nicht, was ich sagen sollte. Traute mich kaum, sie anzusehen.

Dass Dieter Sterenberg kurz nach meinem Besuch einen Journalisten sprechen würde, hatte ich nicht gewusst. Aber ich war auch nicht überrascht, als ich morgens das Interview entdeckte. Dieter hatte der Zeitung erzählt, was er auch mir gesagt hatte: Die Belange seiner Patienten standen immer an erster Stelle, und ich wusste, dass er das auch so meinte. Was mich störte, war, dass er Daniel in einem Atemzug mit der Stiftung Lucille nannte, wie konnte er nur, ich hatte ihm doch gesagt, dass das eine nichts mit dem anderen zu tun hatte, hatte er das nicht verstanden, war ich dafür einmal quer durchs Land gefahren?

Als ich den Text zu Ende gelesen hatte, kam mir dieser Punkt unbedeutend vor. Ich hatte mich um einen tropfenden Wasserhahn gesorgt, während Gas aus der Leitung trat: Es rumore in unserer Stiftung, hatte Dieter dem Journalisten erzählt. Er habe nicht das Gefühl, dass die Mitarbeiter denselben Kurs verfolgten. Und Frau de Koster handle schon seit Jahren ohne jegliche medizinische Ausbildung oder juristische Erfahrung – er wisse von mindestens einem Fall, bei dem das schlimme Folgen gehabt habe.

In dem Blogeintrag, der keine halbe Stunde später erschienen war, waren die Anschuldigungen konkreter.

Unser Fördergelder schluckender Verein sei ins Leben gerufen worden, um armseligen Hausfrauen beizustehen, aber jetzt führe die Gründerin Danielle de Kenau Disziplinarverfahren um Disziplinarverfahren (anscheinend nenne sich diese Frau selbst »Daniel« – da wolle sich wohl jemand besonders interessant machen, diese Wichtigtuerin, denn wer ihr Gewerbe im Handelsregister nachschlüge, könne ganz einfach ihren echten Namen herausfinden!). Das Verrückte sei, dass diese Danielle ohne irgendwelches Fachwissen handle und sogar einen üblen medizinischen Patzer auf dem Gewissen habe.

Denn es war einmal ein Baby, oh ja, es war einmal ein supersüßes Kerlchen mit Magenkrebs, und Danielle de Kenau hatte einfach darauf beharrt, dass der Kleine einen Herzfehler habe, eine Einschätzung, die den armen Jungen sein kurzes Leben gekostet habe – was glaubte diese Frau eigentlich, wer sie war? Und warum hatte das ganze linke Presse-Pack sie in den letzten Monaten völlig unkritisch in den Himmel gelobt, warum hatten sie diese dubiose Gestalt nicht mal ordentlich überprüft, diese selbst ernannte Wunderheilerin, Narzisstin, Egoistin, Hexe: völlig durchgedreht, absolut wahnsinnig!

6

Dieter Sterenberg war es anscheinend gewohnt, Teebeutel nur einmal zu verwenden. Er nahm den Kessel vom Herd, legte in jedes Teeglas einen Beutel, drapierte das Bändchen über den Rand wie ein Angler, der nach dem Auswerfen der Rute in Ruhe einen Klappstuhl aufstellt: Jetzt nur noch warten, bis was anbeißt.

»Das ist Verschwendung«, hatte ich an jenem Sonntag entrüstet gesagt. »Mit so einem Beutel kann man eine ganze Kanne machen. Wenn man ihn rechtzeitig rausholt, kann man damit noch locker zwei Gläser trinken.«

Zu Hause hatten Daniel und ich ein extra Schälchen für benutzte Teebeutel auf der Anrichte stehen. Manchmal tunkte ich aus Versehen Daniels nassen Beutel in mein Glas, und dann seufzte ich auffällig, wenn mir der Geruch nicht passte – Daniel hatte eine merkwürdige Vorliebe für schwarzen Tee mit Bonbongeschmack wie Toffee, Erdbeere und Banane (sogar mit Waldfrucht hatte ich sie mal erwischt). Insgeheim genoss ich die besondere Art der Intimität, die vom Aufgießen der Teebeutel der anderen ausging (wie es anderen Pärchen vielleicht beim Tragen von Kleidungsstücken geht), auch wenn unsere Gewohnheit vor allem aus einer geteilten Abneigung gegen Verschwendung resultierte. Zwei, drei Tassen, danach gönnten wir uns immer einen neuen Beutel. Aber als Dieter zum dritten Mal den Kessel aufsetzte, wollte ich nicht nach einem frischen Beutel fragen. Er hatte mich für meine umweltfreundliche Einstellung gelobt und jetzt sollte es nicht so wirken, als würde ich gegen meine eigenen Prinzipien verstoßen, und ich weiß noch, dass mein Tee immer heller wurde, wenn ich in mein Glas schaute, immer klarer.

Ich sagte, dass wir niemals Disziplinarverfahren im Namen der Stiftung Lucille führen würden, wenn es nach mir ginge. Und ganz bestimmt nicht für Menschen wie die Schwestern van Gilse, die genug

Geld hätten, um einen richtigen Anwalt zu engagieren. Aber es liege nicht an mir, denn Daniel könne ganz schön beharrlich sein: »Sie weiß, na ja, wie sie ihren Willen durchdrückt.«

»Ganz schön kompliziert«, murmelte Dieter. »Was für eine unangenehme Situation. Ich kann mir vorstellen, dass das für dich nicht so einfach ist, das ist ein komplizierter Spagat.«

Das hatte noch nie jemand zu mir gesagt.

Als Dieter also fragte, warum Daniel überhaupt mit den Disziplinarverfahren angefangen habe, hatte ich ihm von Maryam und dem Baby erzählt. Ich sagte, dass Daniel sich in den Fall verbissen hätte, nicht zu stoppen gewesen sei, die ungeteilte Aufmerksamkeit im Gerichtssaal offenbar genoss. Dass Govert Meier einen Verweis bekommen habe.

»Wenn ich es also richtig verstehe, bin ich nicht das einzige Opfer dieser Frau«, sagte Dieter daraufhin.

Ich blickte von meinem dünnen Tee auf und sah gerade noch, wie er mir zuzwinkerte.

Dieser Frau, hatte er gesagt. Anscheinend hatte ich den Eindruck erweckt, dass er sich anmaßende Bemerkungen über meine Partnerin erlauben konnte, und plötzlich war es, als würde ich schlagartig wach und begreifen, dass ein fremder Mann in unserem Haus stand und damit beschäftigt war, unsere Lieblingsgegenstände zu besudeln.

»Meier war kein Opfer«, sagte ich energisch. »Er war einfach nur kein guter Arzt.«

»Entschuldige«, stammelte Dieter. »Ich dachte, du hättest gesagt, dass –«

»Der Mann hat das Baby nie richtig untersucht. Ilyas war todkrank, aber Meier hat seine Mutter weggeschickt und behauptet, ihr Kind bekomme Zähne. Er hat fahrlässig gehandelt, er hat so viel Zeit vergeudet, man hätte in jedem Fall eine PET-Untersuchung machen müssen, aber er hat nur einer Herzuntersuchung zugestimmt.«

»Einer Herzuntersuchung?«, fragte Dieter da. »Wollten seine Eltern das?«

»Nein«, sagte ich, ohne nachzudenken. »Das wollte Daniel.«

7

Sie rief in der Praxis von Doktor Meier an, sie rief in der Praxis von Doktor Sterenberg an, beide Male vermeldete ein Anrufbeantworter, dass die Praxis geschlossen sei.

»Sie müssten aber geöffnet haben!«, rief Daniel. »Ich gehe da jetzt hin, ich gehe einfach bei Sterenberg vorbei.«

Wir standen immer noch in ihrem Arbeitszimmer, und Daniel war schon eine Weile damit beschäftigt, Papierstapel von der einen Hälfte ihres Schreibtischs auf die andere zu bewegen. Kurz dachte ich, sie würde etwas suchen, aber sie handelte gedankenlos, als versuche sie etwas zu ordnen, was sich nicht mehr in Ordnung bringen ließ. »Ich klingle einfach«, sprach sie weiter. »Kannst du mich fahren?«

Dieters Praxis befand sich im Süden des Landes, auch bei wenig Verkehr würden wir mindestens zwei Stunden brauchen. »Ich weiß nicht«, sagte ich, und Daniel hatte schon wieder ein Blatt in der Hand, beidseitig bedruckt, ein Schriftstück für das nächste Disziplinarverfahren.

»Ist das so eine gute Idee?«, fragte ich. »Was willst du damit erreichen?«

»Dass Sterenberg aufhört, so einen rufschädigenden Schwachsinn über mich zu verbreiten«, sagte Daniel, und endlich hörte sie auf, in den Papieren herumzukramen. Sie ließ sich in den Bürostuhl fallen, sah erschöpft aus, wie jemand, der nach einer langen Nacht im Klub nicht mehr die Kleider ausbekommt, aber noch darüber nachdenkt, sich ein Spiegelei zu braten. »Außerdem will ich einfach wissen, was Sache ist«, murmelte sie. »Woher dieser Typ seine Informationen hat.«

Ich nickte. »Das verstehe ich«, sagte ich. »Aber vielleicht musst du das kurz ruhen lassen« – und ich sah, dass Daniel protestieren wollte, aber bevor sie meinen Vorschlag ablehnen konnte, klingelte ihr

Nokia. Das Handy lag neben ihrer Tastatur, wir konnten beide sehen, wer anrief. *Barbara,* lasen wir gleichzeitig vom Bildschirm ab, und in dem Moment wurde mir klar, dass es keinen Sinn mehr hatte.

Barbara wollte wissen, was los sei, was hier vor sich gehe. Genau wie alle, denen Daniel je geholfen hatte, all die Leute, die ihr jemals ihr Vertrauen geschenkt, ihr Schicksal in ihre Hände gelegt und Daniel zu der Person gemacht hatten, die sie heute war.

Und Daniel würde nicht aufhören, bis sie ihren Glauben in sie wiederhergestellt hatte.

»Ich werde dich nicht fahren«, sagte ich.

Meine Geliebte sah mich fassungslos an.

8

Ein großer, verlassener See reicht bis an den Garten des Landhauses auf dem Hügel. Es ist Nacht, auf der obersten Etage des Landhauses knipst Doktor Dieter Sterenberg das Licht aus: Bläschen im dunklen Wasser unten in seinem Garten. Ist das ein Fisch, ein Hecht oder ein Karpfen, oder sind es einfach ein paar Enten? Es werden immer mehr, ein Schopf taucht über der Wasseroberfläche auf, geschlossene Augen, Wasserlinsen im Haar: Daniel hat einen Dolch zwischen die Zähne geklemmt. Daniel de Kenau.

Sie zieht sich in ihrer schwarzen Strumpfhose und dem dunklen Rollkragenpullover aufs Trockene, das Messer steckt sie sich hinter den Gürtel. Auf Händen und Füßen kriecht sie geräuschlos durch das Gebüsch und den Hügel hoch.

Da ist auch schon die Hintertür des Landhauses, Daniel drückt die Klinke runter. Die Tür ist abgeschlossen, stehend merkt sie, wie die Dolchspitze ihr in die Hüfte piekt; sie nimmt das Messer in die Hand, schleicht auf Zehenspitzen um das Haus, alle Fenster sind verschlossen, aber die Terrassentür lässt sich einfach so aufschieben.

Fliesen, wie praktisch, Holzdielen könnten knarzen. Daniel drückt ihren Körper an die Wand, ihre Silhouette küsst den Schatten, sie schleicht in den Flur, zur Treppe, Stufe für Stufe huscht sie nach oben, im Dachgeschoss angekommen, legt sie ihre Hand auf den Knauf der Schlafzimmertür.

Dieter schläft in einem kleinen Bett. Nur eine Matratze, vielleicht ist es sogar ein Einzelbett – möglicherweise gibt ihm das ein Gefühl der Sicherheit, aber Sicherheit ist heute Nacht eine Illusion, denn da steht Daniel am Kopfende. Sie beugt sich vor, bis ihr Gesicht ganz dicht am Kissen ist, es ist ein großes Kissen, dass die ganze Breite der Matratze einnimmt: Dieter hat sich die Decke über den Kopf gezogen, es lugt nur ein Haarbüschel hervor.

Ein blondes Haarbüschel, dabei sind Dieters Haare doch grau, aber es ist zu dunkel, um das sehen zu können.

Daniel zieht die Decke weg, damit sie ihren Dolch an Dieters Adamsapfel halten kann, sie wird ihn dazu zwingen, seine Behauptungen zurückzunehmen, ihren Namen reinzuwaschen: Dieter, wird sie sagen, das war alles ganz anders, das musst du den Leuten sagen – ein Ruck, und die Decke liegt auf dem Boden, aber da, auf dem riesigen Kissen, liegt nicht Dieter Sterenberg. Da liege ich.

Daniel erschrickt, schlägt sich die Hand vor den Mund, weshalb der Dolch auf den Teppich plumpst. Ich drücke mich hoch, sitze jetzt aufrecht im Bett, und Daniel starrt mich an.

Da sitzt die Frau, die sie so liebt. Die Frau, die sie so oft ausgezogen hat, in einem Bett, das größer als dieses ist, um sie in den Nacken zu beißen oder an ihrem Ohrläppchen zu lecken oder ihr ihr Verlangen ins Ohr zu flüstern: »Was machst du hier?«

Ich versuchte, es ihr zu erklären. Erzählte, warum ich Dieter besucht hatte, dass ich nur ein paar Dinge geraderücken wollte, aber Daniel verstand nicht, interpretierte meine Argumente als persönliche Vorwürfe: »Und was hat Ilyas damit zu tun?«

»Der kam einfach so zur Sprache.«

»Einfach so zur Sprache?«

»Wir haben ziemlich lange miteinander geredet.«

Daniel ging zur Tür ihres Arbeitszimmers: um eine neue Runde zu tigern, dachte ich, aber sie ging in den Flur, dann die Treppe runter.

»Hey!«, rief ich ihr hinterher. »Nicht weggehen.«

Daniel stand jetzt unten im Flur, am Fuß der Treppe. Sie hatte den Kopf in den Nacken gelegt, um mich sehen zu können, die Hände links und rechts um die schmalen Geländer geklemmt: als würde sie mich aufhalten, wenn auch ich nach unten käme, mit den Armen zuschnappen wie eine Wildfalle. Aber ich ging nicht runter. Ich blieb oben auf dem Treppenabsatz stehen, legte meine Hände auf das Geländer, genau wie sie. »Ich habe das für die Stiftung getan!«, rief ich runter.

Daniel setzte einen Fuß auf die unterste Stufe, so stand sie sicherer.

»Ich verstehe nicht, was du willst!«, rief sie nach oben.

Wenn auch ich einen Schritt nach vorne machte, eine Stufe nach unten ginge, bestünde das Risiko, vornüberzufallen, mit Knochenbrüchen vor Daniels Füßen zu landen. Stattdessen neigte ich meinen Körper etwas nach hinten, wie der Fahrer eines Streitwagens, die Geländer meine Zügel: »Es ist egal, was ich will, wir machen doch sowieso das, was du willst!«

»Das ist nicht wahr!«

»Warum begleitest du dann Disziplinarverfahren?«

»Darüber wollten wir noch sprechen!«

»Ich spreche jetzt darüber.«

Daniel ließ das Geländer los. Die Arme hingen nun an ihrem langen Körper herab. »Komm nach unten«, sagte sie. Sie schrie nicht mehr. Aber ich war noch nicht fertig.

»Deine Sozialhilfe wurde eingestellt, nur deswegen wolltest du eine Stiftung mit mir gründen.«

»Was redest du denn da?«

»Stimmt doch, oder?«

»Hör auf.«

»Ich darf nur deshalb deine Aufgaben übernehmen, weil du selbst keine Lust mehr darauf hast.«

»Quatsch«, Daniel ging ein paar Stufen nach oben.

»Ich durfte erst Interventionen machen, als du keine Zeit mehr dafür hattest.«

»Du bist gut darin!« – Jetzt war sie fast wieder oben, stand nur noch eine Stufe unter mir.

Wenn ich sie jetzt stoße und sie rückwärts fällt, dann ist sie mit diesem klapprigen Körper auf der Stelle tot.

Ich erschrak so sehr vor diesem Gedanken, dass ich einen Schritt zurück machte, damit Daniel den Treppenabsatz betreten konnte.

Was ich danach sagte, hatte ich eigentlich nicht sagen wollen. Ich hatte mir allerdings immer wieder vorgestellt, wie ich es tat, eine Fantasie, die mich in jenen Tagen beruhigte, gerade weil sie immer katastrophal verlief und mit Heulen, Schreien und Streit endete: Natürlich würde ich Daniel niemals auf diese Art und Weise konfrontieren, beschloss ich immer wieder, und dann machte ich erleichtert da weiter, wo ich gerade aufgehört hatte.

Ich habe studiert! Ich könnte jetzt Anwältin sein oder Richterin, aber stattdessen mache ich die Arbeit, die dich nicht mehr interessiert – den Teil behielt ich für mich.

»Ja«, sagte ich nur, als wir nebeneinander auf dem Absatz standen. »Ich bin gut darin, weil ich alles für dich aufgegeben habe.«

Unser Bürotelefon, das Geräusch kam aus meinem Arbeitszimmer.

Ich sah, dass Daniel etwas sagen wollte, aber es hörte nicht auf zu klingeln, und so drehte ich mich ruckartig um.

»Hallo?«, sagte ich in den Hörer.

Der junge Mann sagte, er habe auch schon eine Mail geschickt. Er schreibe einen Artikel über »die aktuelle Situation« – ein Praktikant, vermutete ich, der dachte, freundlich rüberzukommen, wenn er Euphemismen verwendet, und nicht ahnte, dass gerade das Unerfahrenheit verriet, weil wirklich gute Journalisten keine Angst davor hatten, die Dinge beim Namen zu nennen: Ob Daniel vielleicht zufällig da sei, wollte er wissen.

»Nein«, sagte ich, »sie ist nicht da«, und ich zog den Stecker des Telefons.

Hätte ich in dem Moment aus dem Fenster geschaut, hätte ich sie vielleicht noch aus der Straße hasten sehen, eine Hand auf dem unteren Rücken, ein Basecap auf dem Kopf. Aber ich ging in ihr Arbeitszimmer.

»Daan?«, fragte ich.

9

Als ich Barbara anrief, hatte ich das komplette Haus bereits mehrmals abgesucht. Daniel war nicht im Wohnzimmer, ich hatte im Schlafzimmer nachgesehen und war in den Garten gegangen, hatte die Schuppentür geöffnet und unser Archivkabuff – das Ganze fühlte sich absurd an, ein Kammerspiel ohne Publikum, und als Barbara nicht ans Telefon ging, hatte ich mich aufs Sofa fallen lassen.

Daniel war jetzt seit anderthalb Stunden weg.

Sie hatte ihr Handy mitgenommen, ihr Portemonnaie und, soweit ich sehen konnte, auch ihre Schlüssel, aber während ich das Haus absuchte, hatte ich eine Menge Dinge entdeckt, ohne die sie es normalerweise nicht lange aushielt. Ihre Schmerzmittel und Vitamine lagen noch in der Küchenschublade. Im Schuppen lehnte ihr Fahrrad an meinem, ihre Wasserflasche war noch da, und überall im Haus lagen ihre Kissen herum. Wenn wir ein Wochenende verreisten, dann nahm sie mindestens drei verschiedene Exemplare mit: Ohne ihr Bambuskissen konnte sie nicht schlafen, ohne ihr Stützkissen saß sie unbequem. Kurz dachte ich, sie hätte ihr Stützkissen doch mitgenommen – und das, was ich als spontane Aktion ausgelegt hatte, wäre geplant gewesen (ein ernsthafter Versuch, mich zu verlassen?). Als ich es schließlich unter dem Tisch entdeckte, stürzte ich mich regelrecht darauf, und um sicher zu sein, dass es wirklich das richtige Kissen war, untersuchte ich es auf Flecken und Abnutzungserscheinungen. Es war das richtige, was bedeuten musste, dass sie bald wieder zurück wäre, und bei diesem Gedanken kam die Wut wieder.

Wo blieb sie denn?

Als ich Barbara nachmittags zum zweiten Mal anrief, meldete sich sofort wieder die Mailbox. Vielleicht hatte sie ihr Handy ausgeschaltet, schließlich war sie arbeiten. Ich rief in ihrer Praxis an, und als die Sprechstundenhilfe mir mitteilte, dass Doktor Miechels sich für den Rest des Tages krankgemeldet habe, dämmerte es mir langsam.

Aber wer weiß, vielleicht war es ja ganz anders, versuchte ich mir einzureden. Daniel war möglicherweise spazieren. Oder vielleicht in der Stadt, gleich stünde sie bestimmt in einer neuen Jacke vor mir (in den sechs Jahren, die wir zusammen waren, war sie einmal mit einer neuen Jacke nach Hause gekommen, »Schlussverkauf«, hatte sie gemurmelt, als sie mir die Jacke gezeigt hatte, als müsste sie sich dafür rechtfertigen, etwas getan zu haben, was die meisten Menschen mal taten, jedenfalls die meisten Frauen) – vielleicht, sagte ich mir, war sie einfach bei einem Klienten.

Ich schob Daniels Bürostuhl zur Seite, weg vom Tisch, aus Angst, aus Versehen einen Hebel oder Knopf zu berühren und unabsichtlich die heiligen Einstellungen zu verändern. Daniels Computer war noch an, nur der Bildschirm war auf Standby. Ich bewegte die Maus, um ihn wieder zu aktivieren.

Daniel war damit beschäftigt gewesen, ihre Mails zu lesen. Damals hatten wir beide eine eigene E-Mail-Adresse, und Nachrichten, die über das Kontaktformular auf unserer Website eingereicht wurden, landeten bei Daniel: An diesem Morgen waren das deutlich mehr als sonst gewesen. Abgelenkt von dem vollen Postfach, hatte ich vergessen, dass ich eigentlich einen Blick in Daniels digitalen Kalender hatte werfen wollen; sie hatte locker vierzig, fünfzig neue Nachrichten, und ich musste ein ganzes Stück runterscrollen, bis ich auf die zuletzt geöffnete Mail stieß.

Wenn ich dir begegne, hatte Daniel morgens gelesen, *dann ramme ich dir ein Messer in den Bauch, und dann schneide ich deine Gebärmutter an einem Stück raus. Und danach deine Eierstöcke, und deine Fotze schneide ich auch ab. Sollte ein Mann so bescheuert sein, sich an dir zu vergreifen (was ich mir eigentlich nicht vorstellen kann, so gestört wie du bist), dann kannst du wenigstens keine Kinder mehr kriegen, denn das darf niemals passieren, du wirst nie wieder ein Kind anfassen.*

Ich schloss die Nachricht. Sie stammte von Tineke de Jong.

Draußen wurde es dunkel, ich briet mir zwei Eier, rief Barbara zum dritten Mal an, wieder ohne Erfolg. Ich saß jetzt am Tisch, presste mir das Stützkissen an die Brust: Vermisste Daniel es wohl gerade? Was, wenn sie irgendwo im Dunkeln auf einer harten Parkbank saß und an das Messer in ihrer Gebärmutter dachte, an das Messer in den Eierstöcken? Wenn ich doch nur wüsste, wo sie war. Sie musste nicht sofort nach Hause kommen. Ich konnte verstehen, dass sie sauer war, aber wenn ich wüsste, wo sie war, hätte ich ihr wenigstens das Kissen bringen können: »Hier, Daan«, würde ich sagen, danach würde ich sie in Ruhe lassen, wenn sie das wollte – auch wenn ich mir das insgeheim nicht vorstellen konnte. Denn wenn ich ihr das Kissen brächte, wäre sie zumindest von meiner Geste gerührt. Sie würde mir vergeben, ich würde ihr vergeben, wir würden uns aussprechen; und so verlor ich mich in einer Fantasie, in der wir in einer Umarmung unter den Buchen standen. Mit der Hand an meinem Hinterkopf drückte sie mich an ihre Brust, so, wie wir auch dagestanden hatten, als sich herausgestellt hatte, dass eine Informationssuchende, die ich von Anfang an begleitet hatte, unheilbar krank war; die Frau konnte nicht mehr gerettet werden, aber dank meiner Hilfe könne sie sich wenigstens würdevoll verabschieden, hatte Daniel gesagt, und diese Erinnerung vermischte sich mit meinem Tagtraum über die plötzliche Wiedervereinigung: *Ich verstehe das*, würde Daniel sagen, *ab jetzt werde ich dir besser zuhören* – aber nein, dachte ich und kniff in das Stützkissen. Das war unrealistisch. Daniel saß nicht auf einer Parkbank, Daniel saß auf Barbaras schneeweißem Ecksofa.

Sie war die Straße hochgegangen und hatte den Bus genommen, und als Barbara sie im Wartezimmer entdeckte, hatte sie sich für den Rest des Tages krankgemeldet – so wird es gewesen sein. Und obwohl ich die Dynamik zwischen den beiden damals nicht wirklich verstand, hatte ich mittlerweile begriffen, dass Barbara immer für Daniel da sein und alles tun würde, was sie von ihr verlangte: Der Gedanke, dass Barbara Daniel jetzt eine Fleecedecke reichte, kam mir schlimmer vor als das Bild von der frierenden Daniel auf der Parkbank, und als ich spätabends ins Auto stieg, wusste ich nicht genau, worauf ich hoffte, aber Daniels Stützkissen lag auf dem Beifahrersitz, für alle Fälle.

Ich musste mehrmals klingeln, bevor Nettie die Tür öffnete.

»Ich wollte erst nachsehen, wer es ist«, entschuldigte sie sich. »Bei uns ist schon den ganzen Tag die Hölle los, aber bei euch ja wohl auch, oder habt ihr den Hörer neben die Gabel gelegt?«

Wir gingen ins Wohnzimmer, wo Barbara in ihrer Schlafanzughose auf dem Sofa saß. Auf der marmornen Tischplatte des Couchtischs stand eine Kanne Tee, daneben lag eine angebrochene Tafel Schokolade, achtzig Prozent Kakaoanteil, *Extra Dark*: Schokolade für Leute, die sich keine Schokolade gönnen, hatte Daniel mal gescherzt. Ich stellte mir vor, dass Nettie den Beistelltisch in dem Versuch bestückt hatte, ihre Partnerin zu trösten. Barbara sah etwas perplex aus, als ich ins Zimmer kam, als wäre ich überraschend in die Umkleide ihres Squashvereins gestürmt. »Entschuldigung«, sagte ich. »Entschuldigung, dass ich so spät vorbeikomme, aber ich suche Daniel. Sie ist heute Morgen rausgegangen und nicht nach Hause gekommen.«

»Ach Schätzchen, oje«, hörte ich Nettie sagen, aber ich erschrak so sehr über Barbaras Gesichtsausdruck, dass ich nicht antwortete. Daniel war nicht hier, verriet der Blick.

»Hat sie dir keinen Zettel hingelegt?«, fragte Barbara scharf.

»Einen Zettel?«, fragte ich sie verwirrt. »Was für einen Zettel?«

Vor neunzehn Jahren: ein Post-it am Fenster des WG-Zimmers, das Barbara und Daniel sich damals teilten.

Ich bin wandern, hatte Daniel auf den Klebezettel geschrieben. *Zum Abendessen zurück.*

Als Daniel an jenem Herbstabend 1992 nicht wiederauftauchte, hatte Barbara Welmoed angerufen, um zu fragen, ob die vielleicht wisse, wo sie steckte, sie hatte es sogar bei Annemieke versucht, obwohl sie damals kaum noch Kontakt hatten: Bob und Karin hatten versucht, sie zu beruhigen – »sie sitzt bestimmt in irgendeiner Kneipe, oder sie übernachtet in einer Jugendherberge!« –, diese Versuche hatten sie beleidigt, denn Barbara war nicht bescheuert, sie wusste, dass irgendetwas nicht stimmte, es gab keinen einzigen Grund, die Ruhe zu bewahren, und als sie Daniel wieder zu Gesicht bekam, war sie tatsächlich verdammt übel zugerichtet gewesen; mit einem zertrümmerten unteren Rücken und neun Nähstichen im Hinterkopf hatte sie gefragt, ob Barbara die Lamellen-Jalousie im Krankenhauszimmer schließen könne. Aber die war bereits zu. »Es ist schon komplett dunkel, Schatz!« Es half nichts, Daniel redete unaufhörlich von den Jalousien, und das hatte Barbara viel mehr Angst eingejagt als der Anblick der blauen Flecken und Schürfwunden, aber all das erzählte sie mir erst Jahre später.

»Unter welchen Umständen ist sie gegangen?«, war das Einzige, was sie jetzt wissen wollte.

Ich verstand nicht so ganz, was sie meinte.

»Sie hat den Artikel heute Morgen gelesen«, setzte ich an, und Nettie gestikulierte, ich solle mich in den Ledersessel setzen. »Sie war ziemlich von der Rolle, glaube ich.«

Barbara nickte. »Das waren wir auch«, sagte sie, wahrscheinlich ein klein wenig schroffer als beabsichtigt.

»Das ist ja auch wirklich keine schöne Situation«, schaltete Nettie sich ein, und sie nickte Barbara zu, die den Hochflor-Teppich anstarrte, die Beine anzog und die Arme um die Knie schlang. »Weil Barbara eure Vorstandsvorsitzende ist, steht ihr Name auf eurer Website«, redete Nettie weiter. »Wir haben also ein paar ziemlich unschöne Anrufe bekommen, auch wenn ich mir vorstellen kann, dass es für euch –«

»Hast du nicht gefragt, wo sie hinwollte?«, unterbrach Barbara ihre Partnerin. Sie sah mich durchdringend an: »Du warst doch bei ihr?«

»Ich habe telefoniert, ich …«

»Ich verstehe einfach nicht, was genau passiert ist!«, rief Barbara jetzt. »Ist sie auf einmal gegangen, einfach so?«

Plötzlich begriff ich. Die Einsicht verärgerte mich, auch wenn sie mich nicht überraschte: Barbara machte sich nicht nur Sorgen um

Daniel. Sie warf mir auch vor, dass sie weg war. Und während Nettie immer wieder fragte, ob ich heute Nacht zurechtkäme – wolle ich wirklich nicht bei ihnen übernachten, hätte ich ihre Handynummer; sie würde ihr Handy ausnahmsweise die ganze Nacht anlassen! –, erinnere ich mich bei Barbara vor allem daran, dass sie die ganze Zeit schweigend Stücke von der dunklen Schokolade abbrach, und es erscheint mir bis heute höchst unwahrscheinlich, dass ihr die bittere Delikatesse auch nur ansatzweise Trost spendete, auch wenn ich ihr das alles heute nicht mehr übelnehme.

Barbara ging davon aus, dass Daniel irgendwo bewusstlos neben einem Findling in einem abgelegenen Wald oder inmitten unwegsamer Heide lag. Ein Rinnsal Blut floss aus ihrem Mund, die Nase war gebrochen, das Steißbein diesmal komplett zertrümmert, und das, obwohl sie geglaubt hatte – oder jedenfalls so gerne hatte glauben wollen –, dass Daniel bei mir in guten Händen war.

Nein, Barbara, ich nehme es dir nicht übel. Ich verstehe, warum du an jenem Abend so reagiert hast, und du sollst wissen: Ich verstehe auch, warum du danach (war es noch in derselben Nacht?) diesen einen Entschluss gefasst hast.

Woher solltest du auch wissen, dass dieser Entschluss Jahre später fatale Folgen haben würde?

10

Als Daniel am nächsten Morgen immer noch nicht zu Hause war, rief ich die Polizei an. Man fragte mich, ob es sich um eine minderjährige Person handle oder um jemanden mit geistiger Beeinträchtigung.

»Es ist eine fragile Person«, antwortete ich zu meiner eigenen Überraschung.

»Gibt es ein Suchtproblem?«

»Nein, das nicht.«

»Und sie hat Ihre Wohnung freiwillig verlassen, sagen Sie?«

»Davon gehe ich aus, ja.«

»Und Sie sind ihre Mitbewohnerin?«

»Ich bin ihre Partnerin.«

»Partnerin in welcher Hinsicht?«

»Wir sind zusammen.«

Kurzes Schweigen.

»In dem Fall muss ich Sie fragen: Gab es einen Konflikt oder eine Auseinandersetzung, bevor Ihre Partnerin gegangen ist?«

Wenn Daniel innerhalb von achtundvierzig Stunden nicht auftauchte, durfte ich wieder anrufen, hatte die Polizistin gesagt. Doch das war nicht nötig, denn am selben Morgen schrieb Sjoerd Barbara und mir per Mail, dass er mit Daniel gesprochen hätte. *Ich weiß nicht, wo sie ist,* schrieb er uns. *Aber sie hat gesagt, dass sie wandern gegangen ist.*

11

Ich war fast dreizehn, als meine Mutter einen Wasserschaden in der Küche entdeckte. Die Behebung des Problems würde mindestens ein paar Wochen dauern, sagte die Wohnungsbaugenossenschaft, der Boden müsse entfernt und ein Bautrockner aufgebaut werden – wir würden in der Zwischenzeit in der zweiten Etage eines Wohnhauses ein paar Straßen entfernt untergebracht, in einer »Übergangswohnung«.

Die Übergangswohnung war etwas größer als unsere eigene. Zum ersten (und letzten) Mal hatten Rohan und ich eigene Zimmer, und obwohl es nur ein paar wenige Möbel gab, war ich ganz begeistert, als wir kurz vor den Feiertagen hörten, dass unser Aufenthalt noch um ein paar Wochen verlängert werden müsse, weil der neue Kondensationstrockner nicht zu den erhofften Ergebnissen geführt hatte.

Meine Mutter kaufte einen Weihnachtsbaum. Ein bescheidenes Exemplar, das zu Hause genau zwischen den Fernsehschrank und den Türrahmen gepasst hätte, aber vor der kahlen Wand in unserer Übergangswohnung etwas kümmerlich wirkte und eher an eine Zimmerpflanze erinnerte. Um die Wohnung doch noch etwas gemütlicher zu machen, kaufte meine Mutter eine Dose Sprühschnee, mit der sie die Fenster der Wohnküche bearbeitete. Doch sie war zu hektisch, »du hättest nachdenken müssen, bevor du anfängst«, merkte ich anschließend an (schon damals eine Besserwisserin). Der Druck in der Dose war höher als gedacht, und mein Bruder und ich sahen nervös dabei zu, wie die Dose die Führung übernahm und einen breiten, diagonalen, weißen Streifen über das Fenster spritzte. Schnell machte meine Mutter noch zwei Streifen. Eine Schneeflocke, sagte sie, allerdings werden die Nachbarn das schiefe Dreieck eher als Symbol irgendeiner anarchistischen Bewegung interpretiert haben. Ich werde immer gerne an das verhunzte Fenster zurückdenken, an den Winter in der

Übergangswohnung, der einer der schönsten Winter meines Lebens war, und das lag nicht nur an den verbesserten Wohnumständen. Meine Mutter arbeitete noch in Vollzeit, mein Bruder verließ auch schon damals kaum sein Zimmer, aber weil sein Zimmer nicht länger auch meins war, fühlte es sich plötzlich wie Freiheit an, ganze Tage allein zu verbringen. Ich saß mit dem Rücken an der Heizung auf dem Boden meines eigenen Zimmers und hörte Musik. Oder ich las auf dem Bett – da die gut isolierten Wände Rohans Gitarrengezupfe nicht durchließen, musste ich keine Ohrstöpsel benutzen, diese rosa Wachskugeln, die mir manchmal das Gefühl gaben, in einer Raumkapsel zu leben: Plötzlich konnte ich mich ohne sie auf meine Spionagethriller und Rittercomics konzentrieren. Hin und wieder steckte ich eine Pita mit Schinken in den Toaster, woraufhin die Wohnung angenehm nach verbranntem Fleisch roch, und das eine Mal, als ich durchgefroren nach Hause kam, weil ich ohne Schal zur Videothek gegangen war, gönnte ich mir einfach so mitten am Tag eine heiße Dusche. Das hatte ich noch nie gemacht. Uns war beigebracht worden, abends zu duschen und dann am besten nicht zu lange, aber in der Übergangswohnung fühlte ich mich so frei, dass ich von unseren Gewohnheiten abweichen konnte, vielleicht lag es sogar am Namen: Übergangswohnung, ein vorläufiger Ort, an dem wir das Beste aus der Situation machen mussten – ganz egal, wie das Beste genau aussah, solange ich nicht mit dem Ketchup kleckerte. Jahre später, als meine Mutter vor allem im Bett lag und Rohan nicht mehr bei uns wohnte, sollte ich die Wohnung auch oft für mich haben. Aber das war etwas anderes, weil meine Mutter vielleicht nichts essen würde, wenn ich kochte, und ich fühlte mich nie wieder so wie in der Übergangswohnung – nie wieder, bis zu dem Winter, in dem Daniel aus unserem Haus gestürmt war.

Ich nahm unsere Website aus dem Netz, löschte unsere Social-Media-Profile, schloss das Bürotelefon nicht mehr an. Den Terminen mit Informationssuchenden kam ich noch nach, aber ich nahm keine neuen auf, weshalb mein Kalender immer leerer wurde. Ich hatte mittlerweile das ganze Haus geputzt, Daniels Kissen, Notizblöcke und Ordner in ihr Arbeitszimmer geräumt, ich hatte einen Weihnachtsbaum gekauft und ihn woanders aufgestellt als sonst: Daniel hatte immer die Meinung vertreten, dass das Ding hinter dem Fernseher unordentlich aussah, aber in der einzig anderen freien Ecke fehlte die Steckdose, und ich war froh, dass ich mich damit nicht mehr abmühen musste – ich schlief immer länger, kaufte Duftkerzen, aß Pitas mit Schinken, masturbierte regelmäßig. Anfangs legte ich mich dafür extra aufs Bett, zog die Gardinen zu, damit die Nachbarin mich nicht sehen konnte. Später machte ich es auch auf dem Sofa, um herauszufinden, ob ich in vertikaler Position kommen konnte. Ich schaute mir die Doppelfolge einer Realityshow an, für die Daniel sich nicht interessierte, ich fing an, einen Gedichtband zu lesen, las ihn aber nicht zu Ende, und mir wurde klar, dass Zeitmangel all die Jahre vielleicht doch eher eine Entschuldigung und nicht die Ursache gewesen war, wenn es um meine mangelhafte Konzentrationsfähigkeit ging – oder lag es vielleicht an der Situation mit Daniel, dass die Strophen mit ihren zweifellos tiefsinnigen Bedeutungen sich mir nicht offenbarten?

Drei Tage nach ihrem Verschwinden hatte sie mir eine Mail geschrieben. Sie habe nicht viel Zeit, schrieb sie, sie sitze am einzigen Computer der Jugendherberge, aber sie sei in Deutschland, zum Wandern; von Sjoerd habe sie gehört, dass ich mir Sorgen mache, aber das sei wirklich nicht nötig!

Ich hatte Sjoerd gar nicht gesagt, dass ich mir Sorgen machte. Ich hatte ihm gesagt, dass ich sauer sei. Aber ich war ihm dankbar dafür, dass er meine Aussage angepasst hatte, denn meine Wut hatte inzwischen nachgelassen, und zwar nicht weil ich Daniel diese egoistische Aktion vergab, sondern weil Barbara noch viel wütender war. Wenn es stimmte, was Sjoerd sagte, hatte sie gerufen, dass Daniel sich wie ein verantwortungsloses Kind benahm – Eifersucht, weil sie als Einzige nichts von ihr gehört hatte, vermutete ich mit bösartiger Freude; und da ich jetzt wusste, wie fassungslos sie war, schöpfte ich plötzlich Genugtuung aus der Tatsache, dass ich die ganze Zeit relativ ruhig geblieben war. Ich, ihre Partnerin, war die Einzige, die sie wirklich kannte, das wurde mal wieder deutlich, denn ich wusste einfach, dass sie zurückkommen würde – auch wenn es sein könnte, dass ich nur beschloss, das zu glauben, gerade weil Barbara nicht wirklich überzeugt davon zu sein schien. Mein Vertrauen in Daniel als Beweis einer einzigartigen Rolle, die ich in ihrem Leben einnahm, eine Rolle, die mich vor Anschuldigungen Außenstehender wie Barbara schützte.

Aber was würde ich eigentlich machen, wenn Daniel bald wieder nach Hause kam?

Würde sie klingeln, oder einfach reinkommen? Was würde sie sagen, was würde ich antworten? »Ohne dich ist es jeden Morgen so, als würde ich ins offene Meer hinausschwimmen, während ich die Jahre davor Bahnen in einem soliden, aber engen Schwimmbad gezogen habe!« – Nein, zu pathetisch, aber immer häufiger gestattete ich mir, über ein Leben ohne Daniel nachzudenken. Wo würde ich dann wohnen? Würde ich weiter für die Stiftung arbeiten? Würde ich neue Freunde finden und Sex mit unterschiedlichen Leuten haben, ohne dabei etwas zu fühlen (etwas, das damals in den Serien und Zeitschriften empfohlen wurde, für die ich endlich Zeit hatte)?

Andersherum konnte ich mir kaum vorstellen, dass Daniel mich verlassen würde. Ja, ich hatte mich in den letzten Monaten ziemlich vernachlässigt gefühlt, aber dass Daniel vergessen hatte, sich um meine Bedürfnisse zu kümmern, hieß nicht, dass sie ohne mich zurechtkam. Solange es die Stiftung gab, würde sie genauso abhängig von mir sein wie ich von ihr, und wenn Daniel zurückkam, lag die Entscheidung vermutlich bei mir, ob wir zusammenbleiben würden.

Obwohl ich glaube, dass die Möglichkeit, Daniel zu verlassen, eher der Fantasie von einer etwas zu teuren Fernreise gleichkam, konnte ich mir genauso wenig vorstellen, wie eine gemeinsame Zukunft aussehen sollte. Unsere Stiftung hatte uns zusammengeführt, und unsere Stiftung würde uns weiter aneinanderbinden, aber der Name Lucille war beschmutzt worden, und daran waren Daniel und ich gleichermaßen schuld. Vielleicht könnten wir unter einem anderen Namen einen Neuanfang wagen, dachte ich. Vielleicht könnten wir uns ein Jahr Pause gönnen, vielleicht könnten wir uns mit unseren wichtigsten Förderern an einen Tisch setzen, unsere Informationssuchenden anrufen und ihnen alles erklären.

Dass wir das Größte, was wir je zusammen hervorgebracht haben, vielleicht für immer beenden mussten, daran wollte ich gar nicht erst denken. Ich glaubte auch nicht, dass es nötig wäre, bis kurz vor Weihnachten eine fremde Frau an der Tür klingelte.

12

Was kann ich über Rosa de Wit sagen?

Daniel lernte sie 2002 kennen, Rosas Name steht ordentlich in ihrem Notizbuch von damals. Die junge Frau kämpfte mit Ausfallerscheinungen, als sie Daniel kennenlernte, ging sie auf Krücken. Außerdem notierte Daniel als Symptome »Erschöpfung« und »merkwürdige Empfindungen in Oberschenkeln«, zwei Aspekte, die theoretisch auf ein gynäkologisches Problem wie Endometriose hinweisen könnten, aber auch auf eine Menge anderer Ursachen, und in Daniels Notizen ist keine Diagnose zu finden.

Neun Jahre nach ihrem ersten Treffen mit Daniel, am 23. Dezember 2011, ein paar Tage bevor ich mit Rohan und seiner Freundin nach Gran Canaria fliegen sollte, um mein Katastrophenjahr auszuläuten, klingelte Rosa in der Molenstraat.

»Ich möchte offiziell etwas melden«, sagte sie, bevor ich sie hineinbat.

»Ist das hier euer Büro?« Rosa inspizierte unser Wohnzimmer. Sie starrte den Fernseher an, als würde sie sich fragen, was man damit anfangen solle, aber der Weihnachtsbaum schien ihr zu gefallen.

»Büro und Zuhause«, sagte ich und nickte zum Esstisch. »Ich hole eben was zum Schreiben.«

Ich wollte Rosas »Meldung« ja gerne notieren, aber was sollte ich anschließend damit anstellen? Was sie sagen würde, wusste ich nicht, aber ich fand, dass wir gerade schon genug Ärger am Hals hatten (oder vielleicht sollte ich besser sagen: dass ich genug Ärger am Hals hatte – »du weißt ja, wie das bei den Medien läuft«, sogar den Spruch konnte ich nicht mehr abspulen), also durfte ich jetzt nicht aus der Rolle fallen, beschloss ich. Es musste den Eindruck machen, als würde ich irgendeiner Art Protokoll folgen, und ich bot Rosa ganz bewusst weder Kaffee noch Tee an, weil das zu intim wirken würde, und intim stand im Widerspruch zum Protokoll, also schenkte ich Rosa ein Glas Leitungswasser ein, obwohl sie nicht darum gebeten hatte. »Oh«, sagte sie, »danke schön.«

Ich notierte ihren Namen und ihr Alter, so wie Daniel das vor einem Jahrzehnt gemacht hatte. Rosa war siebenunddreißig, schlank, ja fast mager, und ich erinnere mich daran, dass sie einen munter anmutenden Lockenkopf hatte, der, genau wie ihre entschlossenen Antworten auf meine formellen, aber ungelenk gestellten Fragen, in starkem Kontrast zu ihrer ansonsten zerbrechlichen Gestalt stand: Wacker ist das Wort, das sich mir aufdrängt, wenn ich an Rosa de Wit denke.

»2002 ist lange her, damals gab es unsere Stiftung noch gar nicht«, sagte ich, bevor sie weiterredete.

»Das weiß ich«, antwortete Rosa. »Daniel hat damals allein gearbeitet. Ich hatte schon befürchtet, dass das ein Problem sein könnte« – ein Problem wofür, dachte ich etwas pikiert, denn was wollte diese Frau eigentlich hier?

Ich hielt mich zurück.

»Ich werde Ihre Beschwerde aufnehmen«, sagte ich.

Wenn ich Rosa jetzt einfach erzählen ließ, würde sie danach vielleicht für immer schweigen.

Irgendwann im Sommer 2002 ging Daniel mit zu Rosas Hausarzt. Obwohl Herr Limbach ziemlich skeptisch war – er hatte eine Patientin, bei der Endometriose diagnostiziert worden war, und die hatte mit ganz anderen Symptomen zu kämpfen –, überwies er Rosa auf Daniels Drängen hin zu einer Gynäkologin in der Gegend. Aber die Spezialistin fand tatsächlich nichts. »Ich verstehe Ihre Sorgen«, sagte sie. »Aber es sieht alles gut aus.«

»Dann gibt es wahrscheinlich ein anderes Problem«, schaltete Daniel sich ein. »Würden Sie Rosa an einen Kollegen von der Neurologie überweisen?«

Die Gynäkologin war schon dabei, ihre Gummihandschuhe abzustreifen. »Um ehrlich zu sein, glaube ich nicht, dass das nötig ist«, sagte sie, während sie ihre Finger aus dem engen Latex befreite und sie kurz hin- und herbewegte, als hätte sie einen Krampf im Zeigefinger.

»Wieso nicht?«

Die Gynäkologin blickte von Daniel zu Rosa, vielleicht wollte sie herausfinden, wie viel diese Frauen eigentlich übereinander wussten. »Angesichts des Hintergrunds von Frau de Wit befürchte ich, dass weitere Untersuchungen zu keinem Ergebnis führen werden.«

»Was für ein Hintergrund?«, fragte Daniel. »Sie geht auf Krücken, ohne dass wir wissen, weshalb, das ist doch nicht normal?«

»Ich rate Ihnen dazu, das mit Ihrem Hausarzt zu besprechen« – und jetzt sah die Gynäkologin nur noch Rosa an, diesmal etwas tadelnd. Aber Rosa fixierte den Boden, betrachtete die Gumminoppen an ihren Krücken, die ordentlich unter der Garderobe standen, diese Ärztin durfte nicht sehen, wie wütend sie war. Sie ermahnte sich, ruhig zu bleiben, langsam zu nicken, nur um zu beweisen, dass doch etwas anderes mit ihr nicht stimmte als das, was ihre Patientenakte ausgeplaudert hatte.

»Du musst wirklich zu einem Neurologen«, sagte Daniel, als sie wieder draußen standen. »Dafür werde ich sorgen« – sie ging davon aus, dass sie in zwei oder drei Wochen einen Termin bei Barbara bekommen könnten.

Aber Rosa sollte Barbara nie treffen. Denn ein paar Tage nach dem Termin bei der Gynäkologin wurde sie mit einer steifen Schulter wach. Zu lange am Computer gesessen, dachte sie, aber als sie sich Kaffee machen wollte, merkte sie, dass sie den linken Arm nicht mehr heben konnte. Sie ging wieder zum Hausarzt, diesmal ohne Daniel, denn das hier eilte.

Herr Limbach fragte, ob sie in der letzten Zeit viel Stress gehabt habe und ob sie ihre Medikamente noch nähme. »Vielleicht müssen wir uns noch mal deine Dosis ansehen«, sagte er, und er meinte es wirklich gut, klang sogar mitfühlend, wenn man genau hinhörte, also atmete Rosa tief ein, jedenfalls versuchte sie es – nicht wütend werden, sagte sie sich selbst. Ruhig bleiben. Aber es war, als würde die Luft nicht bis in die Lungen kommen, sich in ihrem Brustkorb zusammenballen und als Helium ihre Stimme verändern. »Aber mein Arm ist gelähmt«, piepste Rosa. »Was hat das mit der Dosis zu tun?«

Daraufhin setzte Herr Limbach seine Lesebrille auf. Er klickte sich durch ein paar Dokumente auf seinem Computer: »Ich sehe, dass die Gynäkologin eine Überweisung nicht für nötig hält.«

Rosas Hausarzt überwies sie trotzdem. Allerdings nicht zum Neurologen, sondern zur Psychotherapeutin, die sie bis vor einem Jahr wöchentlich aufgesucht hatte.

Nicht wütend werden. Ruhig bleiben. Rosa ging wieder zu ihrer Therapeutin, einer freundlichen älteren Dame, deren Praxis sich in ihrem Haus befand, zu dem ein Garten mit Hühnern gehörte, die die Stille im Sprechzimmer immer wieder mit ihrem Gegacker durchbrachen. Die Frau sah sich ihren Arm an. »Ich kann nicht sagen, was es ist«, sagte sie. »Aber das letzte Mal, als wir uns gesehen haben, haben Sie mir erzählt, dass Sie umziehen. Das ist eine große Sache, hat Sie das vielleicht gestresst?«

»Meine Psychotherapeutin weiß auch nicht, was mit meinem Arm los ist«, sagte Rosa, als sie wieder beim Hausarzt saß, und Herr Limbach klappte die Bügel seiner Lesebrille auseinander, quälend langsam, aber Rosa würde ruhig bleiben, ruhig atmen.

»Hier steht etwas anderes«, sagte er. »Viel Stress beim Umzug und bei der Jobsuche. Mögliche Konversionsstörung.«

Nicht wütend werden. Nicht wütend werden, ruhig bleiben – »Möglich, ja!«, rief Rosa. »Aber es kann genauso gut keine sein, richtig? – Und in dem Moment wollte sie sich die Hände auf den Mund pressen, bis sie rote Fingerabdrücke auf dem Gesicht hatte, um ihre Worte zu ersticken, vielleicht für immer, ja, dachte sie, lass mich für immer schweigen, denn jetzt ist es vorbei.

Kurz darauf wurde Daniel angerufen. Es war Rosa, sie wirkte panisch.

»Du musst meinen Hausarzt anrufen«, sagte sie. »Du musst ihm sagen, dass ich zum Neurologen muss, mir glaubt er nicht!« – Rosa klang, als wäre sie in Eile, als riefe sie mit einer Telefonkarte von einer Telefonzelle aus an, auf der nur noch ein paar Cent waren.

»Wo bist du?«, fragte Daniel.

»Ich bin zu Hause«, sagte Rosa. »Du musst ihn anrufen und ihn überzeugen, ich war gestern bei ihm, er denkt, dass ich nicht ganz richtig im Kopf bin, und will mich zurück zu meiner Psychotherapeutin schicken.«

Daniel schwieg kurz. »Psychotherapeutin?«, fragte sie.

Rosa seufzte. »Eigentlich tut das nichts zur Sache. Vor drei Jahren ging es mir nicht so gut. Aber das liegt hinter mir, in letzter Zeit geht es mir viel besser. Und das mit meinen Beinen und jetzt auch mit meinem Arm, das hat damit nichts zu tun. Das glaube ich jedenfalls, manchmal bin ich mir selbst auch nicht mehr sicher. Aber du musst den Limbach auf jeden Fall anrufen und um eine Überweisung bitten, ich muss nicht zur Psychotherapeutin, ich muss zum Neurologen, das hast du selbst gesagt!«

Wieder blieb es am anderen Ende der Leitung ein paar Sekunden still. »Ich bin keine Ärztin«, sagte Daniel, bevor sie auflegte. »Ich kann das eigentlich gar nicht richtig beurteilen.«

Als Rosa ihren Hausarzt in den folgenden Wochen fragte, ob Daniel de Koster noch mal angerufen habe, konnte er seine Verärgerung kaum verbergen. Rosas Dosis wurde erhöht, und es dauerte noch elf Monate, bis sie endlich von einem Neurologen untersucht wurde. Zu dem Zeitpunkt hatte sie eine dritte Hirnblutung gehabt, und sie fragte sich, ob das vielleicht etwas mit ihrem Medikament zu tun hatte – solche Zusammenhänge ließen sich nie ganz ausschließen, sagten die behandelnden Ärzte immer wieder. Aber solche Zusammenhänge ließen sich leider genauso schlecht beweisen.

Die Rehabilitation kostete Rosa neun Monate, aber ganz gesund wurde sie nicht mehr, und es würde ihr immer schwerfallen, die Symptome ihrer unterschiedlichen Krankheiten auseinanderzuhalten. Sie versuchte, Daniel zu vergessen, sie wollte sich nicht aufregen. Nicht wütend werden, ruhig bleiben. Bis sie ihren Namen nach all den Jahren in der Zeitung las.

»Sie sollte mir helfen«, sagte sie zu mir. »Aber sie hat mich betrogen, genau, wie sie auch all die anderen Menschen betrogen hat.«

Welche anderen Menschen, dachte ich, aber ich sagte: »Ist notiert.«

»Ist notiert? Und jetzt?«

Rosa klang erstaunlicherweise gar nicht besonders wütend. Eher beherrscht. Ruhig, gefasst – »Ich glaube dir«, sagte ich schnell. »Und ich finde es wirklich schlimm, dass es so gelaufen ist, dass du all das mitmachen musstest. De Koster hat damals eigenmächtig gehandelt, aber ich möchte mich trotzdem im Namen unserer Stiftung bei dir entschuldigen.«

Vielleicht lief es etwas anders, aber in meiner Erinnerung veränderte sich etwas an Rosas Haltung, als ich die Worte ausgesprochen hatte. Sie sackte zusammen, aber nicht auf eine beunruhigende Art und Weise, ganz im Gegenteil: Sie ließ sich auf unserem Küchenstuhl mit der ungelenken Anmut einer Giraffe nach hinten fallen, die die Beine beugt, um sich auf die Nacht vorzubereiten.

»Danke«, sagte Rosa, und ich nickte. Und obwohl wir beide gespürt haben werden, dass wir die andere nie wieder sprechen oder sehen würden, glaube ich, dass wir einander in dem Moment ein Gefühl der Erleichterung gaben, vielleicht sogar mit einem Hauch von Absolution – auch wenn das Gefühl in meinem Fall nur kurz anhielt.

Nachdem Rosa gegangen war, setzte ich mich fast sofort an Daniels Schreibtisch. Diesmal nahm ich einfach auf ihrem Stuhl Platz, und ich tat, was ich in den letzten Wochen schon mehrmals erwogen hatte: Ich öffnete ihren alten Mail-Ordner.

Wir hatten unsere Mail-Adressen vor sieben Jahren erstellt und ich fand sogar Nachrichten aus unserem Gründungsjahr. Daniel löschte anscheinend nur selten etwas, und während ich mich durch ihre Korrespondenz wühlte, fragte ich mich, ob sie überhaupt wusste, wie man eine E-Mail löschte, denn wieso hatte sie um Gottes willen bloß all diese indirekten Beweise auf unserem Server gelassen?

Dutzende, vielleicht sogar Hunderte einander ähnelnder Nachrichten, die meisten hatten »Anfrage« als Betreff, was die Standardeinstellung unseres Kontaktformulars war. Daniel hatte sie gelesen, sah ich, aber ansonsten nichts damit gemacht: Das hier mussten die E-Mails sein, die sie seit Jahren als »nicht ernst zu nehmen« eingestuft hatte.

Ein Teil dieser Anfragen war wirklich unsinnig (*Verkaufen Sie auch Nahrungsergänzungsmittel?*); aber ein anderer Teil, der größte Teil, stammte, sofern ich das beurteilen konnte, sehr wohl von ernst zu nehmenden Menschen, die auf der Suche nach seriösen Informationen waren.

Wie alt sind Sie, welches Geschlecht haben Sie, haben Sie bereits eine Diagnose für Ihre aktuellen Beschwerden erhalten – auf Daniels Bitte hin hatte ich irgendwann eine Fragenliste zum Kontaktformular hinzugefügt. Während ich die unbeantworteten E-Mails las, dachte ich an die letzten Jahre, an all die Menschen, all die Frauen, denen wir beigestanden hatten, ich versuchte, mich an ihre Gesichter zu erinnern, Pickel, Leberflecken und Krähenfüße, etwas öfter jung als alt, die Augen etwas öfter dunkel statt blau, ein nervöser Blick vor dem Betreten des Behandlungsraums, Erleichterung, wenn sie wieder rauskamen – wie hatte ich die ganze Zeit lang nicht bemerken können, dass eine bestimmte Gruppe von Menschen fehlte?

Frage vier auf dem Kontaktformular: *Haben Sie weitere Erkrankungen?*

In sieben Jahren hatten wir Hunderten Menschen geholfen, Informationssuchenden mit verschiedenen Beschwerden und vorläufigen Diagnosen. Und trotzdem hatten wir selten oder nie Frauen beigestanden, die bei einem Psychiater in Behandlung waren. Nie kämpften unsere Informationssuchenden mit Depressionen, Borderline oder Schizophrenie. Nie wurden sie vorher mit einer Ess-, Angst-, Panik- oder Persönlichkeitsstörung diagnostiziert.

»Wir können nicht allen helfen« – was das betraf, hatte Daniel nie gelogen. Und von den Menschen, denen wir halfen, erhielten sechs von zehn eine Diagnose. Wenn Daniel nicht heimlich ausgesiebt hätte, wäre die Zahl vermutlich deutlich niedriger ausgefallen.

Und dann hätten wir vielleicht weniger Fördergelder bekommen, redete ich mir ein, während ich anfing, die unbeantworteten Mails zu löschen.

Dann hätten wir eine Menge Arbeit in Frauen investiert, denen wir nicht hätten helfen können: Ich markierte teilweise dreißig Mails auf einmal.

Dann hätten wir anderen nicht beistehen können, anderen, für die wir wirklich etwas ausrichten konnten: *Möchten Sie 51 Nachrichten unwiderruflich löschen?*

Dann hätten wir nach Informationen gesucht, die es nicht gab, dann hätten Ärzte uns nicht ernst genommen, dann hätten wir unsere Glaubwürdigkeit schnell eingebüßt; dann wären wir nie wirklich erfolgreich geworden: *571 Nachrichten wurden in den Papierkorb verschoben.*

Ich stellte sie mir als die Überlebenden eines Flugzeugabsturzes nach einer ungünstigen Landung auf dem offenen Meer vor. Schau nur, da trieben sie, mit den Füßen strampelnd, die Arme nach Öltankern und Kreuzfahrtschiffen ausgestreckt, niemand konnte ihre Rufe hören, niemand sah sie Wasser schlucken; sie hatten sich an Wrackteile geklammert und es geschafft, Daniels Aufmerksamkeit auf sich zu ziehen, aber die war an ihnen vorbeigefahren, und jetzt war ich es, die ihre Schreie hörte. Aber es waren Schreie aus der Vergangenheit, weshalb es einfach war, sie zu ersticken. Denn wer behauptete denn, dass diese spukenden Gestalten es überhaupt überlebt hatten, dass ihre Körper nicht schon längst auf den Meeresboden gesunken waren?

Das hier war das Ende der Stiftung Lucille, beschloss ich.

Und wenn die Hunderte von Frauen jemals »etwas melden« wollten, wie Rosa es getan hatte – bei mir, bei der Zeitung oder bei irgendeiner Disziplinarbehörde –, und ausplauderten, dass wir unsere Beteuerungen aus den Förderanträgen gebrochen hatten (»Wir kümmern uns um Sie, ohne Ausnahme!«), dann würde ich behaupten, ich hätte noch nie von ihnen gehört.

»Ich weiß nicht, worum es hier geht«, würde Daniel sagen. Und ich würde an ihrer Seite stehen, meinen Arm um ihre Taille legen: »Wir wussten nichts von diesen Frauen.«

Und wer würde diesen Frauen jemals Glauben schenken?

13

Daniel de Kenau irrt durch den Wald. Die großen Bäume im Schwarzwald wirken im Morgenlicht verkohlt. Es hat heute Nacht geschneit, das hilft beim Spurensuchen. Daniel folgt schon seit Tagen nicht mehr dem Weg, kniet sich hin, um sich die Abdrücke aus der Nähe ansehen zu können. Kleine Hufe, aber auch größere, Mutter und Kitz, die Spuren sehen noch frisch aus, die Beute kann nicht weit sein; Daniel ist müde, die Finger sind vor Kälte ganz steif, trotzdem beschließt sie, den Hufspuren zu folgen.

Tief im Wald steigt sie über Baumstümpfe, erklimmt Hügel, gefährliche Hügel, aber sie stellt die Füße entschlossen auf den Boden, geht ein bisschen in die Knie, bevor sie einen weiteren Schritt macht, so steht sie stabiler, kann nicht nach hinten fallen und auf einem Stein landen, und die Spuren führen sie weiter, über eine Lichtung, zu einem gefrorenen Fluss. Vorsichtig schiebt sie sich über das Eis, die Tiere können nicht weit sein, aber dann, dann erhebt dieser verfluchte Sturm sich wieder.

Der Wind rüttelt an den kahlen Ästen, genau wie gestern und vorgestern, und auch heute pfeift er Daniel hinterher (die achtet nicht darauf), aber diesmal wirbelt der Wind den frischen Schnee auf, und die Hufabdrücke sind immer schlechter zu sehen. Daniel geht schneller, als könnte sie so verhindern, dass die Spuren verschwinden. Und dort, da sind sie noch, im Zickzack ziehen sie sich den Hügel hinauf, aber der Wind holt sie schon wieder ein, zieht an ihrer Kleidung, an den Schnüren ihrer viel zu dünnen Jacke, und dann fängt der Wind wieder zu heulen an: *Ich bin wandern,* kreischt er spöttisch. *Zum Abendessen zurück!*

Daniel könnte sich die Hände auf die Ohren pressen, aber befürchtet, dann zu stolpern. *Gestörte Tussi,* ertönt es dann, *irres Weib, Psychopathin, völlig geisteskrank* – die Spur zweigt ab, und Daniel kniet sich wieder hin, ihre Knie versinken im Schnee, als sie sich vorsichtig vorbeugt, um die Abdrücke sehen zu können, aber vielleicht auch, um den Wind über sich hinwegfegen zu lassen wie ein niedrig fliegendes Segelflugzeug, aber so einfach lässt der sich nicht verjagen.

Jetzt zerrt der Wind an ihren Haaren, zwingt ihre dunklen Locken zum Tanzen, als machte er sich über sie lustig, und die Strähnen wehen ihr ins Gesicht, in den Mund und vor die Augen, sodass sie die Spur nicht mehr sehen kann: *Die muss man in der Irrenanstalt wegsperren, die Alte ist völlig durchgeknallt, wahnsinnig!*, dann sackt Daniel zu Boden.

Da liegt sie, auf dem Bauch im Schnee. Sie versucht, sich vorzustellen, dass der Schnee genauso weich ist, wie er aussieht. Eine Daunendecke, genauso warm: Weil sie jetzt flach auf dem Boden liegt, kann der Wind ihr nichts mehr anhaben, und sie legt die Hände unters Kinn, schließt die Augen und lächelt.

Denkt sie ab und zu an mich?

Daniel de Kenau öffnet die Augen erst, als etwas an ihrer Wange kitzelt. Ein Tier, ein Wildschwein, leckt ihr Gesicht. Nicht bewegen, das Tier darf sich nicht erschrecken, nicht zu schnell aufstehen, das hier könnte ihre einzige Chance sein: Sie lässt den Frischling an ihren Händen riechen. An den steifen, geschwollenen Fingern, weiß durchzogen vom Frost – das Tier leckt jetzt auch an ihnen.

Daniel rappelt sich langsam auf. Das kleine Wildschwein scheint keine Angst zu haben, macht nur ein paar Trippelschritte nach hinten, als sie sich daneben setzt: Sie könnte das Tier einfach hochheben, es sich auf den Schoß setzen, um seine flauschige Brust zu kitzeln, den Kopf zu streicheln wie bei einem Welpen oder einer Katze. Stattdessen zerrt sie ihr Messer vom Gürtel und schneidet ihm in einer entschlossenen Bewegung die Halsschlagader durch.

Das Tier wimmert, aber der Wind heult lauter: *Ich schneide ihr die Fotze ab, und die Eierstöcke raus, und die Gebärmutter* – die Beute lässt sich einfach häuten, und abends schnitzt Daniel aus einem Stock einen Spieß.

Am nächsten Morgen hat der Wind sich gelegt. Aber Daniel ist misstrauisch, legt sich die schwere Wildschweinhaut um die Schultern, über die Haare, damit der Wind nicht länger an ihr zerren kann. Vier, vielleicht fünf Tage Fußmarsch, ihre alten Spuren sind verschwunden, von frischen Schneeflocken verschluckt, aber der Rückweg lässt sich einfacher finden als der Hinweg, weil sie genau weiß, wo sie hinmuss.

Am Abend des 5. Januar 2012 hörte ich das Schloss unserer Haustür.

Ich stellte den Fernseher aus, blieb aber auf dem Sofa liegen, lauschte, wie Daniel durch den Flur polterte und sich auf den Hocker setzte, damit sie die dreckigen Schuhe ausziehen konnte, ohne hinzufallen.

DANIEL
DE KOSTER

1

Vor zwei Jahren war ich in Hamburg, und damals passierte mir regelmäßig so was: Ich betrat das Hotelzimmer, stellte meinen Koffer in eine Ecke, ließ mich aufs Bett fallen und dachte: Diese Matratze ist viel zu hart für sie. Zu Hause passierte das auch regelmäßig. Daniel war zu dem Zeitpunkt gute zwei Monate tot, aber mein Körper schien zu glauben, dass sie noch da war, wenn ich den Wasserkocher anschaltete, stellte ich zwei Teegläser auf die Anrichte. Und wenn Olivia sich einem anderen Hund im Park gegenüber endlich mal normal verhielt, dachte ich: Das muss ich gleich Daniel erzählen. Wenn ich hörte, dass jemand an unserem Haus vorbeiging, wartete ich darauf, dass ihr Schlüssel im Schloss klapperte, das war kein Wunschdenken, keine beruhigende Fantasie, um die Realität »etwas erträglicher zu machen« (keine dieser Bewältigungsstrategien, über die Daniel in den letzten Jahren so oft mit ihren Klienten gesprochen hatte), es waren einfach nur dumme Fehler. Zuckungen meines Bewusstseins, die zum Glück nicht allzu lange anhielten. Ich betrat den Frühstücksraum des Hamburger Hotels und setzte mich in der Mitte an einen Tisch, weit weg vom Fenster, damit Daniel nicht unter dem grellen Morgenlicht leiden müsste. Ich hatte mein Handy noch nicht auf das Platzdeckchen gelegt, da wurde mir klar: Du machst es schon wieder. Du irrst dich wieder, Jodie. Die Verärgerung über meine eigene Dummheit war größer als die Trauer über meinen Verlust: Stell dich nicht so dumm an, Jodie, Daniel ist tot.

Aber warum?

Ich versuchte, die Frage zu verdrängen, indem ich meine Aufmerksamkeit auf das Buffet lenkte: Lachs oder geräucherte Makrele, auf Vollkornbrot oder doch lieber ein Brioche – das waren die einzigen Fragen, die heute Morgen wichtig waren.

Dieser Urlaub war Jackys Idee gewesen. Etwas Ablenkung nach der

Beerdigung, etwas Entspannung nach dem ganzen Stress, wir würden zu zweit reisen. Jacky hatte in Hamburg studiert und würde mir die Stadt zeigen. »Du musst nichts machen«, hatte sie gesagt, als ich nicht sofort überzeugt war, »ich organisiere alles«, und sie hatte ein Hotel reserviert, eine Bootsrundfahrt gebucht und sogar eine Wanderung für den Sonntag rausgesucht, obwohl sie viel lieber in Cafés saß.

Drei Tage vor der Reise rief ich sie an, um ihr zu sagen, sie solle jemand anderes mit nach Hamburg nehmen. Wenn ich Daniel hätte fragen können, hätte sie bestimmt gesagt, dass ich mitfahren soll, aber ich bezweifelte, ob sie es auch wirklich so gemeint hätte, und obwohl ich nicht an das Jenseits glaube, wurde ich den Gedanken nicht los, dass Daniel verletzt wäre, wenn ich bald mit Jacky im Hotelbett lag, und ich sah vor mir, wie sie eine Augenbraue hochziehen würde, wenn Jacky mein Handgelenk mit ein paar Handschellen vom feministischen Online-Sexshop am Nachtschränkchen befestigen würde: Wenn es das war, was ich gewollt hatte, hätte ich sie doch einfach fragen können?

»Nein«, sagte Jacky entschieden. »Ich fahre nicht mit jemand anderem, du musst jemand anderes mitnehmen. Du brauchst diesen Urlaub am meisten. Es war dumm von mir, zu denken, es wäre eine gute Idee, zu zweit zu fahren, und das tut mir leid.«

Als Jacky weiter darauf beharrte, ließ ich mich dazu überreden, allein zu reisen. Weil ich ihre unerwartete Geste nicht zu brüsk abweisen wollte, aber auch weil ich sie dann eine Weile nicht sehen musste. Sosehr ich ihre Bemühungen schätzte, ich befürchtete damals, dass ich unsere Beziehung würde beenden müssen. Denn jedes Mal wenn wir in den letzten Wochen zusammen gewesen waren, hatte ich nur an diese eine Nacht denken können.

Was war passiert, fragte ich mich über einem Teller Käsespätzle. Ich saß in einem netten Lokal unweit des Hafens, Jacky hatte es mir empfohlen. Warum war Daniel jetzt nicht bei mir? Vielleicht, dachte ich, hätte ich doch jemanden mitnehmen sollen.

Vor der Abreise hatte ich an Rohan gedacht. Aber ich wusste, wie viel Stress er mit der Eröffnung seines zweiten Nachtclubs hatte, und befürchtete, dass er sich nicht trauen würde, Nein zu sagen, auch wenn es ihm gar nicht passte. Wer würde sich überhaupt trauen, meinen Vorschlag abzulehnen? Meine Kollegen von Uvema, von denen mittlerweile bestimmt zwei oder drei als Freunde durchgingen, wären bestimmt mitgekommen, aber woher sollte ich wissen, ob sie ihre Wochenendpläne nicht widerwillig für mich abgesagt hätten? Bis zum Bahnsteig spielte ich mit dem Gedanken, Sjoerd anzurufen, denn der liebte doch Städtetrips. In den Wochen davor hatte er mir regelmäßig Aufläufe vorbeigebracht, hatte extra den Weg von seinem neuen Landhaus bis zu uns auf sich genommen, und seit die Häufigkeit seiner Besuche abnahm, vermisste ich ihn, ich sehnte mich nach seiner Gesellschaft, aber gerade diese Sehnsucht sorgte dafür, dass ich mich nicht traute, ihn anzurufen, aus Angst davor, dass das Gefühl nicht auf Gegenseitigkeit beruhen könnte und ich dadurch einen wichtigen Trumpf verspielen würde; der Gedanke, dass ich noch etwas, noch jemanden, in der Hinterhand hatte, wenn Jacky bald aus meinem Leben verschwunden wäre.

Am Hamburger Hafen fand anscheinend ein Fest statt. Lichter und Lärm, Stände mit Crêpes, Currywurst und Churros. An meinem ersten Abend kaufte ich mir Pommes und ein Heringsbrötchen und setzte mich damit auf die große Steintreppe, die den Boulevard mit dem Fluss verband. Es war Ende September, aber immer noch warm genug (so verdammt warm!), um abends draußen sitzen zu können, und um mich herum hatten sich junge Leute und Touristen um Pizzakartons und Supermarktwein versammelt. Während ich von meinem Brötchen abbiss, sah ich dabei zu, wie zwei Kinder die Treppe hoch- und runterrannten. Ein Junge und ein Mädchen, beide nicht älter als neun, sie wetteten, wer zuerst oben wäre. Das Mädchen trug Schuhe mit Blinklichtern in den Sohlen, und ich starrte neidisch ihre Füße an. Ich war beinahe vierzig, aber als Kind hatte ich immer solche Schuhe haben wollen, und obwohl der Wunsch danach verflogen war, hatte der Neid gegenüber den Trägern nicht abgenommen – dann entdeckte ich den kleinen Hund. Er lag ein paar Stufen unter mir und gehörte anscheinend zu einem deutschen Pärchen, zwei Männer in kurzen Hosen, obwohl es jetzt wirklich dunkel wurde, sahen sie aus, als wären sie gerade joggen gewesen. Ihr Hund war eine Promenadenmischung, ein Terrier mit einer Prise Dackel, genau wie Olivia, und ich dachte an unser Mädel, das bei unserer Nachbarin und ihrem Jack Russell zweifellos die Zeit ihres Lebens hatte. Ich muss ein Foto für Daniel machen, dachte ich. Es passierte nicht oft, dass wir einem Hund begegneten, der unserem ähnelte; noch bevor ich mein Handy aus der Hosentasche geholt hatte, korrigierte ich mich: Jodie, du machst es schon wieder. Aber ich machte das Foto trotzdem und schickte es der Nachbarin, die es sich, wie ich sehen konnte, sofort anschaute, aber nichts zurückschrieb. *Wie Olivia, oder?*, schickte ich hinterher. Aber die Nachbarin las es nicht mehr, vielleicht lag sie schon im Bett – es war dunkel, und ich bekam langsam einen kalten Hintern, wollte aber noch nicht zurück ins Hotelzimmer, weil ich Angst hatte, auch in diesem Land nicht schlafen zu können.

Die Herrchen von Olivias Doppelgänger waren mittlerweile aufgestanden. Das Hündchen sah mich mit seinen großen grünen Augen fragend an, ich musste mich zusammenreißen, ihm nicht einfach zuzuwinken: »Ciao, ciao«, sagte ich leise. »Möchtest du den haben?«, fragte einer der Männer. Er hielt die Weinflasche hoch.

»Oh«, sagte ich. »Gerne.«

Die Flasche war noch ziemlich voll. Ich hatte zwei unbenutzte Pappbecher dazubekommen, das Pärchen dachte wahrscheinlich, dass ich auf jemanden wartete. Ich steckte die Becher zusammen, schenkte mir ein und betrachtete wieder die Blinklichter in den Schuhen des Mädchens, das immer noch die Treppe hoch- und runterrannte. Immer wenn sie aufstampfte, fingen sie an zu leuchten, wie die Lichterkette in einem Weihnachtsbaum, wenn er auf einem großen Platz voller entzückter Gesichter gerade eingeschaltet wird. Ich starrte sie an, bis die Flasche leer war.

Zurück im Hotelzimmer, nahm ich ein Bad. Ich hoffte, mein ungebetenes Betrunkensein etwas dämpfen zu können, aber als ich mich abtrocknete, fühlte ich mich eher leicht und nicht frisch im Kopf. Ich zog den schweren Hotelbademantel an und legte mich aufs Bett, suchte auf der viel zu harten Matratze eine bequeme Position und zog mein Handy vom Ladekabel, das in der Steckdose über dem Nachtschränkchen steckte. In den letzten Wochen hatte ich kaum Fotos gemacht, und ich musste nicht lange scrollen, bis ich Daniel fand. Anfang Juli (da war es auch schon so warm), ein Glas Sekt auf der Terrasse einer Kneipe, wir waren an dem Tag genau siebzehn Jahre zusammen, und Daniel drückte ihre Nase in Olivias Fell: Ich hatte mir das Foto seitdem nicht mehr angesehen, hatte vergessen, dass ich es überhaupt gemacht hatte.

Barbara hatte das Porträt ausgesucht, das neben dem Sarg stehen sollte. Ich hatte sie darum gebeten, weil ich es einfach nicht schaffte, ich konnte mir Daniels Gesicht nicht ansehen, ohne panisch zu werden, ohne mir diese eine Frage zu stellen, aber dort, in dem deutschen Hotelzimmer, entwickelte ich eine Strategie, von der ich immer noch profitiere. Eine Methode, um an Daniel zu denken, ohne völlig die Fassung zu verlieren: *Ich bin unfassbar traurig*, sagte ich mir, während ich durch die alten Fotos scrollte. *Ich bin die traurigste Frau in diesem ganzen Hotel, vielleicht sogar in der ganzen Stadt.*

Mir war natürlich klar, dass es genug Menschen gab, die bestätigen würden, dass ich wirklich traurig war, und zumindest bemitleidenswert. Meine große Liebe war gestorben, völlig unerwartet. Aber ich glaubte, dass die Leute falschlagen. Ich verdiente es nicht, so zu trauern, wie Sjoerd um seine Mutter getrauert hatte oder wie meine Mutter um Tante Ines trauerte; ihre Gefühle waren zweifellos aufrichtig, aber solche Gefühle standen mir nicht zu. Nicht weil ich nicht dabei gewesen war, als Daniel starb – ich habe in dem Moment nichts Falsches getan –, nein, ich konnte mich einfach nicht von der Überzeugung freimachen, dass Selbstmitleid ein Luxus war, etwas, das man sich für Kerzenlicht, Badeperlen und teure Hotellaken aufhob; vielleicht, weil ich glaubte, dass Daniel so darüber gedacht hätte.

Erst als ich in meinem Bademantel auf dem Queensize-Bett lag, gönnte ich mir einen romantischen Abend mit meiner Trauer. Schwelgen bedeutet grundsätzlich Theater spielen, oder etwa nicht? Es ist ein selbstbewusstes Übertreiben, und ich gestattete es mir gerade deshalb, weil ich glaubte, dass es nichts anderes als das war: übertrieben.

Es war übertrieben, so lange das Foto von Daniel anzustarren. Übertrieben, sie so anzuhimmeln, übertrieben, dreimal bei der Fantasie zu kommen, dass sie es war, die mich berührte. Aber ich ließ mich selbst gehen, so wie sich andere im Urlaub ein riesiges Stück Sachertorte gestatten, und an jenem Abend öffnete ich zum ersten Mal die Zeitungsartikel, die Sjoerd Barbara und mir gemailt hatte. Drei kurze, größtenteils sachliche Texte darüber, wer Daniel war und dass sie nicht mehr lebte. Aber auch zwei längere Nachrufe, in denen ihr Lebenslauf beschrieben wurde. Daniel wäre zufrieden gewesen. »Sie hat immer für Gerechtigkeit gekämpft«, las ich, hat sich »immer für die Schwächeren in der Gesellschaft« eingesetzt, und das in einer Zeit, in der »das nicht immer selbstverständlich war«, auch wenn sie »in der Vergangenheit« das ein oder andere hatte »einstecken müssen« – ich bin so unglaublich traurig, dachte ich, ich verdiente unendlich viel Mitleid, weil mir eine so fantastische Frau entrissen worden war, gerade mir, womit hatte ich das nur verdient? »Ihr Durchhaltevermögen muss enorm gewesen sein« – endlich entspannte sich mein Körper. Meine Wangen glühten, und während meine Augen langsam zufielen, dachte ich an all die Menschen, die Journalisten, Redakteure und Podcaster, die in den letzten Jahren zu uns gekommen waren, dachte daran, wie Daniel sie mit Tee und Keksen empfangen hatte und ihnen, wenn die Umstände es erforderten, auch über den Tablet-Bildschirm ihre Lebensgeschichte erzählt hatte – da winkt sie der Frau in dem anderen Wohnzimmer, da lächelt sie den Studierenden freundlich zu, sogar dann, wenn sie Fragen stellten, die sie schon so oft gehört hatte:

»Wir können uns ruhig duzen!«

»Alles klar, super, also dann noch mal: Wie kamst du auf die Idee?«

»Na ja, eigentlich hat sich das alles ganz organisch entwickelt.«

»Aber was war dir damals wichtig?«

»Wie meinst du das?«

»Wie war es damals, du zu sein?«

»Das ist aber eine schwierige Frage.«

»Okay, dann versuche ich es mit einer anderen Frage. Warum habe ich dich tot aufgefunden? Warum hast du nie etwas gesagt? Daniel, warum bist du nicht mehr da?«

2

Vier Jahre vor Daniels Tod: Tze-Jui war für den Ton verantwortlich, Loulou sollte die Fragen stellen, ich saß auf dem Sofa im Wohnzimmer, während die beiden jungen Frauen sich Daniel im Flur noch mal vorstellten. Vor mir auf dem Wohnzimmertisch stand eine Dose Kekse und eine Kanne frischer Tee. »Ich weiß nicht, ob sie danach noch kurz bleiben wollen«, hatte Daniel gesagt, als sie das Gebäck in die Keksdose schüttete. »Ich weiß überhaupt nicht, wo sie die Aufnahme machen wollen« – ich hatte sie schon seit Ewigkeiten nicht mehr so nervös erlebt. Aber es war auch schon eine Weile her, dass sie interviewt worden war – seit wir die Stiftung aufgegeben hatten, hatte Daniel nicht mehr mit Journalisten reden wollen, aber sie waren keine Journalistinnen, hatten Loulou und Tze-Jui ihr vorab versichert. Sie waren Produzentinnen und nicht an dem interessiert, was vor sieben Jahren war – was heißen sollte, dass sie schon gerne darüber reden wollen würden, aber nur, wenn es Daniel recht war, denn das hier war ihre Geschichte, ihre Folge.

»Unser Podcast handelt von Ikonen aus der unmittelbaren Vergangenheit«, erklärte Tze-Jui noch mal, als wir doch zusammen im Wohnzimmer saßen. »Unmittelbar steht hier für noch nicht lange her, aber ist auch örtlich gemeint.«

»Wir denken noch über einen guten Titel nach«, erklärte Loulou und brach ihren Keks durch, um eine Hälfte in den Tee zu tunken – ich sah, wie Daniel sie beobachtete. Sollte ich fragen, ob sie fand, dass Loulou ihrer Mutter ähnelte, oder würde Loulou das peinlich finden?

»Sie sind die Zweite, mit der wir sprechen«, sagte Tze-Jui.

»Du kannst mich ruhig duzen.« Daniel musste grinsen.

»Letzte Woche waren wir bei Stine Bol, kennt ihr die?«

»Wie die wohnt, unglaublich beeindruckend«, ergänzte Loulou, »auf einem Boot, komplett autark.«

Die beiden sahen uns erwartungsvoll an. Aber ich hatte noch nie von Stine Bol gehört und war fest davon überzeugt, dass es Daniel genauso ging.

»Sie war eine großartige Künstlerin!«, rief Tze-Jui. »In den Siebziger- und Achtzigerjahren war sie richtig berühmt, ihre Arbeiten hingen damals in Museen. Aber die Leute haben sie vergessen, und genau deshalb braucht es diesen Podcast.«

Ich nickte zustimmend und sah, wie Daniel wieder Loulou anstarrte.

»Und das Mädchen ist mit jemandem verwandt, mit dem ich früher mal gearbeitet habe«, hatte Daniel gesagt, als sie mir das erste Mal vom Podcast erzählte. »Die Tochter von Roelie Schuurman, vom Dunker. Ich habe Loulou, glaube ich, zwei- oder dreimal gesehen, aber damals war sie erst vier!« Ich konnte sehen, dass es sie rührte, die Tochter einer ehemaligen Kollegin, auf der Suche nach ihr. »Sie schreibt, dass Ben ihr von mir erzählt hat, Ben van der Steen, Sjoerd trifft sich ab und zu noch mit ihm. Anscheinend ist er ihr Vormund, seit ihre Mutter gestorben ist.«

Dann musste sie wohl mitmachen, fand Daniel. Das war so etwas Besonderes, ja, sie musste mitmachen, für Ben und natürlich für Roelie. Auch wenn ich nicht glaubte, dass Ben und Roelie die einzigen Gründe dafür waren, dass sie ihnen zurückschrieb.

Wir nahmen unsere Teegläser mit nach oben, in Daniels Behandlungsraum. Sie selbst nannte ihn lieber »Gesprächsraum«. Früher war das hier ihr Büro gewesen, aber als Daniels Coachingpraxis endlich gut lief, hatten wir den Raum zusammen renoviert, einen etwas bescheideneren Schreibtisch gekauft, die Wände in geschmackvollem Blau tapeziert; wir hatten sogar einen Stuhl mit verstellbarem Fuß und verstellbarer Rückenlehne gefunden, der sich mit ihrem Körper mitbewegte und nicht wie ein Seniorensessel aussah (es war von Vorteil, dass der Stuhl schwarz war und nicht diesen an Leber erinnernden Braunton hatte, in dem die ergonomischen Ungetüme oft geliefert wurden). Für ihre Klienten (Daniel sprach von »Gästen«) hatte sie ein elegantes Sofa ausgesucht, das ich im Showroom ausführlich testen musste: »Sitzt du auch wirklich bequem?«, hatte Daniel immer wieder gefragt.

Tze-Jui nickte beiläufig, als sie jetzt das Zimmer sah. »Die Akustik müsste hier tatsächlich besser sein«, sagte sie und stellte den Koffer auf Daniels Schreibtisch, um ihre Geräte auszupacken.

Ich betrachtete die junge Frau. Tze-Jui trug einen weiten Rollkragenpulli, in dem sie wie eine Maklerin oder eine Bankmitarbeiterin wirkte, vor allem mit dem strengen Dutt, aber ihre Springerstiefel verrieten, dass sie an einem aalglatten Auftreten nicht interessiert war – ihre Stiefel und ihr Alter. Loulou war sechsundzwanzig, hatte Daniel mir erzählt. Tze-Jui war wahrscheinlich nicht viel älter, und obwohl sie sich äußerst professionell gab – sie dirigierte Daniel und Loulou zu den Stühlen, sobald sie ein Kabel ans Mikrofon geschraubt hatte –, entschied ich, dass sie doch ein ganzes Stück jünger wirkten als ich in dem Alter.

Als ich so alt war wie sie, wohnte ich schon längst mit Daniel zusammen, dachte ich. Ich hatte ein eigenes Haus und leitete eine Stiftung; Tze-Jui und Loulou hatten gerade erzählt, dass sie beide keinen festen Job hatten und immer noch in WGs wohnten. Das lag nicht an ihnen, das war mir klar. Das waren die Umstände, die wirtschaftlichen Entwicklungen, Wohnungsnot, Studienkredite, eine verlorene Generation – aber der Gedanke, dass ich vor zehn Jahren immerhin meine Küche selbst gestrichen hatte, sorgte dafür, dass mich diese beiden Erscheinungen, die mehr Stilbewusstsein hatten, als ich jemals vortäuschen könnte, und die, was Arbeitselan und Ambitionen anging, zweifellos meinem zehn Jahre jüngeren Ich den Rang abliefen, etwas weniger einschüchterten.

An jenem Sonntagnachmittag hatte ich eine Menge zu tun. Ich war seit einem knappen halben Jahr Mitglied im Stadtrat und gab mich immer noch der Illusion hin, mich in jedes Sitzungsthema einlesen zu können. Diesmal ging es um eine Ausschreibung für Spielplätze, sie mussten umweltfreundlich und auch für Kinder mit Einschränkungen zugänglich sein, aber auf den zweiten Punkt hatten unsere Beamten bei der Auswahl nicht besonders streng geachtet, und ich wollte meine Fraktion davon überzeugen, dass wir nicht einfach so darüber hinwegsehen durften. Unter der Woche hatte ich allerdings keine Zeit gehabt, meine Argumentation ordentlich vorzubereiten. Wenn ich damals von Uvema nach Hause kam, hatte ich meistens kaum noch die nötige Energie, zu kochen. Daniel und mir war es immer noch wichtig, zusammen zu essen, aber direkt danach verschwand ich wieder in meinem Arbeitszimmer, um neu eingegangene Dokumente durchzugehen.

»Vielleicht solltest du einen Tag weniger arbeiten«, hatte Daniel schon vier Wochen nach meiner ersten Ratssitzung vorgeschlagen, aber den Vorschlag schob ich beiseite. »Ich muss einfach nur einen neuen Rhythmus finden«, hatte ich gesagt. Gleichzeitig vermutete ich, dass Horace, mein Chef bei Uvema, vermutlich ohne große Diskussionen einer Drei- oder Viertagewoche zugestimmt hätte. Wir waren schließlich nicht irgendein Wirtschaftsprüfungsunternehmen – Uvema bedeutete in irgendeiner indigenen Sprache »Bewusstsein« –, und obwohl ich glaubte, dass Horace sich von seiner eigenen Firmenphilosophie manchmal eingeengt fühlte, wusste ich, dass er sofort einlenken würde, sobald ich die Zauberworte »Work-Life-Balance« ausgesprochen hätte. Die Wahrheit war, dass ich meinen Kollegen meine Arbeit nicht zutraute. Weniger zu arbeiten, würde vermutlich bedeuten, härter arbeiten zu müssen, und ich hatte keine Lust, einen Tag pro Woche zu Hause zu bleiben. Schließlich arbeitete Daniel dort, manchmal nur morgens, aber sie saß jeden Tag ein paar Stunden in dem Gesprächsraum, und ich befürchtete, dass mich diese Situation – sie in ihrem Arbeitszimmer, ich in meinem – zu sehr an früher erinnern würde, daran, was wir einmal hatten. Und wie es verloren gegangen war.

Ich hörte Loulou und Tze-Jui im Nebenzimmer lachen. Ich hätte meine Tür schließen können, aber ich war zu neugierig und wollte wissen, was die Mädels Daniel fragen, was sie ihnen erzählen würde, und als es im Gesprächsraum plötzlich still wurde, fragte ich mich, was da los war. Warum verlief das Interview plötzlich ohne wechselnde Lautstärke und Lachen? Vielleicht stellte Loulou langweilige Fragen, vielleicht lag es an Daniel. Was, wenn Loulou und Tze-Jui doch über unser Katastrophenjahr sprechen wollten?

Ich weiß, dass Daniel Angst davor gehabt hatte. Sie hatte es nicht laut ausgesprochen – über alles, was damals passiert war, redeten wir immer noch nicht so wirklich, und bis heute weiß ich nicht, wer von uns sich am meisten dafür schämte –, aber ich konnte es spüren, vermutete, dass sie, bevor die »Produzentinnen« kamen, zum x-ten Mal ihren Namen in eine Suchmaschine getippt hatte. Wer lange genug suchte, stieß von selbst auf Baby Ilyas, auch sieben Jahre später. Trotzdem hatte sie sich auch sehr auf den Besuch gefreut. Und sie war aufgeregt gewesen, wir aßen sonst nie Markenkekse; sie war stolz, aber auch sehr auf der Hut, und der Gedanke, dass sich Daniel jetzt dort in dem Zimmer neben mir vielleicht doch hintergangen fühlte und sich möglicherweise fragte, wie sie hatte glauben können, dass diese Mädels, die gerade Fragen zu Danielle de Kenau gestellt hatten, nur das Beste mit ihr im Sinn hatten, fand ich plötzlich unerträglich. Und so fing ich an, unsere Besucherinnen zu googeln, statt Informationen über inklusive Spielgeräte zu sammeln.

Tze-Jui hatte ein Jahr lang in Cambridge studiert. Loulou hatte an verschiedenen Schreibwettbewerben teilgenommen. Beide hatten ihren Lebenslauf ins Internet gestellt, und so las ich, dass sie zusammen sieben verschiedene Praktika gemacht und viereinhalb Studiengänge absolviert hatten.

Als ich Daniel und unsere Gäste die Treppe herunterpoltern hörte, klappte ich meinen Laptop zu. Olivia stand unten im Flur und bellte, wartete vermutlich darauf, dass Daniel sie rausließ. Ich hatte erst vor zwei Stunden eine Runde mit ihr gemacht, beschloss aber, ihre unangebrachte Begeisterung zu meinem Vorteil zu nutzen.

»Wie lief's?«, fragte ich. Wir standen zu viert in unserem engen Flur, Loulou und Tze-Jui waren mit ihren Jacken beschäftigt.

»Ich bin auf jeden Fall zufrieden«, sagte Loulou, während sie den

Reißverschluss ihrer neongrünen Bomberjacke hochzog, und sie klang diplomatisch, vorsichtig. Sie schaute hoffnungsvoll zu Daniel.

»Ja«, antwortete die. »Ich glaube, es lief ganz gut, oder, Mädels?«

Loulou nickte, und Daniel klopfte ihr auf den Rücken, ein etwas hölzernes Manöver, ein Vater, der seinem Sohn zum guten Zeugnis gratulieren will, stolz auf ihn, aber genauso stolz auf sich selbst.

»Und über was habt ihr so gesprochen?«, fragte ich. Olivia sprang an mir hoch, weil sie die Leine in meiner Hand entdeckt hatte.

»Tjaaa«, sagte Daniel strahlend. »Über alles Mögliche, oder? Sie waren wirklich gut vorbereitet, wussten Sachen, die ich schon längst vergessen hatte!«

Lächelnd zog Loulou sich eine leuchtend orange Mütze über den Kopf.

»Auch dank Ben. Der hat ganz viel aus der Zeit aufbewahrt.«

Daniel nickte: »Grüßt ihn ganz lieb, wenn ihr ihn seht, ja?«

»Ach«, sagte ich daraufhin, weil ich durch Daniels Bemerkung auf eine falsche Fährte gelockt wurde: »Werdet ihr Ben auch interviewen, ist er auch eine eurer Ikonen?«

Tze-Jui schüttelte den Kopf. »Wir interviewen für unseren Podcast nur Frauen.«

»Nur Frauen?«, fragte Daniel. »Warum?«

Tze-Jui schaute schnell zu Loulou. »Das ist das Konzept«, kam die ihrer Freundin zu Hilfe. »Bei Ikonen oder Vorbildern denkt man oft sofort an Männer, obwohl es in der nahen Geschichte so viele, ja vielleicht sogar mehr Frauen gab, die wirkliche Größe bewiesen haben. Wir spielen absichtlich mit den Erwartungen der Hörerschaft, wenn wir nicht erzählen, dass wir nur Frauen vorstellen werden.«

»Shit«, sagte Tze-Jui, als sie Daniels Gesichtsausdruck sah, und wurde rot. Wieder schaute sie zu Loulou, diesmal etwas vorwurfsvoll. »Ich habe doch gesagt, dass wir nach deren Pronomen hätten fragen sollen.«

»Auf ihrer Website steht *ihr*!«, verteidigte sich Loulou – anscheinend nicht zum ersten Mal.

»Worum geht's gerade?«, fragte Daniel stirnrunzelnd.

»Darum, ob du dich als Mann oder Frau identifizierst«, sagte ich.

»Ja«, nickte Tze-Jui schnell. »Oder als irgendwas dazwischen.«

Olivia hielt es nicht mehr aus. Sie wedelte mit dem Schwanz und geiferte und ich fühlte mich schuldig, weil ich sie als Vorwand genutzt hatte, mich unserem Besuch aufzudrängen.

»Natürlich identifiziere ich mich als Frau«, sagte Daniel, während ich die Leine an Olivias Halsband klickte. Diesmal war es Loulou, die Tze-Jui vorwurfsvoll ansah. Die hockte sich schnell neben Olivia. »Du bist aber eine Süße«, sagte Tze-Jui und kraulte unsere Hündin hinter den Ohren, genau, wie sie es am liebsten hatte. Jetzt bückte auch Loulou sich, und Daniel und ich sahen zufrieden dabei zu, wie die beiden jungen Frauen Olivia am Bauch streichelten, wie unser Mädchen dort lag und fiepte und hechelte und kurz davor war, vor Genuss zu winseln.

Daniel hörte sich den Podcast allein an. *Der ist unglaublich schlecht*, schrieb sie mir sofort. Sie hatte meine Arbeits-Mail benutzt und hoffte wahrscheinlich, dass ich sofort antworten würde. *Meinst du, ich sollte etwas sagen????*

Sie hätten ihre Aussagen verdreht, schrieb sie. Oder, nein, nicht verdreht, das ging bei einer Tonaufnahme nicht, aber sie hatten alles suggestiv zusammengeschnitten, so könnte man das bezeichnen – ihr faktisch Worte in den Mund gelegt, fand sie: *Sie haben mir vorher auch nicht gesagt, dass sie noch so eine Stimme hinzufügen würden!*

Ein Voiceover meinte sie. Daniel kannte das Wort bestimmt, mit »so eine Stimme« spielte sie die Ahnungslose; ein Trick, den sie immer öfter nutzte, je älter sie wurde, um ihre Wut zu legitimieren. Das war unnötig, ich verstand auch so, dass sie wütend war. Ich meine, ich verstand es, weil ich sie kannte. Ich selbst fand nicht, dass Tze-Jui und Loulou sie betrogen hatten, wie sie es ausdrückte.

»Aber wir haben mit Lucille doch auch vor allem Frauen geholfen«, sagte ich beim Abendessen. Ich hatte surinamisches Roti geholt, und wir legten uns beide einen Teigfladen auf den Teller.

Daniel schüttelte den Kopf. »Wir haben auch Männern geholfen, und soweit ich weiß, habe ich das auch deutlich gemacht, aber das haben sie wohl rausgeschnitten, und jetzt suggeriert die Stimme das Gegenteil!«

»Ich glaube, sie fanden es einfach bemerkenswert, dass du Frauen geholfen hast«, sagte ich. »Und das ist ja auch nicht falsch, oder?«

»Doch, es ist falsch!«, rief Daniel. »Es ging mir nicht um Frauen, ich habe allen geholfen, die meine Hilfe brauchten!«

Das stimmt nicht, dachte ich. Aber ich murmelte: »Ich glaube, für die Zuhörer ist das nicht so wichtig.«

Ich meinte, was ich sagte. Und mir hatte der Podcast insgeheim gut gefallen. Loulou und Tze-Jui hatten ihr Interview sehr gut vorbereitet, verleiteten Daniel dazu, Details auszupacken, von denen sogar ich noch nie gehört hatte (um die Jahrtausendwende herum hatte sie sich irgendwann neue Vasen kaufen müssen, um die Unmengen von Blumensträußen bewältigen zu können – ich sah sofort vor mir, wie sie mürrisch durch den Laden lief, um sie zu kaufen).

»Das hört sich so an, als hättest du ihn dir noch nicht angehört!«

»Doch, habe ich«, versuchte ich sie zu beruhigen und faltete ein Stück Roti um mein Ei.

»Sie behaupten, dass unsere Stiftung einer sexistischen Hasskampagne zum Opfer gefallen sei, aber das habe ich nie gesagt.«

»Was hast du denn gesagt?«

Daniel starrte auf den Teller. Sie hatte noch keinen Bissen genommen, nur ein paar Bohnen auf die Mitte des Fladens gelegt, als wollte sie ihn dekorieren statt essen.

»Ich habe gesagt, dass damals Lügen über mich verbreitet wurden. Lügen über uns. Aber über Sexismus habe ich mich nie beschwert, und jetzt steht das einfach in der Beschreibung der Folge, hast du das gesehen?«

Endlich blickte Daniel auf, und gedankenverloren zog sie einen Schmollmund. »Und warum steht da plötzlich *sie/ihr* hinter meinem Namen?«

3

»Aber jetzt gehe ich wirklich«, sagte ich. Ich lag auf Jackys Bett, ungefähr ein Jahr nachdem Tze-Jui und Loulou bei uns gewesen waren. Das Bett war so hoch, dass zwei Schubladenebenen darunter passten. Deshalb benötigte Jacky keinen Schrank, wodurch ihr bescheidenes, aber helles Zimmer etwas größer wirkte. Das Bett war exemplarisch dafür, wie der Rest ihres Apartments eingerichtet war – allerdings gingen praktische Lösungen bei Jacky seltsamerweise mit Eleganz einher. Und sie wohnte zwar mit ihren beiden Katzen in einer vierunddreißig Quadratmeter großen Dachgeschosswohnung, aber dafür lag das Apartment mitten in der Innenstadt, wodurch es mittlerweile viermal so viel wert war wie damals, als sie es mit Mitte zwanzig gekauft hatte.

»Bleib doch noch kurz«, sagte Jacky. »Lass uns noch den Wein leer machen.« Aber der Wein stand schon längst wieder im Kühlschrank, es war schon fast zwei Uhr, wir waren mittlerweile zum Wasser übergegangen.

»Sorry«, murmelte ich. »Es wird sonst einfach zu spät, und bis ich nach Hause geradelt bin ...«

»Nimm ein Taxi!«

Ich schüttelte den Kopf. »Ich muss morgen früh raus, zu einem Brunch in Wijlre – hey, guck nicht so!« Neckisch stieß ich Jacky gegen die Schulter. »Ich will einfach nur nicht völlig übermüdet im Auto sitzen.«

Das war alles nicht gelogen. Sjoerd und Raoul hatten zu einer Einweihungsparty des renovierten Bauernhofs eingeladen, *ab 11.30 Uhr*, stand auf der Karte. Aber es würden bestimmt um die vierzig Gäste kommen, und niemand würde es uns übelnehmen, wenn wir erst nach dem Mittagessen vorbeischauten. Der eigentliche Grund dafür, dass ich mich anziehen wollte, war Daniel.

Die Wahrscheinlichkeit war hoch, dass sie wach würde, wenn ich mich zu ihr ins Bett legte, und wenn sie dann sah, dass es schon vier Uhr war, würde sie das vielleicht verletzen; das hier war schon mein viertes Mal mit Jacky. Wenn es wieder so spät würde, könnte Daniel denken, dass ich lieber bei Jacky übernachtet hätte, und damit läge sie gar nicht so falsch.

Ich hatte mich aufgesetzt, meine Beine baumelten über den Bettrand. Ich hatte mir meine Unterhose angezogen, der Rest der Kleidung musste irgendwo auf dem Boden liegen, und ich überlegte kurz, ob ich schwungvoll vom Bett springen sollte, wie Jacky das immer machte, oder ob ich mich besser umdrehte, um vorsichtig über die Schubladengriffe nach unten zu klettern.

»Zu spät«, erklang es hinter mir. Jacky hatte ihre Arme um meine blassen Brüste geschlungen und zog mich wieder auf die Matratze. Ich wehrte mich nicht, rollte mich zur Seite, damit ich sie ansehen konnte, ließ sie meinen Hals küssen, spürte, wie ihre Hand in meine Unterhose glitt, und konnte das Bedürfnis nicht unterdrücken, ihre Küsse doch noch mal zu erwidern.

Eine Nacht pro Person. So lautete die ursprüngliche Abmachung. Wir würden mit der anderen Person ausgehen, etwas essen, etwas trinken, ein bisschen Sex in einem Hotel haben, aber immer wieder nach Hause kommen. Danach würden wir diese One-Night-Stands nie wiedersehen, darauf hatten Daniel und ich uns geeinigt. Der Deal sagte vor allem etwas über Daniels Vorlieben aus, allerdings war ich diejenige, die das Thema Sex mit anderen auf den Tisch gebracht hatte, schon vor ein paar Jahren, und es hatte etwas gedauert, bis sich Daniel mit dem Gedanken anfreunden konnte. Sie hatte von unserer »Regelung« seitdem noch nie Gebrauch gemacht, und es tat mir leid, dass sie erschrocken war, als sie entdeckte, dass ich eine Dating-App runtergeladen hatte – aber Abmachung war Abmachung, hatte ich mir immer wieder gesagt, und ich musste mir nichts entgehen lassen, nur weil sie das tat, hatte ich das in der Vergangenheit nicht schon oft genug gemacht?

Jackys Radiowecker zeigte 2.30 Uhr an, ich seufzte pflichtbewusst.

»Bleib hier«, versuchte Jacky mich zu überzeugen. »Dann bist du morgen fitter, als wenn du jetzt noch nach Hause radelst.«

»Aber das ist gegen unsere Abmachung« – es klang schroffer als beabsichtigt. »Ich kann froh sein, dass Daniel es okay findet, dass ich zum vierten Mal hier bin, denn so war das eigentlich nicht gedacht.«

Jacky drehte sich auf den Rücken, ich zuckte zusammen, als sie plötzlich an der Decke zog. »Aber was bedeutet das dann?«, fragte sie leise.

»Was bedeutet was?«

»Wenn das so nicht gedacht war, werden wir uns dann überhaupt wiedersehen?«

Ich drehte mich auch auf den Rücken. Gemeinsam starrten wir an die Zimmerdecke, zwei Teenager, die über ihre Zukunft in der Großstadt fantasierten.

»Ich weiß es nicht«, sagte ich. »Das muss ich mit Daniel besprechen.«

Jacky schnaufte, und ich wusste nicht sofort, ob es Verärgerung oder Enttäuschung ausdrückte.

»Sie ist doch so progressiv?«, sagte sie dann.

War Daniel *progressiv*? Ich war mir da nicht ganz so sicher (es hing natürlich auch von der Definition ab), aber ich verstand, warum Jacky das in jener Nacht dachte. Sie kannte meine Partnerin nur aus dem Fernsehen.

Seit Loulou und Tze-Jui bei uns gewesen waren, war einiges passiert. Ihr Podcast hatte zwar keine Unmengen von Zuhörern, aber *Iconic* war bei der Zielgruppe gut angekommen und wurde in mehreren Wochenendbeilagen empfohlen. Die beiden Podcasterinnen hatten die Aufmerksamkeit einer jungen Redakteurin auf sich gezogen, und so durften Loulou und Tze-Jui in den nachrichtenarmen Tagen vor dem Jahreswechsel in deren Talkshow etwas über vergessene Ikonen erzählen. Eigentlich sollten sie sich mit einer Politikerin austauschen, die sich schon in den Siebzigerjahren vergeblich für die gleichgeschlechtliche Ehe eingesetzt hatte, aber als die aus persönlichen Gründen kurzfristig absagen musste, wurde Daniel eingeladen. Die war sich erst nicht sicher, ob sie teilnehmen sollte. »Nachher behaupten sie wieder, ich wäre nur für Frauen da gewesen«, beklagte sie sich bei der Redakteurin, aber die entgegnete, dass das doch die perfekte Gelegenheit sei, dieses Missverständnis aus der Welt zu schaffen. Und das hatte Daniel getan, fanden wir anschließend. Sie wiederholte mehrmals, dass sowohl die Cousine als auch die Stiftung Lucille für alle da gewesen waren, und nach der Ausstrahlung ging plötzlich alles ganz schnell. Denn im neuen Jahr wurde eine Studie veröffentlicht, die nachwies, dass bestimmte Brustimplantate die Trägerinnen krank machten – ob Daniel nicht in die Sendung kommen wolle, fragte dieselbe Redakteurin. Und Daniel schlug sich bravourös, ich kann es nicht anders sagen, denn sie erzählte, dass die »undichten Mistdinger« schon vor zwanzig Jahren Probleme gemacht haben. Danach wurde sie immer öfter angerufen, von anderen Redakteuren, für andere Talkshows, auch zu Themen, die mehr Vorbereitung erforderten, als Daniel bei den Vorgesprächen zugab. Als sie darüber diskutieren sollte, ob homophobe Witze heute »noch okay« waren, zwang ich sie dazu, die Buchstabenreihenfolge der Abkürzung LGBTQIA auswendig zu lernen. Bei einer Diskussionsrunde zur Frage, ob Binden in den Leistungskatalog der Krankenversicherungen aufgenommen werden sollten, rief Daniel einfach mitten im Gespräch »Aber warum denn nicht, Leute?«, woraufhin die anderen Gäste am Tisch, eine junge Schriftstellerin und ein Fraktionsvorsitzender, sie entgeistert anstarrten. Für das Porträt über eine feministische Nobelpreisträgerin fragte Daniel mich, ob ich zufällig etwas von ihr gelesen hätte.

Ich konnte verstehen, warum sie immer wieder angefragt wurde. Daniel war ein sprühender Gast, jemand, der jeder Konversation Leben einhauchte, und gleichzeitig wirkte sie dabei immer völlig lässig. Zurückgelehnt im Stuhl, die Arme verschränkt – später lehnte sie sich auch mal auf den Tisch, die Wange faul auf der Faust ruhend: Sie musste nur wenig sagen, um die Studiogäste zum Lachen zu bringen. Und obwohl sie sich, vor allem zu Beginn, fleißig in das Thema des Abends einlas, kamen ihre Aussagen nie einstudiert rüber: »Mann, das ist doch total schräg!« – zu Hause sagte sie so was nie. Aber sobald die Kameras liefen, verwandelte sie sich in eine Person, die vor allem auf gesunden Menschenverstand setzte. Ich konnte beobachten, wie Daniel ihrer Überraschung Nachdruck verlieh (»Das ist nicht Ihr Ernst!«) und ihre Empörung aufbauschte (»Ach hören Sie doch auf!«), aber den Zuschauern machte das nichts, sie begrüßten ihre Anwesenheit als authentischen frischen Wind im Vergleich zu den ansonsten so affektierten Gesprächsrunden, und auf Social Media las ich regelmäßig die Worte »klasse Frau«, wenn sie mal wieder in Hochform gewesen war: *klasse Frau, so eigen – bleib, wie du bist, Daniel!*

Ich verstand immer besser, warum Daniel alle Einladungen annahm. Obwohl sie nach jeder Sendung bemängelte, wie sie »dargestellt« wurde (sie war ein Coach, keine Meinungsmacherin – sie hatte nie behauptet, Feministin zu sein, warum behaupteten die Untertitel das also?), stieg sie immer wieder strahlend aus dem Taxi, das sie vom Studio nach Hause brachte, um mich für den Rest des Abends zu fragen, ob sie wirklich gut gewesen war. Ich hatte sie schon lange nicht mehr so erlebt. Nicht seit den Disziplinarverfahren, oder, nein, eine bessere Erinnerung, ganz am Anfang: Daniel nach einer erfolgreichen Intervention, die gleichen geröteten Wangen, die gleichen endlosen Monologe, angetrieben von Adrenalinschüben, die mal ihren Schneid, dann wieder ihre Zweifel befeuerten, und genau wie früher konnte sie an solchen Abenden etwas besser einschlafen, wenn wir vorher Sex hatten – das war ein Aspekt, der mir an ihrer plötzlichen Bekanntheit gefiel. Wenn sie aus dem Studio zurückkam, klagte sie nie über Rückenschmerzen oder Müdigkeit. Dann wurde sie von selbst feucht, wenn ich ein Sextoy bei ihr einführte, dann hatte sie Lust, nach oben zu gehen, dann hatte sie genug Energie, auch mich zu lecken – aber nur dann. Aus dem Grund blieb unsere Abmachung bestehen. Denn selbst wenn Daniels zarte Fernsehkarriere unserem Sexleben gutgetan hatte, war es immer noch nicht so, wie es mal gewesen war, und manchmal musste ich mich zusammenreißen, nicht zu viel Verständnis für ihre Schuldgefühle aufzubringen, weil ich spürte, an allem spürte, dass wir einen Pakt geschlossen hatten, bei dem sie nichts anderes verlangte als meine Liebe und Zufriedenheit, und manchmal kam ich mir wie eine Betrügerin vor, weil Daniel anscheinend nicht einsah, dass ihr das alles schon längst gehörte. Sie musste nichts dafür tun, auf nichts verzichten. Ich liebte sie bedingungslos. Und wenn ich mal wieder nach einem Abend mit einer Fremden zu ihr ins Bett kroch, fühlte es sich so an, als würde ich ihr etwas schenken, das ich nicht selbst bezahlt hatte, wie eine Duftkerze, die man vor Ewigkeiten geschenkt bekommen hatte und die die ganze Zeit im Vorratsschrank stand.

»Wie weit ist es bis zur nächsten Tankstelle?«, fragte Daniel am nächsten Morgen. Wir waren gerade erst losgefahren, es würde noch mindestens anderthalb Stunden dauern, bis wir bei Sjoerd und Raoul ankommen würden, und der Tank war voll.

»In zehn Minuten kommt eine«, sagte ich. »Aber soll ich da schon anhalten?«

Daniel nickte, grummelte etwas, das ich nicht verstand.

Ich konnte sowieso noch einen Kaffee vertragen, tröstete ich mich.

Als am Morgen Daniels Wecker klingelte, hatte ich nicht mal vier Stunden geschlafen, doch ich protestierte nicht, als sie die Gardinen aufzog. Das war dann wohl meine Strafe, beschloss ich und raffte mich auf. Beim Zähneputzen hatte Daniel nicht gefragt, wie es bei Jacky gewesen war.

Auf dem Parkplatz hinter der Tankstelle schüttelte Daniel jetzt ihre Beine aus. Das war neu und gehörte bestimmt nicht zu Lucilles Übungen, es sah aus, als hinge irgendwas in ihren Hosenbeinen fest, als versuchte sie, ein Insekt loszuwerden; danach beugte sie sich vor, auch wenn ihre Finger schon seit Monaten nicht mehr bis zum Boden kamen.

»Kann's weitergehen?«, fragte ich, nachdem ich den Kaffee getrunken hatte. Daniel nickte schweigend, blickte auf ihr Handy: »Wann sind wir bei der nächsten Tankstelle?«

Ich glaube, der renovierte Bauernhof haute uns beide ganz schön aus den Socken. Vor Monaten, als Sjoerd und Raoul zum Essen bei uns gewesen waren, hatten sie uns Fotos vom Umbau gezeigt. Aber egal wie sehr Raoul auch beteuerte, dass da noch ganz viel passieren würde, dass wir die aufgerissenen Böden, Pfützen, Betonmischer und bröckelnden Wände ignorieren müssten, war für uns ganz klar gewesen, dass unsere Freunde einen Fehler begangen hatten, als sie ihr Erspartes in diese Ruine steckten, und es fühlte sich so an, als würden wir, weil wir nichts dazu sagten, Beihilfe zu ihrer zukünftigen Misere leisten – aber ach, es war gerade so nett, also hatten wir an jenem Abend einfach schnell das Thema gewechselt. Ich stellte nun fest, dass wir falschgelegen hatten. Denn jetzt standen wir in einem riesigen Wohnzimmer, dessen eine Wand komplett aus Glas war und den Blick auf die Weiden freigab. In der Ferne war ein Stück Wald zu sehen, das, wenn man in einem bestimmten Winkel zum Fenster stand und den Kopf etwas schief legte, sogar die dahinter prangenden Fabrikschornsteine verschluckte.

»Ihr habt noch nichts zu trinken!«, rief Sjoerd, als er uns entdeckte. Seit er mit Raoul zusammen war, sprach er etwas melodiöser als früher – »das geht aber nicht, es gibt Negronis!« –, und die Intonation verriet, dass er davon schon ein paar intus hatte.

Ich betrachtete die Menschen auf der riesigen Ledercouch. Wen kannten wir gut genug, um uns dazuzusetzen? Ich erkannte ein paar von Sjoerds Kollegen von seinen Geburtstagen, die anderen Männer mussten Raouls Freunde sein, ich glaubte, sie schon mal auf seinem Social-Media-Profil gesehen zu haben, auch wenn das natürlich andere Männer mit breiten Schultern und sorgfältig getrimmten Bärten gewesen sein konnten. Ich stellte mir vor, dass Raouls Freunde sich gut in Firmen, Vorständen und Direktionszimmern machten, weil sie die Personalleitungen von dem Druck erlösten, bestimmte Diversitätskriterien erfüllen zu müssen, aber auf dieser Feier bildeten sie eine Monokultur und schienen damit sehr zufrieden zu sein. Außenstehende wurden geduldet, aber man hatte nicht vor, sich für sie zu interessieren (warum auch?).

»Da steht ein etwas höherer Stuhl«, sagte ich zu Daniel. »Möchtest du da sitzen, dann setze ich mich auf die Sofaecke?« Daniel schüttelte den Kopf. »Ich stehe lieber«, sagte sie, und ich nickte, nahm einen Schluck von dem Drink, den Sjoerd für uns zubereitet hatte und der für diese Uhrzeit ganz schön bitter schmeckte, bitter und stark. Würde Daniel jetzt wirklich den ganzen Nachmittag die Beleidigte spielen?

Ja, dachte ich, ich war gestern Nacht spät nach Hause gekommen. Viel zu spät, aber jetzt waren wir doch hier? Und wenn Daniel mit mir reden wollte, mir etwas vorwerfen, dann hätte sie dafür gerade anderthalb Stunden Zeit gehabt – zwei Stunden, wenn wir unsere Zwischenstopps mitrechneten –, aber sie hatte die ganze Zeit über geschwiegen, behauptet, sie sei einfach nur etwas müde, wenn ich fragte, was los sei. Also lehnten wir eine Weile schweigend an der Kücheninsel, die so groß war wie ein Kirmesstand, bis einer der bärtigen Männer Daniel antippte. »Hey«, sagte er. »Du bist doch Daniel de Koster, oder?«

Daniel de Koster. So nannten die Leute sie, seit sie im Fernsehen auftrat. Nicht Frau de Koster, nie einfach Daniel, sondern immer Daniel-de-Koster, Vor- und Nachname miteinander verbunden, wie die Räder eines Fahrrads. *Daniel de Koster*, hörte ich manchmal jemanden flüstern, wenn wir eine Straße entlanggingen. Und obwohl Daniel den Namen schon benutzte, seit ich sie kannte, klang er immer mehr nach einem Künstlernamen, wodurch sich diejenigen, die ihn in den Mund nahmen, zu Zuschauern degradierten, keine Gleichgestellten, sondern Publikum. Ich wusste jedoch nicht, ob Daniel das auch so empfand, und versuchte, es selbst nicht so zu sehen. Der Mann, der Daniel angetippt hatte, trug einen engen Rollkragenpullover, der seine Brustmuskulatur besonders hervorhob: »Darf ich dir kurz sagen, dass du eine fantastische Frau bist!« Daniel grinste und kippte in einem Zug den Rest ihres Mimosas herunter. »Ich bin Dimitri«, sagte der Mann und streckte schon seine Hand aus: »Ach was, Moment, ich hole euch erst mal neue Drinks!«

Barbara und Nettie trudelten erst um zwei Uhr ein. Sie kämen von einem Brunch und müssten anschließend noch zu einem Geburtstag, sagten sie entschuldigend. »Aber mein lieber Scholli«, sagte Nettie. »Was ist das denn für ein Palast?«

Ich sah, dass Daniel und Barbara sich umarmten. »Wie geht es dir?«, fragte Barbara.

»Müde«, antwortete Daniel und lächelte zum ersten Mal an diesem Tag.

Schön, dachte ich. Vielleicht war der Fluch damit gebrochen, vielleicht konnten wir jetzt endlich wieder normal miteinander umgehen. »Was möchtet ihr trinken?«, fragte ich Barbara und Nettie. »Es gibt Negronis!«

Ich stellte vier Gläser nebeneinander auf die Kücheninsel. In eines davon schenkte ich Grapefruitsaft, ich musste schließlich noch fahren. Die anderen drei füllte ich zur Hälfte mit Campari und zur anderen Hälfte mit Wermut und Gin, ein etwas ausgelassenes Mischverhältnis, aber so hatte Sjoerd es vorher auch gemacht.

Als ich den anderen ihre Drinks überreichte, sprachen sie gerade über Barbaras Arbeit. Sie teilte sich ihre Etage mittlerweile mit einer anderen Hausärztin, einer jungen Frau, der sie die Praxis irgendwann gerne übergeben würde. Doch jetzt war Lisanne ausgefallen, und sie musste selbst fünf Tage pro Woche arbeiten. Fünf Tage, und jede Woche mindestens eine Abendschicht für den Notdienst: »Wir mussten einen Aufnahmestopp machen«, sagte Barbara. »Wir können einfach keine neuen Patienten mehr aufnehmen« – ich nickte ernst, kannte die Horrorszenarien durch Personalmangel und Überalterung aus der Zeitung –, »das ganze System steht kurz vor dem Kollaps«, sagte Barbara, und ich bemerkte, dass Daniel ihr Glas schon wieder fast geleert hatte.

Ich fragte mich plötzlich, wie oft sie und Barbara sich eigentlich noch sahen.

Nach unserem Katastrophenjahr und Daniels Verschwinden in den deutschen Wäldern (wir nannten es mittlerweile ihren »Spontanurlaub«, wenn wir überhaupt mal darüber sprachen) hatte sich Daniel eine neue Hausärztin gesucht. Barbara hatte ihr die neue Ärztin sogar empfohlen, sich viel Zeit für die Übergabe genommen, aber warum Daniel die Praxis gewechselt hatte, wusste ich nicht mehr. Vielleicht hatte ich mich auch nie danach erkundigt, weil ich es damals so naheliegend fand: Nach Daniels Rückkehr aus dem Schwarzwald sprachen und sahen wir Barbara eine ganze Weile nicht, bis Nettie uns am Ende des Jahres doch wieder zu Silvester eingeladen hatte. Seitdem wirkte zwischen den beiden wieder alles normal, besuchten wir uns wie früher zu Feier- und Geburtstagen, aber ich hatte den Eindruck, dass Daniel und Barbara sich ansonsten kaum oder vielleicht auch gar nicht außerhalb solcher Gelegenheiten sahen, denn ich hörte, wie sich Barbara gerade nach Daniels letztem Fernsehauftritt erkundigte.

»Du sahst gut aus«, pflichtete Nettie bei. »Jetzt siehst du auch gut aus, aber da warst du so schön ausgeleuchtet.«

»Und du hast das richtig gut gemacht«, sagte Barbara. Nettie nickte. »Echt bewundernswert, wie du dich in solchen Situationen immer noch verständlich ausdrücken kannst.«

Barbara streckte jetzt den Kopf etwas vor, als wollte sie uns von einer pikanten Angelegenheit erzählen; wir folgten ihr, bis wir mit dem Kinn knapp über den Gläsern hingen. »Hey«, sagte Barbara leise. »Kriegst du Mark van Holst auch mal zu Gesicht, wenn du da bist?«

»Wie meinst du das?«, fragte Daniel und ahmte Barbaras Flüsterton nach: »Er ist doch der Moderator?«

»Nein«, sagte Barbara, und sie wedelte mit der Hand, als wäre gerade Zigarettenqualm in ihre Richtung geweht worden. »Ach, nein, nein! Ich meine danach, wenn die Kameras aus sind, du weißt schon!«

»Ach so«, sagte Daniel lässig. »Ja, danach trinkt man meistens noch ein Bier zusammen.«

»Ach echt? Und ist er dann, na ja, also wie im Fernsehen?«

»Hmm«, machte Daniel, als hörte sie die Frage zum ersten Mal (es war keinen Monat her, dass meine Mutter genau die gleiche Frage gestellt hatte). »Weißt du, in solchen Momenten sind wir einfach Kollegen. Und ich betrachte Mark vor allem einfach als Mensch.«

»Jaaa!«, rief Barbara jetzt. »Natürlich, ich betrachte Mark van Holst auch als Mensch, aber ich war einfach neugierig …«

Nettie und ich wechselten einen Blick. Nettie zog eine Schulter hoch und lächelte, wie Eltern, wenn ihre Kinder unerwartet etwas Doppeldeutiges sagen: Vergib ihnen, sie verstehen die Bedeutung nicht. Barbara bemerkte es.

»Was denn?«, rief sie. »Ich war einfach nur neugierig!«

Der Abschied von Barbara und Nettie war begleitet von Gelächter, Umarmungen und mehrstimmigen Klagen darüber, dass wir auseinandergerissen wurden – aber sie mussten eben zu der Geburtstagsfeier, und auf uns wartete Olivia zu Hause. Bis bald also, tschü-hüüs – sobald Daniel und ich wieder im Auto saßen, redeten wir nicht mehr miteinander.

Meine Güte, dachte ich. Hatten wir denn keinen schönen Nachmittag gehabt? War sie wirklich immer noch wegen heute Nacht sauer? Ich wollte etwas sagen, aber brauchte meine ganze Konzentration, um auf die Fahrbahn zu achten – dem Grapefruitsaft zum Trotz lag meine Hand etwas unsteter auf dem Lenkrad als bei der Hinfahrt.

»Wann sind wir an der nächsten Tankstelle?«, hörte ich neben mir.

»In einer Viertelstunde. Soll ich dann anhalten?«

»Weiß nicht« – und Daniel schwieg wieder.

»Was ist los?«, fragte ich. »Warum redest du nicht mit mir?«

»Ich rede nicht mit dir?«

»Ist es wegen heute Nacht? Es tut mir leid, dass es so spät war. Oder bist du sauer, weil ich wieder bei Jacky war? Aber ich hatte ja vorher erzählt, dass ich zu ihr gehe, und da hast du nichts gesagt!«

Das hier war kein guter Zeitpunkt für dieses Gespräch. Aber da ich jetzt doch von Jacky angefangen hatte, setzte ich meinen Fuß vorsichtig auf das Bremspedal.

»Warum fährst du jetzt langsamer? Wir sind auf der Autobahn!«

»Weil du sauer bist!«

»Ich bin nicht sauer, gleich fährt noch jemand in uns rein!«

Der Zeiger vom Tacho bewegte sich nach links, zur Siebzig.

»Warum bist du dann die ganze Zeit so schweigsam, wenn wir allein sind?«

»Das habe ich dir doch schon gesagt, weil ich müde bin – Jo, jetzt gib endlich Gas.«

»Ich glaube, dass du sauer bist, weil ich Jacky so oft sehe.«

»Das bin ich nicht.«

»Dann eben traurig. Oder verletzt. Aber das ist wirklich nicht nötig« – links und rechts rasten Autos an uns vorbei, ein Wagen verfehlte unseren Seitenspiegel nur knapp, ich sah, wie eine Teenagerin auf der Rückbank uns verächtlich hinterhersah.

»Gib Gas!«, rief Daniel, aber ich schüttelte den Kopf: »Nein, ich habe getrunken, das ist sicherer so!« – hinter uns wurde gehupt.

»Aber ich bin nicht traurig«, sagte Daniel, und sie blickte ängstlich in den Rückspiegel. »Ich will auch nicht, dass du das denkst, ich will dir nichts verbieten!«

»Warum zickst du dann so rum?« – wieder Gehupe. »Verdammter Idiot!«, schrie ich. Ich zeigte dem Typen, der an unserer Stoßstange klebte, den Mittelfinger und blickte wieder auf den Tacho: Vorsichtig, vorsichtig, die Negronis würden mich nicht so einfach vom Kurs abbringen.

»Ich bin nicht zickig«, hörte ich Daniel sagen. Und sie seufzte: »Jo, ich bin wirklich einfach verdammt müde.«

Ich starrte immer noch auf die Armatur des Autos. Lämpchen, Zeiger, Jackys Radiowecker. Als ich nachts losgefahren war, hatten die Ziffern halb vier angezeigt, eine Stunde später war ich bei Daniel im Bett gewesen: Ihre Augen waren geschlossen, aber hatte sie auch wirklich geschlafen? Hatte sie überhaupt geschlafen?

»Scheiße«, murmelte ich und gab doch noch Gas. Mit hundertfünf Stundenkilometern fuhr ich zur nächsten Tankstelle und hielt dort an: Ich ließ das Lenkrad los, befreite mich vom Gurt und kletterte auf Daniels Schoß, »Entschuldigung«, sagte ich, »Entschuldigung, Entschuldigung, Entschuldigung, Daan«, und ich küsste ihre Stirn, die Wangen, die Nase, die Augen, ihre Lippen.

4

2020 kam der Lockdown. Dann wurde alles wieder geöffnet, dann wieder dichtgemacht, und so ging es eine ganze Weile weiter – das erste Jahr war das schönste. Wir kauften uns beide LED-Ringlichter (ich zuerst), die wir bei Videocalls auf unsere Gesichter scheinen ließen, manchmal lud ich Daniel zu einem Meeting ein, das meine Kollegen längst verlassen hatten, und dann zeigte ich ihr meine Brüste.

Ich fand es gar nicht schlimm, wieder im gleichen Haus zu arbeiten. Anders als erwartet erinnerte es mich kaum an früher, vielleicht auch deshalb, weil das »Früher« nach ein paar Wochen des Eingesperrtseins erbarmungslos von der Gegenwart abgetrennt worden war; was, wenn es nie wieder so wird wie früher? war stillschweigend der vagen Idee gewichen, dass es irgendwann einmal anders gewesen war und dass wir einander die Hand gegeben, mit vierzigtausend Leuten ein Konzert besucht oder um den letzten Platz im Bus gestritten hatten, erschien mir plötzlich genauso unvorstellbar wie die Tatsache, dass wir all das verängstigt und abrupt hatten aufgeben müssen. Wenn Daniel und ich nach dem Frühstück nach oben gingen, um ein paar Stunden später zum Mittagessen wieder runterzugehen, dachte ich trotzdem nur selten daran, dass wir das vor zehn Jahren auch so gemacht hatten. Stattdessen genoss ich die gemeinsame Zeit, auch wenn ich glaube, dass Daniel sich anfangs an meine Anwesenheit gewöhnen musste. Sie hatte in den Jahren, in denen ich tagsüber im Büro gearbeitet hatte, ihre eigenen Routinen entwickelt. Nie vor neun Uhr aufstehen, vormittags Kunden, nachmittags Bürokram und Korrespondenz, um ein Uhr zum Supermarkt, zu festen Zeiten mit Olivia rausgehen – ich schaffte es letztendlich, Daniel dazu zu überreden, um vier Uhr zusammen mit Olivia Gassi zu gehen.

Den Bolzplatz tauschten wir gegen den Park auf der anderen Uferseite, und wenn ich an diese langen Nachmittagsspaziergänge zurückdenke, kommen sie mir paradiesisch vor, leere Alleen, saubere Luft, ein ruhiger Park, nur das Geräusch von Olivias Scharren, unseren Schritten und dem Rascheln der Blätter – aber so kann es nicht gewesen sein. Denn unsere Nachbarn arbeiteten auch im Homeoffice, es waren mehr Menschen als je zuvor unterwegs, um ihre Hunde und Mitbewohner rauszulassen; wir müssen krampfhaft in einem Bogen um sie herumgelaufen sein, werden Olivia ermahnt haben, wenn sie Kleinkinder auf Laufrädern ankläffte. Das fällt mir jetzt alles wieder ein. Aber wenn ich an das erste Jahr denke, dann denke ich an den strahlend blauen Himmel über den Baumwipfeln, an Daniel und mich, nebeneinander, jeden Tag, losgelöst von allem Gewesenen, taub und blind für die sich nähernde Apokalypse. Wir gingen immer die gleiche Runde, aus dem Viertel raus, über den Bolzplatz und die Brücke, an den Bäumen vorbei, nahmen die große Kurve, dann der Fluss, und die ganze Zeit hatte sie ihren Arm um meine Taille gelegt und mich nur losgelassen, wenn Olivia in einen Pilz beißen wollte.

Jacky sah ich in jenen Monaten nicht mehr. Ich hatte ihr gesagt, dass ich mich an die Regeln halten wollte, und sie muss begriffen haben, wovor ich mich fürchtete, auch wenn Daniel nicht glaubte, gefährdet zu sein. »Wir tun, was wir können«, hörte ich sie zu meiner Verärgerung zur Nachbarin sagen. »Aber wenn wir es bekommen, na ja, dann bekommen wir es wohl«, und während ich meine Hände ausführlich einseifte, sobald wir wieder zu Hause waren, hielt sie sie höchstens ein paar Sekunden unter den Wasserhahn und schüttelte die Tropfen danach achtlos wedelnd ab, ohne ein Handtuch zu benutzen.

In solchen Momenten fiel es mir schwer, nicht an Rohan und Sacha zu denken. Sie hatten es beide als Erste in unserem Bekanntenkreis gehabt, nachdem sie sich bei einer Party in einem von Rohans Nachtclubs angesteckt hatten, kurz bevor alles geschlossen wurde. Beide hatten eine gute Woche im Bett gelegen, aber Sacha klagte auch Monate später noch über Kopfschmerzen, Schlafprobleme und extreme Erschöpfung. »Manchmal«, sagte sie, »fallen mir die einfachsten Worte nicht mehr ein, so was wie Spaghetti zum Beispiel.« Das war der Stress, behauptete meine Mutter am Ende des Sommers. Rohans geschlossene Läden, Geldsorgen, Kyano, der jetzt bestimmt Lernrückstand hatte: »So einen Jungen kann man doch nicht zu Hause einsperren, das weiß ich noch von Rohan, als der in dem Alter war, der hätte total am Rad gedreht!«

Aber Sacha war nicht die Einzige, der es so ging, las ich damals in der Zeitung. Die neuen Patienten hatten sich schnell zusammengetan, fanden sich auf Social-Media-Plattformen, in Chats und Privatgruppen, außer Reichweite von Besserwissern und Skeptikern. Dort stellten sie fest, dass sie viele waren. Sie waren zu Hunderten, Tausenden, schon allein in ihrem eigenen Sprachraum, also musste es weltweit Millionen geben, eine ganze Armee, eine angeschlagene Armee, aber eine Armee mit Informationen; vielleicht lag es am Immunsystem, vielleicht waren es Entzündungen, ein irritiertes Nervensystem, winzige Blutgerinnsel – in ihren Threads, Posts und Reaktionen erzählten Patienten, was sie wussten: Geht zu diesem Arzt, lest diese Studie auf PubMed, glaubt den Versprechen der Deutschen nicht; *Hallo, ich bin Herz- und Gefäßspezialist, würdet ihr an meiner Studie teilnehmen?*

Im Herbst ging es Sacha dank einer bestimmten Physiotherapie, die ihr von einer anderen Patientin empfohlen worden war, langsam besser. Sie konnte Kyano wieder von der Schule abholen, arbeitete zwei oder manchmal drei Tage pro Woche, aber sie war immer noch nicht wieder die Alte. Deshalb fragte ich mich ständig, was mit Daniel passieren würde, wenn sie sich ansteckte. Sacha war immer total fit gewesen. Und Daniel war auch fit, in gewisser Weise. Aber was, wenn sie eine, vielleicht sogar zwei Wochen im Bett lag, welche Auswirkungen würde das auf ihren angeschlagenen Körper haben, welche verborgenen Gebrechen würde das Virus offenbaren, wenn es sich erst mal ausgetobt hatte? Ich konnte nicht anders, als ihren Körper als altes, klappriges Haus zu betrachten. Was, wenn das Dach vom ersten kräftigen Windstoß abgedeckt würde, woraufhin eine Wand voller Stockflecken zum Vorschein käme, ein Boden mit krummen Dielen; ich stellte mir Katastrophenszenarien rund um Daniels Gesundheit vor, und seit Tante Ines ins Krankenhaus eingeliefert worden war, nahmen sie ein immer fataleres Ende. Als Daniel mir also erzählte, sie wolle ihre Kunden wieder zu Hause empfangen, wurde ich wütend. Es war Winter, Geschäfte und Fitnessstudios waren zum zweiten Mal geschlossen worden, und ich verstand nicht, warum Daniel ihren Kunden nicht einfach über den Bildschirm helfen konnte.

»Das ist nicht das Gleiche«, sagte Daniel. »Einige sind schon völlig am Ende, die sehen ihren Reha-Arzt auch nur online, wenn sie überhaupt einen Arzt zu sehen bekommen. Sie fühlen sich vergessen, in meinem Gesprächsraum blühen sie wieder auf.«

»Aber es ist nicht erlaubt.«

»Wir halten Abstand.«

»Du steckst dich bestimmt an.«

»Wir machen ein Fenster auf.«

»Tragt ihr einen Mundschutz?«

»Das kann ich nicht von allen erwarten.«

»Das ist auch mein Haus.«

»Ach hör jetzt auf, Jodie!«

Okay, beschloss ich. Dann würde sie eben krank. Da ich es nicht länger verhindern konnte, versuchte ich, genau wie sie zu glauben, dass es nicht so schlimm sein würde. Prima, dann würde sie eben im Krankenhaus landen, okay, dann würde sie eben nie wieder die Alte, gar kein Problem, war ja nicht mein Körper – aber dann dachte ich wieder an das letzte Jahr. An unsere Spaziergänge mit Olivia, in Winterjacken, in Sommershorts, Regenkleidung. An unser Haus, das nach der Käsequiche duftete, die wir zum Mittagessen gemacht hatten; an Daniel und mich, einander am Tisch gegenübersitzend, bis ich beschloss, dass puzzeln nichts für mich war, ich war nicht gut darin, hatte keine Geduld, erst alle blauen Teile rauszusuchen. Ich dachte daran, wie Daniel das ganze Ding auf den Boden verlegte, sich jeden Mittag in die Ecke zurückzog, während ich mit unserem neuen Perkolator Kaffee zubereitete. Wie wir ein Vogelhäuschen zusammenbauten, Pudding kochten, und wie sie mich manchmal einfach aus dem Nichts umarmte, ihre Arme von hinten um mich schlug und mich so fest umschlang, als wollte sie mich hochheben, was sie nicht konnte, aber ich spürte, dass sie es wollte, und ich wollte es auch: Sie würde mich hochheben, und ich würde meine Beine nach vorne in die Luft strecken, und so würden wir uns drehen, denn genau so fühlten wir uns, seit wir ausschließlich aufeinander angewiesen waren, seit sich die Optionen, Wahlmöglichkeiten, andere Menschen und alternative Leben in Staub aufgelöst hatten, den wir uns nach den Spaziergängen von den Ärmeln klopften, bevor wir unsere Jacken auszogen, und danach den Rest unserer Kleidung, um dann ins Bett zu schlüpfen und eine dicke Decke über unsere nackten Körper zu ziehen – der Gedanke, dass ich all das verlieren könnte, wenn Daniel krank würde, sorgte dafür, dass ich mir Ohrstöpsel in die Ohren steckte, sobald ich hörte, wie sie mit ihren »Gästen« die Treppe hochkam, und ich weiß noch, dass ich jedes Mal dachte: Dass diese Leute so ein Risiko eingehen, bedeutet wahrscheinlich, dass sie zu Hause niemanden haben. Und ohne das zu wollen, verachtete ich sie dann, diese Leute mit ihren unbedeutenden Leben.

Im zweiten Jahr wurde ich krank. Ich wusste nicht, wo ich mich angesteckt hatte, ich hielt mich brav an die Sperrstunde, ging nur noch in den Supermarkt – hatte ich am Brotregal ein schniefendes Mädchen gesehen, oder bildete ich mir das ein?

»Ich kann gerne auf dem Sofa schlafen«, sagte Daniel, aber das war nicht die Abmachung. Wenn eine von uns krank würde (ich), würde die andere in ein Hotelzimmer ziehen; wir kannten mittlerweile genug Pärchen, die sich angesteckt hatten, und im Bett scrollte ich durch die Möglichkeiten. Es gab ein Hotel im Neubauviertel, und anscheinend brauchten sie dort dringend Gäste, man bekam sogar Rabatt auf die Suite – und dann ging das Schwitzen in Zittern über. Mein Kopf fing an zu pochen und ich sah mein eigenes Gehirn vor mir, fleischrosa und angeschwollen schlug es im Takt meines Herzens, aber mit jedem Klopfen wurde es etwas größer, es musste all meinen Schweiß aufgesogen haben, tobte hinter meinen Augen, warf sich mit immer mehr Kraft gegen meine Augenhöhlen, und wie viele Schmerztabletten ich auch nahm, ich konnte nur liegen bleiben, und immer wenn meine Augen aufgingen, saß Daniel neben dem Bett.

»Geh weg!«, rief ich dem Geist zu. »Du darfst nicht hier sein, pass auf, geh weg!«

Manchmal glaubte ich auch wirklich, dass sie weg war, im Hotel eingecheckt hatte, sich mit einem Tablett am Frühstücksbuffet entlangschob.

Es konnte gar nicht anders sein, ich hatte sie schon so lange nicht mehr gesehen. Aber dann öffnete ich meine Augen und sie saß wieder da. Manchmal sah Daniel etwas besorgt aus, aber meistens lächelte sie, wenn sie mir eine Tablette in die Hand legte, vorsichtig, als handle es sich um einen winzigen Brief mit einer Geheimbotschaft, und dann reichte sie mir ein Glas Wasser oder eine Schale mit Bouillon: »Vorsicht, heiß!«

Manchmal kam der Geist so nahe, dass es sich so anfühlte, als spürte ich seine Lippen auf meiner Stirn. Und manchmal hätte ich schwören können, dass sie mir die Decke über die Schultern zog, die Gardinen schloss, mein Kissen aufschüttelte.

»Daan?«, fragte ich. »Bist du nicht weg?«

»Nein«, sie schüttelte den Kopf: »Ich lasse dich nicht allein!«

Und dann drückte ich ihre Hand, so lange, bis die Erscheinung Aua rief und sich im Dunkeln auflöste.

Eines Morgens wurde ich ohne Decke wach. Ich musste sie weggestrampelt haben, aber jetzt hatte ich Gänsehaut. Ich angelte die Decke vom Boden und schaute aufs Handy. Es war Dienstag, was bedeutete, dass ich unser Bett vier Tage lang nicht verlassen hatte.

Ich rief Daniel in ihrem Hotelzimmer an. Sie ging nicht ran, und ich schaute auf den Boden, da stand eine leere Schale. Sie roch nach Bouillon.

Ich versuchte noch mal, Daniel anzurufen, und diesmal hörte ich ihr Handy. Das Klingeln kam von unten, das Handy lag auf dem Hocker neben dem Sofa, wo sie die letzten Nächte verbracht hatte. Als Daniel am nächsten Tag auch positiv war, legte sie sich zu mir ins Bett.

Als im dritten Jahr die meisten Maßnahmen aufgehoben wurden, entschieden Sjoerd und Raoul sich dazu, doch noch eine Hochzeitsfeier zu veranstalten. Sie hatten ein Landgut in Belgien gemietet, fünf Autostunden ohne Stau. Weil Nettie Knieprobleme hatte, saß Barbara bei uns hinten im Auto, und auf dem Hinweg redete Daniel pausenlos über alles, was sie gerade so machte. Ihre Praxis sei wieder ganz normal geöffnet, erzählte sie Barbara. Sie hatte das Angebot bekommen, feste Moderatorin einer Radiosendung zu werden, und überlegte, Vorträge in Unternehmen zu halten: »Als Nebenjob quasi.« Abermals drehte Daniel sich zur Rückbank um. »Letzte Woche wurde ich zu einem Kongress eingeladen, und weißt du, wie viel sie mir dafür angeboten haben?«

Barbara nickte. »In dem Sektor steckt so viel Geld. Ich war irgendwann mal auf so einem Event, und da gab es die ganze Zeit Miniquiches, die lagen einfach den ganzen Tag in Warmhaltebehältern, und anschließend wurde fast alles weggeworfen, schrecklich!«

»Ei, ei, ei«, rief Daniel. »Unmöglich!«

Als wir das Gut erreicht hatten, war sie völlig ausgepowert.

Wir schliefen nicht im Hauptgebäude, sondern in einer der anderen renovierten Räumlichkeiten des Anwesens, die, das verdeutlichten die Hufeisen, die um die Zimmernummern genagelt waren, irgendwann einmal als Pferdeställe fungiert hatten. Daniel legte sich sofort hin, wollte nicht zum Empfang: »Wenn ich das mache, packe ich die Trauung morgen nicht.«

Das überraschte mich nicht. Daniels Energielevel war schon länger nicht mehr, was er mal gewesen war. Sie arbeitete nur noch halbtags, nach dem Essen machte sie oft einen Mittagsschlaf, auch am Wochenende wollte sie nicht vor vier Uhr in den Park, denn danach sei mit ihr »nichts mehr anzufangen«. Sie hatte ihr Leben daran angepasst. Wenn sie einen Fernsehauftritt hatte, wollte sie am Tag vorher nicht mit zu einer Geburtstagsfeier, und als ich sie bat, mit zur Tanzvorführung von Kyano zu kommen, sagte sie, dann komme sie dafür aber nicht mit zum Umtrunk von Uvema. Als müsste sie sich für solche Gelegenheiten eine Karte kaufen, von denen sie sich pro Monat nur ein paar leisten konnte, abhängig von den Dukaten in ihrer Geldbörse, und das waren gerade nur wenige. Also ging ich mittags allein zum Empfang.

Ich wollte mich nicht zu sehr an Barbara hängen. Aber Sjoerd stand am Eingang der Lobby, wo der Umtrunk stattfand – Holzboden, Holzbar, Zierkissen in Samtbezügen auf der Fensterbank –, und ich sah, wie er die Gäste begrüßte, ausgelassen, als wäre er immer wieder aufs Neue überrascht, dass seine Freunde die fünf Stunden Fahrt für ihn in Kauf genommen hatten – mir war klar, dass diese Location Raouls Idee gewesen war.

Ich kam mit Dimitri ins Gespräch (der mich fragte, wo Daniel sei) und stellte ihn Barbara vor, bis er sich seinen Freunden anschloss, um irgendeinen Programmpunkt vorzubereiten, danach standen Barbara und ich wieder nebeneinander. Wir beobachteten die Gäste, die größtenteils zu zweit herumstanden, manchmal auch zwei Pärchen zusammen: vier Männer, die sich, gerührt von der bevorstehenden Trauung, umarmten und gar nicht glauben konnten, wie schnell die Jahre vergangen und dass sie jetzt selbst in diesem Lebensabschnitt gelandet waren – kopfschüttelndes Lachen, ungläubiges Prosten. »Hast du schon die Toilette entdeckt?«, fragte Barbara, und ich zeigte zum Treppenabsatz neben der Bar.

Hätte Daniel die Autofahrt mal besser dazu genutzt, sich auszuruhen, dachte ich. Hätte sie ihren Kopf einfach eine Weile gegen die Scheibe gelehnt, wie sie das öfter machte – und da waren sie wieder, die Vorwürfe, die ich nie laut aussprach. Warum akzeptierte Daniel das so einfach, warum ging sie nicht mal zum Hausarzt? Sie könnte Sacha doch wenigstens mal fragen, wer ihr letzten Endes geholfen hatte? Die fehlende Energie war eindeutig eine Folge der Infektion, die jetzt schon ein Jahr zurücklag, aber davon wollte Daniel nichts wissen: »Ich war auch davor schon erschöpft«, sagte sie dazu nur. Sie bagatellisierte das Virus von Anfang an – und genau deswegen hatte sie es überhaupt bekommen, und das war jetzt die Folge davon, es waren Folgeschäden, genau wie ich befürchtet hatte, und jetzt war sie zu starrköpfig, das zuzugeben. Aber wie sollte ich ihr das übelnehmen? Schließlich war ich es gewesen, die sie angesteckt hatte. Die irgendwann, auch wenn ich nicht wusste, wo und wann, unvorsichtig gewesen war oder jedenfalls nicht vorsichtig genug, und obwohl ich letzten Endes kränker gewesen war als sie, fiel es mir schwer, ihre Ansteckung als ein unvermeidbares Unglück zu betrachten, als Schicksal, das Risiko des Zusammenwohnens: Was, wenn ich Barbara angerufen hätte, fragte ich mich in jener Zeit immer häufiger. Sie hätte Daniel bestimmt davon überzeugen können, ins Hotel zu gehen – warum hatte ich das nicht sofort gemacht, nachdem ich mein positives Testergebnis gesehen hatte; Barbara hätte auf Daniel eingeredet, und Daniel wäre ins Hotel gezogen.

Und dann hättest du tagelang allein in dem dunklen Zimmer gelegen und gestöhnt und geschwitzt, meldete sich mein Gewissen, und vielleicht hatte ich Barbara deshalb nicht informiert – und möglicherweise traute ich mich deswegen auch nie, lange weiterzufragen, wenn Daniel ihren Kopf an die Autoscheibe lehnte. Deswegen hatte ich nicht versucht, sie zum Reden zu bringen, als sie doch nicht mit zu Kyanos Aufführung ging. Und während Barbara und ich klatschten, nachdem Raouls Freunde mit Sjoerd ein rührend detailliertes Quiz über seinen Zukünftigen gemacht hatten – Dimitri der strahlende Mittelpunkt als Quizmaster –, beschloss ich, das Abendessen ausfallen zu lassen.

»Daan?«, fragte ich, während ich mit der Schulter die Zimmertür aufdrückte. Bevor ich aus der Lobby verschwunden war, hatte ich einen Teller mit Käsestangen, Oliven und veganen Samosas zusammengestellt, den ich jetzt mit beiden Händen festhielt, als ich über den Holzboden zur holzverkleideten Schlafnische ging.

»Hey«, sagte Daniel. »Da bist du ja wieder« – sie klang auf einmal total erleichtert.

»Hast du geschlafen?«, fragte ich.

»Nicht wirklich, viel zu still hier.«

Ich stellte den Teller auf den Nachttisch, unser Zimmer roch direkt nach Fritteuse. Danach zog ich mir die Hose aus, schlüpfte zu Daniel ins Bett und nahm sie in den Arm. Sie hatte ihre Kleidung noch an. Aber meine Geliebte lächelte. Und schlief sofort ein.

5

Hamburg, zwei Monate nach Daniels Tod: Ich lag in meinem Hotelbett und wurde vom Vibrieren meines Handys geweckt.

Die Nachricht kam von Jacky. Es war halb zwei nachts, Jacky musste ausgegangen sein, vielleicht war sie immer noch in einer Kneipe, hatte nach ein paar Bier endlich den Mut gesammelt, mich zu fragen, wie es mir ging. Ich hatte fast nichts von mir hören lassen, seit ich angekommen war. Ihr nur ein Foto von der Badewanne geschickt, einen Daumen nach oben dazu, mit einem zwinkernden *Danke!*.

Wenn ich jetzt etwas zurückschrieb, könnte das schnell in emotionale Bekenntnisse und Dirty Talk ausarten – Jacky hatte mir schon öfter Nachrichten geschickt, wenn sie betrunken war, und es wäre nicht das erste Mal, dass ich das ausnutzte – aber ich war für beides nicht in der richtigen Stimmung. Ich öffnete die Nachricht nicht, damit Jacky dachte, ich würde schlafen. Vielleicht würde sie sich morgen auch dafür schämen, was mir ihre Trunkenheit anvertraut hatte – was war ich bloß für ein verdorbener Mensch, dass ich mich an dieser Aussicht erfreute? Jacky hatte nichts falsch gemacht, Jacky hatte keine Strafe verdient. Aber trotzdem sann ich manchmal auf Rache, seit es passiert war. Egal bei wem.

Das braucht Zeit, hatten wir uns gesagt. So wie des Öfteren in jener Zeit saßen wir in Jackys Lieblingscafé – vor allem, weil ich selbst kein Lieblingscafé hatte, nie verstanden hatte, was daran so toll sein sollte, an einem fremden Ort Kaffee zu trinken, »und dann auch noch für mindestens vier Euro zwanzig«, hätte Daniel gesagt. »Das ist der siebenfache Preis von dem, was du zu Hause dafür bezahlst«, hätte ich ergänzt, und dann wären wir total zufrieden gewesen, mit uns, mit unserer Vernunft – miteinander.

»Ich mag dich wirklich gerne«, hatte Jacky das letzte Mal gesagt, ihre Hände umschlossen den Cappuccino mit Mandelmilch.

»Ich dich auch«, hatte ich geantwortet, und das war nicht gelogen. Aber das Problem war: Dass wir in einem Café saßen, lag daran, dass unsere Wohnungen kein geeigneter Ort für ein Treffen waren. Sie waren vergiftet, verflucht, verhext. Denn mein Haus war das Haus, in dem ich Daniel gefunden hatte. Und Jackys Wohnung war die Wohnung, von der ich in jener Nacht losgefahren war.

6

An dem Tag, an dem es geschah, waren es siebenunddreißig Grad, und auch im Schatten war es kaum kühler. In unserem Haus an der Molenstraat, mit dem Dach zum Süden, wurde es im Laufe des Nachmittags sogar noch wärmer. Bei solchen Temperaturen wurden unsere Arbeitszimmer unbegehbar, dann schlossen wir die Fenster und Türen und überließen die Räume den Elementen, so wie man vor Jahrhunderten Dörfer dem Meer zurückgab. Als ich mich abends von Daniel verabschiedete, trug sie nur ein Top und eine Unterhose. Die Haare hingen offen über ihre nackten Schultern, sie hatte etwas Mädchenhaftes, ja fast Kindliches an sich – auch wenn ich nicht ausschließe, dass ich diese Assoziation erst im Nachhinein hatte, weil mir erst danach bewusst wurde, wie verletzlich sie wirklich gewesen war, als sie dort stand.

Ein Kuss auf den Mund: Tschü-hüüs. Viel Spaß, Jo.

Bei Jacky war es fast genauso warm. Sie hatte sich zwei Ventilatoren angeschafft und sie beide ins Schlafzimmer gestellt, einen auf jede Bettseite.

»Soll man die Fenster den ganzen Tag zulassen oder eher aufmachen?«, fragte Jacky. »Das macht mich wahnsinnig!«

Wir waren auf ihr Bett geklettert, auf jedes Gesicht ein Ventilator gerichtet, das war das fünfte Mal, dass wir uns diesen Sommer sahen. Seit die Maßnahmen aufgehoben worden waren, hatte mir Jacky immer wieder Nachrichten geschickt: *Ich hätte übrigens immer noch Lust* – ich hatte Daniel nichts davon erzählt. Jacky, das fühlte sich wie etwas von früher an, etwas aus einer naiven Existenz, der wir entwachsen waren, weil man uns so lange eingesperrt hatte, aber Jacky dachte anders darüber. Und Daniel anscheinend auch, denn an einem Morgen im Mai, kurz nach der Hochzeit von Sjoerd und Raoul, fragte sie mich, ob ich mich eigentlich noch mit Jacky treffe.

»Natürlich nicht«, hatte ich geantwortet. »Das wäre verantwortungslos.«

Daniel hatte mit den Schultern gezuckt. »Die Gefahr ist jetzt nicht mehr wirklich da, oder? Wir haben es ja beide gehabt.«

»Letztes Jahr, ja! Das war wahrscheinlich eine andere Variante« – und sieh nur, was es mit dir gemacht hat, dachte ich. Aber ich sprach es nicht aus.

»Ich war nur neugierig«, sagte Daniel ruhig. »Ich würde es verstehen.«

Den Rest des Tages hatte ich über diese Bemerkung nachgedacht. Spukte in Daniels Kopf die Vorstellung herum, dass ich sie noch treffen könnte, fragte sie deswegen danach? Sie hatte allerdings nicht besorgt ausgesehen, ihr Gesichtsausdruck war eher der für Ratschläge gewesen, den sie für ihre Kunden aufsetzte, ich hatte das mal bei einem Online-Meeting beobachtet. *Ich würde es verstehen* – ja, sie hatte wie ein Coach geklungen, salbungsvolle Worte, um mein Selbstvertrauen aufzupeppen, aber ich hatte in den letzten zwei Jahren kaum an Jacky gedacht.

Oder na ja. Vielleicht manchmal, ganz selten, wenn Daniel mal wieder um neun Uhr abends im Bett lag. Oder wenn sie mir beim Essen schweigsam gegenübersaß, auch nach dem Abräumen zu erschöpft war zum Reden, weshalb wir dann einfach die Nachrichten anschalteten – ich vermutete langsam, dass sie das auch beschäftigte. Vielleicht wollte sie, dass ich das bekam, was sie mir nicht mehr geben konnte, aber ich war ihr dafür nicht besonders dankbar.

Denn wieso gab sie es mir nicht einfach selbst?

Ein unangemessener Gedanke, das wusste ich. Sie hatte Schmerzen, sie war krank, sie liebte mich; als ich Jacky schließlich doch zurückschrieb, tat ich das, glaube ich, nicht nur, weil ich Lust auf Sex hatte. Es fühlte sich wie ein Akt der Rebellion an, auch wenn ich nicht genau wusste, gegen was, im Grunde genommen gab ich Daniel dadurch recht. Auch wenn ich vermutet haben muss, dass sie in diesem Fall gar nicht recht haben wollte.

Mit Jacky war es verrückterweise sofort wieder genau so wie vor zwei Jahren. Wie mit all den anderen Dingen, mit denen wir weitermachten, als ob keine Zeit verstrichen wäre – eigentlich genau so, wie wir alle es erhofft hatten, auch wenn wir dabei die Freude vermissten, die man aufgrund des lang gehegten Verlangens erwarten würde. Vielleicht, weil es sich auch wie ein Scheitern anfühlte, dass wir einfach genau da weitermachten, wo wir aufgehört hatten, obwohl wir so oft herausposaunt hatten, dass wir uns für immer verändert hätten, lauthals behauptet hatten, uns selbst und die Welt aufgrund der Erkenntnisse, die wir durch die Pandemie erlangt hatten, verbessern zu wollen – im gnadenlosen Licht der Gegenwart hatten wir uns alle als Heuchler entpuppt. »Hast du dir die Haare gefärbt?«, hatte ich gefragt, als ich Jacky zum ersten Mal wiedersah. Noch bevor das Sushi geliefert wurde, landeten wir im Bett.

»Meine Kontaktlinsen trocknen vom Ventilator aus«, sagte Jacky jetzt. »Sollen wir nur deinen anlassen?« Ich nickte, sagte: »Dann müssten wir allerdings unsere Klamotten ausziehen«, und ich streifte meine Unterhose ab und legte mich nackt auf sie. Ich rieb meinen Venushügel über ihren, eher zum Spaß und nicht, um sie zu erregen, aber als ich mit der Hand ihre Schamlippen berührte, wurde ich selbst auch feucht.

Vielleicht lag es an der Wärme, die dafür sorgte, dass sich alles ausdehnte und anschwoll. Jacky drang mühelos mit vier Fingern in mich ein, als ich mich auf sie setzte. So rutschten wir übereinander, nackt und ohne Scham, und als ich gekommen war, drückte ich sie nicht sofort von mir weg, wie sonst, weil da unten alles so empfindlich war und brannte; die Hitze war auf eine erregende Art und Weise betäubend, das Summen des Ventilators anturnend, also legte ich mich auf meinen Rücken, die Füße flach auf der Matratze: genau so, wie manche Frauen, andere Frauen, Kinder gebären, dachte ich kurz. Aber nicht ich, stellte ich zufrieden fest, und danach ließ ich mich minutenlang lecken, leise stöhnend, damit Jacky wusste, dass sie weitermachen sollte.

Als ich wieder auf den Radiowecker schaute, waren schon zwei Stunden vergangen. »Du wirst wohl nicht bei mir übernachten, oder?«, fragte Jacky. Ihr Lächeln konnte nicht vertuschen, dass sie sich Hoffnungen machte.

»Nein«, sagte ich. »Aber verflucht, war das gut«, und ich gab ihr einen Zungenkuss, zog mir das T-Shirt über und dachte zum ersten Mal seit langer Zeit: Sieh dich nur an.

Sieh nur, wie du hier auf dem Bett sitzt, gesegnet, gesegnet, denn wie oft war ich gerade bloß gekommen? Dreimal, dank dieser wundervollen, schlagfertigen Frau neben mir, mit diesem runden Hintern und den vollen Lippen (was sah sie nur in mir?) – gesegnet, gesegnet war ich, denn zu Hause wartete jemand auf mich, jemand, der mich so sehr liebte, dass er mir auch diese Lippen gönnte, und den Hintern: die Liebe, die ich spürte, die Liebe für Jacky, aber noch viel mehr für Daniel, und wenn ich bald zu Hause wäre, dann würde ich sie an mich drücken, meinen Venushügel gegen ihren Hintern drücken und ihr ins Ohr flüstern, wie sehr ich sie liebte, und falls sie schlief, würde ich sie dafür sogar wecken.

7

Sie hatte noch kurz draußen gesessen, fiel mir auf, als ich ihre Schritte von jenem Abend rekonstruierte, äußerst genau und immer wieder: Auf dem Gartentisch stand ein Glas, sie hatte sich Limonade gemacht. Vielleicht hatte sie die Wochenendbeilage gelesen, und als sie nicht mehr bequem saß – wegen der Hitze, der glühenden Fliesen unter ihr oder den harten Gartenmöbeln –, war sie nach oben gegangen, während Olivia auf dem Sofa schlief.

Im Schlafzimmer hatte sie ein Fenster geöffnet, sie hatte sich in Unterwäsche aufs Bett gelegt, auf die Decken, die wir in der Nacht zuvor von uns geworfen hatten; ihr muss immer noch warm gewesen sein, denn sie hatte den Fächer mitgenommen. Ein schrottiges Teil, das sie nach einer Fernsehaufnahme bekommen hatte, bedruckt mit der Regenbogenflagge; wir hatten uns darüber lustig gemacht, als sie damit nach Hause gekommen war. Weil es so hässlich war – die Flagge war schief aufgedruckt –, weil es so unpraktisch war – ein Fächer aus dünnem Plastik –, bis zu jenem Abend hatte dieses Ding ganz unten in einer Schublade gelegen, in der wir auch unsere Girlanden und die Tischdecke für Ostern aufbewahrten.

Sie liegt auf dem Rücken. Die Beine breit, die Arme links und rechts von sich gestreckt, damit sie nicht den Rest des Körpers berühren, als würde sie auf dem Schwarzen Meer treiben, sie versucht, die Hitze loszuwerden. Es hilft nicht, und als sie mit dem Fächer wedelt, wird ihr nur noch wärmer.

Vielleicht, denkt sie, kommt es auch durch das Wedeln, durch die Energie, die sie dafür aufwendet, was für ein Scheißding das doch ist, sie lässt es los und es knallt neben dem Bett auf den Boden. Dann schließt Daniel die Augen. Bildet sie sich das ein, oder ist das wieder dieser Druck auf ihrer Brust? Es ist nicht das erste Mal, dass sie den spürt. Und deshalb, sagt sie sich, ist es nichts, worum man sich sorgen müsste, nichts, worum man sich jetzt kümmern muss. Es ist einfach nur warm. Sie ist einfach nur müde. Die letzten Male gingen die Stiche im Brustkorb und die Schmerzen im Nacken auch von selbst weg, sie steht auf, geht ins Badezimmer, um ein Handtuch unter den Wasserhahn zu halten.

Als sie wieder im Bett liegt, legt sie sich das nasse Handtuch wie eine zusammengeschrumpfte Bettdecke über den Bauch. Es kühlt kaum, stattdessen breitet sich ein beengendes Gefühl aus; das ist die Hitze, sagt sie sich, die Hitze wird ihr einfach zu viel, wem sollte die Hitze auch nicht zu viel werden, und sie breitet die Beine noch etwas weiter aus, als wolle sie im Schnee einen Engel machen: Sie kann jetzt ihr eigenes Herz pochen hören. Vielleicht, denkt sie, ist das Panik. Worum hast du dir in den letzten Wochen Sorgen gemacht, fragt sie ihre Gäste, wenn sie vor ihr im Gesprächszimmer sitzen. Was könnte den Stress verursacht haben? Und wenn es wieder passiert, dann gibt es Tricks, Hilfen: ruhig weiteratmen, versuchen, an etwas anderes zu denken, ja, das klingt ziemlich einfach, oder?, der Körper ist eine einfache Maschine; manchmal hilft es auch, etwas zu essen, einen Apfel zum Beispiel, das Kauen durchbricht etwas, hilft gegen das Hyperventilieren – aber Daniel hat keine Ahnung, wie sie nach unten kommen soll, in die Küche, wo die Obstschale auf der Fensterbank steht, weil es sich jetzt so anfühlt, als trüge sie ein Korsett, das viel zu eng geschnürt wurde. Sie atmet tief ein, und sie atmet langsam aus: Warum könnte sie gerade Panik haben?

Ihr fällt nichts Besonderes ein. Die hohen Temperaturen, ja, die sind schlecht für die Welt, aber wenn sie ganz ehrlich ist: Diese Horrorszenarien kümmern sie nicht so sehr. Sie ist mittlerweile in ihren Fünfzigern, die Sintflut wird sie wohl nicht mehr erwischen. Geht es dann um ihre Geliebte, die gerade bei einer anderen im Bett liegt? Sie kann nicht behaupten, dass sie davon besonders begeistert ist. Aber sie kommt immer wieder zurück, das weiß sie. Außerdem ist es ja nicht das erste Mal, richtig?

Vielleicht muss sie sich selbst berühren. Alles, um die schwere

Atmung zu beruhigen, den Puls etwas runterzufahren; kurz masturbieren, hat ein Gast ihr mal gebeichtet, manchmal sei das die beste Ablenkung – und sie muss bei dem Gedanken grinsen, aber als sie es wirklich ausprobieren will, macht ihr rechter Arm nicht mit, so steif ist er. Also an was anderes denken, etwas Schönes, sie schließt die Augen wieder, und da sitzt Olivia, so süß unter dem Tisch im Außenbereich des Cafés, letzte Woche noch, zu dritt, sie musste den Kellner nicht einmal um Wasser bitten: »Möchte dieser kleine Herr vielleicht einen Wassernapf?«, fragte er, nachdem er Olivia entdeckt hatte, und sie hatte gelächelt, ihre Hand auf den nackten Oberschenkel ihrer Partnerin gelegt.

Daniel liegt wieder im Bett, die Augen weit aufgerissen. Nein, das hier ist keine Panik. Das hier ist keine Angst, das ist etwas anderes. Das ist etwas, wofür sie jemanden anrufen muss. Das passt ihr nicht, aber es geht nicht anders. Doch das Handy liegt unten, eine vage, ärgerliche Erinnerung. Sie hatte es noch auf der Küchenzeile liegen sehen, bevor sie das Wohnzimmer verließ, aber sie hatte schon die Zeitung in der Hand, und den Fächer, und keine Energie gehabt, noch mal zurückzugehen.

Die Schmerzen in ihrem Nacken nehmen zu, ein Planet mit Stacheln, die jetzt wachsen, sie in ihre Seite pieken, ihren Rücken kitzeln, ihre Brust durchbohren – da sitzt ihre Geliebte wieder, am selben Tisch auf der Terrasse, sie haben etwas zu feiern: Auf siebzehn gemeinsame Jahre! Und sie beugt sich vor, um sie zu küssen. Das geht, sie sind in der Innenstadt, und als sie sie wieder anschaut, ist sie plötzlich fünf Jahre jünger. Sie kommt mit einer neuen Frisur nach Hause, aber sagt nichts, sie muss es selbst bemerken, und dann liegen sie zusammen im Bett, ihre Geliebte mit geschlossenen Augen, sie schläft noch. Gemeinsam tapezieren sie den Gesprächsraum, und ihre Geliebte überlegt, ob sie die letzte Bahn in der Mitte durchschneiden müssen, klatscht wegen des Käsecroissants, das sie für sie mitgebracht hat, vor Begeisterung in die Hände, muss bei einer Dokumentation über Oktopusse weinen, nicht auffällig, sondern leise, man merkt es, weil sie kein Geräusch mehr macht, nicht mehr vor

Rührung aufschreit, wenn der Tintenfisch den Menschenfreund mit seinen Tentakeln umschlingt, dann tippt sie so konzentriert, dass sie nicht bemerkt, dass jemand in der Tür steht, schiebt sie von der Küchenzeile weg, weil sie ihre Spezialität zubereitet und nicht will, dass alle Garnelen schon weggenascht werden, sie ist sauer auf ihre Mutter und deshalb nicht in Stimmung heute Abend, hat wohl Hunger, denn sie seufzt nur, als sie gefragt wird, was sie heute gemacht hat, sie zeigt ihre Brüste und lässt sich die Nippel küssen, stellt Weingläser in einen alten Küchenschrank, von dem die Farbe abblättert, stellt ihre Sporttasche unter die Garderobe und schiebt sie mit dem Fuß gegen die Wand, damit niemand darüber stolpert: Nimm mich mit, sagt sie.

Und dann zieht Daniel sie auf ihr Pferd. Ohne Sattel, ihre Geliebte muss ihre Arme von hinten um die Hüfte legen, und Daniel schnalzt mit der Zunge, spornt ihr Ross zum Galopp an, so galoppieren sie über einen Hügel, und noch einen, aber dann, dann fällt ihre Geliebte doch.

Unten am Treppenabsatz, wie unbequem sie dasitzt. Auf einem Knie, die Hüfte gegen die Wand gedrückt, was macht sie da um Himmels willen? Und warum schreit sie so?

Ihre Geliebte ruft etwas, aber Daniel kann sie nicht verstehen. Sie hört überhaupt nichts, ihre Geliebte schreit wieder, aber aus ihrem Mund kommt kein Geräusch, und als ihre Geliebte aus Versehen mit dem Ellbogen gegen die Wand schlägt, hört sie keinen Rums, sondern nur ein weit entferntes Plopp.

Setz dich doch einfach wieder hinten drauf, Jodie. Steh auf, komm schon, was du da gerade machst, kann gar nicht so wichtig sein, du vergeudest Zeit, unsere Zeit – erst jetzt sieht sie, was ihre Geliebte festhält. Einen Kopf, einen Kopf auf ihrem Schoß. Der Körper schlaff und schwer und in einem ungünstigen Winkel über die letzten drei Treppenstufen drapiert. Ihre Geliebte legt ihre Hände auf die Wangen, drückt, kneift, presst – hey, nicht so ruppig! Sonst geht noch was kaputt, platzen die Lippen auf oder wird ein Auge beschädigt, und nicht so schütteln, Jodie, nicht mit den Fäusten auf die Brust schlagen! Wenn du so fest drückst, brechen die Rippen, nein, nicht noch mal, das hilft nicht, ich höre dich nicht – dann sieht Daniel das Gesicht ihrer Geliebten. Und dann, plötzlich, wird sie, kurz, ganz kurz, unglaublich traurig.

8

Als der Bestattungsunternehmer vorbeikam, saßen Nettie und Barbara mit mir am Küchentisch, Barbara am Kopf und Nettie neben mir. Unser »Spezialist« hieß Eduardo, trug Turnschuhe zum Anzug und holte seine Muster, den Farbfächer und ein Tablet aus einem leuchtend orangen Rucksack aus recyceltem Material, als wäre er vor allem hier, um das angestaubte Image seiner Berufsgruppe zu Grabe zu tragen. Vormittag oder Nachmittag, Aula oder intimer Raum, Premium-Paket oder eigenes Catering – die Details würden sich später finden, sagte Eduardo, heute Nachmittag ginge es um die großen Weichen, waren wir zufällig Vegetarierinnen?

Nettie wusste genau, welche Fragen sie stellen musste. Sie hatte von uns dreien auch am meisten Erfahrung: ihre Mutter, der ältere Bruder, sogar zwei gute Freundinnen: »Nein, was den letzten Punkt betrifft«, sagte sie geübt. »Wir entscheiden uns für ein Paket, wenn wir die Kostenvoranschläge gesehen haben« – als wären wir in einem Land im Urlaub, in dem bisher nur sie gewesen war, weshalb sie den Kellner stolz in der Landessprache ansprechen konnte und sogar wusste, nach welchen Delikatessen sie fragen musste: »Sollen wir das Design der Karten auch für das Programm verwenden?«

Ich war Nettie dankbar. Ich selbst brachte an jenem Nachmittag nicht viel mehr zustande, als Eiskaffee und Limonade zuzubereiten – wir würden abermals die fünfunddreißig Grad knacken –, ich hatte es gerade noch geschafft, zu fragen, wie viele Leute in die Aula passten, für alle anderen Fragen wandte ich mich an Nettie. Würden hundert Karten nicht ausreichen?

Das Merkwürdige war, dass Barbara es von ihrer Tischseite aus genauso machte. Als Eduardo fragte, ob wir ein Foto neben das Rednerpult stellen wollten, schaute sie ihre Partnerin an und nicht mich: »Das wäre vielleicht schön, oder?«

Nettie gab Barbaras Fragen wiederum an mich weiter: »Hast du ein schönes Foto von ihr? Das von der Website ist vielleicht etwas zu steif, oder?«

»Ich glaube, Livemusik wäre toll«, sagte Barbara zu Eduardo. Danach sah sie wieder Nettie an.

»Ich weiß nicht so recht«, sagte ich. »Daniel konnte mit Musik nicht so viel anfangen.«

»Stimmt auch wieder«, sagte Barbara. »Aber sie mochte *Morgenstimmung* von Edvard Grieg, das hat sie sich schon früher gerne angehört. Und ich kenne eine Fadosängerin, eine Freundin von meiner Schwägerin, die …«

»Ich weiß nicht so recht«, wiederholte ich und starrte Eduardo an, der sagte, wir könnten ja noch mal zusammen darüber nachdenken.

Barbara war sauer auf mich, das hatte ich mittlerweile begriffen. Es war genau so, wie ich befürchtet hatte, und ich konnte es verstehen: Natürlich war Barbara sauer auf mich.

Herzmuskelverdickung, einer von fünfhundert Menschen leidet darunter. Die Erkrankung ist nur schwer diagnostizierbar, aber wenn man sie früh genug erkennt, kann es eine Menge Leid ersparen, las ich auf verschiedenen Plattformen – das war immer der Moment, in dem ich die Websites schloss. Personen, die erblich vorbelastet sind (die zum Beispiel im Alter von fünf Jahren ihren Vater wegen Herzversagen verloren haben), wird dazu geraten, auf Symptome zu achten: Beklemmung, Schmerzen im Brustbereich, Schwindel. Und vor allem bei Frauen: extreme Erschöpfung.

Als Nettie mit Eduardo über die Versicherung sprach, sah ich heimlich zu Barbara. Sie hatte abgenommen. Vielleicht sah sie deshalb älter aus, als sie eigentlich war, die Wangen waren eingefallen, die Augenringe aufgedunsen: Genau wie ich schien sie nur wenig von dem mitzubekommen, was Eduardo erklärte. Sie starrte vor sich hin, und ich fragte mich, ob sie auch an die Situation vor elf Jahren dachte. An den Tag, an dem Daniel weggelaufen war (faktisch zum zweiten Mal, aber das wusste ich damals noch nicht) und ich Barbara in ihrer weißen Schlafanzughose auf dem Sofa angetroffen hatte: Auch damals hatte ich ihre Wut gespürt. Du hattest nur eine Aufgabe, hatte ich sie denken sehen.

Eine Aufgabe, Jodie.

Dachte sie das jetzt wieder?

Damals fand ich ihren stillen Vorwurf beleidigend, aber diesmal musste ich Barbara recht geben. Denn was, wenn ich im letzten Jahr einfach mal ein bisschen weitergebohrt hätte? Nur ein kleines bisschen aufgepasst hätte, an die Jahre zuvor zurückgedacht hätte, an all die Male, als Daniel *keine Energie, zu müde, echt müde, bisschen schlapp* ... gesagt hatte – die Einweihungsparty von Sjoerd und Raoul. Unser letzter Urlaub, bevor das Land in den Lockdown ging. Ihr einundfünfzigster Geburtstag. Und danach immer wieder keine Energie für einen Abendspaziergang; hätte ich ihr damals zugehört, sie wirklich gesehen, dann hätte ich wissen können, dass es stimmte, wenn sie behauptete, es läge nicht am Virus. Dass sie tatsächlich schon viel länger müde war.

»Was meinst du?«, fragte Nettie. Barbara, sie und Eduardo starrten mich an. »Wir können natürlich auch etwas dazu beisteuern«, bot Nettie an, als ich nicht sofort etwas erwiderte. »Geld sollte wirklich keine Rolle spielen!«

Ich fühlte mich wie eine Idiotin, als ich Eduardo zur Tür begleitete. Ich hatte den ganzen Nachmittag unfähig herumgesessen, aber ich verspürte keinen Drang dazu, jetzt zu beweisen, dass ich doch was auf dem Kasten hatte, eine Senior-Funktion in einer Firma innehatte und mitverantwortlich für Planung und Finanzen war, und Volksvertreterin mit mehr als einem komplizierten Amt – was mich überraschte. Aber ich hatte den Eindruck, dass Eduardo so einiges gewohnt war. Und meine große Liebe war tot. Das entband mich von der Pflicht, mich intellektuell zu geben; vielleicht hatte ich auch einfach nicht genug Respekt vor Eduardo, um ihn beeindrucken zu wollen (Trauer macht arrogant, weiß ich mittlerweile), und nachdem er mit seinem orangefarbenen Rucksack auf sein E-Bike gestiegen war, fragte Nettie, ob sie noch zum Essen bleiben sollten: »Vielleicht solltest du jetzt nicht allein sein.«

Ich schüttelte den Kopf. »Ich habe noch was zum Aufwärmen da.« Aber als ich sah, wie Barbara die Stirn runzelte, sagte ich schnell: »Aber bleibt doch noch kurz auf ein Getränk. Ich glaube, ich habe nicht alles mitbekommen, als es um die Versicherung ging.«

»Gar kein Problem, Schätzchen«, sagte Nettie und nickte zum Garten. »Ich geh erst mal eine rauchen.«

Nettie ging zur Garderobe, um ihre Zigaretten zu holen. Bevor sie das Wohnzimmer verließ, sah ich, wie sie einen Blick mit Barbara wechselte. Das hatte ich bestimmt nicht sehen sollen. Ich war gerade damit beschäftigt, Eiswürfel aus einer Form zu drücken, aber hatte mich kurz umgedreht, um zu fragen, ob wir uns schon etwas Stärkeres genehmigen sollten: Was verriet dieser Blick, was wollte Nettie Barbara mitteilen?

Nettie rauchte schon seit Jahren nur auf Partys, fiel mir plötzlich ein. Anscheinend wollte sie nicht dabei sein, wenn Barbara mir Vorwürfe machte, weil sie zu sehr an ihrer neutralen Position hing – ja, ich spürte es schon, jetzt würde es passieren.

Ich hätte da noch ein paar Fragen, würde Barbara sagen, und tatsächlich kam sie zu mir an die Küchenzeile.

Was mischst du dich überhaupt ein, könnte ich entgegen. Merkst du nicht, wie unangebracht das ist, wie unhöflich, wie lächerlich, wie *grenzüberschreitend*? Meine Partnerin ist tot, Barbara. Das ist nicht der richtige Moment, spinnst du?

In jedem Glas lagen jetzt drei Eiswürfel.

»Ich muss dir noch was sagen.«

Drei reichten, aber ich faltete die Gummiform noch mal zusammen, um für jedes Glas einen vierten Würfel herauszudrücken.

»Das ist vielleicht nicht der richtige Moment«, sprach Barbara weiter, ich ließ das Eis in die Gläser klirren. »Aber ich habe bemerkt, dass du mich schon den ganzen Tag nicht richtig anschaust«, hörte ich sie sagen. »Das gibt mir das Gefühl, dass du mich eigentlich nicht hierhaben willst, was ich gut verstehen kann, aber ich befürchte, dass wir uns in den nächsten Tagen noch öfter sehen werden. Deshalb will ich dir jetzt schon sagen, dass es mir leidtut, okay?«

Da die Schiebetür jetzt offen stand, wurde es in der Küche genauso warm wie draußen. In den Gläsern bildete sich unten schon eine Schicht Schmelzwasser, und ich griff nach der Limonade; Barbara hatte recht. Ich schaffte es wirklich nicht, sie anzusehen.

»Hörst du mir zu, Jo? Ich meine, was ich sage, okay? Seit du uns letzte Woche angerufen hast, frage ich mich jeden Tag, was passiert wäre, wenn ich noch Daniels Hausärztin gewesen wäre.«

Barbara sprach jetzt immer schneller. Nervosität, stellte ich zufrieden fest.

»Jeden Tag denke ich: Wenn sie sich diesmal einfach hätte untersuchen lassen, hätten wir es dann verhindern können?«

»Sie hat sich doch selbst dafür entschieden, den Hausarzt zu wechseln?«, murmelte ich.

Ich hatte die Limonade unverrichteter Dinge zurück auf die Arbeitsplatte gestellt und starrte jetzt die Spüle an, die Reste der Instant-Nudeln, die ich am Abend zuvor vom Teller gespült hatte. Die Schnüre hatten Wasser aufgesogen und weichten auf, verloren die Farbe, bis ein Küchentuch sie beim Wegwischen zu Mus drücken würde; Barbara seufzte neben mir.

»Was hat sie dir über das Weglaufen erzählt? Vor zehn Jahren, meine ich.«

»Elf Jahren«, korrigierte ich.

»Schon elf Jahre. Über ihren …«

»Ihren Spontanurlaub«, sagte ich und hörte, wie Barbara ein Geräusch ausstieß, das als Lachen durchgehen konnte.

»Ihren Spontanurlaub, ja. Danach hat sie den Hausarzt gewechselt.«

»Das weiß ich, das wollte sie.«

»Nein«, sagte Barbara. »Das wollte ich.«

Ich drehte mich von der Spüle weg: »Was?«

Sie erzählte mir, dass sie die Geschichte vor elf Jahren verletzt hatte. Daniels plötzlicher Aufbruch hatte bestimmte Erinnerungen in ihr geweckt, Dinge, von denen sie gedacht hatte, sie inzwischen verarbeitet zu haben.

»Wir waren uns einig, dass wir uns danach weiter sehen wollten«, sagte Barbara. »Aber meiner Meinung nach musste das jetzt in einem anderen Rahmen passieren. Ich wollte mir als Ärztin keine Sorgen mehr um sie machen. Ich wollte mir nur noch als Freundin Sorgen um sie machen.«

Ich nickte, auch wenn ich in dem Moment nicht so richtig verstand, was sie meinte. Dafür wusste ich einfach noch nicht genug über ihr früheres Leben mit Daniel und wie dieses Leben geendet hatte (Daniels erstes Verschwinden, ihr Unfall, *weil ich dachte: Ärzte haben nichts mit ihren Patienten* – das alles erzählte sie mir erst ein Jahr später), jetzt sah ich vor allem, dass Barbara ergriffen war, und ihre Offenherzigkeit hatte irgendwie etwas Einladendes.

»Sie hatte schon länger über Erschöpfung geklagt«, sagte ich, ohne nachzudenken. »Ich dachte, das würde daran liegen, dass sie krank gewesen ist, aber wenn ich jetzt noch mal zurückdenke, dann hatte sie schon vorher Probleme damit, schon bei der Einweihungsparty von Sjoerd und Raoul.« Es fühlte sich gut an, endlich auszusprechen, was mich belastete. Meine Erleichterung hielt allerdings nicht lange an.

»Aber das wusste ich nicht!«, rief Barbara, und sofort richtete ich meinen Blick wieder auf das Spülbecken. »Dass sie schon so lange müde war und dass du das wusstest, ich …« Und da war Nettie wieder. Sie musste schon eine Weile zugehört haben, schlüpfte jetzt galant zwischen uns hindurch, um den Kühlschrank zu öffnen. »Wenn sie zur Hausärztin gegangen wäre, hätte das vielleicht auch nicht geholfen«, sagte sie und nahm eine Flasche Weißwein aus der Tür. »Mittlerweile ist alles so festgefahren, oder, Barbara? Hausärzte haben kaum noch etwas zu sagen, und es gibt Krankenhäuser, die Patienten sogar mit einer Überweisung einfach wieder wegschicken – vielleicht wäre es Daniel auch so ergangen.«

Barbara und ich wechselten einen Blick. Netties Darstellung des derzeitigen Gesundheitssystems war ziemlich treffend. Aber wir wussten beide: So wäre es Daniel nicht ergangen. Man hätte ihr geholfen, sie hätte eine Diagnose bekommen, man hätte ihr geglaubt.

Auch wenn sie selbst, so viel weiß ich mittlerweile, anders darüber gedacht hatte. Ja, ich verstehe jetzt: Ausgerechnet Daniel, Daniel de Koster, traute sich nicht, zum Hausarzt zu gehen.

Denn hatte sie nicht immer wieder erlebt, wie es dort zuging?

»Ich war in der Nacht bei einer anderen Frau«, sagte ich plötzlich. »Ich war mit ihr im Bett. Daniel wusste das, wir hatten eine Abmachung, aber deshalb war ich nicht hier, deshalb ist sie jetzt tot.«

Kurz blieb es still.

»Oh«, sagte Nettie dann.

»Okay«, sagte Barbara.

Draußen im Garten gurrte eine Taube.

»Ich glaube, ich will doch lieber allein sein«, murmelte ich, und ich sah, wie Nettie schon in ihrer Hosentasche nach dem Autoschlüssel suchte.

»Hey, Jo?«, sagte Barbara, bevor sie sich auf den Weg machten. Wir standen schon an der Tür, auf der Küchenzeile warteten drei Gläser mit Schmelzwasser, ein ungeöffneter Wein und eine unangerührte Limo.

»Wir wussten nicht, was sie hatte, also wäre es irgendwann sowieso so gekommen, auch wenn du abends zu Hause gewesen wärst.«

Die Argumentation war nicht gerade überzeugend. Das war Quatsch, genauso wie Netties Behauptung, dass Daniel im Krankenhaus vielleicht abgewiesen worden wäre.

»Und was macht es um Gottes willen aus, wo du warst?«, sagte Barbara trotzdem.

Weißt du, Daan, mittlerweile weiß ich, was sie da machte, dort in unserer Tür. Da du nicht mehr da warst, hatten sie und ich endlich eine Gemeinsamkeit. Und ich glaube, dass Nettie schon zum Auto ging, als Barbara mich umarmte und an sich drückte, weil Nettie spürte, wieder einmal wusste, dass wir noch eine Weile dort stehen würden.

9

Ich bin in den letzten Monaten oft wütend gewesen, das darfst du ruhig wissen. Wütend auf mich selbst, aber auch auf dich, Daan. Warum, habe ich mich an schlechten Tagen gefragt, immer wieder, manchmal stundenlang, so wie am Anfang, als du gerade erst gestorben warst. Verflucht noch mal, dachte ich dann. Verflucht noch mal, Daan, es hätte auch anders laufen können.

In jenen Momenten, wenn ich wieder drohte mich selbst in Wut oder Selbstgeißelung zu verlieren, versuchte ich, durch deine Augen zu blicken. Aus purem Egoismus erweckte ich dich zum Leben, um dich herumlaufen und reden zu lassen, um all deine Schritte zu wiederholen, denn ich wollte dich bei mir behalten. Ich wollte dich verstehen.

Und mittlerweile, Daan, glaube ich, dass ich besser begreife, wer du warst, besser weiß, wovor du Angst hattest.

Aber auch, meine Liebste, was dich auf den Beinen hielt.

Lass mich dir von deiner Beerdigung erzählen.

Die Aula war gesteckt voll, es war so viel los, dass Leute stehen mussten; Leute, von denen ich auf die Schnelle nur ein paar erkannte. Beim Rest hatte ich keine Ahnung, welche Rolle sie in deinem Leben gespielt hatten oder was ihren Platz in der dritten Reihe rechtfertigte – ich muss zugeben, dass es mir schwerfiel, mich nicht über die fremden Gesichter aufzuregen. Was machten sie hier, diese Katastrophentouristen, Schaulustigen: *Wer fällt denn mit dreiundfünfzig tot um*, hörte ich sie denken. *Was werden sie gleich sagen, was werden sie singen, werden auch berühmte Leute da sein?* – Ich glaubte, eine Talkshowmoderatorin zu erkennen, eine junge Frau mit einer albernen Rose in der Hand. Ich war mir nicht sicher, ob sie es war, konnte mich auch nicht die ganze Zeit umdrehen. Ich selbst saß in der

Aula ganz vorne, in der ersten Reihe, damit ich die Trauerfeier am besten verfolgen konnte. Aber auch, stellte ich fest, damit die anderen Leute mich am besten sehen konnten und es keinen Zweifel geben konnte, dass ich dich am allerbesten gekannt, dich am meisten geliebt hatte und – auch wenn die Tante in der dritten Reihe das wahrscheinlich nicht glaubte, weil ich mich, statt zu weinen oder mit einem Taschentuch herumzutupfen, nur scheu umsah – am meisten trauerte. »Und die da?«, fragte ich Sjoerd immer wieder. »Wer ist das?«

»Weiß ich nicht genau«, antwortete er dann. »Aber es ist schön, dass sie gekommen ist, oder? Noch jemand, dem Daniel etwas bedeutet hat!« – Und jedes Mal fand dein bester Freund die Energie, meinen verbitterten Blick mit einem Lächeln zu erwidern.

Sjoerd saß in der Aula neben mir. »Soll ich mich dann auf deine andere Seite setzen?«, hatte Barbara gefragt. Und links von Barbara saß Nettie, und neben ihr die Freundinnen, mit denen ich sie vorher die Lobby des Bestattungsinstituts hatte betreten sehen: Barbara und Nettie Arm in Arm, Welmoed, Annemieke und Cindy hinter ihnen, gestresst damit beschäftigt, die Jacken nach Handys und Portemonnaies zu durchsuchen, bevor sie ihre Sachen dem Garderobenmädchen übergaben. Wenn ich jetzt daran zurückdenke, finde ich es vor allem rührend. Aber in dem Moment ging es mir auf die Nerven, es half auch nicht, dass meine Mutter und mein Bruder zu spät waren, sie hätten einfach den Bus nehmen sollen, so weit musste man von der Haltestelle nun auch wieder nicht laufen, meine Mutter würde das mühelos schaffen, aber Sacha hatte es sich nicht zugetraut, und jetzt standen sie in der Innenstadt im Stau – wer fuhr denn auch bitte schön durch die Innenstadt?

Wir sind da!!, las ich, als der Zeremonienmeister schon angefangen hatte.

Aber, Daan, ich glaube, es war eine schöne Trauerfeier. Abgesehen von der Fadosängerin (vergib mir, das war nicht meine Idee), glaube ich, dass du dich nicht beschwert hättest. Die richtige Menge an Reden, Anekdoten über deine Heldentaten, Worte einer Talkshowmoderatorin, Tränen, Stottern, »Entschuldigung, das fällt mir gerade wirklich schwer …« – ich selbst habe gar nicht alles mitbekommen. Manchmal sah ich zur Seite, zu Barbara, die ihren Kopf an Netties Schulter gelegt hatte. Wenn Sjoerd das bemerkte, drückte er sanft meine Hand.

In der Schlange vor der Damentoilette wusste ich anschließend plötzlich nicht mehr, wohin mit meinen Händen. Ich stand dort allein, mit all den Frauen um mich herum, bis eine von ihnen mich antippte, nachdem sie die Kabine verlassen hatte. »Das war eine schöne Trauerfeier«, sagte Maryam Salhi, und die Frauen vor und hinter mir nickten. Auf einmal erkannte ich immer mehr Gesichter. Beim Händetrockner stand Caro neben mir. Caro Franssen, weißt du noch? Als wir ihr halfen, hatte sie gerade erst ihr Studium abgeschlossen, ich glaube, dass sie jetzt Videoinstallationen macht: Schmerzen in der Magengegend, ein eingeklemmter Nerv – »Mein Beileid«, sagte Caro. »Und danke noch mal. Ohne Daniel wäre ich nicht die, die ich heute bin, glaube ich« – den restlichen Nachmitttag sagten das immer wieder Leute zu mir.

Hayat, Hashimoto. Lisa, Sjögren-Syndrom. Sonja, Marieke und Anuradha, Endometriose: Ich wusste es wieder, als sie sich mir vorstellten. Manche Frauen hatten jemanden mitgebracht, andere schauten sich beim Kaffeetrinken etwas verloren um, und wenn sie nicht sofort einen anderen Einzelgänger fanden, beobachtete ich, wie sie sich schnell ein Glas Wein vom Tablett nahmen. Aber keine Sorge, Daan. Schon bald standen sie alle in immer größer werdenden Gruppen vor der Bar.

»Jo?«, fragte Sjoerd, als ich dachte, alle Hände geschüttelt zu haben. »Ich möchte dir jemanden vorstellen.«

»Ach«, sagte ich, denn Loulou stand neben ihm. »Aber wir kennen uns schon.«

Sjoerd schüttelte den Kopf. »Das hier ist Ben, und er zeigte auf den Mann hinter Loulou, kräftige Schultern, riesige Hände, die auf ein Leben als Landwirt hätten hinweisen können, aber Ben war mittlerweile pensionierter Grundschullehrer. »Es ist mir eine Ehre, dich zu treffen«, sagte er, bevor er meine Hand schüttelte. Seinen freien Arm hatte er um Sjoerds Schultern gelegt.

»Und das hier ist Sanne«, sagte Sjoerd jetzt. »Die hat auch im Dunker gearbeitet, und Sjarl läuft hier auch irgendwo rum, Mensch, wo ist der denn jetzt?«

»Steht bestimmt an der Bar«, sagte Loulou und verdrehte die Augen auf eine Art und Weise, die sich nur junge Leute erlauben können.

Ben, Sjarl, Sanne: Rückblickend finde ich es schade, dass ich nicht länger mit ihnen gesprochen habe, aber ich wusste damals noch nicht, wer sie waren, Daan, und genauso wenig wusste ich, wer die Frau am Tisch mit den drei anderen Damen war; ich habe sie nur kurz gesehen, aber ich erinnere mich sehr genau daran (oder bilde ich mir das nur ein?): Milayla Verhagen trug ein orangefarbenes Wickeltop. Und die Frauen, mit denen sie sich so angeregt unterhielt, Rotweingläser in der Hand, als wären sie gerade aus einer Theatervorstellung gekommen und sich noch nicht einig, ob sie das Ende gelungen fanden oder nicht, das müssen Daisy Lorée, Kayla und Marion gewesen sein. Ihr E-Mail-Verteiler existiert vielleicht nicht mehr, aber sie sind weiterhin in Kontakt geblieben, ist das nicht wunderbar?

Und weißt du, wer noch da war? Zwei kleine Männer, ich sah, wie sie um die Häppchen herumschlichen, der eine wirkte etwas älter als der andere, aber beide mussten locker über siebzig sein; ich beobachtete, wie der Jüngere, der Wanderschuhe trug, an einer eingelegten Olive roch, während der Ältere sich einen Käsewürfel nach dem anderen in den Mund stopfte. Seine Schulterblätter erinnerten an Flügelchen, die aus seinem krummen Rücken wuchsen, man konnte sie durch den Wollpulli hervorstechen sehen.

»Wer sind die Männer da?«, fragte ich.

»Kann ich von hier aus nicht erkennen«, sagte Sjoerd.

»Vielleicht Journalisten?«

»Ich weiß nicht, kann schon sein« – Sjoerd schien nicht vorzuhaben, die Männer am Häppchentisch zu identifizieren. Er war gerade damit beschäftigt, Sjarl Raoul vorzustellen, denn die beiden waren sich noch nie begegnet, und dann, Daan, dann entdeckte ich plötzlich deine Mutter.

Sie sieht dir ähnlich, deshalb wusste ich es. Groß, baumlang für so eine alte Frau, deine Jochbeine, Haare, an deren Grau man erkennen konnte, dass sie irgendwann einmal dunkel gewesen sein mussten: Maureen Finley kam auf mich zu. Ihre Schritte entschlossen, ihr Händedruck energisch, in den paar Sekunden, in denen sie mich ansah, stellte ich fest, dass sie hellblaue Augen hatte, und kurz war es, als ob du vor mir stündest.

Du und ich, Hand in Hand, aber in über fünfundzwanzig Jahren, so wie es auch hätte laufen können. Noch ein Glas Wein, würden wir zueinander sagen. Lang leben die Toten, aber wir gehen gleich nach Hause. Molenstraat 15, ohne Türschwellen, dafür mit Treppenlift, sobald wir im Flur stehen, wird gebellt, trippelt neues Leben auf uns zu. Der Welpe springt an uns hoch, und wenn du es nicht schaffst, ihn hochzuheben, mache ich es, damit unser Welpe auch dein Gesicht abschlecken kann. Erst dann gehen wir ins Wohnzimmer, du gibst mir einen Kuss, bevor wir das Licht anschalten.

»Wir sollten mal wieder aufräumen, was?«, stöhnst du.

»Ja«, sage ich. »Und vielleicht auch mal staubsaugen.«

Frau Finley ließ meine Hand los, nickte kurz und drehte sich dann um. Kurz stand ich wieder allein da, bis jemand anderes mir seine Hand entgegenstreckte: der Mann, der Käse gegessen hatte.

»Du warst Daniels Partnerin, oder?«

»Ja.«

»Ich bin Allard Dubois.«

Allard Dubois, der ehemalige Vorsitzende vom Klub Gegen Medizinische Phantasmagorie, schwieg kurz. »Ich habe eine Weile mit Daniel zusammengearbeitet«, sagte er, als er merkte, dass ich ihn nicht direkt zuordnen konnte. »Und ich habe ihr Leben weiterverfolgt, also, na ja, ich habe sie natürlich im Fernsehen gesehen, und ich glaube, sie hat sich kaum verändert.«

»Ach ja?«, sagte ich abwesend und hielt Ausschau nach deiner Mutter. »Wann habt ihr denn zusammengearbeitet?«

»Ach«, sagte Allard. »Ist schon Ewigkeiten her, ist auch nicht mehr wichtig, ich wollte dir nur sagen, dass ich Daniel, ganz gleich, was zwischen uns vorgefallen ist, immer bewundert habe.«

Ich nickte einfach nur, Daan. Aber jetzt, da ich alles über dich weiß, denke ich immer wieder an das, was Allard danach gesagt hat.

»Weißt du«, sagte Allard Dubois und beugte sich über sein Weinglas zu mir. »Sie war einfach so eine Kämpfernatur. Hat nie geklagt, obwohl sie dazu allen Grund gehabt hätte« – du weißt schon, was er sagen wird, oder, Daan? »Aber sie war ein harter Knochen. Oder wie sagt man das?« – du hast es jeden Morgen nach dem Aufwachen gehört: »Wenn sie doch nur alle so gewesen wären, habe ich jedenfalls ständig gedacht« – und dann nicktest du zufrieden, denn du warst keine Erbsenprinzessin.

Und danach bist du aufgestanden.

10

Setz dich doch einfach wieder hinten drauf, Jodie. Steh auf, komm schon, was du da gerade machst, kann gar nicht so wichtig sein, du vergeudest Zeit, unsere Zeit – erst jetzt sieht sie, was ihre Geliebte festhält. Einen Kopf, einen Kopf auf ihrem Schoß. Der Körper schlaff und schwer und in einem ungünstigen Winkel über die letzten drei Treppenstufen drapiert. Ihre Geliebte legt ihre Hände auf die Wangen, drückt, kneift, presst – hey, nicht so ruppig! Sonst geht noch was kaputt, platzen die Lippen auf oder wird ein Auge beschädigt, und nicht so schütteln, Jodie, nicht mit den Fäusten auf die Brust schlagen! Wenn du so fest drückst, brechen die Rippen, nein, nicht noch mal, das hilft nicht, ich höre dich nicht – dann sieht Daniel das Gesicht ihrer Geliebten. Und dann, plötzlich, wird sie, kurz, ganz kurz, unglaublich traurig.

Aber jetzt hat sie keine Lust mehr darauf. Jetzt reicht es, aus und vorbei, hör doch auf. Komm, Jodie, komm schon, ich nehme dich mit, ich ziehe dich hinten hoch, leg deine Arme einfach wieder um meine Hüften, dann reiten wir über den Hügel. Und den Hügel danach und den übernächsten, durch den Wald, über die Wiesen, durch den Fluss, um die Kurve, und wenn die Sonne gleich ganz untergegangen ist, dann schlagen wir zusammen unser Lager auf.

Dank

Beim Schreiben dieses Romans habe ich Inspiration aus verschiedenen (Online-)Archiven, Gesprächen und gedruckten Werken geschöpft. Einige Titel verdienen eine besondere Erwähnung: Martin Appelo, *Verslagen door het tuchtrecht,* Boom (2018). Ben Crul, Diederik van Meersbergen, Paul Rijksen, *Dokters voor de rechter,* Medisch Contact (2011). Marjo Meijer, Robertine Romeny (Hg.), *Positieve vrouwen: leven met hiv en aids,* Schorer Amsterdam (1995). Abby Norman, *Ask Me About My Uterus,* Bold Type Books (2018). Michael Polman, Peter van der Pouw Kraan, *Van bolwerken tot netwerken,* Ravijn (1995).

Meine Liebe und mein Dank gelten darüber hinaus allen Mitarbeitenden der Uitgeverij Pluim, vor allem Mizzi, meiner Verlegerin, und Evi, meiner Lektorin. Ich danke außerdem Inge (*I had the time of my life fighting dragons with you!*) und X & G (meine Musen, damals und für immer).

Denotation – wirkliche Bedeutung

Konnotation – Nebenbedeutung (positiv, negativ, neutral)

konnotiert bedeutet Nebenbedeutung.
Es ist die gefühlsmäßige o. assoziative Bedeutung, die über die wirkliche Semantik hinausgeht

Synonyme Unterton, versteckte Botschaft
leises Flüstern